北京中日友好医院妇产科专家 潘晓玉(博士) 审校推荐

东方养育
好孕妈妈

完美怀孕40周

主　编：华夏科学育婴研究中心
编　委：秦文英 史高丽 高媛媛 李飞燕 孟薇薇
程安平 徐意会 朱爱云 陈　桥 张　琴

Wan Mei Huai Yun 40 Zhou

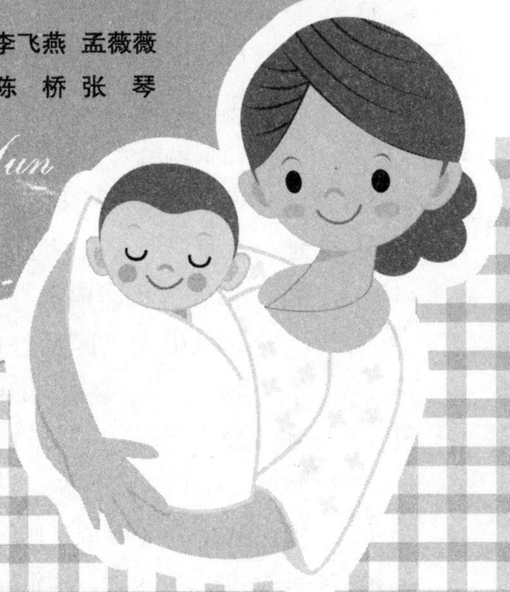

★权威专家的育儿经
★金牌月嫂的护理经
★成功父母的养育经

凤凰出版社

图书在版编目（CIP）数据

完美怀孕40周 / 华夏科学育婴研究中心主编 . -- 南京：凤凰出版社，2011.11

ISBN 978-7-5506-0918-1

Ⅰ . ①完… Ⅱ . ①华… Ⅲ . ①妊娠期 - 妇幼保健 - 基本知识 Ⅳ . ① R715.3

中国版本图书馆 CIP 数据核字 (2011) 第 203875 号

书　　名	完美怀孕40周
著　　者	华夏科学育婴研究中心主编
责任编辑	吴建中
出版发行	凤凰出版传媒集团 凤凰出版传媒股份有限公司 凤凰出版社 北京凤凰天下文化发展有限公司
出版社地址	南京市中央路165号，邮编：210009
公司网址	北京凤凰天下网　http://www.bookfh.cn
印　　刷	北京华正印刷有限公司 北京市大兴区西红门镇北路红华大院内，邮编：100162
开　　本	787×1092 毫米　1/16
印　　张	22
字　　数	300千字
版　　次	2012年1月第1版　2012年1月第1次印刷
标准书号	ISBN 978-7-5506-0918-1
定　　价	28.00元

（本图书凡印装错误可向发行部调换，联系电话：010-58572106）

目录

Contents

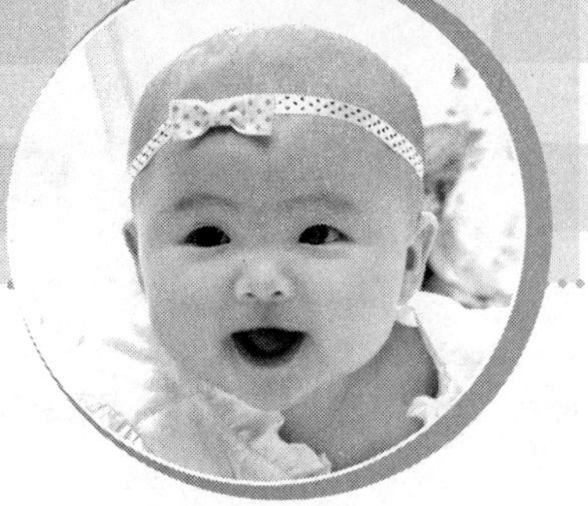

第一篇 怀孕前

第一章 孕前必知

第一节 争取顺利步入孕程

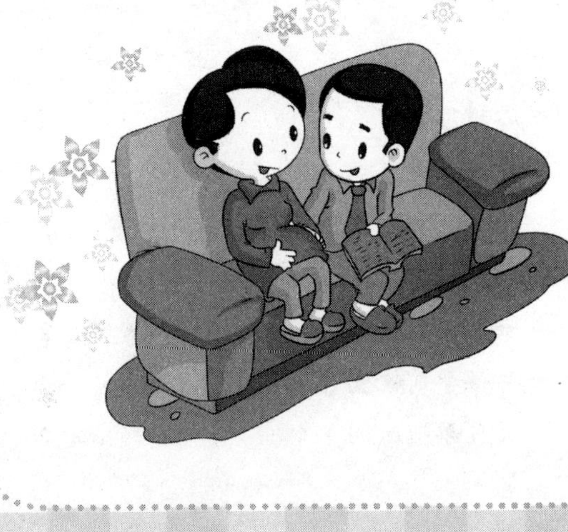

第二节 轻松应对受孕期

第二章　遗传与优生

第一节　认识遗传病

第二节　遗传相关因素

第三节　寻找优生最佳突破口

第三章　科学的孕前准备

第一节　怀孕前的必要准备

第二节 怀孕计划要趁早

专家问诊室：准妈妈备孕答疑

第二篇 孕早期

第四章 怀孕第1月

第一节 胎儿和母体状况

第六章　怀孕第3月

第一节　胎儿和母体状况

第二节　孕三月行动安排

第七章　孕早期小结

第一节　胎儿和母体状况

第二节　孕早期行动安排

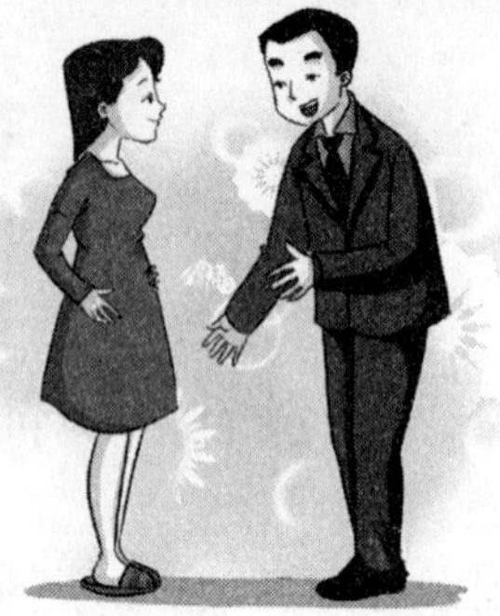

专家问诊室：孕早期常见问题答疑

第三篇 孕中期

第九章 怀孕第4月

第一节 胎儿和母体状况

第二节 孕四月行动安排

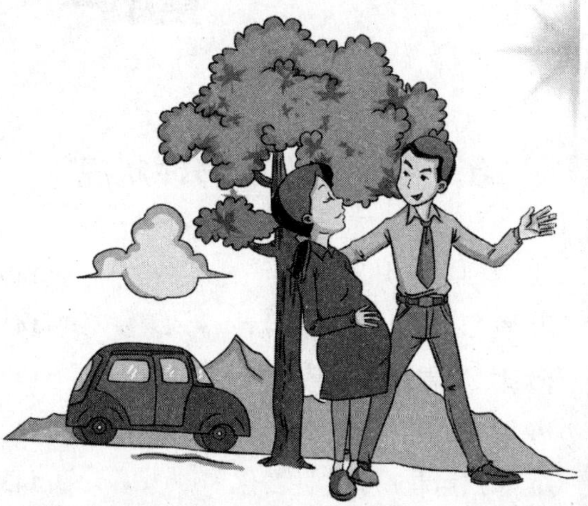

第十章 怀孕第5月

第十一章 怀孕第6月

第十二章　怀孕第7月

第一节　胎儿和母体状况

第二节　孕七月行动安排

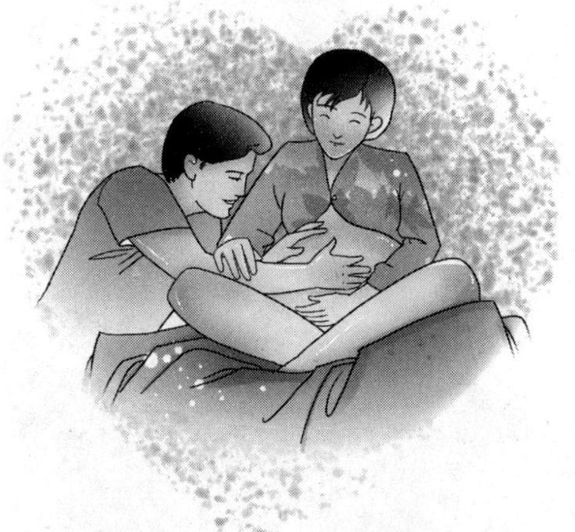

第十三章　孕中期小结

第一节　胎儿和母体状况

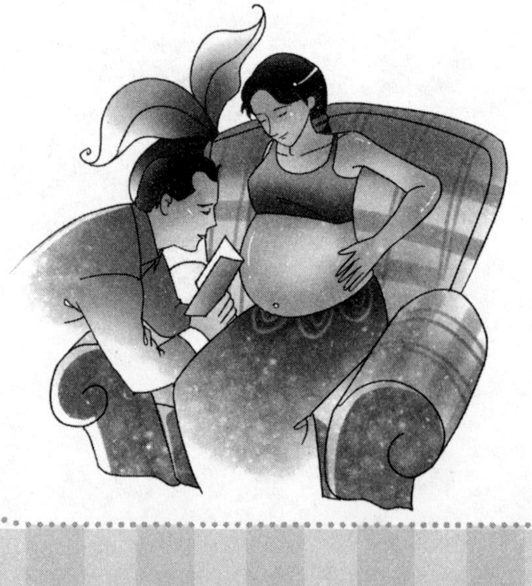

第二节　孕中期行动安排

专家问诊室：孕中期常见问题答疑

第四篇 孕晚期

第十四章 怀孕第8月

第一节 胎儿和母体状况

第二节 孕八月行动安排

第十五章 怀孕第9月

第一节 胎儿和母体状况

第二节 孕九月行动安排

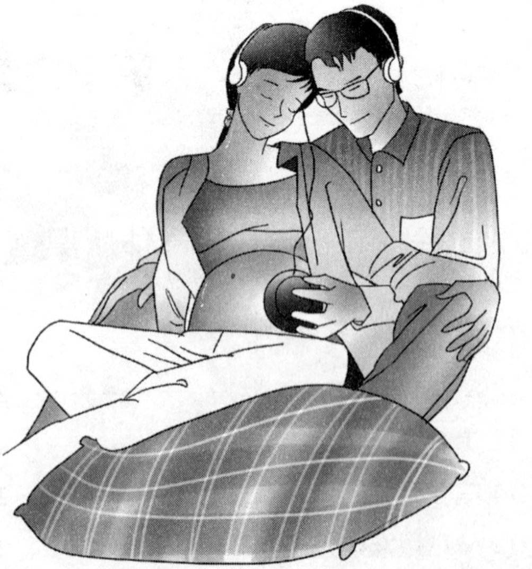

第十六章　怀孕第10月

第一节　胎儿和母体状况

第二节　孕十月行动安排

第十七章　孕晚期小结

第一节　胎儿和母体状况

第二节　孕晚期行动安排

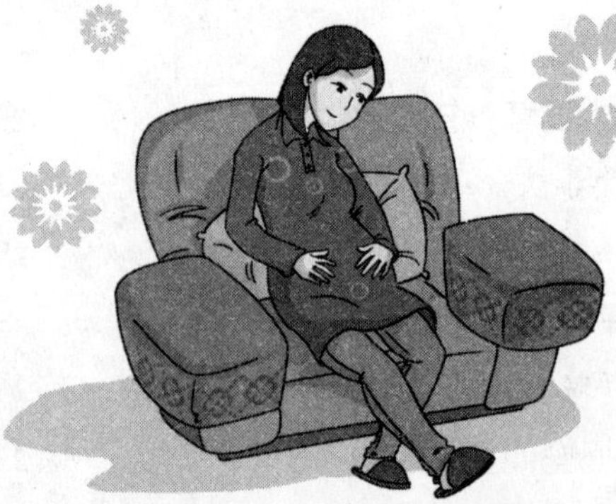

专家问诊室：孕晚期问题答疑

第五篇 产褥期

第十八章 分娩进行曲

第一节 分娩前后

第二节 学会坐月子

专家问诊室：产褥期常见问题答疑

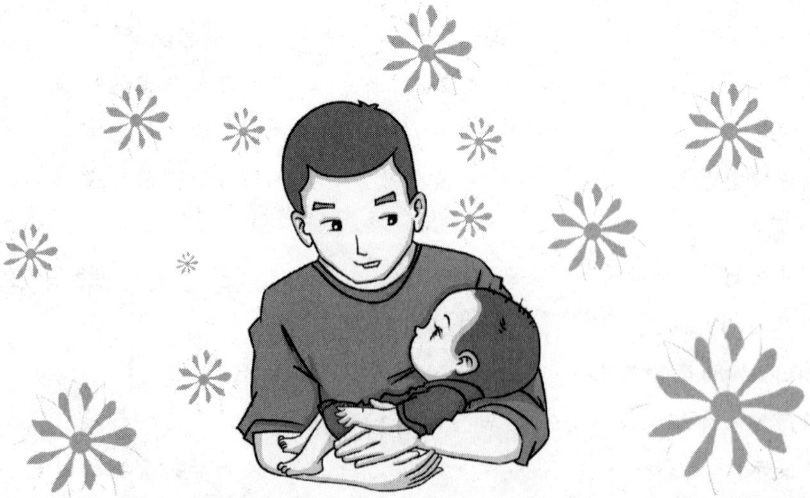

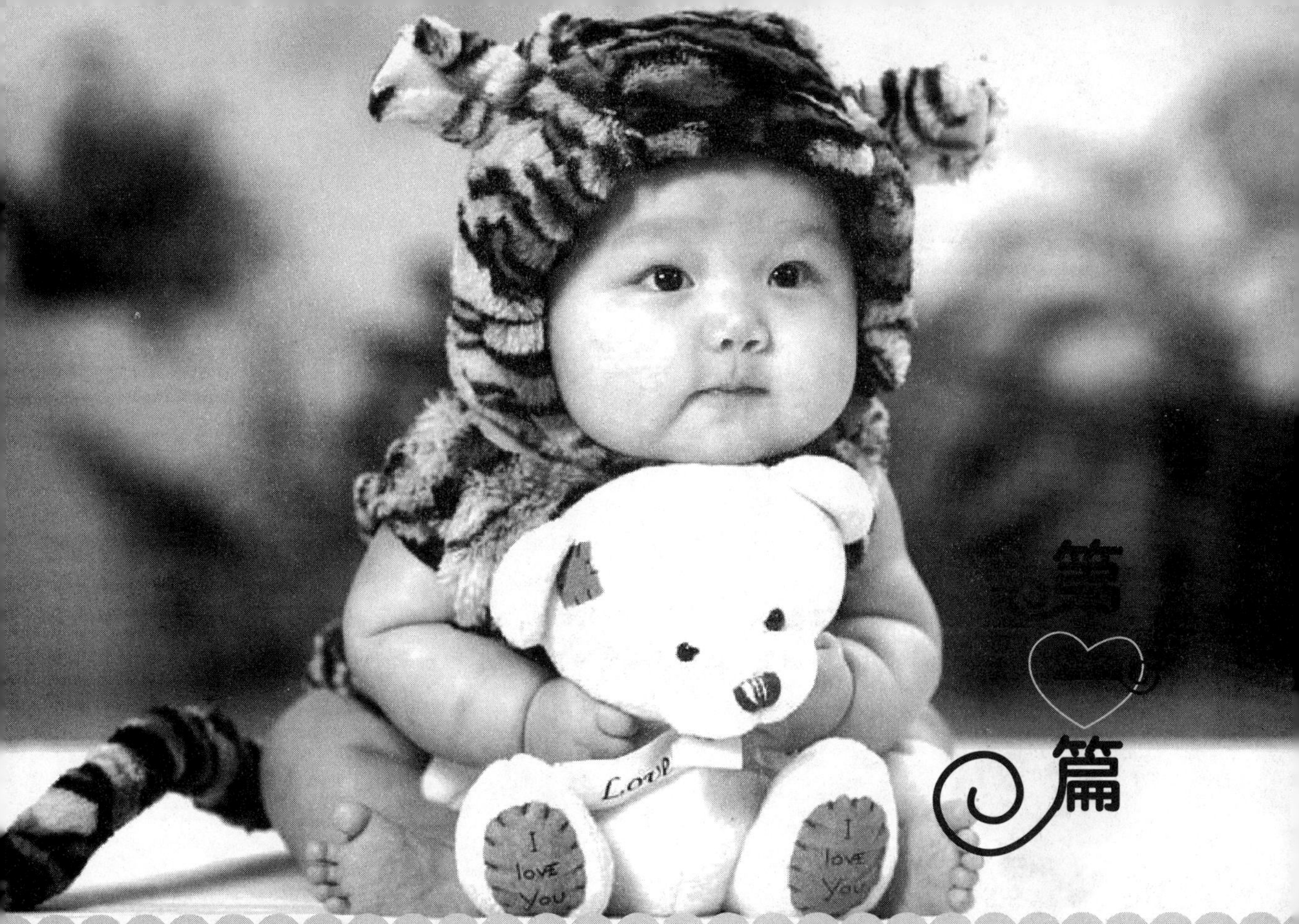

怀孕前

怀孕是一件让无数准爸爸妈妈们兴奋无比的事情，每一对父母都希望自己的孩子既健康又聪颖。但是，怀孕质量的好坏会直接影响未来宝宝的身体素质，甚至会影响孩子的一生。所以，科学充分的孕前准备非常关键，容不得准爸爸妈妈们半点儿马虎。"凡事预则立，不预则废"，只有作好科学充分的孕前准备才能喜迎健全、聪慧和可爱的小宝宝。

第一章 Chapter 1

孕前必知

怀孕是一场持续40周的长跑，准备怀孕的父母必须对怀孕知识提前有所了解。本章对怀孕的一些知识作简要介绍，希望父母读后有所裨益，能够早日顺利步入孕程，并且轻松应对整个孕程。

第一节 争取顺利步入孕程

01 怀孕的基本理论

怀孕，是胎儿在母体子宫内生长发育的过程。它是一个非常复杂的生理过程，整个孕期开始于卵子受精，结束于胎儿及胎盘等附属物的排出。怀孕并非是想当然的事情，只有男性的精子和女性的卵子在特定时间、特定环境中结合才可能怀孕。掌握了这一生理过程的知识，才能恰当处理好怀孕及分娩当中遇到的问题，确保母子的安全和健康，并且寻找到理想的控制人类生育的方法和途径。

女性在育龄期，卵巢通常每月排出一个成熟的卵子，排卵日期在下次月经来潮前14天左右。卵巢排卵后，卵泡液带着卵子缓

童言无忌

◎ 妈妈带5岁的儿子上商店，先给儿子买了双鞋，然后打算给自己买一双，让售货员取6码半的。谁知儿子抢着纠正道："应该拿7码半的，免得明年你的脚长大了穿不下。"

慢流出，卵子很快被输卵管伞部吸到输卵管内，在输卵管壶腹部停留以便等待精子的到来。性交时，男子每次排出2亿～4亿个精子，其中大部分随精液从阴道排出，仅有小部分精子依靠尾部的摆动前进，先后通过子宫颈管、子宫腔，最后到达终点站——输卵管壶腹部，在那里等待和卵子结合。一般情况下最终只有一个精子进入卵子，同时抑制其他精子的穿入，形成一个受精卵。受精卵经过7～8天的时间，从输卵管到达子宫腔，着床并逐渐发育成为胎儿。胚胎在子宫腔生长9个多月以后，发育成熟的胎儿便准备出生了。

02 正常怀孕的基本条件

女方排卵正常

育龄期的女性有两个卵巢，每月通常排出一个成熟的卵子，卵子排到盆腔内便被输卵管伞端抓住吸入卵管内。排卵的时间在月经周期的第14～15天，即下次月经来潮前14天，卵子排出后存活16～24小时。排卵不仅与年龄有关，而且也受身体健康程度、精神状态以及外界环境的影响。

男方精液正常

精子在宫颈管中有可能存活2～3天，但其受精能力，一般认为不超过48小时，由此推算在预定的排卵日前后进行性生活更易受孕。

女方子宫颈正常

子宫颈黏液在排卵期变为清亮后，精子才能钻入到子宫颈的黏液中，并储存在子宫颈管内，一批批释放，并游向子宫腔内。如果子宫颈有炎症，子宫颈黏液很黏稠的话，精子是很难进入的。

输卵管通畅

输卵管伞可以搜集盆腔液中的卵子，精子与卵子在输卵管壶腹部结合。受精卵一边分裂成多个细胞，一边沿输卵管向宫腔运行，约3天后进入宫腔，此时称为桑葚胚，或早期胚胎，其体积与受精卵相同而无增大。

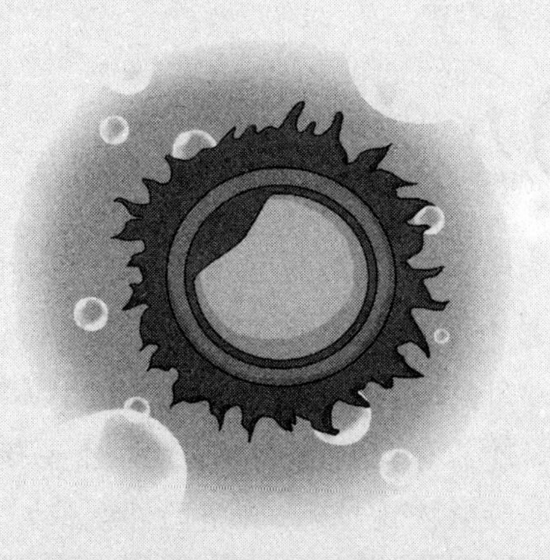

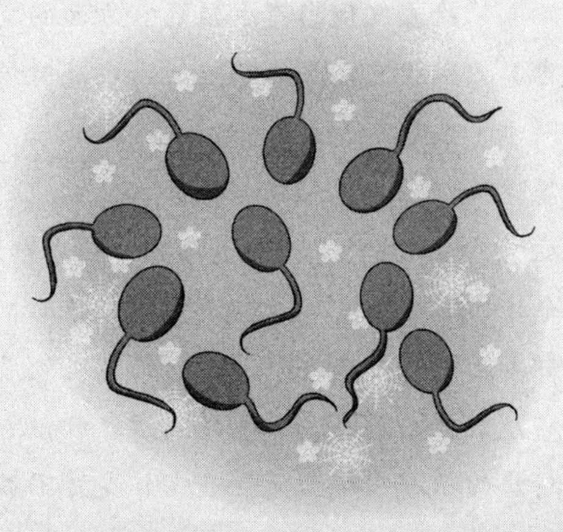

童言无忌

◎ 妈妈的朋友来家做客，晚餐后，3岁的儿子问：“阿姨，你怎么还不回家？”阿姨答：“我今晚不回家，就住你们这儿了。”儿子明白了，自语道：“哦，阿姨是全托。”

子宫内适合于受精卵着床

子宫内膜在排卵后变厚，有分泌期的改变。桑葚胚在宫腔内吸取分泌物为营养，并逐渐长大，成为胚泡，约3天后植进子宫内膜，谓之着床。此时胚胎是否能继续发育成长，取决于胚胎自身的生活能力、内膜能否分泌足够的营养。如内膜有炎症或既往有炎症，尤其是子宫内膜结核形成瘢痕，内膜则犹如土壤贫瘠导致胚胎不能植入。

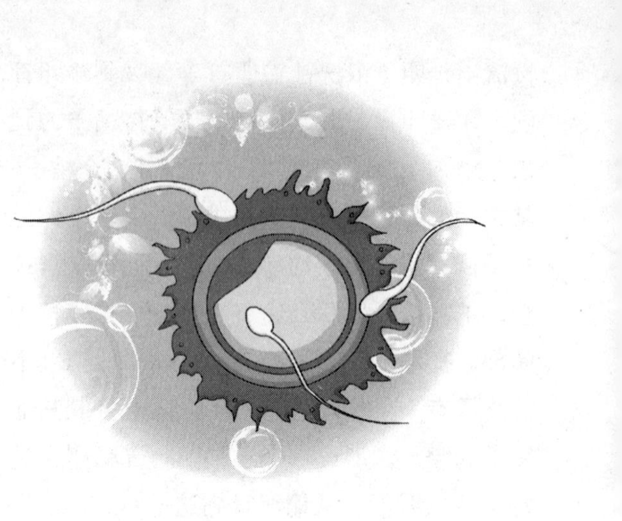

03 成功受孕的方法

能否成功受孕，一方面取决于男女双方是否有健全的精子和卵子，能够保证受精过程正常进行，从而使受精卵顺利到达子宫；另一方面还需要有一定的技巧。成功受孕的秘诀主要有：

◆ 准备怀孕的男女双方最好在准备怀孕前找医生咨询，并做相关的体格检查，以便及时了解自身的健康状况和是否适合怀孕及何时怀孕。

◆如果检查发现患有生殖器官方面的炎症或者其他不适宜怀孕的病症时，应及时治疗，因为这类炎症往往会影响生育功能。

◆ 控制性生活的频率，以保证性细胞的成熟度。男性的精子必须通过附睾才能成熟，而这个过程需要大约14天。怀孕的最佳时机是排卵期，这一时期精子和卵子结合能处于成熟程度最佳的状态。如果性生活过频，将会使排出的精液中精子数量减少且发育不成熟，从而直接影响受精过程的顺利进行。

◆ 学会推算易孕期，掌握排卵期的精确时间。卵巢每月都会有成熟卵子排出，一般在月经周期的第14～15天排卵。卵子从卵巢排出后，如果24小时之内不受精，就会逐渐退化死亡。因此卵子排出后15～18小时之内受精效果最好。

◆ 准备怀孕期间要注意调整心情。愉快轻松的心情才能更好地实现性生活的和谐和美满，从而受精质量也会提高；精神紧张或者不愉快的心情容易导致输卵管痉挛，从而影响精子顺利进入子宫，因而应消除对性生活的恐惧和厌恶心理。

04 正确应对意外怀孕

有时候我们会觉得造物弄人，有心怀孕却总是不成，刻意避孕却意外怀孕。其实，对于意外怀孕，我们也没有必要过于烦恼和恐慌，不管你是打算要孩子还是不要孩子，发现越晚或决定越迟，则危险性就越大。因

童言无忌

◎ 妈妈告诉4岁的儿子："花儿死了就叫凋谢。"不久，儿子的乌龟死了，儿子很伤心地对妈妈说："乌龟凋谢了。"

为早期胚胎比较脆弱，烟、酒、药物和疾病都可能给关键性发育带来影响。同时，如果选择人工流产的话，停经超过 49 天便不能接受药物流产；而超过 10 周便不能实施普通的负压吸引人工流产手术。也就是说，怀孕的时间越久，那么做流产手术的痛苦就越大。因此，做到及时、准确地判断自己是否怀孕是一件非常重要的事情。这样不但可以在不准备生育的情况下及时进行人工流产，而且可以尽早发现并避免宫外孕等意外情况的发生。

一般情况下，意外怀孕的征兆主要表现为：

◆ 月经停止。

◆ 第六周左右出现头晕、乏力、食欲缺乏、喜酸食物或厌恶油腻、恶心、晨起呕吐等早孕反应。

◆ 排尿明显增多，有时甚至高达 1 小时数十次，并伴有轻微头晕、恶心等症状。

◆ 排卵期后基础体温曲线图呈持续高温达 20 天。

◆ 早孕试纸检测呈现出两条紫红色的短线。

◆ 七八周之后，乳房出现胀、麻、痒等感觉，乳头颜色也日渐加深，乳晕周围出现深褐色粗大结节。出现这些征兆时，则必须提高警惕并采取行动了，因为此时你极有可能已经意外怀孕。

面对意外怀孕，准妈妈们不必过于惶恐、担忧和悔恨，此时最应该做的，是调整情绪思考解决之道，争取在经过理性的思考之后，和准爸爸一起作出最理智的选择。因此，此时你应该做的是：

◆ 平静情绪，控制情绪波动。

◆ 理性地选择是否要宝宝。

◆ 决定下来之后尽快采取措施，不管是人工流产还是安胎措施，都要注意安全。

◆ 心情放松才能赶走抑郁，乐观面对一切。

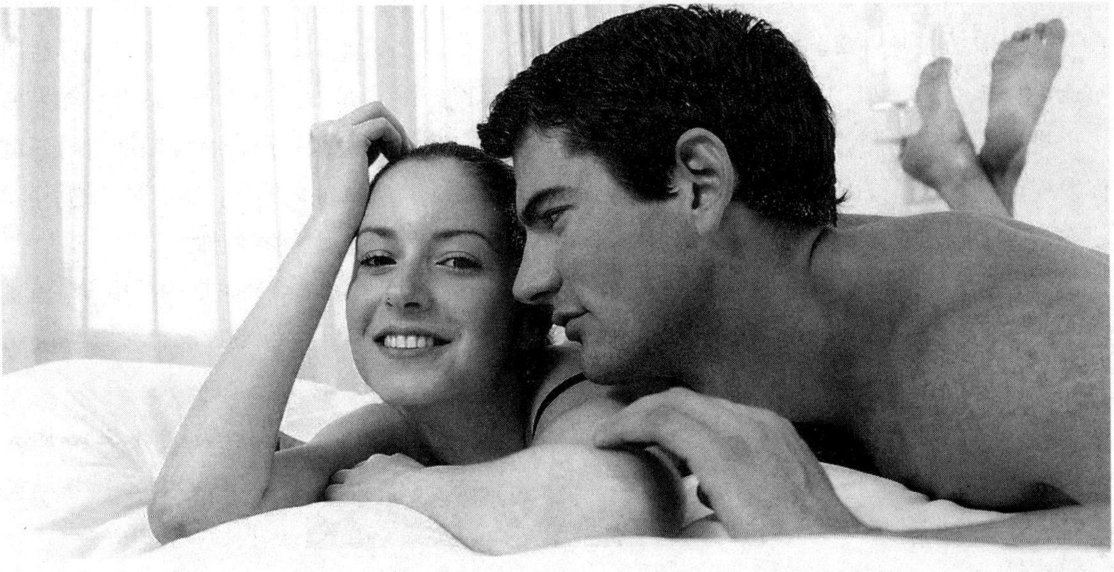

◎ 1 岁半的儿子刚学会了 7、8、9 几个数字，以后每次问他喝奶喝多少，他总是脱口而出：一百九（7、8、9 发音不清晰）。

童言无忌

第二节 轻松应对受孕期

01 了解排卵期

正常情况下，育龄期女性每月都会排卵。如果选择在排卵期左右性交，则受孕概率会大大增加。那么，究竟怎样才能判断排卵期呢？

一般情况下，排卵期主要有以下几种表现症状：

◆ 食欲缺乏，饭量为一个月经周期中最低。

◆ 精力旺盛，神采奕奕，并且爱表现自己。

◆ 性欲高涨，非常希望怀孕。

◆ 抵抗力下降，细菌容易侵入，从而造成病患。

排卵期是可以测算的，如果你发现自己正处于排卵期，此时要多注意调养自己的身心，保持良好的心情，防止病菌侵入。若准备怀孕，则应及时“性”动。

排卵期阴道分泌物增多是很正常的现象。如果外阴瘙痒、红肿，则极有可能是外阴各种不同病变所引起的一种症状。不良卫生习惯，如不注意外阴局部清洁、外阴长期刺激、经常穿不透气化纤内裤等都可引起瘙痒，此时最好去医院咨询并就诊。

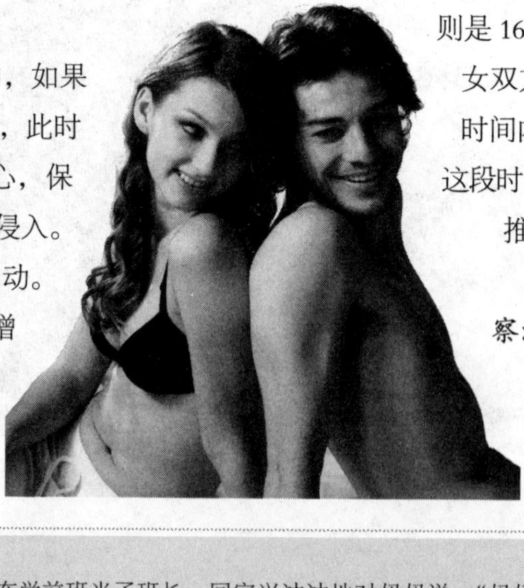

02 学会推算易孕期

女性在正常育龄期时，卵巢通常每月排出一个成熟卵子，卵子在排出后进入输卵管，一般可以存活16～24小时，而男子产生的精子则是连续的。精子通常情况下在女性生殖道内可以保持活性2～3天，其导致怀孕的能力只能维系48小时，卵子的存活期则是16～24小时。因此，如果男女双方选择在排卵期前后一定时间内同房，就有怀孕的可能。这段时间我们称为“易孕期”。

推算易孕期的常用方法有：

◆ 去医院作宫颈黏液观察法。

◆ 基础体温测量法（见本节03基础体温常识）。

童言无忌

◎ 6岁的女儿在学前班当了班长，回家兴冲冲地对妈妈说：“妈妈，我是领导了！”

◆ 行经日期推算法，即每次排卵日的前5天至后5天是怀孕高频期，也就是易孕期，但这种方法受女性月经影响较大，因此不是太可靠。

◆ 公式计算法，即最短一次月经周期的天数减去18天作为易孕期的第一天，最长一次月经周期的天数减去11天作为易孕期的最后一天，如此便可以推算出易孕期的确切天数。但此方法须建立在本人多次观察、记录自己月经周期的基础之上，而且此计算方法是以本次月经来潮的第一天为基点向后推算，而非下次月经。

掌握了这个原理，则希望怀孕的夫妻可以充分利用这一时机，增大成功受孕的概率；而那些不想怀孕的夫妻，在没有其他避孕措施的情况下，选择避开这一“易孕期”，以防意外怀孕。

03 基础体温常识

基础体温是什么

基础体温（BBT）是指人体在经过一夜的睡眠之后，第二天早晨醒来，在没有进行任何活动的情况下所测得的最原始体温。

测量基础体温有什么作用

测量基础体温主要有以下作用：

◆ 判断是否排卵。通常情况下，女性在月经来临之前的体温比较高，处于高温期；而月经过后，体温则相对较低，处于低温期。因此，如果在24小时之内体温增高了0.3℃～0.6℃甚至更高，则表示处于排卵的状态；如果基础体温高温期时间较长，可以持续13～14天，则表示卵子的质量不错。

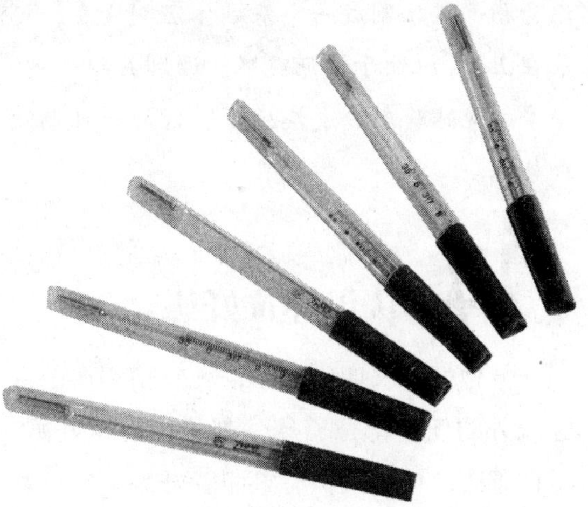

◆ 诊断早孕及流产。如果高温期持续了两周以上，则该考虑去医院检查一下了，因为你很有可能已经怀孕；如果超过20天，则基本可以确定早孕；而如果怀孕早期BBT曲线呈下降趋势，则表示你的黄体功能不足或者胎盘功能不良，有流产的倾向了。

怎样测量基础体温

◆ 准备一支体温计，最好是基础体温计，因为精度高，看得更细。

◆ 入睡前将体温计刻度甩到35℃以下，放在床边容易拿到的地方，第二天刚一睁眼，先别去做任何事，将体温计放到舌下，闭起嘴巴进行测量，3～5分钟后取出，将结果记录下来。

◆ 将每次测得的结果分别以日期和体

童言无忌

◎ 女儿不明白妈妈的肚皮为什么有一个瘢痕，妈妈向女儿解释说：“这是医生割了一刀，把你取出来。”4岁的女儿想了一会儿，很认真地问妈妈：“那你为什么要吃我？”

温为横、纵轴制成一个基础体温测量表，记录在上面，以便于长期观察。遇到月经来潮、房事、晚睡晚起、发烧感冒、饮酒等日期须加标注。

04 认识异位妊娠

异位妊娠又叫宫外孕，凡受精卵在子宫腔以外的任何部位着床，都称为异位妊娠。根据着床部位不同，有输卵管妊娠、卵巢妊娠、腹腔妊娠、宫颈妊娠及子宫残角妊娠等，其中以输卵管妊娠为最多见。在停经后1～2个月内，受精卵越来越大，撑破输卵管，造成大出血，从而引起休克甚至危及女性生命。异位妊娠是最常见的妇科急症之一，但却常常被漏诊和误诊，这就增加了其潜在的危险性。因此，处于育龄期的女性要学会自我诊断异位妊娠，早发现早治疗。

异位妊娠的主要征兆有：

◆ 出现停经。

◆ 下腹坠痛。

◆ 阴道出血。

◆ 晕厥或休克。

◆ 其他如恶心、呕吐、尿频等。

一旦出现这些情况，务必及时去医院进行检查。

引起异位妊娠的原因很多，主要有：

◆ 慢性输卵管炎导致输卵管内膜粘连。

◆ 曾患过输卵管妊娠的女性，再次发生的概率为10%～20%。

◆ 输卵管发育不良、子宫内膜异位以及结扎后再通，导致受精卵运行受阻而停留在输卵管内着床并发育。

◆ 盆腔肿瘤压迫或牵引，使输卵管移位或变形，阻碍受精卵通过。

◆ 受精卵在一侧，输卵管受精后，经宫腔或腹腔进入对侧输卵管，由于移行时间过长而导致受精卵尚未走到子宫腔内便具备了着床能力，形成异位妊娠。

05 一些常识数据最好熟记

◆ 胎儿在母体内正常生长的时间：从末次月经算起，约为40周，即280天；从受精开始计算，则约为266天。

◆ 预产期的计算方法：末次月经的月份加9或者减3，日期加7。

◆ 药物流产的适宜时间：停经后49天内。

◆ 人工流产的适宜时间：停经后3个月以内。

◆ 中期引产的适宜时间：妊娠14～18周内。

◆ 妊娠反应的时间：停经42天左右至停经3个月（12周）左右。

◆ 自然流产最容易发生的时间：怀孕3～5个月内。

◆ 首次产前检查的最佳时间：停经后3个月内。

◆ 产前检查间隔时间：一般在怀孕28周前每月一次，28～36周每两周一次，36周后每周一次，不过各个不同地区和医院的规定

童言无忌

◎ 邻居家的母狗快生小崽了，已怀孕的妈妈带着5岁的儿子去看母狗生产，解释婴儿是怎样来到这个世界的。几个月后妈妈生产了，爸爸带着儿子去医院看望。儿子看到育婴室这么多的孩子时，问道："这些都是妈妈生的吧？"

可能会有一些差别。整个孕期，你可能需要进行10～15次产前检查。

◆ 自觉胎动的时间：妊娠16～20周开始直至分娩。

◆ 胎动最频繁的时间：妊娠28～38周。

◆ 胎心音正常的次数：每分钟120～160次。

◆ 正常胎动的次数：每12小时30～40次（一般不低于15次），每小时3～5次。测算方法为早、中、晚各测1小时，将3次之和乘以4，即为12小时胎动数。

◆ 孕妇洗澡的适宜水温：40℃左右。

◆ 孕妇最佳睡眠时间：夜间7～8小时，午睡0.5～1小时。

◆ 过期妊娠时间：超过预产期天数14天。

◆ 早产发生时间：妊娠28～37周内。

◆ 孕期体重增加适宜范围：每周应少于0.5千克，整个孕期增加8～9千克为宜。

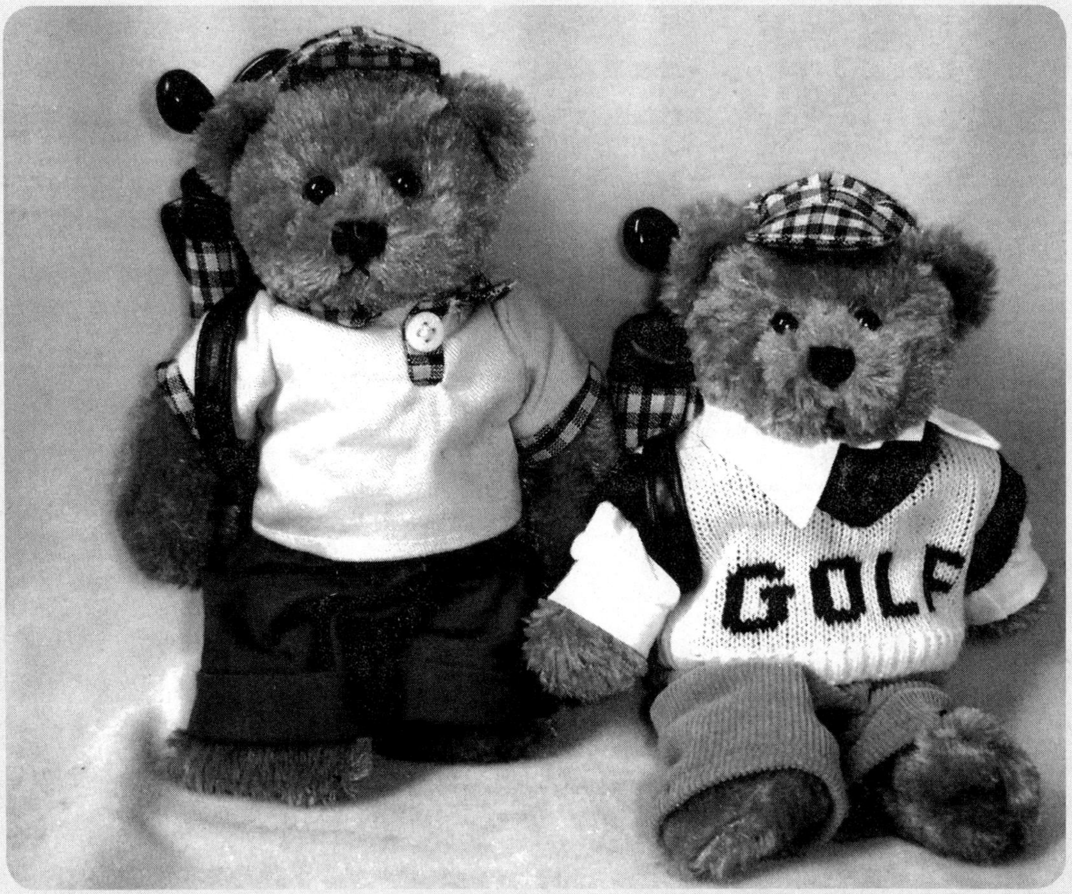

童言无忌

◎ 6岁的女儿从电视上学得一句话："是，老大！"颇能应付日常生活之用。爸爸叫她端杯茶，她说："是，老爸！"姐姐要手巾，她说："是，老姐。"一次外婆从乡下来看他们，带了大包小包礼物，叫小妹帮忙。她爽快答："是，老婆！"

★ 第二章 ★ Chapter 2

遗传与优生

人类在繁衍生育的过程中，不可避免地要受到遗传因素、环境因素和社会因素的影响，其中遗传因素是决定人体健康发展与变化的先天性因素。只有掌握了遗传和优生的法则，才能更好地确保未来宝宝的顺利出生和健康成长，使优良的遗传基因得到延续和发展。

第一节 认识遗传病

01 遗传病及其预防

遗传病是指由于受精卵形成前或形成过程中遗传物质发生改变而造成的疾病。遗传病一般具有如下特点：

◆ 先天性。遗传病完全或部分由遗传因素所决定，因此往往属于先天性的疾病，即孩子在一出生时便已经是一名遗传病患者了。当然，也有一些孩子尽管在出生时是正常的，但经过若干年以后才发病，祸根却是在精卵结合时种下的，因此仍属于遗传性疾病。

◆ 遗传性。遗传病患者所携带的致病基因将会通过后代的繁衍而不断遗传下去，从而

童言无忌

◎ 女儿：“哎哟！妈妈，你踩到我的脚了。”

妈妈：“没关系。”

女儿：“妈妈，你说得不对。应该你说‘对不起’，我说‘没关系’。”

影响到人口素质和质量。

◆ 终生性。由于现今医疗水平有限，大多数遗传病很难得到终生治愈。尽管有些疾病若能在早期得到诊断及治疗，可能会缓解相应症状或避免发病，但这并不影响遗传病发病终生性的特点。

◆ 家族性。遗传病常在一个家族中有多人发病，为家族性的；但也有可能一个家族中仅有一个病人，为散发性的。例如，19世纪英国维多利亚女王家庭就是一个著名的血友病家庭。

遗传病大致可以分为以下三类：

◆ 染色体异常。这种疾病多因染色体数目异常或排列位置的异常而产生，最常见的如21三体综合征、唐氏综合征。

◆ 单基因病。此类疾病多表现为功能性的改变而不能造出某种蛋白质，使得人体代谢功能紊乱，形成代谢性遗传病。单基因病又可分为显性遗传（如并指、原发性青光眼等）、隐性遗传（如高度近视、白化病等）和伴性遗传（如血友病、红绿色盲等）三种。

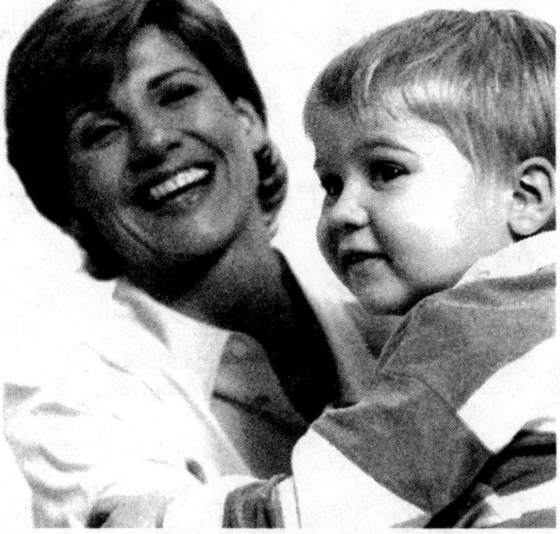

受累人数占10%左右。

◆ 多基因遗传。顾名思义，这类疾病是由多种基因变化影响而引起。值得注意的是，多基因病除与遗传有关外，受环境因素的影响也比较大。许多常见疾病如支气管哮喘病、原发性高血压病、先天性心脏病等均为多基因病。受累人数占20%左右。以上各种遗传病发病率加起来约为30%，而且还有逐年增加的趋势。

近年来，随着现代医学的发展，许多过去被视为不治之症的遗传病也已经有所突破。只有掌握了发病规律，才能对症下药，但预防措施必须到位。要做到防患于未然，预防遗传病亟须把好这三关：

◆ 婚前健康检查。

◆ 孕前遗传咨询。

◆ 产前筛查，避免缺陷患儿出生。

总之，对于遗传病我们要提高警惕，一定要做好预防工作。

02 常见的遗传病

常见的10种遗传病

下面这10种遗传病是最常见到的：①高血压病。②糖尿病。③哮喘病。④抑郁症。⑤血脂异常。⑥胃癌。⑦肺癌。⑧大肠癌。⑨乳腺癌。⑩老年性痴呆（阿尔茨海默病）。

遗传系数较高的疾病及其预防

◆ 肥胖症。发病率最高的孩子其父母都

童言无忌

◎ 幼儿教师：“请小朋友形容一下自己的妈妈。”
甲：“妈妈的眼睛像爸爸的皮鞋尖一样又黑又亮。”乙：“我像爱小花猫那样爱我的妈妈。”
丙：“妈妈打扮得有点像圣诞树。”

属重度肥胖者；最好的预防措施是父母以身作则，引导孩子健康饮食和加强锻炼。

◆ 皮肤癌。发病率最高的孩子是有黑毒瘤家族史的孩子；最好的预防措施是尽量避免孩子在太阳下直晒。

◆ 糖尿病。发病率最高的孩子是由父母所患糖尿病的类型而定；最好的预防措施是母乳喂养、加强锻炼和限制孩子食用细加工的淀粉类食品。

◆ 过敏症和哮喘病。发病率最高的孩子是父母患有哮喘或者对花生酱、花粉、尘埃等某一种物品过敏的孩子；最好的预防措施是母乳喂养，另外，减少孩子与花粉和宠物的接触也能降低哮喘病和过敏性鼻炎的概率。

◆ 高血压和高血脂。发病率最高的孩子是父母患有某种心脏病的孩子；最好的预防措施是给孩子做相关检查，同时建议你尽可能地坚持母乳喂养。

03 认识血友病

血友病是一种由于血液中某些凝血因子的缺乏而导致患者产生严重凝血障碍的遗传性出血性疾病，它是一种伴性遗传疾病，也就是说，这种病与人的性别有关。该病的基因位于细胞中的X染色体上。男性的性染色体是XY型，于是会发病。而女性的性染色体是XX，病变的X染色体被另外一条健康的X染色体所代替，所以并不发病。但是尽管她个人不发病，但这条有病变的染色体会继续遗传下去，遗传给她们的子女。在下一

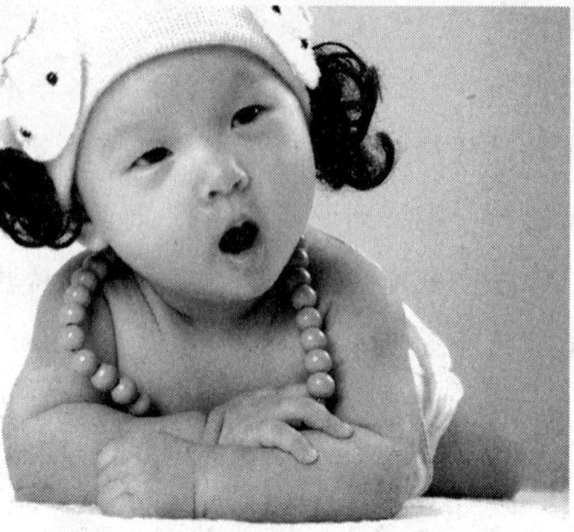

代中，男性中有1/2的人会发病，而她们的女儿中又有1/2的人成为血友病的基因携带者，于是就会继续向下遗传，这就是伴性遗传病的遗传规律。

血友病主要有四种类型：

◆ 甲型血友病。

◆ 乙型血友病。

◆ 丙型血友病。

◆ 血管性假血友病。

血友病甲、乙型是性联隐性遗传性疾病，其遗传基因位于X染色体上，男性发病，女性传递。只要注意在出血时（尤其是关节内出血）及时补充凝血因子就可以了。这类病人一般都可以像常人一样工作、生活和参加各种社会活动，不会影响人的自然寿命。

04 母亲患这些病，子女危险多

来自母亲方面的10种遗传病

如果母亲或者外祖母有以下疾病之一的话，作为子女的你必须提高警惕，及早预防：

童言无忌

◎ 电视上《人与自然》开始了，父亲看着看着，突然来了灵感，就问儿子："我来考考你，世界上有许多动物，什么动物既能给你肉吃，又能给你皮鞋穿？"

儿子想了一会儿，肯定地回答："是爸爸！"

◆ 肺癌。母亲或姊妹中有人患有肺癌，则遗传给子女的概率要远高于男性患肺癌遗传给子女的概率。

◆ 心脏病。如果你的母亲在65岁之前心脏病曾发作过，那么你将来患心脏病的可能性会大大增加。

◆ 肥胖。避免过于肥胖。研究显示，肥胖者的体重遗传因素占25%～40%。

◆ 骨质疏松。母亲患有骨质疏松疾病，则女儿患脆骨的可能性大大提高。

◆ 绝经早。女性卵子的数量在出生时便已决定好了，这取决于遗传因子，因此女性的绝经年龄很有可能与其母亲相同。

◆ 妊娠困难。母女之间可能会有类似或相同尺寸及形状的骨盆。研究显示，妊娠高血压和静脉曲张在家族中具有遗传性。

◆ 抑郁症。母亲患有情绪不稳定的疾病，子女遗传的可能性为10%。

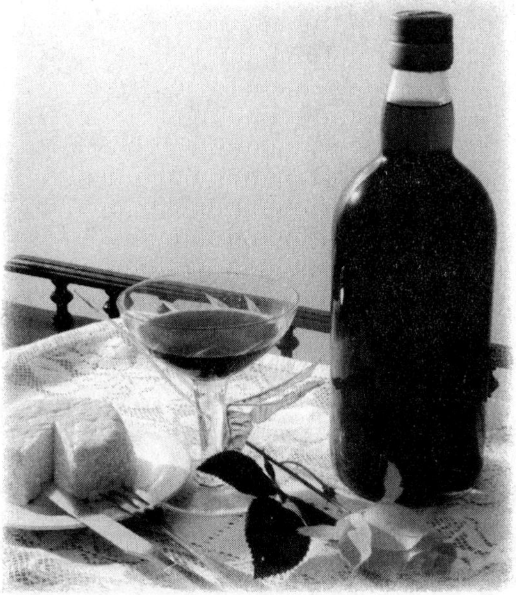

◆ 嗜酒。嗜酒具有家族性，对家庭危害较大，女性尤其深受其害。

◆ 糖尿病。此类疾病通常在40岁以后发生，发病主体多为女性。

◆ 冠心病。母亲患有冠心病，则子女也得这种病的概率很高。有些家庭因几辈人都得冠心病而称为“冠心病家族”。

四大遗传病，母亲传女儿

一般情况下，患下列4种疾病的母亲会将疾病遗传给女儿：

◆ 乳腺癌。研究显示，乳腺癌是一个具有明显遗传特征的恶性疾病。有乳腺癌、卵巢癌和子宫癌家族病史的女性，患癌概率要普遍高于来自健康家庭的女性。

◆ 结肠癌。母亲患上结肠癌的年龄越早，其女儿患有此病的概率也就越大。

◆ 2型糖尿病。糖尿病会导致其他并发症，糖尿病人患心脏病的概率是常人的5倍。尽管父母患病会增加子女发病的概率，但是后天的不良生活习惯和先天危险基因结合才会促成这一疾病的最终发生。

◆ 心脏病。研究数据显示，直系亲属患心脏病的人数越多，你患病的可能性也就越大。

05 影响孩子的10种遗传性疾病

◆ 哮喘病。如果父母双方有一人患有哮喘病，则孩子得哮喘病的概率有25%；如果两人都患有哮喘，则孩子得病的概率便会

◎“儿子，你到肉店老板那儿去一趟，看他有没有猪蹄。”过了半小时，儿子回来了。
“怎么样，有没有哇？”
“不知道，我等了好长时间，可他就是不脱鞋。”

上升到50%。

◆ 糖尿病。如果父母双方有一人患有1型（胰岛素依赖型）糖尿病，则孩子得此种糖尿病的概率有5%；如果两人都有1型糖尿病，并且两人都继承了主要组织相容性复合体（MHC）基因，则孩子得病的概率便会上升到20%。1型糖尿病也同样有家族遗传史。

◆ 过敏。如果父母双方有一人患有过敏，则子女得过敏的概率可达48%；如果两人都有过敏史，则孩子得病的概率会上升到70%。

◆ 湿疹。鳞片状、发痒的湿疹具有家族遗传史，此类家庭中的孩子有10%～20%会受到影响，而且极有可能发生在那些有过敏或是哮喘病倾向的孩子身上。

◆ 偏头痛。如果母亲患有偏头痛，则孩子得此病的概率为50%；如果父母双方都是偏头痛患者，则可能性便会增加到75%。

◆ 过敏性肠胃病。家庭中如果有直系亲属患过敏性肠胃综合征，则孩子得此病的概率是那些无家族史的2倍左右。

◆ 尿道感染。父母患有尿道感染的，其女儿得此病的概率比儿子要稍微大一些。

◆ 抑郁症。如果父母有抑郁症史的，则其孩子得此病的概率是普通孩子的3倍。

◆ 注意力不集中。注意力不集中的孩子，其父母双方中至少有一人也得过此症。

◆ 饮食无规律。父母双方有一人患厌食症的，其子女得病的概率是其他孩子的12倍；父母双方有一人患嗜食症的，其子女得病的概率是其他孩子的4倍。

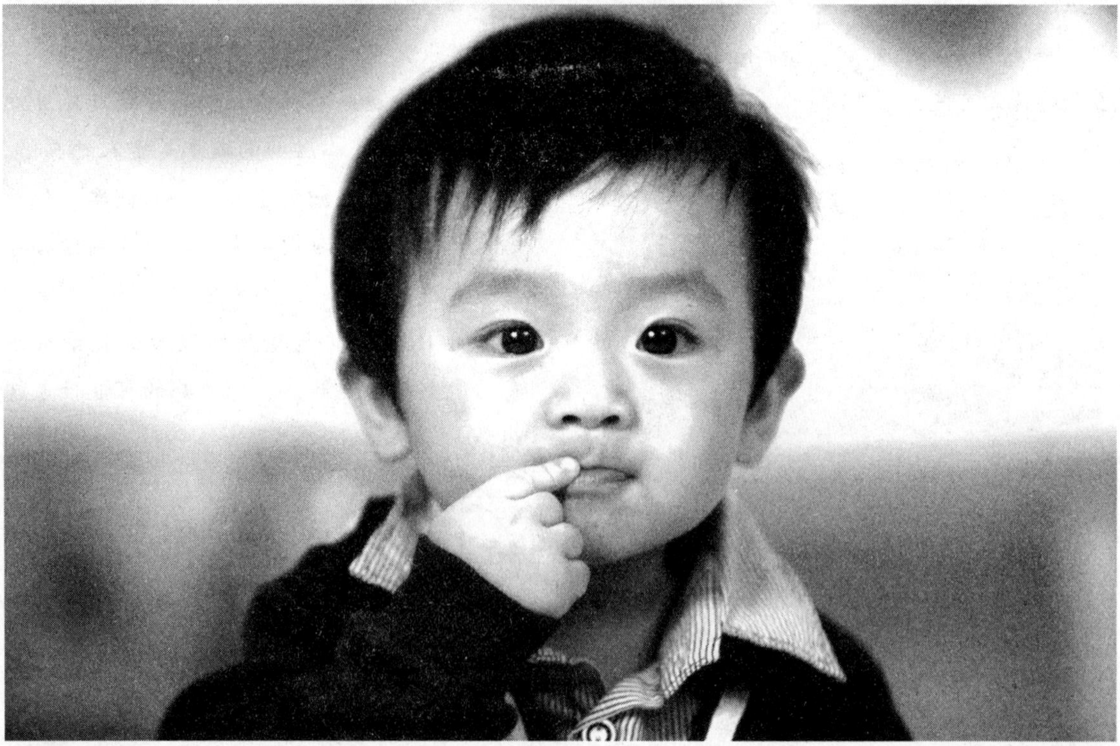

童言无忌

◎ 6岁的儿子翻看影集，好奇地问母亲："妈妈，和你站在一起照相的年轻人是谁？头发黑黑，挺结实的这个。"

"傻孩子，那是你爸爸。""是爸爸？可爸爸现在没有头发啊！"

第二节 遗传相关因素

01 这些“精华”会遗传

从遗传学的角度来讲，父母能够遗传给孩子的“精华”有：

◆ 绝对遗传，包括肤色、下颌、双眼皮、眼球颜色和长睫毛等。

◆ 半数以上概率的遗传，包括身高、体型、秃头和青春痘等。

◆ 低概率遗传，主要是少白头。

◆ 后天可塑性的遗传，包括声音和腿形等。

此外，这些“精华”也属于遗传的范围：

◆ 眼形是遗传的，而且大眼睛相对小眼睛是显性遗传。

◆ 长睫毛是显性遗传。

◆ 尖下巴父亲的儿子，十有八九也为尖下巴。

◆ 身高70%来自父母的遗传。

◆ 父母都胖，孩子53%是小胖墩。

◆ 秃顶：50%以上遗传，并会隔代遗传。

◆ 声音：男孩遗传来自父亲，女孩像母亲。

◆ 肤色父母均为黑皮肤，孩子不可能是白皮肤。

02 未来宝宝更像谁

事实上，孩子的每个特征都是由一对基因决定的，其中一个基因来自于母亲，另一个基因则来自于父亲。对某些特征来说，父母可能遗传给孩子相同的基因表现类型，而对其他特征，父母又可能遗传给孩子不同的基因表现类型。不过，有时候其中一个基因的表现类型占优势，有时候一对基因的表现

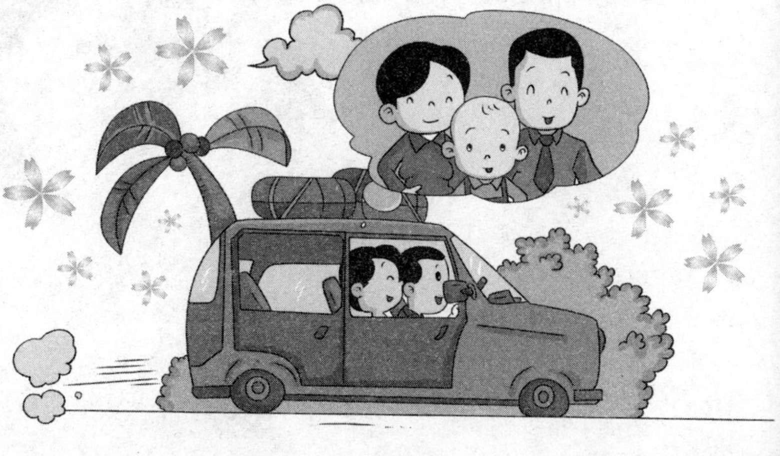

◎ 奶奶：1+2等于几？ 孙子：等于3。
奶奶：答对了，因此你会得到3块糖。 孙子：早知道是这样，我就说是等于5就好啦！

童言无忌

类型对孩子的影响程度又是相等的。所以说，基因的综合效应才能决定孩子的遗传组成。

相貌是父亲遗传的多。据美国心理学家的解释，可能由于父亲给予子女遗传上的特征，使婴儿的脸无论怎么看都更像父亲。这位科学家进一步解释说，这也是人类“自保”本能的一种体现，因为谁是母亲毫无疑问，而谁是父亲却没有这么肯定，所以必须像父亲，这样对婴儿有利，也可以鼓励父亲投入更多的爱。

身高是母亲的遗传多。在营养状况正常的前提下，父母的遗传是决定孩子身高的主要因素，其中妈妈的身高尤其关键。妈妈长得高，孩子也大多长得比较高。

智力是母亲的遗传多。就遗传而言，妈妈聪明，生下的孩子大多聪明，如果是个男孩子，就会更聪明。这其中的原因在于，人类与智力有关的基因主要集中在X染色体上。女性有2个X染色体，男性只有1个，所以妈妈的智力在遗传中就占有了更重要的位置。

性格是父亲的遗传多。专家提出，父亲能传授给女儿生活上许多重要的教训和经验，使女儿的性格更加丰富多彩。

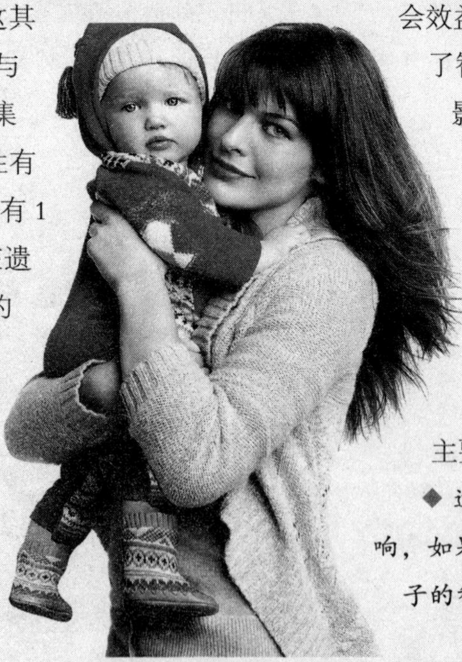

03 智力与遗传有关联

智力是指生物一般性的精神能力。人的智力主要包括语言、认知、记忆、观察、想象、判断、计算、思维等多种能力。一般认为，人体智能主要表现为7种，即语言才能、音乐才能、逻辑与数学才能、空间才能、运动才能、自我才能和社会才能。

研究发现，智力与遗传确有关联，智商的70%由遗传决定。但是，遗传只是智商的潜在值，而不是智商的绝对值。智力受遗传因素所控制，但这并不否认后天环境和教育的影响作用。遗传虽为智力的发育提供了潜在的物质基础，但只有在环境因素的作用下，尤其是后天早期适时良好的教育刺激下，才能充分开发智商的潜能，使其转化为具有社会效益的智商。由此可见，遗传提供了智力的基本素质，而后天因素则影响着其发展的可能性。也就是说，智力是遗传和环境相互作用的结果。因此，要想使后代智力超群，就必须在优生和优育上一起下工夫，使孩子的智力潜能发挥到极致。

影响孩子智力发育的因素主要有以下5种：

◆ 遗传。孩子的智商受到父母的影响，如果父母智能都比较低，那么其孩子的智商一般也不会太高。

◆ 营养。孩子在出生后，其体

童言无忌

◎ 一个孩子骑在爸爸脖子上玩，他看见外面有头驴，便说：“爸爸，我要骑那头真正的驴。”

重与身高的增长以及大脑发育的状况，在很大程度上受到所供给营养的影响，尤其是在0～2岁这一脑发育的关键时期。严重的营养不良可影响脑发育，进而影响智力。

◆ 疾病。有些疾病也会影响到孩子的智力，如出生时缺氧窒息、颅内出血、低血糖等都有可能严重损害脑的发育和功能。

◆ 药物。药物多有不良反应，有些药物对孩子的智力会产生影响，如链霉素、卡那霉素等都会影响孩子的听力；长期使用肾上腺皮质激素的人身高增长速度减慢；细胞毒性药物、抗甲状腺药物等可直接或间接影响生长。

◆ 环境。良好的生活环境、教养条件是促进智力发育的重要因素。在一些经济落后的地区，孩子的智能发育迟缓，除了疾病因素外，智能发育迟缓的发病率较高，同父母的文化程度低有关。早期教育对婴幼儿的心理发育有积极的促进作用。合理的生活规律和良好的生活习惯都对孩子的身心发展有利。

04 高度近视与遗传

近视是一种很常见的眼病，其发病率正呈逐年上升的趋势，直接影响广大青少年的健康成长。我国大约有1/5的人群是近视眼基因的携带者。近视可以分两种，即高度近视和普通近视。普通近视又称单纯性近视，一般在20岁以后便很少进展，视力也可以矫正到正常，度数一般在600度以下；高度近视又称进行性近视，是与单纯性近视完全不

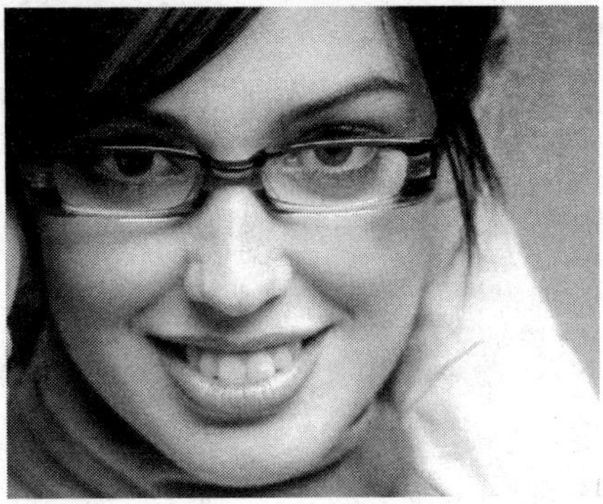

同的另外一种眼病，它会随着年龄的增长而加深，并且也很难矫正到正常，以致发生严重障碍。

高度近视也分两种，一种是生理性的，一种是病理性的。病理性近视带有遗传因素，生理性近视是不带有遗传因素的。高度近视是常染色体隐性遗传病，也就是当有关近视的一对基因都是本病的致病基因时才发病。如果只有其中一个基因是致病的，而另一个基因是正常的，则不发病，仅仅只是个致病基因携带者。高度近视眼（6D以上，即600度以上）的男子与高度近视眼的女子结合，子女发病的概率在90%以上；如果与近视眼基因携带者结合，则子女高度近视的概率是近50%；如果双方均无高度近视表现，仅仅只是基因携带者，则子女高度近视的概率是25%；而如果同正常视力或中低度近视者结合，则子女发生近视眼的概率是10%。

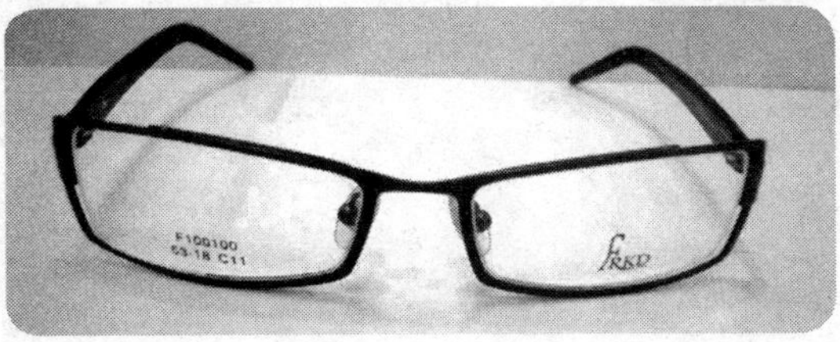

◎ 邻居阿姨生了个小妹妹，母亲问儿子想不想要个小妹妹。儿子说："妹妹有啥好玩的。妈妈，你给我生只小狗吧，要白颜色的。"

研究显示，有近视家族史的家庭成员，发生近视的概率要比没有近视家族史的高，这说明近视的发病与遗传有一定关系，但近视的发生还受到后天环境因素的影响。可以说，近视是遗传和环境共同作用的结果。因此，为减少近视发生，保持健康的视力功能，我们要注意用眼卫生，减少环境因素在近视发病中的作用。

05 性格与遗传和环境

通常情况下，性格的形成有许多是先天的成分，比如我们说某个人“像他父亲一样暴戾”、“像她母亲一样贤淑”等，其实就是在揭示着性格中某些特征来自于遗传。一个人身上或多或少都会“继承”其父母的某些性格特征，从而或者像其父亲，或者像其母亲。母亲的基因对孩子智力的发展起着决定性作用，而父亲的基因则主要影响情绪等。母亲在孕期的反应也会影响胎儿性格的形成。“胎儿可以复制出母亲的心理状态。”孩子在出生后的性格和情绪上都会还原母亲的性格和情绪，就像精神疾病有遗传性那样，孩子气质、性格的表现能够在母体怀孕的过程中得到遗传。

不过，遗传学专家认为，性格一半来自遗传，一半来自后天。因此，除了遗传因素，环境对个性的发展也起着极其重要的作用。环境污染可以直接影响到优生，因此，要改善环境、远离污染，使孕妇能在一个健康良好的环境中工作、学习和生活，确保胎儿健康优生。随着孩子慢慢长大，在社会生活中接触的范围不断扩大，他（她）的性格会趋向社会性，受环境的影响逐渐加深。现实生活中，绝大多数人的性格为混合型，即使性格再开朗的孩子也有内向的时候，正如再悲观的人也总有开心的时刻一样，急躁的孩子在处理一些事情时也会表现冷静的一面。

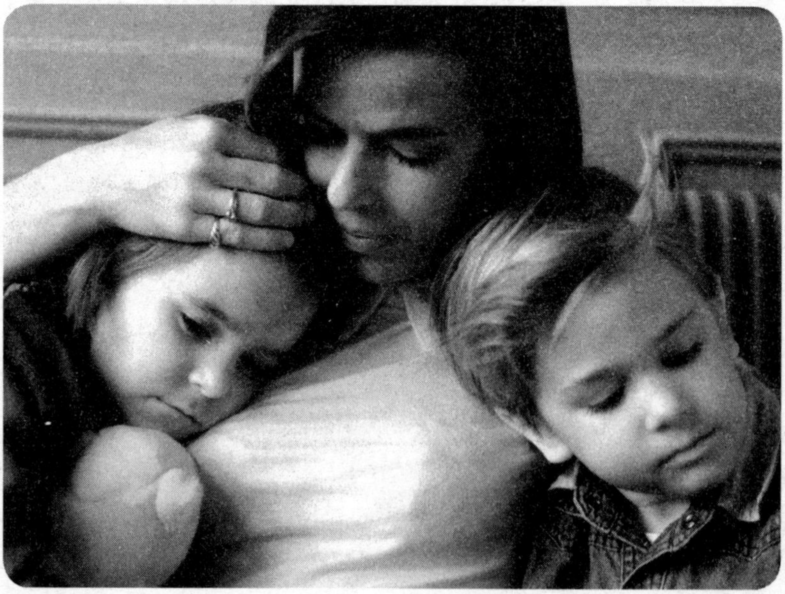

不可否认的是，性格开朗的人基本上一生都是性格开朗的，而性格内向的人则基本上一辈子性格内向。虽然很多父母都希望自己的孩子能够活泼、开朗，但事实上，每一种性格都各有利弊，并不能完全决定人生。

童言无忌

◎ 妈妈从幼儿园接女儿，回家的路上问：“今天老师教什么英语了？”女儿说：“大雪碧。”妈妈百思不得其解，第二天到幼儿园问老师，老师说：“昨天教的大写‘B’。”

第三节 寻找优生最佳突破口

01 提高精子质量去优生

一般认为，以下几种方法可以提高精子质量：

◆ 控制体重，多参加锻炼。研究表明，男性身体过度肥胖和虚弱，会导致腹股沟处的温度升高，损害精子的成长，从而导致不育。

◆ 少去桑拿房、蒸汽浴室。高温蒸浴直接伤害精子，还抑制精子生成。

◆ 戒烟。数据显示，吸烟是精子数量下降的最主要因素，因此戒烟势在必行。

◆ 不要过度饮酒。大量饮酒可导致精子质量下降。

◆ 向麻醉剂说不。麻醉剂、毒品等对精子也有极大危害，而且还会持续很长时间。

◆ 放松心态。精神压力过大也对精子的成长有负面影响。所以男性应做些能让自己放松的事情，如散步、洗澡等，然后再享受性生活。

◆ 远离手机。手机放在裤兜里、笔记本电脑放在膝盖上、穿紧身裤都会提高阴囊温度，伤害精子。

◆ 多吃绿色蔬菜。绿色蔬菜中含有维生素 C、维生素 E、锌、硒等利于精子成长的成分。

◆ 经常去体检。细菌感染也是男性不育的重要因素，衣原体引起的生殖道炎症与不孕症有关，应该经常到医师那里接受泌尿生殖系统的相关检查。

◆ 自我检测。常借助工具对自己的精液进行测试。

02 想要优生请注意饮食

人的大脑主要由脂类、蛋白质、碳水化合物、B 族维生素、维生素 C、维生素 E 和钙等七种营养成分构成。其中 B 族维生素、维生素 C 和维生素 E 与儿童的智力关系很大。

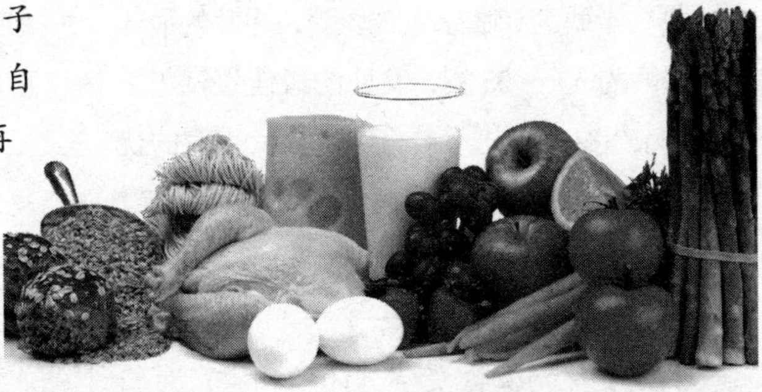

童言无忌

◎ 妈妈：“听说你们班今天改选了干部？”

六年级的女儿：“是呀，我们选了新的班长，老班长现在成了‘离休干部’了。”

在新鲜蔬菜中，存在着大脑正常发育所需要的大量B族维生素、维生素C和维生素E，它们不但质量高，而且容易被吸收利用。

越来越多的研究结果表明：使头脑更聪明的食物是存在的。大多数脑物质都是由氨基酸合成的，而氨基酸的来源是蛋白质，所以，蛋白质的摄取量在一定程度上决定着人的个性和民族性格。维生素与脑物质及其人的智力之间的密切关系也不可等闲视之。

饮食与优生有着密切的关系，应当引起大家的重视。无论孕前还是孕后，都应该采取科学的饮食，以达到优生的目的。要做到优生，妊娠期一定要加强营养，孕妇的饮食要选配得当，禁忌饮食无规律、偏食挑食、暴饮暴食等不良饮食习惯，多吃易消化、刺激性小而又富含营养的食物。科学的饮食要保证：

①热量供应充足；②蛋白质补充足够；③富含维生素；④摄取适量脂肪；⑤满足无机盐及微量元素的需要。

03 优生的最佳生育时机

最佳生育年龄

据医学研究和临床实践表明，男性的最佳生育年龄为30～35岁，女性的最佳生育年龄是23～30岁。由此不难看出，男女生育的优化年龄组合应是前者比后者大7岁左右为宜。

最佳生育季节

四季变化对女性受孕、怀孕和生育有着明显的影响。因此，选择怀孕的理想季节，对母亲的健康和胎儿的生长发育有很重要的意义。专家认为，受孕的最佳季节是春末或秋初，即3～4月份或9～10月份怀孕较为理想。

最佳受孕时段

研究发现，做爱的最佳时间是下午5～7时。因为精子的数量和质量在一天中变化很大，到这段时间则达到高峰，同时也是女性最容易受孕的时间。

04 职场妈妈生育要注意

职场妈妈每天在写字楼里工作，工作环境也许会比较舒适，但每天对着电脑、复印机等设备，对于怀孕可不是一件好事。

职场妈妈在备孕期应该注意以下方面：

◆ 远离化学药剂，避免出入新装修的场所。

◆ 远离辐射设备（如电脑、手机等），全方位防辐射（如穿防辐射服、每天使用电脑不超过4小时等）。

◆ 避免在孕期前3个月服用药物，特别是抗生素、激素拮抗剂等药物。

◆ 禁烟禁酒，远离二手烟伤害。

◆ 孕前3个月开始，避免浓妆艳抹，烫发、染发、涂指甲等都应尽量避免。

◆ 保证全面均衡的饮食，避免辛辣或刺激性食物，多补充叶酸。

童言无忌

◎ 4岁的儿子喜欢唱歌，也爱改歌词。他会唱《小芳》。一天，妈妈给他洗好屁股，他唱道："谢谢你给我洗屁股，今生今世我不忘怀。"

★ 第三章 ★ Chapter 3 ▸▸▸

科学的孕前准备

没有科学的孕前准备便突然怀孕，就好似打一场没有准备的仗一样，带给自己更多的是担忧和恐慌。这不仅是对准爸爸妈妈自身的不负责任，更是对未来宝宝的不负责任。怀孕前有许多准备工作和注意事项必须引起准爸爸妈妈们的重视，可千万不要草率行事哦。

第一节 怀孕前的必要准备

01 作好思想准备

准爸爸妈妈角色定位

男女双方之间在结婚之后、怀孕之前扮演的角色主要是夫妻间的相互责任，一旦准备怀孕之后，应迅速调整角色，尝试着定位为父母的角色：

◆ 妻子的角色定位。新婚之后的夫妻，在婚后很长一段时间一直都过着亲密的两人生活，尤其是妻子，可能更多地在扮演着贤内助的角色。一旦这种生活方式和角色定位形成，没有经历一段时间的适应期的话，是

童言无忌

◎ 爸爸：小孩子不应该撒谎，我像你这么大的时候，从来没有撒过谎！

孩子：那你是多大开始撒谎的呢？

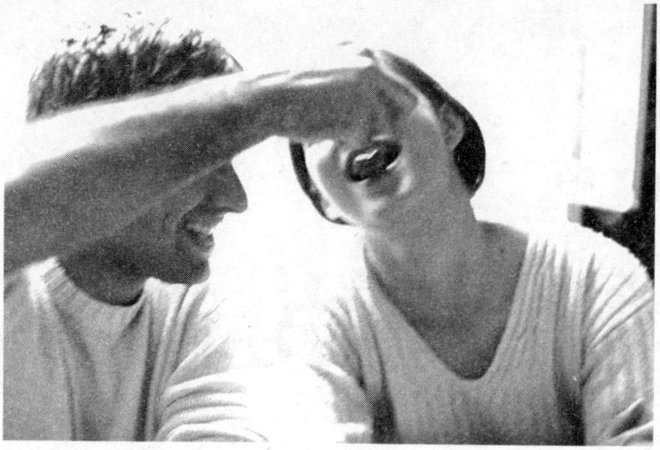

很难改变的。因此，如果你打算怀孕的话，应尽快从这种角色中跳出来，多考虑考虑有了宝宝以后的生活是什么样子的，自己的职责应该是成为一个好妈妈，而不仅仅是一个好妻子了。

◆ 丈夫的角色定位。妻子的怀孕不仅仅是她一个人的事情，同样也是做丈夫的事情，更是整个家庭的事情。因此，一旦准备怀孕，丈夫必须摆脱以前的角色，多从准爸爸的角度去思考，在心理上和生活上多为妻子着想，更多地要给予她以体贴、照顾，给怀孕的妻子创造一个愉快、舒适的环境，让她拥有一个平和愉快的心态。丈夫不仅要做到更加宽容，而且还要尝试着改掉一些不良习性，如抽烟、酗酒等。一旦妻子怀孕以后，你们的“性”事便不再像以前那样随时随地了，怀孕对性生活的影响也是每个丈夫所应有的思想准备。

具备积极的生育态度

对待怀孕，不同的人持有不同的态度，从而会产生不同的影响和结果。有些人认为能否怀孕顺其自然，有了便专心抚养，也不惊慌；没有也无所谓，不甚烦忧，颇有“得之我幸失之我命”的平和心态。有些人平日对待生活和怀孕态度比较模糊，没有一个明确的目标，当突然得知怀孕的时候，一时不知所措，想保住孩子吧，不太情愿；做人工流产吧，又舍不得。这种优柔寡断的矛盾心态，最终伤害了孩子又伤害了自己，是万万不能有的。大多数人对待怀孕还是有比较充分的准备和期待的，这类人多会以乐观积极的态度和心情迎接宝宝的到来。这种积极的生育态度不仅有助于夫妻感情的加深，而且也会感染到宫内的宝宝，从而能够使宝宝更好地生长和发育。总之，如果夫妻双方一致决定要生个宝宝，并作好了承担父母责任的准备，便应该调整自己的生育态度，以乐观、积极的态度迎接宝宝的到来，营造健康和谐的家庭氛围。

保持乐观开朗的情绪

有了充分思想准备以后怀孕的准妈妈们，对肚子中的宝贝儿怀有强烈的感情和期待，并且这种感情与期待会随着体内胎儿的成长而与日俱增。在孕期，她们对怀孕采取的态度是认真的，能积极作好孕期保健和产时配合。在这种情况下，胎儿能健康发育，并且顺利分娩。而那些没有作好心理准备的准妈妈们，她们在怀孕期间的情绪是消极和

童言无忌

◎ 4 岁的女儿：“妈妈，我是你生的吗？” 妈妈：“是呀，宝贝儿！”
女儿：“那我哥哥是谁生的呢？” 妈妈：“傻孩子，你哥哥当然也是我生的呀。”
女儿：“连男孩儿也是妈妈生的，那要爸爸有啥用呢？”

不稳定的。这种消极情绪会对胎儿产生负面影响，而且，由于对产时保健作得不好和产时相对缺乏足够的配合，往往会对分娩造成障碍。因此，在准备怀孕的日子里，准爸爸妈妈们应尽可能地放松身心，多寻找一些快乐的源泉，尽量减轻各方面因素带来的压力，互敬互爱，保持开朗健康的心情，及时疏导和发泄不良情绪。准妈妈要切记别轻易动怒，这对自己和肚子里的宝宝都是大大不利的。准爸爸要关心、体贴妻子，和她一起共同分担苦与乐，同时也要提醒妻子注意相关细节，按时去医院检查，切不可对生女孩子流露出失望情绪。研究发现，对待怀孕保持乐观开朗情绪的父母,他们的孩子多健康乐观;反之，整日愁眉不展的父母，他们的孩子也多愁眉苦脸。让自己快乐多一点，高兴多一些，为了让将来的宝宝更加健康和聪明，请保持自己最亮丽的心情迎接怀孕的那一刻。

02 准妈妈作好心理和生理准备

心理准备

科学研究发现，怀孕前强烈希望有孩子的母亲，会积极寻求成功怀孕并期待孩子早日顺利出生，分娩以后对孩子会有一种挚爱的感情。随着孩子的生长，在与孩子的不断交流和心理沟通过程中，对孩子的爱也随之日益加深。整个过程中，母亲都是乐观认真的，这样能够保证宝宝顺利出生并健康成长。而那些未作好心理准备的母亲，其怀孕期间

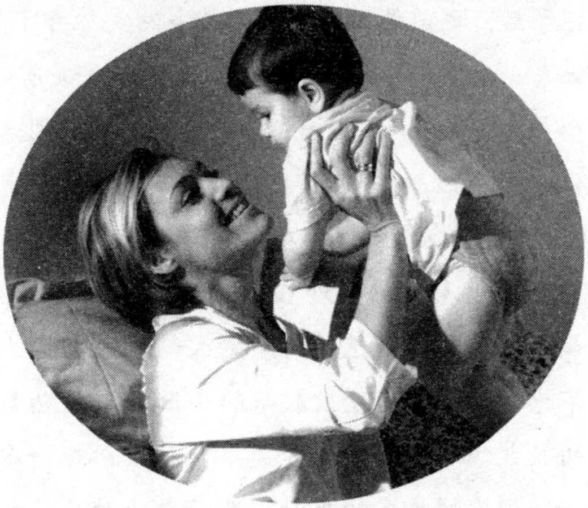

的情绪是消极的、不稳定的。将怀孕视为意外，对此持消极态度的母亲，尽管在孩子出生以后，随着时间的推移和与孩子接触的不断增多，母爱会逐渐产生并加强，但和那些从孩子一出生就有强烈感情的母亲相比，其母爱的强度仍有巨大差异，而且这种消极的态度本身便会对胎儿和母亲都产生负面影响。这两种不同的态度不仅导致对婴儿关爱程度的不同，对胎儿也有影响。因此，女性怀孕前应培养热爱孩子的感情，对生孩子持积极的态度，在心理上作好准备，这样才能在孕期保持良好的心理状况，克服因妊娠产生的生理上的不适，保证胎儿的健康。母子感情也才能及早建立，婴儿才能得到最大限度的关爱，使母乳喂养得到有力保障，使婴儿更健康地成长。

生理准备

想要成功怀孕并顺利分娩，这些必要的物质准备准妈妈们最好不要忘记：

◆ **提前半年停止避孕。当夫妻双方决定**

童言无忌

◎ 小男孩问和他一起玩耍的小女孩：“等你长大了，愿意和我结婚吗？”小女孩：“哎呀，那可不行。”小男孩：“为啥？”小女孩：“在我们家，只有自己家的人才能结婚。你看，爸爸娶了妈妈，奶奶嫁给爷爷，叔叔和婶婶结婚，都是这样的。”

怀孕后，之前的一切避孕方式当然要抛弃了。如果一直使用药物避孕的话，准妈妈要提前6个月停服避孕药，最好留给身体足够的时间来代谢，以把这些药物排出体外，不要影响正常受孕和胎儿发育。

◆ 备好宽松的外衣和舒适的鞋子。准妈妈可去孕妇商店选择那些宽大的、穿在身上不感到紧，并能使鼓起来的小肚肚不太明显的服装。颜色最好选择简单、朴素，能给人以轻松愉快感觉的那种。选择鞋子时应注意不要穿高跟鞋，重量较轻、宽窄长度适中，并有防滑纹的鞋子最好。同时，也准备一两双稍大一点的鞋子，以防怀孕后期出现脚部水肿的状况。

03 准爸爸也要积极准备

优生优育是每个家庭的希望和责任，而优生的责任，责无旁贷地落到了年轻夫妻身上。对于丈夫而言，精子的数量和质量是优生的关键要素，因而精子被称为优生之本。因此，凡是影响精子质量的因素，丈夫应尽量排除；凡是有利于优生的条件，丈夫应积极创造。男人育前保健同妇女孕期保健、围生期保健一样，值得每一位准备做父亲的男人高度重视。

◆ 及时医治生殖系统疾病。在男性生殖器官中，睾丸是创造精子的“工厂”，附睾是储存精子的“仓库”，输精管是“交通枢纽”，精索动静脉是后勤供应的“运输线”，前列腺液是运送精子必需的“润滑剂 ”。当这些关键部位发生了故障时，优生必然受到影响。所以，丈夫首先要及时治疗生殖器官疾病。

◆ 戒除不良嗜好。吸烟、酗酒、吸毒不仅影响身体健康，而且还是优生优育的大敌。吸烟过多会使体内精子的活力明显下降，并且随吸烟量的增加，精子畸形率也呈显著增大趋势。饮酒过度造成机体酒精中毒，使精子发生形态和活动的改变，甚至会杀死精子，从而会影响受孕和胚胎发育。因此，准爸爸们一定要在受孕前3个月就停止喝酒、吸烟。丈夫还要做到不偏食。精子的生成需要优质蛋白质，钙、锌等元素，精氨酸，多种维生素等。如果偏食，饮食中缺少这些营养素，精子的生成会受到影响，或会生成一些低质精子。

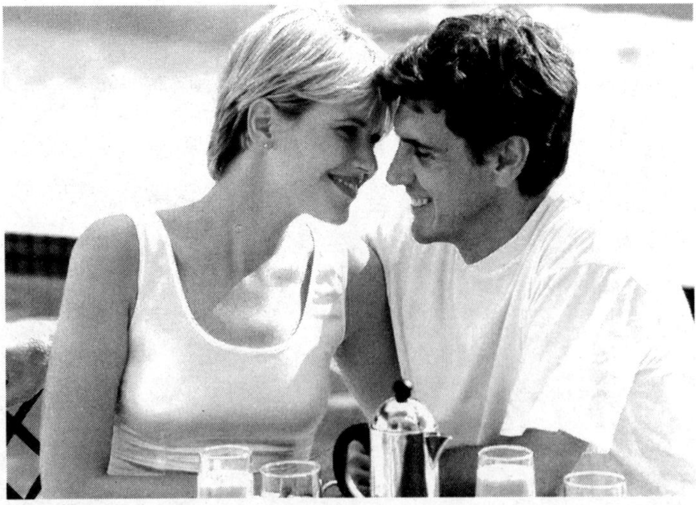

◆ 节制性生活。性生活频繁，必然使精液稀少，精子的数量和质量也会相应减少和降低。为了保证新生命

童言无忌

◎ 儿子3岁时，还不太习惯运用“你、我、他”之类的人称代词。一次，他爸爸下班回来，儿子跑到我跟前说：“妈妈，妈妈，你爸爸回来了！”

的正常孕育，夫妻双方节制房事十分必要，尤其是男方，养精蓄锐更为重要。这一点，对性欲旺盛的新婚夫妇尤应引起注意。

◆ 避免接触有害物质。科学研究表明，许多物理、化学、生物因素作用于人体，对生殖功能会产生损害，使染色体异常，精子畸形，影响胎儿的正常孕育。从事喷洒农药、除草剂等工作的已婚男子，至少在70天时间内，应避免妻子怀孕。在妻子怀孕前，丈夫应尽可能地少接触这类化学品。

◆ 学习孕育生命的知识，作好成为一名好父亲的准备。丈夫和妻子一起读相关的育儿书籍和杂志，不但能学到必要的育儿知识，当面临问题的时候不至于手忙脚乱，而且妻子会感受到你也在全心地参与孕育宝宝的重任。

◆ 保持良好稳定的情绪，细心呵护妻子，尽可能帮助妻子，为她减轻负担。怀孕中的女人很辛苦，也会很敏感，准妈妈会因为准爸爸的一言一行而变化着心情。若丈夫经常忧郁、烦恼或脾气暴躁，不仅容易造成自己神经系统、性功能不稳定等，影响精子的产生和质量，同时也会影响到怀孕妻子和胎儿的“情绪”。所以要时刻关注这段时间里的准妈妈，一句充满温情的话语，一顿精心准备的晚餐等，都会让她幸福无比。

04 必要的孕前检查

想生一个健康的宝宝，孕前检查是少不得的。所谓孕前检查，是指夫妻在准备生育之前到医院进行身体检查，以确保生育出健康的婴儿，从而实现优生。孕前检查直接关系到优生，因此，准备怀孕之前夫妻双方最好都作全面的体检，及时发现身体的健康隐患，避免妊娠失败、新生儿残疾及其他并发症。

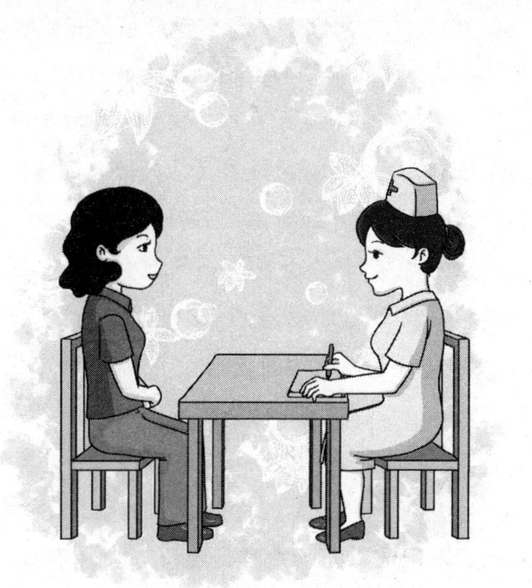

女性孕前检查

◆ 常规血液检查。通过这项检查可以知道血红蛋白的高低，也可以测到血小板的数值，还可测得红细胞的数量和体积，有助于发现地中海贫血（球蛋白生成障碍性贫血）携带者。

◆ 风疹等抗体检查。怀孕时得麻疹会造成胎儿异常，所以没有抗体的准妈妈们，最好先去接受风疹疫苗注射，但注意别在疫苗接种后3个月内怀孕。

◆ 乙型肝炎检查。乙型肝炎孕母可通过母婴垂直传播传染给新生儿。在孕前确认一下自己是否患乙型肝炎或为乙型肝炎病毒携带者还是很有必要的，如果没有抗体的话，最好先接受乙肝疫苗预防注射。

◆ 子宫颈刮片检查。一个简单的子宫颈刮片检查就可以让准妈妈们在怀孕时更加安心，毕竟一个好的子宫才能孕育出更加健康的胎儿来。

◆ 口腔检查。准妈妈们最好检查一下牙体、牙周、牙列、口腔黏膜，因为你们的口腔健康状况直接影响着婴幼儿的口腔健康。

男性孕前检查

◆ 精液检查。男性孕前最重要的检查就是精液检查。不少男性朋友嫌取精液麻烦而不愿检查，也正是因为平时体检不检查精子，所以才更有必要让精子到医生处现现原形。

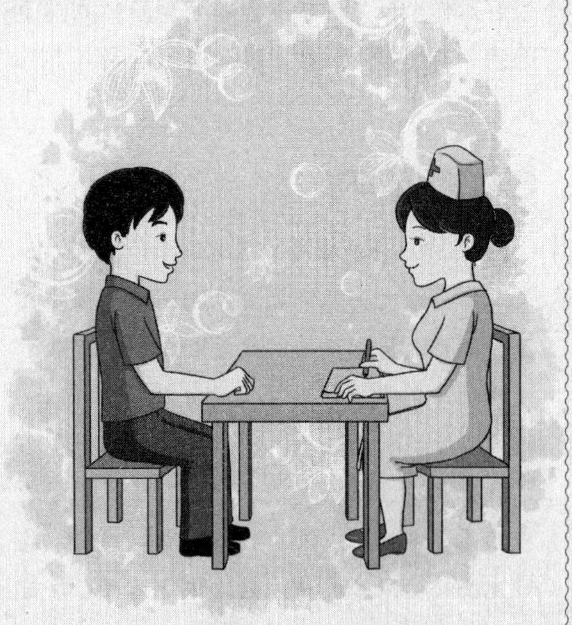

◆ 泌尿生殖系统检查。泌尿生殖系统的毛病对下一代的健康影响极大，因此这个隐私部位的检查必不可少。如果觉得自己的睾丸发育可能有问题，一定要将自己以前是否有过腮腺炎、睾丸外伤和手术、睾丸疼痛肿胀、尿道流脓等信息及时提供给医生，并仔细咨询。

◆ 通常情况下，男性作孕前检查时一般要检查心脏、肝、肾功能，血、尿常规，血压、血糖检测，其他还有查衣原体、支原体等。

◆ 家族病史检查。医生在检查时一般都会详细询问体检者及家人以往的健康状况，曾患过何种疾病、治疗情况等信息，尤其会重点询问精神病、遗传病等，必要时还要求检查染色体、血型等。

最佳孕检时间

孕前检查最好在怀孕前 3 ~ 6 个月，尽量留出 2 ~ 3 个月的缓冲期间。男性精液检查在同床后 2 ~ 7 天内，最好早点检查。如有异常，可及时治疗。女性一般在月经干净后的一周以内就可以了，其间最好是不要同房。

健康的身体是怀孕生育的基本保证。因此，准爸爸妈妈们在准备怀孕前最好先去医院进行一次全面检查，尤其是那些婚后数年才准备要孩子的夫妻，孕前作一次检查是很有必要的。了解夫妇双方的身体状况，并就有关优生优育问题进行咨询是很重要的。

童言无忌

◎ 有一次带 3 岁的女儿去海边玩，她很喜欢玩沙子，不停地把沙子扔向大海，并说："吃吧，吃吧……"

爸爸问："宝贝，你这是干什么呢？" 女儿说："喂大海吃饭！"

第二节 怀孕计划要趁早

01 营造舒适环境好处多

影响胎儿发育的环境因素

环境因素主要通过母亲的呼吸道、消化道及皮肤接触3种途径影响胎儿的发育状况。常见因素有：

◆ 生活接触，主要通过环境介质（如空气、水、土壤等）、食物以及其他生活接触而影响胎儿的发育。

◆ 职业接触，主要是在工作过程中接触各种对胎儿发育有影响的化学物质或放射性物质等。

◆ 母体感染，母亲患风疹、乙型肝炎、流感及腮腺炎等病毒感染，或者弓形虫感染等，都会影响胎儿的发育。

◆ 药物，通过直接摄入或接触（注射）后，其不良反应也会影响到胎儿的发育。

◆ 其他有害物质，如来自电脑、空调、微波炉、电热毯、手机等电子产品的电磁辐射，对准妈妈和胎儿的影响尤其严重。

对此，准妈妈应该在日常生活中多加注意，保持个人和家庭卫生，饮食合理健康，尽量远离那些有害生育的工作岗位，避免环境污染，补充足够的营养，适当锻炼，提高身体素质，作好孕前检查，尽量远离宠物，少喝咖啡，少接触电脑和手机等辐射产品，等等。

打造健康有益的家居环境

健康有益的家居环境有助于准妈妈保持良好的情绪，保证孕妇和体内胎儿的健康。为了优生，准爸爸妈妈们一定要努力打造一个健康有益的家居环境：

◆ 要注意室内通风，保持居室内空气清新良好。为此家人要尽量避免居室装修和

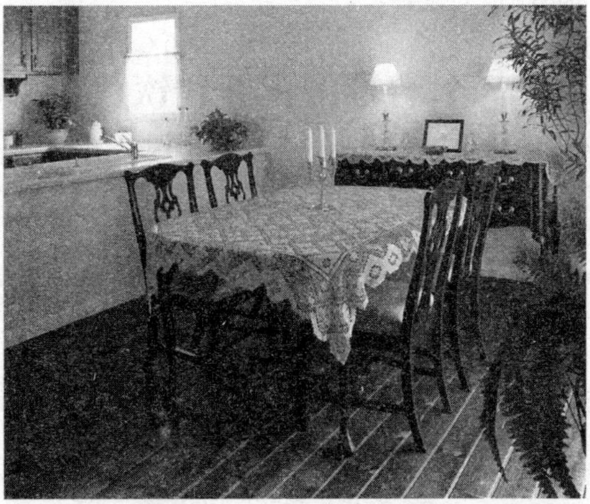

◎ 父亲：下次我带你去海边捉鱼，好不好？ 儿子：好，那我们就捉一条大鱼。
父亲：嗯。 儿子：捉一条比大海还要大的鱼。

童言无忌

购置家具带来的危害，要经常打扫房间，保持室内干净和清洁。

◆ 居室布局要合理，做到安静舒适。房间的整体布局最好以舒适明亮为主，家具位置摆放合理，窗帘、床单等颜色搭配适中，整体色调温馨明快，给人以舒服愉快的感觉。

◆ 房间要保持适当的温度和湿度。夏天23～28℃，湿度30%～80%；冬天18～25℃，湿度30%～60%为宜，过热容易让人感觉气闷、头晕脑涨，过冷则容易导致准妈妈感冒。

◆ 室内别养不利于优生的植物。在家中养几盆观赏植物，虽然能赏心悦目，但有些植物的气味或花粉会使准妈妈产生不适症状。此类植物有天竺葵、夜来香、郁金香、月季花、百合花、紫荆花、兰花等，长时间接触容易引起中毒。

此外，在摆放室内用具时要为准妈妈考虑周到，保证准妈妈的存取方便和行动自由，比如日常衣物、书籍等常用品多放在随手能够拿到的地方，以免让准妈妈费力；地面最好铺上防滑垫，别太光滑，以免准妈妈不小心滑倒。

02 合理的营养和饮食很重要

合理孕前饮食计时开始

准备怀孕的夫妻要提前3个月到1年对饮食进行健康调整。对男性和女性来说，饮食与生育能力密切相关。只要坚持均衡饮食，不仅能提高孕育宝宝的概率，而且还能提高孕育健康宝宝的概率。孕前的营养供给方案应参照平衡膳食的原则，结合受孕的生理特点进行饮食安排。

准妈妈营养饮食注意

保证热能的充足供给，适当吃一些热量高的食物，以维持合理及稳定的体重；保证优质蛋白质的充足供给，男女双方应每天在饮食中摄取优质蛋白质50～70克，保证受精卵的正常发育；保证脂肪的供给，增加优质脂肪的摄入对怀孕有益；补充足够的无机盐和微量元素，钙、铁、锌、铜等起到构成骨骼、制造血液、提高智力、维持体内代谢平衡的作用；供给适量的维生素，维生素有助于精子、卵子及受精卵的发育与成长。以下食品不妨多吃：海带、春韭、海鱼、豆芽、鲜果、鲜菜汁等；以下食品最好少吃或者不吃：火腿、香肠、咸肉、腌鱼、咸菜、罐头、饮料、熏烤食品如羊肉串等。

准爸爸营养饮食注意

合理补充富含优质蛋白质的食物，有益于协调男性内分泌功能以及提高精子的数量和质量，但不能超量摄入；肉类、鱼类、禽

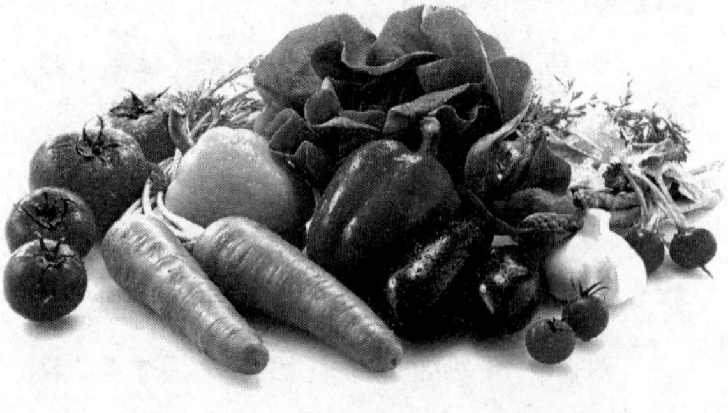

童言无忌

◎ 儿子总是惹妈妈生气，于是妈妈故意不理他。
儿子说：“这么漂亮的妈妈，怎么可以不理我呢？”

蛋中含有较多的胆固醇，适量摄入有利于性激素的合成，有益男性生殖健康；适当吃些含锌、硒等微量元素较高的食物及其他无机盐，如贝壳类海产品、动物内脏、谷类胚芽、芝麻、海带、虾等，能够帮助提高精子活力以及受精等生殖、生理功能；饮食上宜清淡，适当食用植物油、鱼类、花生、蔬菜、芝麻等，可以补肾益精，避免性功能减退；忌食肥腻、寒凉、过咸的食物，以免精气不足、性欲减退。

保证营养饮食均衡原则

不同食物所含的营养成分不同，含量也不等。因此，准备怀孕的夫妇应该尽量吃得杂一些，不偏食、不忌嘴，保证营养均衡全面。从优生角度考虑，怀孕妇女身体营养失衡会使胎儿发育所需的某些营养素短缺或过多，于优生不利。因此，妇女在怀孕前应当对自己的营养状况作一个全面了解，孕前的营养供给方案还应参照平衡膳食的原则，结合受孕的生理特点进行饮食安排。做到以下四原则：保证热能的充足供给，保证充足优质蛋白质的供给，保证脂肪的供给，保证充足的无机盐和微量元素的供给。

白领女性必补营养

身为白领女性的你，一旦准备怀孕，最好记得要补充下面这7种营养：

◆ 维生素B_6，是人体脂肪和糖代谢的必需物质，相应食物有金枪鱼、牛肝、瘦牛排、鸡胸肉、核桃、香蕉、花生、葵花子等。

◆ 维生素C，主要作用是提高免疫力，预防癌症、心脏病、中风，保护牙齿和牙龈等，相应食物有菜花、青辣椒、鲜枣、草莓、柚子、橙子、葡萄汁等。

◆ 维生素E，能促进人体新陈代谢，增强机体耐力，提高免疫力，相应食物主要是坚果类如花生、核桃、芝麻以及瘦肉、乳类、蛋类、麦芽等。

◆ 钙，享有“生命元素”之称，相应食物有乳制品、豆类、绿色蔬菜等。

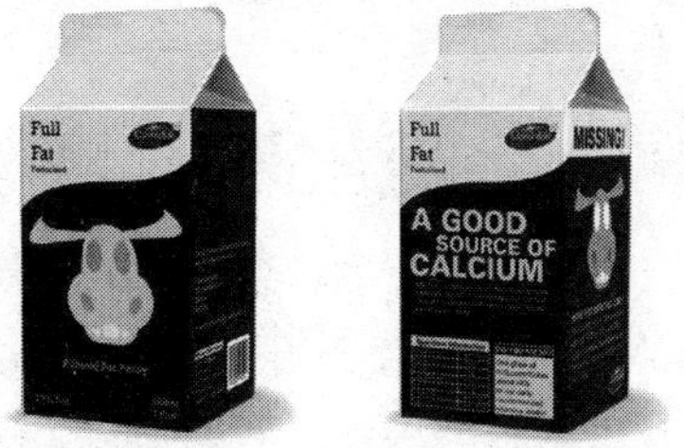

◆ 铁，是人体的造血元素，最佳来源有猪肝、猪血、鸭血、豆制品、芝麻、蘑菇、木耳、海带、紫菜、桂圆等。

◆ 锌，可促进身体发育，维持正常性功能，增强人体抗病力等，相应食物有海产品、豆类、苹果、瓜子、芝麻、块根蔬菜等。

◆ 镁，具有调节神经和肌肉活动、增强耐久力等功能，相应食物有青豆、黄豆、绿豆、玉米、面粉、麦芽、蘑菇、茴香、菠菜、黄瓜、柿子等。

03 孕前最该补充的是叶酸

叶酸是什么

叶酸是一种广泛存在于绿叶蔬菜中的水

溶性B族维生素，因最早从叶子中提取而得，故名叶酸。叶酸参与人体新陈代谢的全过程，是合成人体重要物质DNA的必需维生素。研究发现，叶酸对孕妇非常重要，如果怀孕头3个月内缺乏叶酸，可引起胎儿神经管发育缺陷，而导致畸形。因此，准备怀孕的女性，可在怀孕前就开始服用叶酸，每天400微克左右。富含叶酸的食物除绿叶蔬菜外，还有胡萝卜、蛋黄、杏、南瓜、豆类，以及水果、动物肝脏等。

补充叶酸多久最好

一般认为，怀孕前3个月就应该补充叶酸，一直吃到怀孕后3个月底，一共是6个月。怀孕前就开始服用的目的是使准妈妈体内的叶酸维持在一定水平，从而保证孕早期有一个较好的叶酸营养状态。准妈妈得知自己怀孕后，要补充叶酸，因为此时体内需要大量叶酸，它是制造血细胞的重要物质，缺乏会引起贫血，还会使脸上出现妊娠斑。在孕早期胎儿神经管形成的敏感期中，足够的叶酸才能满足神经系统发育的需要，而且要在怀孕后的前3个月敏感期中坚持服用才能起到最好的预防效果。

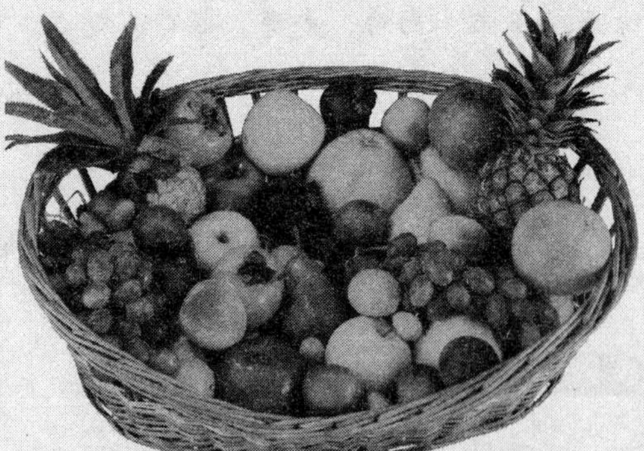

补充叶酸特别注意

准妈妈注意不要用叶酸片代替小剂量叶酸增补剂，尤其在孕早期切忌服用这种大剂量的叶酸片，因为长期大剂量服用叶酸片会对孕妇和胎儿产生不良影响。因此提醒孕妇要听从医生和保健人员的指导，切忌自己滥服药乱买药。此外，服用叶酸增补剂可以预防80%的神经管畸形儿出生。准妈妈还要特别注意体重问题，因为妈妈体型过胖将导致出生缺陷及妊娠期糖尿病、巨大儿等母儿并发症的增加。建议肥胖女性在适当控制体重后再怀孕。

04 两性生活要和谐

对于已婚男女来说，性生活是夫妻之间情感交流的一种重要方式。正常的性生活不仅能使心情愉快舒畅，有益于身心健康，而且还能防止或减少多种妇科病的发生。在性生活过程中，伴侣间步调不一致是常有的现象，主要是由于双方在性生理和性心理方面存在差异所致。研究发现，夫妻之间有深厚的感情，性生活和谐美满，身心处于最佳状态，此时怀孕最为适宜。因此，夫妻之间，尤其是准备怀孕的准爸爸妈妈们，一定要注意调节情绪，打造健康和谐的性生活。

正常性生活的次数和卫生

人的性生活频度与性格、体质、年龄、

童言无忌

◎ 一日天气晴朗，2岁的女儿看到西下的太阳，指着说："月亮！"

职业等有密切的关系。每对夫妻间的性交次数有很大的差异，即使同对夫妻在不同的环境、工作条件、情绪和身体健康情况下，也有所不同。一般来说，合理的性生活次数为：25～35岁，每周2次；35～50岁，每周1次；50岁以上，每月1～2次。总之，夫妻间性生活的次数主要以性交后第二天双方不感到疲劳为原则。同时，男女双方均应注意外生殖器的清洁卫生。每天晚上双方都要用温热水清洗外阴部位。男性应将包皮翻上去，将包皮内侧及冠状沟内的积垢清洗掉；女性应把大小阴唇及阴道前庭部位的分泌物清洗掉，这样可以在性交时避免把细菌带入到阴道内而引起感染。切记在月经期不要过性生活。

怀孕期间的性生活

女性在怀孕早期，即受孕头3个月内，应完全禁止性生活，因为性交的刺激，会引起子宫收缩，容易导致流产。女性在怀孕晚期，尤其是在临产前1个月内，也应绝对禁止过性生活，因为性交的刺激容易引起子宫收缩而导致早产。另外，性交时精液内精子可把存在于阴道内的细菌带进女方盆腔引起感染。女性在怀孕中期虽然可以过性生活，但要有节制，动作不宜强烈，特别要小心别让女方腹部受压。如果是高龄孕妇，或有多次自然流产或早产史的孕妇，在整个怀孕期间最好停止性生活。女性在分娩后，整个生殖器官需要6～8周以后才能逐步恢复正常，因此，夫妻在这段时间内也应该避免过性生活。

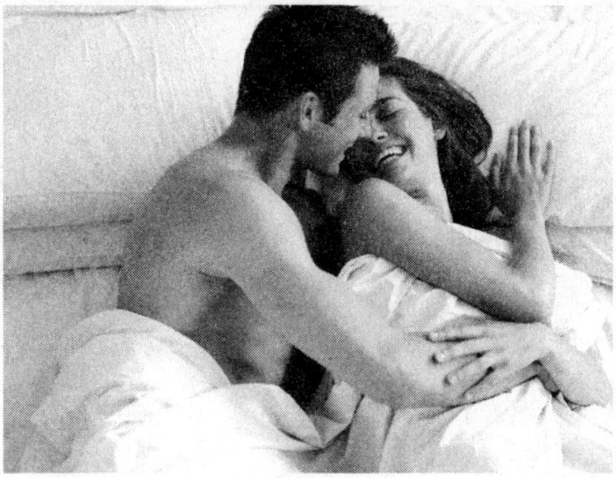

注意性生活中一些细节问题

男人对性爱的期望特别多，也特别容易受到伤害，有时女方不经意的一句话有可能便断送了他的“性”福。比如说，当你多次劝说他去医院看看时，其实已经伤害了他的性自尊。在他看来，你是在暗示他“有病”或有所不满。他表面或许会掩饰，而其实他内心会紧张、恐惧和沮丧，最终可能由“心病”导致“身病”。其实年轻的男性偶尔由于性经验不足或缺乏技巧出现不尽如人意的情况是很正常的事。时间和刺激强度不足也是性生活不和谐的最常见原因，但性高潮的产生更与你自身的生理、心理状态有关。与其被动地等待，不如积极主动地去寻找让自己性满足的办法，控制好“进度”利于调和两人性的差异；正确评价他的性能力，以赞赏和鼓励为主。在性生活技巧方面多用点心思，如充分的前戏、偶尔的自慰、适度的性幻想等都利于调动性欲，让自己在正式性交前进入性兴奋状态，促进高潮的到来。性差异明显的夫妻，很容易发生性生活的不和谐。

◎ 我教儿子读三字经，每次读到“苟不教”时，儿子干脆读成了“狗狗叫”。

童言无忌

专家问诊室 准妈妈备孕答疑

01 准备怀孕有什么忌讳吗

当然，准备怀孕不是什么时候都合适的。如果你希望生一个健康而又聪明的宝宝，那么，这些不合时宜的忌讳你最好有所考虑：

◆ 不要在情绪波动较大的情况下受孕。洞房花烛夜、新婚蜜月的大喜时期，或遭遇事故、丧葬等较大精神创伤的时期，以及处于焦虑、抑郁或有沉重思想负担等情绪压抑的精神状态下，都不适宜受孕。

◆ 不要在旅行途中受孕。人在旅行途中生活起居往往没有规律，大脑皮质也经常处于兴奋状态，加上旅途颠簸和过度疲劳，此

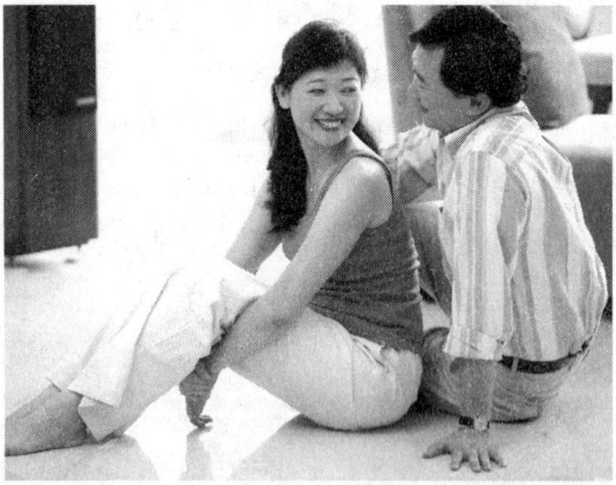

时怀孕不但精子和卵子质量不高，而且会影响胎卵生长或引起受孕子宫收缩，从而易导致流产或先兆流产。

◆ 不要在患病期间受孕。疾病往往会影响体质和受精卵的质量及宫内着床环境，而且患病期间服用的药物也可能对精子和卵子产生不利的影响。因此，在生殖器官手术（如诊断性刮宫术、人工流产术、取放宫内节育器手术等）或产后恢复时间不足6个月，以及早产、流产和清除葡萄胎后都不适宜立即受孕。如夫妻之间有一方患急性病时，最好等其身体康复并停药后再考虑受孕。

◆ 不要高龄受孕。随着年龄的增加，女性的生殖能力逐年下降，其免疫力也随之减弱，妇科疾病也开始增多，从而导致受孕难和流产的概率增大。女性在35岁以上，其发生染色体畸变而导致畸形胎儿的比例会随着年龄的增加而呈增加的趋势。

◆ 不要在停用避孕药后立即受孕。研究显示，避孕药具有抑制排卵、干扰子宫内膜受精卵着床环境的作用，对体细胞的染色体会产生一定影响。长期口服避孕药的妇女，最好在停药至少2个月以后再决定受孕；放

童言无忌

◎ 给儿子买了奶片，他却拿着怎么也不吃，还指着手里的奶片一个劲儿地说："药药、药药。"

置避孕环的女性，最好在取环后来过2～3次正常月经后再决定受孕。这样可以使子宫内膜和排卵功能有一个恢复适应的过程，从而有利于受精卵的生长发育。

◆ 不要在接触放射线物质或有毒物质的情况下受孕。生殖细胞对X线和剧毒物质的反应非常敏感。女性如果照射X线，尤其是腹部经过照射，最好等过4周之后再决定受孕；如果曾多次接触农药和有毒化学品，则最好在完全脱离上述环境至少1个月以后再受孕较为妥当。

◆ 不要在烟酒过度的情况下受孕。由于香烟中的尼古丁和酒中的乙醇会损害精细胞和卵细胞，因此，经常吸烟、饮酒的妇女，最好等戒掉烟酒2～3个月后再受孕；丈夫在妻子受孕前1个月最好也戒掉烟酒。

◆ 不要在暴雨雷鸣或月圆之夜受孕。近代研究表明，自然环境的巨变如太阳磁暴、雷电交加、山崩地震、日月食等会影响人的情绪与生殖细胞的质量。雷电可以产生极强的X射线，致使生殖细胞的染色体发生畸变；月圆之夜即阴历十四至十六日，月球引力对地球的影响会使人的情绪发生波动，并影响精卵细胞的质量，此时受孕易产生低智儿或者畸形儿。

◆ 不要在炎热或严寒的季节受孕。怀孕早期正是胎儿的大脑皮质初步形成的阶段，一旦天气炎热，则会影响食欲，导致蛋白质摄入量减少，机体消耗量大，从而影响胎儿大脑的发育；在严寒的节季里，由于孕妇一般躲在室内活动，因此呼吸的新鲜空气较少，从而使得接触呼吸道病毒的机会增大，容易导致感冒而损害到胎儿。

02 怎样才能判断出是否意外怀孕

判断你是否意外怀孕，可以通过以下方法进行检测：

◆ 是否月经停止。月经停止是怀孕最显著也是最早的信号，如果你和爱人近期有过同房的事实，月经期没有任何原因的推迟了10天，这就应当引起你的高度警惕了。如果继续停经14天以上，应立即到医院化验检查。

◆ 是否出现了早孕反应。如果你的月经期本来就很紊乱，月经已经停止了数周，已经怀孕了自己还不知道的话，到了怀孕的第六周，就会出现恶心，呕吐，乏力，嗜吃酸辣、生猛等所谓的早孕反应。

◆ 是否出现了排尿增多。怀孕8周以后，由于增大的子宫压迫膀胱，会反射性地引起排尿增多，有时甚至高达一小时几次、十几次。排尿的次数增多，但尿量并不增多，并伴有轻度的头晕、恶心等症状。

◆ 是否用早孕试纸化验呈阳性。早孕试

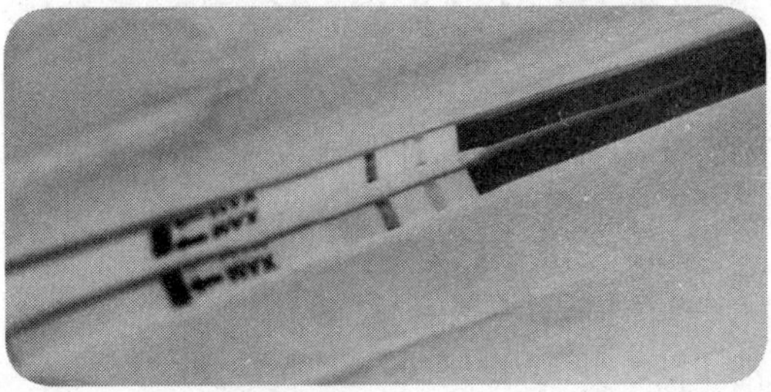

童言无忌

◎ 妈妈开玩笑地问3岁的儿子："你长大了干什么呀？"
儿子毫不犹豫地回答："守着妈妈！"

纸可在停经后自己检测。使用前，先将自己的双手及用来检测的杯子清洗干净，然后用干净的杯子盛尿液少许，将试纸按箭头所指处插入尿液之中3秒钟，然后抽出放在杯子边缘等待片刻。如果是怀孕了，试纸上就会呈现出两条紫红色的短线；如果没有怀孕，试纸上则呈现出一条紫红色的短线。

◆ 乳房是否出现明显变化。怀孕8周以上，乳房会出现胀、麻和微痒感，乳头上的颜色也会日渐加深，乳晕周围会出现深褐色粗大结节。

◆ 是否出现了体温持续轻度增高。如果你的月经期已经推迟了数周，并且感觉到没有原因的心跳略快，就需要用体温计测量体温。假如测量结果是一连20天体温都比平常略高，并且居高不下的话，你就极有可能怀孕了。

03 心脏病患者生育应该注意什么

女性怀孕后体内会发生一系列的变化。妊娠后期，妇女体内的血容量随着胎儿的长大而逐渐增加，怀孕32周的时候，血容量达到高峰，比怀孕前增加了30%～50%。此外，由于怀孕后体内激素的变化，有些孕妇还会并发高血压等，这样就加重了心脏的负担。胎儿的逐日增大会使孕妇感到胸闷、气急、心慌。若此时孕妇心功能不良的话，就有可能发生心力衰竭，此时心脏无法正常地工作，对母体及胎儿会造成伤害，严重的甚至危及孕妇和胎儿的生命。若经医生检查，心脏功能不能胜任的，则坚决不能怀孕；如已经怀孕，

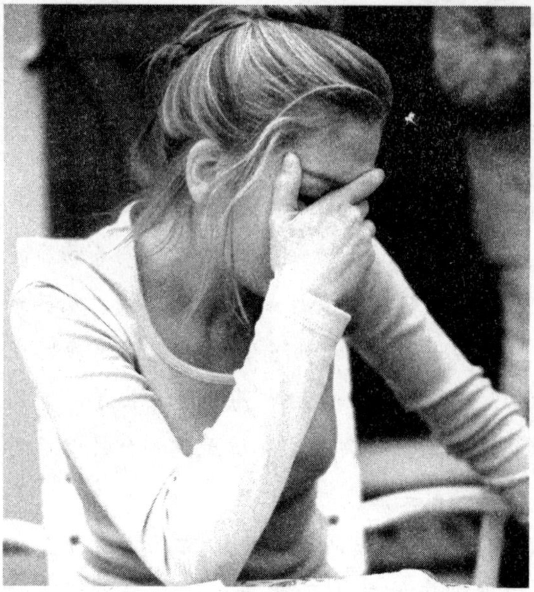

应做人工流产术；如病情许可，则可继续怀孕，但应注意心力衰竭的发生，定期找医生检查和治疗。

患有心脏病的准妈妈应注意以下几点：

◆ 保证每天10小时充足的休息时间。

◆ 避免或及时治疗贫血。

◆ 防止牙龈脓肿、上呼吸道感染，减少细菌性心内膜炎。

◆ 谨慎小心地用药，最好在医生的指导下进行。

◆ 如果必须做心脏手术时，最好在未怀孕前做；若已经怀孕，则应先行中止妊娠，再动手术为佳。

04 糖尿病患者生育应该注意什么

糖尿病患者可以结婚，也可以生育，但毕竟与普通人不同。患有糖尿病的孕妇不但

童言无忌

◎ 妈妈："儿子，别尿床了，你尿床就把爸爸妈妈漂走了。"

儿子："漂了爸爸妈妈可了不得，谁搂着我睡觉呢。"

本身的病情可能恶化，并且会发生较多问题，例如，羊水过多症、早产、婴儿体重过大等。血糖很高，胎儿从孕母处得到的糖分特别足，由于营养供给充足，胎儿生长过程中所有的器官都肥大。同时过高的糖分刺激胎儿胰岛细胞的增生，产生很多胰岛素来处理这些过多的糖分。一旦孩子娩出，与母亲完全断绝关系，糖的大量供应一下中断了，但胰岛细胞仍在工作着，过多的胰岛素消耗掉新生儿体内的糖，孩子很快就会出现血糖过低。低血糖不仅使孩子委靡、无力、呼吸困难，甚至发射功能抽搐；严重者可导致精神神经方面的后遗症。所以，患有糖尿病的女性如果准备怀孕的话，必须接受内科和妇产科医生精密的检查，制定治疗的方针。如果检查的结果，必须施行人工流产的话，最好遵从医生的意见。如果健康状况良好，病情稳定，治疗方案也较成熟，才可以考虑生育妊娠。

05 哪些因素会影响孩子智力发育

影响孩子智力发育因素主要有以下几种：

◆ 遗传。孩子的智商受父母的影响，如果父母智能都低下，孩子的智商一般不高。

◆ 营养。孩子出生后的营养供给不足不仅会影响体重及身高的增长速度，对智能的发育也有影响。长期严重的营养不良可使脑发育受到影响，从而影响智力。

◆ 药物。如链霉素、庆大霉素、卡那霉素对小儿的听力有一定影响。长期饮用肾上腺皮质激素者，身高增长速度减慢。细胞毒性药物、抗甲状腺药物，可直接或间接影响生长。

◆ 疾病。出生时缺氧窒息、颅内出血、低血糖等都可能严重损害脑的发育和功能。急性疾病后体重明显减轻，慢性疾病对体重及身高均有影响。有些内分泌疾病会造成身材矮小，脑部外伤及神经系统感染性疾病后有时留有程度不等的智力迟缓。

◆ 环境。良好的生活环境、教养条件是促进智力发育的重要因素。当然，影响孩子智力发育的因素不只这些，父母应该多为孩子着想，争取让孩子得到健康成长。

06 女性不孕的症状有哪些

一般情况下，女性不孕主要有以下 7 种症状：

◆ 闭经。年龄超过 18 岁尚无月经来潮，月经来潮后又连续停经超过 6 个月，这种现象被称为闭经。闭经引起的不孕为数不少。

◆ 痛经。子宫内膜异位、盆腔炎、子宫肌瘤、子宫发育不良、子宫位置异常等疾病存在时可出现行经腹痛。

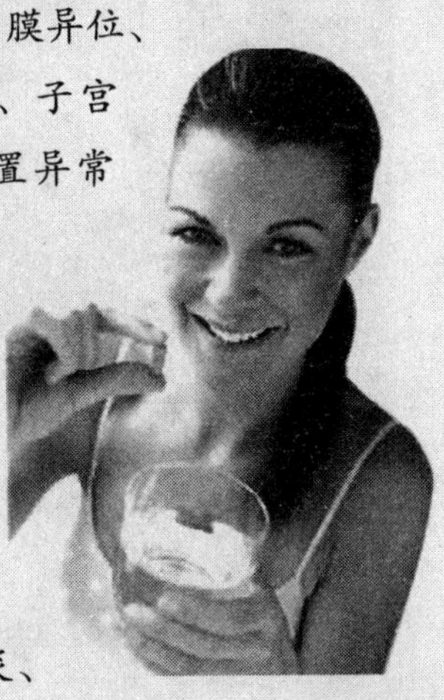

◆ 腹痛。慢性下腹、两侧腹隐痛或腰骶痛常常是在有盆腔炎、子宫肌炎、卵巢炎、

◎ 一天晚上带儿子去看音乐喷泉，儿子很兴奋，看到雾蒙蒙的天，不禁感慨：“月亮睡觉了。”等一会儿喷泉停了后又说：“月亮睡完觉又回来了！”

童言无忌

子宫内膜异位症、子宫、卵巢、肿瘤时出现。

◆ 溢乳。非哺乳期乳房自行或挤压后有乳汁溢出，多有下丘脑功能不全、垂体肿瘤、泌乳素瘤或原发性甲状腺功能减退、慢性肾衰竭等疾病，也可以由避孕药及利血平等降压药引起。

◆ 白带异常。有阴道炎、宫颈炎（宫颈糜烂）、子宫内膜炎、附件炎、盆腔炎及各种性传播疾病存在时会出现白带增多、色黄、有气味、呈豆腐渣样或水样，或伴外阴痒、痛等，而这些疾病又会不同程度地影响受孕。

◆ 月经紊乱。月经周期改变，月经提早或延迟；经量改变，经量过多或过少；经期延长，常见于黄体功能不全及子宫内膜炎症。

◆ 月经前后诸症。一些妇女月经前后

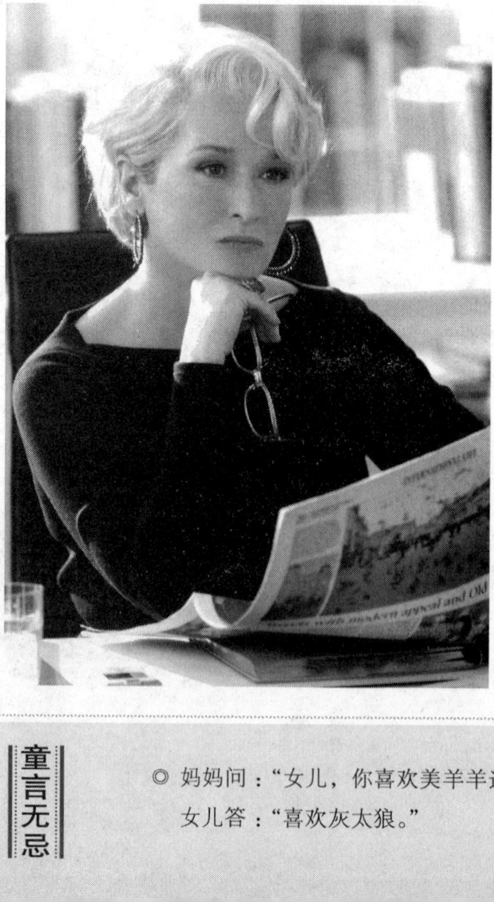

周期性出现经前乳胀、经前面部痤疮、经行头痛、经行水肿、经行泄泻、经行发热、经行口糜、经行抑郁或烦躁等一系列症状，多因内分泌失调而黄体功能不健全引起，也可导致不孕。

07 月经不调会影响怀孕吗

月经不调属妇科常见病。表现为月经周期或出血量的异常，或是月经前、经期时的腹痛及全身症状。病因可能是器质性病变或是功能失调。许多全身性疾病如血液病、高血压病、肝病、内分泌病、流产、异位妊娠、葡萄胎等均可引起月经不调。月经不调的常见症状包括月经周期的过短、过长、紊乱或闭经、经量过多、淋漓不断等，严重的痛经、经前期综合征也属此范畴。这些症状往往不是单一出现的，常常同时有周期、经期和经量的异常。

受孕是一个复杂而又精细的过程，有正常的精子和卵子，精卵能够相遇，卵子能受精发育，受精卵能在适当的时候种植到子宫内膜中，最终才能受孕成功并发育成胎儿，这一过程完全依赖于垂体—下上脑—性腺轴的功能正常，任何一个环节出了问题都可能影响受孕。月经不调通常会影响排卵，如果是在不排卵的状态下，对生育是有影响的。

08 孕前检查真的很有必要吗

想要生个健康聪明的宝宝，孕前检查是

童言无忌

◎ 妈妈问：“女儿，你喜欢美羊羊还是喜羊羊啊？”
女儿答：“喜欢灰太狼。”

必不可少的。通过孕前检查可以排除一些疾病。如患有遗传性疾病、代谢性疾病、性病、妇科疾病、内科并发症、高血压、心脏病、肾脏病等，都建议不要怀孕。此外，通过孕前化验检查还可以发现有无病毒感染，如果感染病毒后会导致胎儿宫内感染。在孕前接受检查及咨询，不但可以让准妈妈在最健康的情形下孕育下一代，也可以事先知道是否要作特殊的产前胎儿诊断。所以，孕前检查很有必要。

孕前检查的项目主要包括以下几种：常规血液检查、梅毒血清学检查及艾滋病病毒免疫学检验、麻疹抗体检查、乙型肝炎检查、子宫颈刮片检查等。

09 人工流产以后多久再怀孕最合适

人工流产后，子宫、卵巢等生殖器官及机体要有一个恢复的过程，需要一段时间适当的调养才能恢复到正常状态。由于怀孕会使生殖系统乃至全身各系统都发生较大变化，而怀孕一旦被中断，全身各系统的改变加上人流导致失血等，会使母体受到较大损伤。人流后如果很快便选择再次怀孕，受精卵在尚未恢复好的子宫内膜上再次着床，便容易发生自然流产。反复流产不但会影响女性健康，而且还会增加治疗的困难。所以，人工流产之后不要急于马上怀孕。一般认为，人流后半年至1年后再选择怀孕较为适宜。

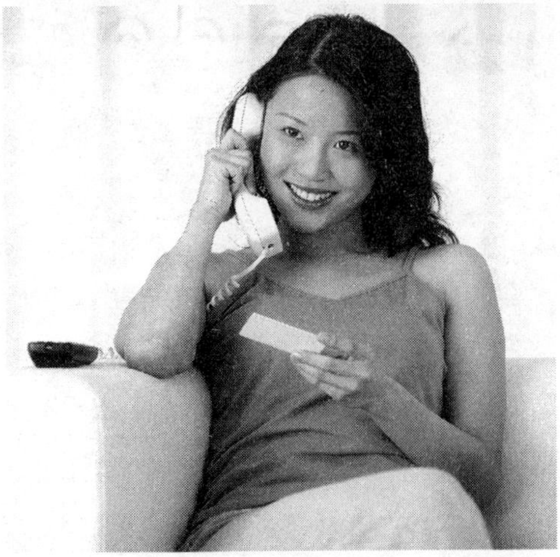

10 胎儿大脑发育的过程是怎样的

每一对父母都希望自己的宝宝既健康又聪明，然而宝宝如果在胎儿期大脑的发育状况不十分理想，则会影响到孩子日后的成长。因此，了解胎儿的大脑发育状况很有必要。

胎儿神经系统和大脑发育的表现

研究显示，胎儿时期神经系统发育最早，尤以脑的发育最为迅速。胎儿时期神经系统和大脑的迅速发育主要表现在结构和功能方面：

◆ 结构。婴儿在刚出生时脑重平均为出生体重的10%~12%，而成人脑重则仅占其体重的2%~3%，可见在胎儿时期，神经系统和大脑是优先发育的组织。

◆ 功能。随着神经系统结构的发育，胎儿的听觉、视觉、运动等高级神经系统功能也开始逐渐发育。

◎ 4岁的女儿总吵着吃零食，妈妈坚持不买。女儿严肃地对妈妈说："你不给我买零食，我会饿死的，怎么办啊？"

童言无忌

营养对胎儿大脑发育的影响

人的大脑主要由脂类、蛋白质、糖类、B族维生素、维生素C、维生素E和钙7种营养成分构成。其中脂质是胎儿大脑构成中非常重要的成分，占到近60%的比重；其次是蛋白质，约占35%。以下几种营养可促进胎儿大脑发育：①脂肪。②蛋白质。③维生素C。④B族维生素。⑤维生素A。⑥维生素E。⑦叶酸。⑧钙。⑨糖类。⑩碘。⑪镁。

注意别让以下几种食物伤害宝宝的大脑：①过咸食物。②过氧化脂质的食物。③味精多的食物。④含铅食物。⑤含铝食物。

胎教对胎儿大脑发育的影响

胎儿的大脑发育与母亲的情绪状况和外界环境的刺激等有着密切的联系。研究表明，科学合理的胎教有利于胎儿的更好发育：母亲的语言刺激胎儿语言功能的发育；轻柔舒适的音乐促进胎儿的生长发育；母亲合理的生活习惯利于胎儿有规律地成长；母亲愉快的心情和乐观的性格利于胎儿良好性格的形成。而父母不和谐的生活或嘈杂的外部环境都会阻碍胎儿脑部的健康发育。

胎儿大脑发育时间表

◆ 孕后20天左右，胚胎中已有大脑原基存在。

◆ 第2个月时，大脑沟回的轮廓已经很明显。

◆ 第3个月时，脑细胞发育进入第一个高峰时期。

◆ 第4~5个月时，胎儿的脑细胞仍处于高峰阶段，并且偶尔出现记忆痕迹。

◆ 从第6个月起，胎儿大脑表面开始出现沟回，大脑皮质的层次结构也基本定型，具备了一生的脑细胞数量。

◆ 第7个月时，胎儿大脑中主持知觉和运动的神经已经比较发达，并开始具有思维和记忆的能力。

◆ 第8个月时，胎儿的大脑皮质更为发达，大脑表面的主要沟回也已经完全形成。

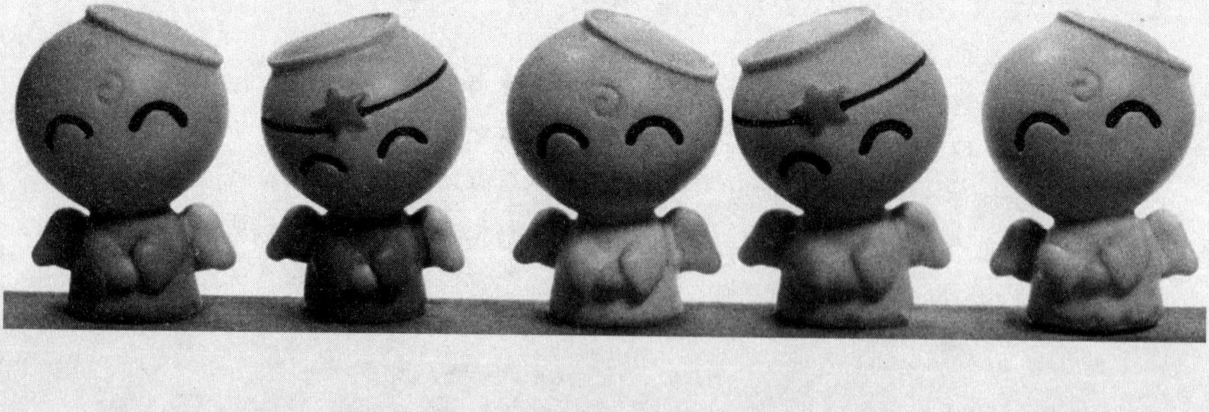

童言无忌

◎ 妈妈："把你爸爸卖了，给你买零食好不好？" 女儿："不行，那样我就没有爸爸了。" 妈妈："我给你找一个新爸爸。" 女儿："不行，新爸爸不爱我。不如我们把爸爸藏起来，再去找一个新爸爸，然后把新爸爸卖了，我们就有钱买东西了，再把爸爸接回来。"

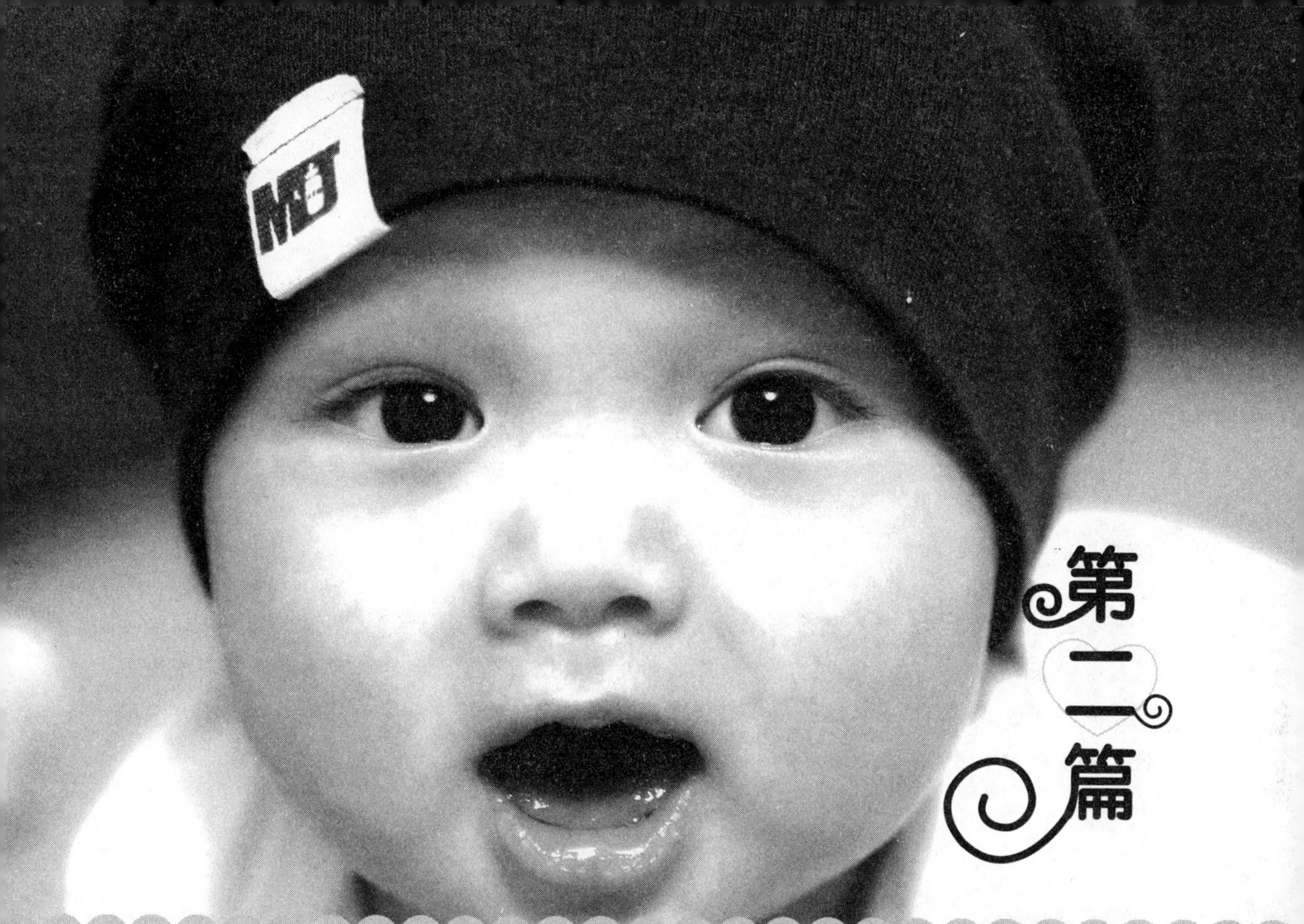

第二篇

孕早期

年轻的准妈妈，恭喜你成功怀孕。接下来，你将步入快乐孕程阶段。宝宝出生的健康和聪颖与否，可是很大程度上取决于你在这40周怀孕过程中的一举一动哦！事关重大，可容不得我们准妈妈半点闪失。首先，我们要攻克孕早期出现的一切难题，细心呵护好准妈妈肚子中的小宝贝儿，给我们的40周快乐孕程开一个好头。你准备好了吗？

★ 第四章 ★ Chapter 4 ▶▶▶

怀孕第 1 月

首先，恭喜你顺利步入快乐孕程。从现在开始，你就成为了一名名副其实的准妈妈啦！兴奋？紧张？期待？别担心，这一个月你和胎儿的变化还不是太明显，宝宝对你的影响也不是太大。不过，对于孕一月胎儿的发育状况和你的生理变化，以及孕一月的行动安排，你最好有所了解，争取顺利迈入怀孕第 2 月。

第一节 胎儿和母体状况

01 第 1 周胎儿发育状况

怀孕第 1 周时，你体内的胚胎是很小的，它们只是一小群细胞，但生长繁殖得很快，即使能看到，也只有针头般大小，根本看不出胎儿的模样。这一周，胚胎大约长 0.15 毫米。此时，你还感受不到任何变化，因为在下次月经来临之前，很少有人会知道自己已经怀孕。

从这一周开始，你已经由准备阶段迈入正式怀孕阶段。此时你的“宝宝”还只是以精子和卵子的“前体”状态而分别存在父母体内，尚未到“牵一发而动全身”的境况。

需要提醒的是，由于每个胚胎在子宫中

童言无忌

◎ 妈妈感冒了，女儿认真地对妈妈说：“妈妈，我有个好办法，我把你鼻子揪下来，你感冒了就不打喷嚏了。”

的发育都是不完全一样的，这里只提供普通胎儿发育过程以供你参照。如果你发现自己的情况和这里介绍的有一些出入的话也不必惊慌，你也可以去医院进行咨询或检查。

02 第2周胎儿发育状况

怀孕第2周时，根据基础体温你会发现你已经进入排卵期，现在你就应该作好准备了。这一周，你体内的胚胎依然很小，只有0.36～1毫米长，胚胎发育还处于非常幼稚阶段。胚泡更深地植入子宫壁，羊膜囊也开始形成，在以后将形成胎盘的位置有大量的血管网形成，血管网中有丰富的母体血液。胚胎开始分化为不同的细胞群体，这些细胞群通常被称为胚层，共有三种：外胚层、中胚层、内胚层，它们可以分别发育成不同的组织或器官。

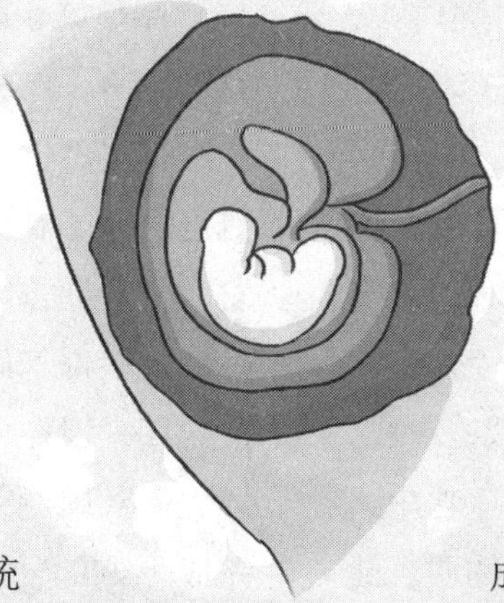

外胚层发育为神经系统（包括大脑）、表皮及其附属器、嗅觉上皮、口腔上皮、晶状体、角膜；中胚层发育为真皮、肌肉、骨骼、结缔组织、循环系统、泌尿生殖系统（生殖细胞除外）以及大多数骨骼肌和平滑肌；内胚层则发育为咽、扁桃体、肺、胃、肠、肝、胰和甲状腺及甲状旁腺。

在本周，月经如果没有按时来，你应首先考虑自己是否怀孕。

03 第3周胎儿发育状况

怀孕第3周时，胎儿的心脏已经形成，中枢神经系统（脑）和肌肉、骨骼也开始发育，也就是说，这时胎儿已经形成了基本的骨架。这一周，你体内的胎儿依然很小，大约只有1.25毫米长。3周末，宝宝的心脏开始跳动了。

这一周，胚胎开始进入充满血管的子宫内膜，空腔很快会成为卵黄囊，为宝宝制造红细胞并供应各种营养物质，直到胎盘准备好承担这个任务；即将发育成胚胎的细胞群也开始形成薄薄的两层，羊水在这个空腔内开始积聚，很快就会包围胚胎，形成羊膜囊，起到保护作用；胎盘细胞很快就会发育成胎盘，产生的人绒毛膜促性腺激素（HCG）会让你的早孕检测显示为阳性。

这一周，你的宝宝是一个由几百个正在迅速分裂的细胞组成的小球，这个小球叫做胚泡。胚泡开始植入子宫内膜，这个过程叫着床。胚泡现在是一些只有通过显微镜才能看到的微小通道与子宫壁血管相连，来获得氧气和营养物质的。胎盘要到下周末才能发育好，并接手这个重要的任务。

04 第4周胎儿发育状况

怀孕第4周时，胚胎已经在子宫内着床，

◎ 我不小心碰到了门后的宝宝，连连紧张地对她说：“对不起，对不起！”小家伙却一脸坏笑地看着我说：“妈妈，你还没说sorry呢！”

童言无忌

或称植入。着床后的胚胎慢慢长大，大脑的发育已经开始，受精卵不断分裂，一部分形成大脑，另一部分则形成神经组织。

此时，你体内的胎儿只有2～2.5毫米，刚刚完成着床，是一个由三层组——外胚层、中胚层和内胚层构成的胚胎，他的所有器官和身体部位都将由这三层组织发育形成，最初的胎盘也是在这个阶段由这三层构成的。

这一周，胚泡称做胚芽，它在子宫中就像苹果的种子一样。胚胎细胞的发育特快，外胚层出现神经管道，将来的脊髓、大脑、神经、骨干都会由此而成；中胚层心脏和循环系统也已经开始出现；内胚层中，泌尿生殖系统、胃、肠、肺等器官初步形成；胎盘、绒毛和脐带也在这时候开始工作了。

到本周末，最初的胎盘细胞就可以为你的宝宝输送营养物质和氧气了。这时包裹宝宝的羊膜囊（羊膜腔）形成了，尽管体积很小，但其中的羊水却能在宝宝生长发育时起到保护作用，而卵黄囊会在胎盘发挥功用之前，为宝宝制造红细胞和输送营养物质。此时使用超声波是看不清妊娠迹象的。

这一周标志着胚胎期的开始。从现在到怀孕第10周，胎儿所有的器官将开始发育并运行。因此，这时候的胎儿最为脆弱，特别容易受到任何影响他发育的因素的干扰。

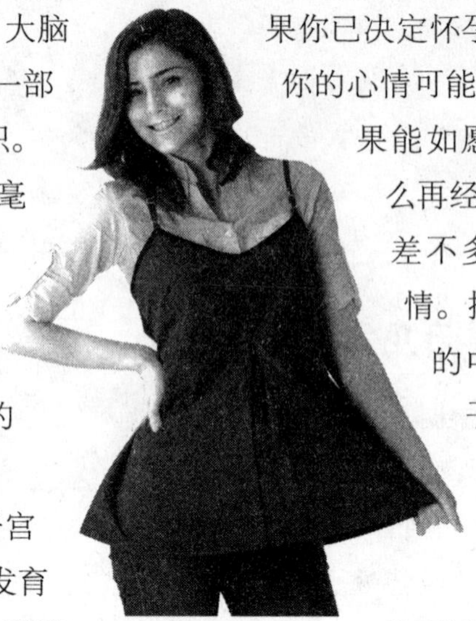

05 孕一月准妈妈生理变化

怀孕第1周的你，正处在月经期间。如果你已决定怀孕，那么这次来例假，你的心情可能有所不同，因为，如果能如愿在这个月怀孕，那么再经历例假这个“麻烦”，差不多是1年半以后的事情。排卵发生在月经周期的中间，一个成熟的卵子会携带着你的基因信息，从卵巢中排出，开始朝着子宫出发。试着忽略经期的不适吧，因为你的心情将对它的旅程产生影响。

怀孕第2周的你，月经已经结束，或者到了尾声。你感觉不到的是，20个左右的卵子经过自然选择，只有一个携带着你的基因信息的卵子胜出，它正在输卵管中向子宫进发，并且期待着与精子的相遇。进入第2周后期，根据基础体温你会发现自己已经进入排卵期，现在你就应该作好准备了，你可以与丈夫共同调整身体健康状态，在最佳时间完成你们的使命。而且从现在要加强营养，多吃富含叶酸的食物，如樱桃、桃、李、杏、等新鲜水果；动物肝脏、绿叶蔬菜、豆类等。

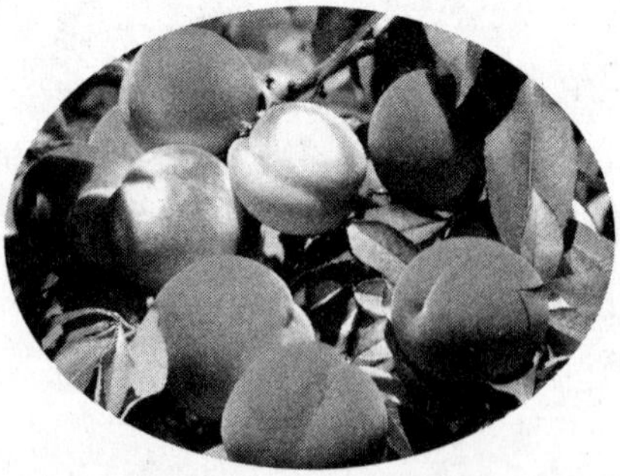

童言无忌

◎ 爸爸：“儿子，妈妈好吗？” 儿子：“妈妈好。”
爸爸：“爸爸好吗？” 儿子：“爸爸不好。”
爸爸：“哪里不好？” 儿子认真地说：“爸爸肚子太大，不好。”

温馨小贴士

由于没有妊娠的自觉症状，大部分孕妇不知道自己已经怀孕，希望已婚育龄妇女注意观察自己的身体状况，一旦发现有怀孕的征兆，就不要随便吃药，不要轻易接受X线检查，更不要参加剧烈的体育活动。

怀孕第3周的你，可能会发现月经迟迟未来，或下体有少量的血水流出，这时候你可以到医院或自行作怀孕尿检，如果结果是阳性，那么恭喜你，你怀孕了。你自身可能还没有什么感觉，但在你的身体内却在进行着一场变革。从现在开始，你的生命中就会增加一份责任，你和丈夫的两人世界也会告一段落，你的宝宝将与你同欢乐，你的母爱天性将会发挥得淋漓尽致。

怀孕第4周的你，可能还感觉不到任何异常，部分敏感的妈妈可能感受到妊娠反应了，会出现类似感冒的症状。你可能会有轻微的不舒服，有时会感到疲劳，或在没有任何原因的情况下自觉发烧、发冷等，没关系，过几天你的发烧症状会自动消失。你还可能感到尿频、嗅觉与味觉发生变化、情绪不稳定等，这是因为孕激素的作用，它使你感到不舒服，但是，它能帮助胎儿更好地发育。稍安勿躁，你马上会进入一个丰富多彩的孕期生活。更大的变化恐怕还是心理上的，你可能既激动喜悦，又患得患失、忐忑不安。别一个人闷着，多跟和你一样正在经历怀孕的姐妹们聊聊天，或者跟过来人取取经，会有意想不到的收获。

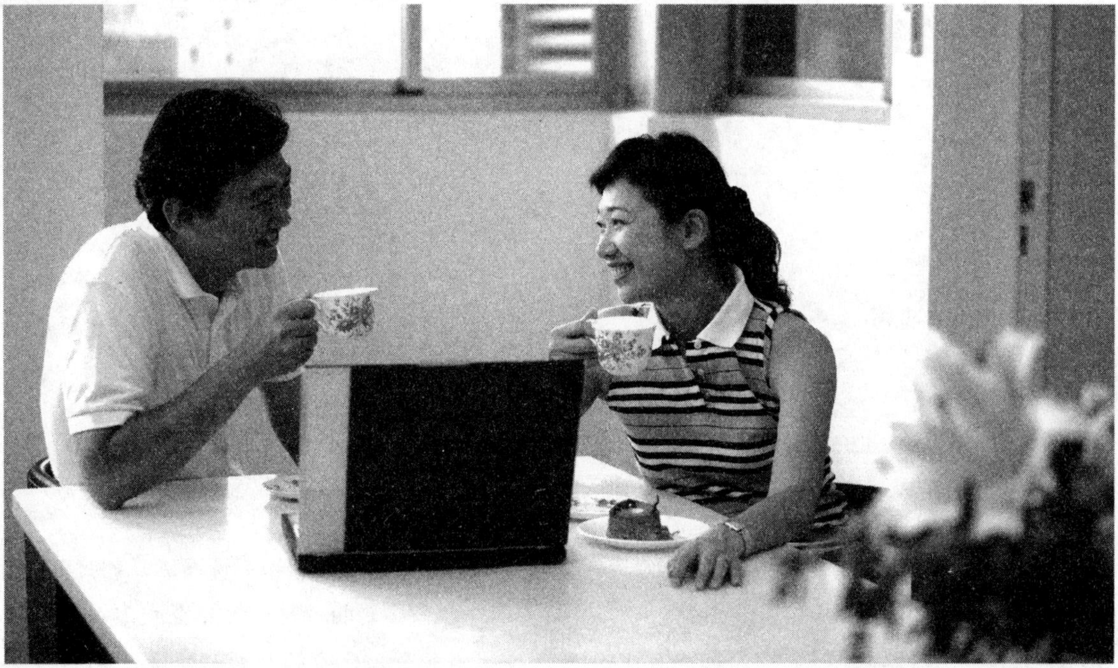

童言无忌

◎ 6岁的儿子兴冲冲地从小朋友家回来了，嚷嚷道：“妈妈也去医院吧！”一头雾水的妈妈赶紧问道：“为什么让妈妈去医院啊？”儿子马上答道：“去医院生个小弟弟给我啊。你看丫丫也有小弟弟了，她妈妈是在医院生来小弟弟的，我也想要小弟弟。”

第二节 孕一月行动安排

01 准妈妈营养与饮食

适合食用的饮食

这一月，适合食用的食物有：

◆ 富含优质蛋白质的食物，保证受精卵的正常发育，如鱼类、蛋类、乳类、肉类和豆制品等。

◆ 富含无机盐的食物，保证早期胚胎器官的形成和发育，如富含锌、钙、磷、铜的乳类、肉类、蛋类、花生、核桃、海带、木耳、芝麻等。

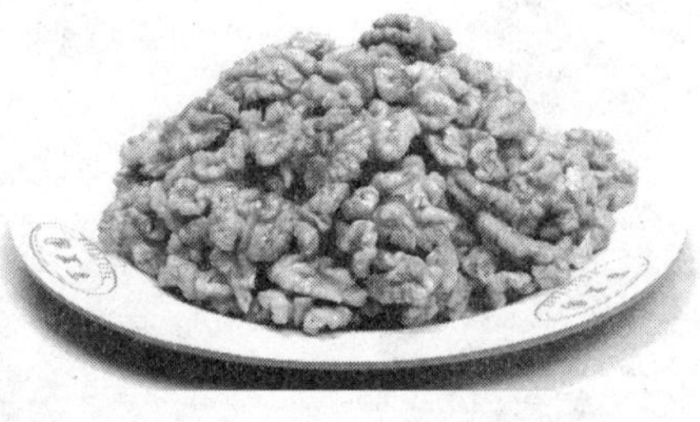

◆ 富含叶酸、维生素的食物，保证早期胚胎器官的形成发育，如菠菜、生菜、油菜、芦笋、面包、动物肝脏、谷类、鱼类、坚果等。

◆ 富含糖类的食物，保证胎儿发育健康，如蔗糖、玉米、大米、土豆、山药、红薯等粮食作物。

◆ 水果，如香蕉、草莓、橙子、橘子等。

需要远离的食物

准妈妈除了要保证营养均衡外，还要记住哪些食物是禁忌，以免错吃食物而影响到腹中宝宝的健康。下面这几种食物对准妈妈会产生不利影响，故不宜食用：

◆ 芦荟。芦荟本身含有一定毒素，怀孕中的妇女若饮用芦荟汁，会导致骨盆出血，甚至造成流产。

◆ 螃蟹。螃蟹味道鲜美，但中医认为，其性寒凉，有活血祛淤之功。

◆ 甲鱼。虽然甲鱼具有滋阴益肾的功效，但是其性味咸寒，有较强通血络、散淤伤的作用，有一定堕胎之弊，尤其是鳖甲的堕胎之力比鳖肉更强。

◆ 薏苡仁。中医认为其质滑利，药理实验证明，薏苡仁对子宫平滑肌有兴奋作用，可促使子宫收缩，因而有诱发流产的可能。

◆ 含铝食物。过量的铝会损害人的脑神经，油条含铝，准妈妈最好不要吃油条，也

童言无忌

◎ 刷着牙的5岁儿子猛然一回头来了句："妈妈，你这样看起来真美！"心里美滋滋的妈妈故意问道："哎哟，我的宝贝嘴怎么这么甜啊？""呵呵，因为我刷牙了啊！"儿子一脸认真地回答。

尽量不要用铝锅炒菜、铝壶烧水。

◆ 煎炸食品。如烧鸡烧鸭、干鱼、牛肉干等最好少吃，否则会影响大脑健康，而且太咸的食物还会引发妊娠高血压。

◆ 熟食、冷熏类海产品。在热狗、火腿、火鸡肉、凉肉酱和香肠等熟食，以及冷藏的熏制海产品中，李斯特菌最容易繁殖，孕妇感染此细菌会导致诸如流产、畸形或死胎等严重后果。

◆ 酒、茶、咖啡。酒会导致胎儿缺氧，影响胎儿脑部发育，而且这种损害往往是不可挽回的，因而，所有酒都应列入禁食清单。另外,咖啡或茶喝得过多,会使婴儿瘦小体弱，还是少喝为妙。

◆ 生肉和半生肉。不要吃生的或是未熟透的禽肉海鲜（比如生牡蛎、蛤和寿司等），它们可能含有大量细菌和病毒，要熟透后才能食用。此外，不要吃半生的鸡蛋，煎鸡蛋要全熟。

此外，其他食物如山楂、味精、存放过久的土豆、爆米花、大型海鱼等，最好少吃或不吃。

准妈妈水果首选

怀孕了，准妈妈注意营养食物的同时，可不能放弃对水果的热爱。但水果种类太多，哪些才是最有利于准妈妈的呢？

◆ 樱桃。所有水果中，樱桃所含的铁质特别丰富，并且还含有胡萝卜素，维生素 B_1、维生素 B_2、维生素 C 及柠檬酸、钙、磷等营养成分，多食用可补血及帮助调理肠胃功能。

◆ 葡萄。富含铁、磷、钙、有机酸、卵磷脂、胡萝卜素及维生素 B_1、维生素 C 等，多吃葡萄可帮助改善孕妇血色不足、血压偏低、循环不好、冬天手脚冰冷等状况，葡萄还有安胎作用，能够帮助胎儿更好发育。

◆ 苹果。含多种维生素和无机盐、苹果酸、鞣酸和细纤维等，多吃可防止过度肥胖，对肠胃功能也具有调节作用，能改善便秘，同时对胎儿发育很有帮助。苹果兼具美容效果，还可以缓解孕吐。

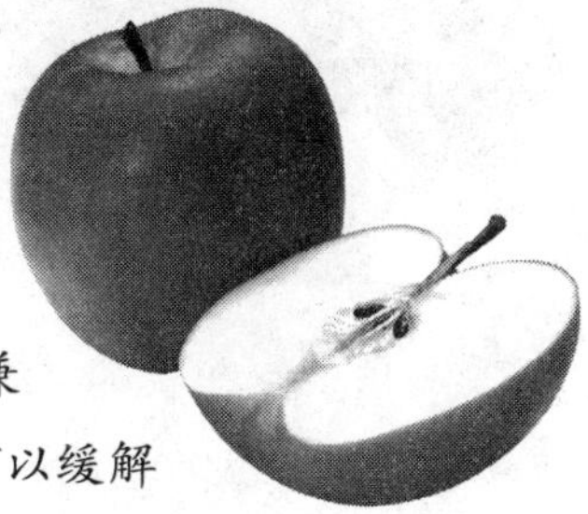

◆ 秋梨。其性甘寒微酸，有清热利尿、润喉降压、清心润肺、镇咳祛痰、止渴生津的作用，可治疗妊娠水肿及妊娠高血压。它还具有镇静安神、养心保肝、消炎镇痛等功效，有防治肺部感染及肝炎的作用。

◆ 西柚。含有天然叶酸，不但对早期妊娠非常重要，在整个怀孕期也同样必不可少。

◆ 榴莲。榴莲属滋补有益的水果，非常适合准妈妈和产后新妈妈食用。榴莲性热，可以活血散寒、缓解经痛，特别适合受痛经困扰的准妈妈食用；它还能改善准妈妈腹部寒凉，促进准妈妈体温上升，是寒性体质准妈妈的理想补品。

◆ 无花果。无花果富含多种氨基酸、有机酸、镁、锰、铜、锌、硼及维生素等营养成分，不仅是营养价值高的水果，而且是一味良药，能够治疗痔疮及通乳，非常适合准妈妈日常食用。

◆ 草莓。含有极丰富的维生素C，可预防感冒。其所含果胶和有机酸可分解食物中的脂肪、促进食欲及加强肠胃蠕动。

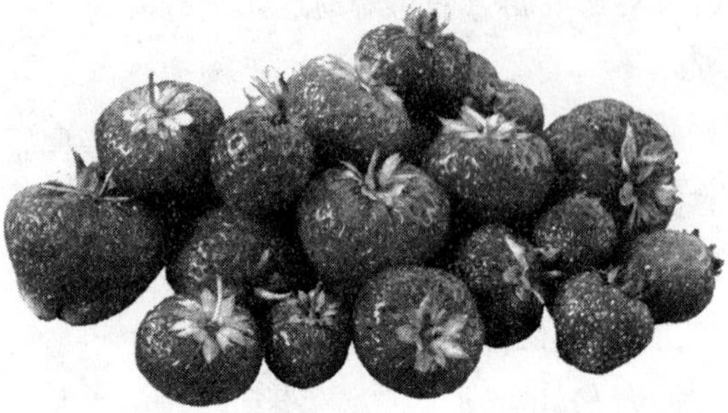

◆ 阳桃。阳桃的营养价值高，含有对准妈妈健康有益的多种成分，能减少准妈妈机体对脂肪的吸收，预防肥胖，保护准妈妈肝脏，降低血脂、胆固醇等，对高血压、动脉硬化等心血管疾病也有预防作用。

其他适宜食用的水果还有如莲雾、火龙果、红毛丹等。

这些水果最好少吃

不是所有的水果都对准妈妈有利，至少下面这几种水果准妈妈最好少吃：

◆ 山楂。活血化淤通经，对子宫有一定的收缩作用，在怀孕早期应注意要少量食用，有流产史或有流产征兆的孕妇应忌吃，即使是山楂制品也不例外。

◆ 荔枝、桂圆。从中医角度来说，女性在怀孕之后，体质一般偏热，阴血往往不足。此时，一些热性的水果如荔枝、桂圆等应适量食用，否则容易产生便秘、口舌生疮等上火症状，尤其是有先兆流产的孕妇更应谨慎，因为热性水果更易引起胎动不安。

◆ 柑橘。柑橘营养丰富，其汁富含柠檬酸、氨基酸、糖类、脂肪、多种维生素、钙、磷、铁等营养成分，是孕妇喜欢吃的食品。但是，柑橘好吃，不可多食。因为柑橘性温味甘，补阳益气，过量反于身体无补，容易引起燥热而使人上火，发生口腔炎、牙周炎、咽喉炎等。孕妇每天吃柑橘最好别超过3个。

◆ 柿子。柿子性寒，有清热、生津、止渴、镇咳、祛痰等功效，适用于治疗高血压、慢性支气管炎、动脉硬化、痔疮便血、大便秘结等症，其营养及药用价值均适宜孕妇适量食用。虽然有很好的营养及医疗作用，但柿子有涩味，吃多了会感到口涩舌麻，收敛作用很强，引起大便干燥。所以准妈妈可吃但最好少吃。

◆ 猕猴桃。猕猴桃营养丰富，素有“果中之王”的美誉，含有丰富的维生素C，可使你的皮肤保持白皙。但由于猕猴桃性寒，故脾胃虚寒者、经常性腹泻和尿频者不宜食用。有先兆性流产现象的准妈妈千万别吃猕猴桃。

此外，像菠萝、香蕉、玫瑰香葡萄、石榴和杏等这些水果都最好适可而止。菠萝、香蕉、玫瑰香葡萄等水果含糖量都较高，肥胖、有糖尿病家族史的孕妇也应少吃为妙，以免摄入过多糖分。如果孕妇贫血还应该少吃石榴和杏。吃水果的时机最好选在两餐之间吃，这样既不会使血糖太高，又能防止低血糖的发生。

童言无忌

◎ 我和3岁的儿子躺在床上，突然儿子趴到我怀里说道：“美女，亲下嘛！”当我亲了他后，他又对爸爸说：“美女爸爸，亲下嘛！”

准妈妈饮食注意

准妈妈营养饮食最好注意以下几点：

◆ 为了避免或减少恶心、呕吐等早孕反应，可采用少食多餐的办法。注意饮食清淡，不能吃油腻和辛辣的食物，多吃易于消化和吸收的食物。

◆ 蔬菜应充分清洗，水果应去皮，以避免农药污染。

◆ 要采用合理的加工烹调方法，减少营养物质的损失；符合卫生要求，避免各种食物污染；保留食物的原味儿，少用调味料。

◆ 炊具要选用铁制或不锈钢制品，不用铝制品和彩色搪瓷用品，以免铝元素、铅元素对人体造成伤害。

◆ 应养成良好的饮食习惯，定时用餐，三餐之间最好安排两次加餐，进食一点点心、饮料（奶、酸奶、鲜榨果汁等）、蔬菜和水果；定量用餐，不挑食、偏食；少去外面就餐。

◆ 进餐时保持心情愉快，家中餐厅温馨幽雅有助于增进食欲，保证就餐时不被干扰。

◆ 每天清晨要空腹喝一杯白开水或矿泉水，一定要吃早餐，而且保证质量。

◆ 果类蔬菜与叶类蔬菜搭配，根类蔬菜和叶类蔬菜搭配，红色、紫色或黄色蔬菜和绿色蔬菜搭配。

除了必要的食物营养之外，水也是准妈妈必需的营养素，但却常常为人们所忽视。水在调节人体内各组织的功能，维护正常的物质代谢等方面功不可没。所以，准妈妈在怀孕期间一定要养成多喝水的习惯。

温馨小贴士

1. 避免饮浓茶、咖啡及可乐型饮料，孕妇最理想的饮料是白开水。

2. 洗衣要用肥皂，不宜用洗衣粉；洗碗要选用不含有害物质的洗洁精。

3. 切生肉后一定要洗手，炒菜、吃涮羊肉等时一定要把肉炒熟涮透，以防生肉中的弓形虫感染胎儿。

4. 淘米、洗菜不要将手直接浸入冷水中，寒冷刺激有诱发流产的危险。

02 认识受精卵着床

刚刚诞生的受精卵，从诞生之日起开始分裂，形成一群细胞。同时，受精卵又借助输卵管的运动逐渐移向子宫处寻找归宿。子宫内膜在卵巢分泌的激素影响下，变得肥厚松软而且富有营养，血管轻轻扩张，水分充足，备好“床”以等待受精卵的到来。受精卵在输卵管内膜纤毛的运动和管壁的蠕动作用下逐渐侵入宫腔，并在移动过程中不断分裂发育，其滋养层细胞能分泌蛋白分解酶，使和它接触的子宫内膜表面溶解，从而形成缺口，受精卵经此缺口埋入内膜中，缺口迅速修复。这一过程就是医学上所说的受精卵“着床”。

着床的条件

受精卵完成着床需要 4～5 天，胚泡一般在受精后第 6～7 日开始着床，第 11～12 天

童言无忌

◎ 上小学一年级的儿子：“娘，我写好字了。” 妈妈：“你是跟谁学的啊，叫我‘娘’呢？”

儿子：“不是你说的吗？那天我问你，我的新衣服谁买的，你说‘是你老娘我买的’。所以我就把‘老’字去掉，叫你‘娘’了呀！”

内完成。在这一过程中，需要经历定位、黏着和穿透三个阶段。完成着床必须具备以下条件：

◆ 透明带在受精后 7 天左右必须消失，使胚泡解脱并与子宫内膜直接接触。

◆ 囊泡周围的细胞分化为滋养细胞和合体细胞两层，其中合体细胞能够分泌溶解子宫内膜的蛋白分解酶，使胚泡着床。

◆ 囊胚和子宫内膜必须同步发育并相互配合。

◆ 准妈妈体内必须有足够数量的孕酮，子宫有一个极短的敏感期允许受精卵着床。这些条件缺一不可，否则便会导致不孕。

受精卵着床症状

受精卵从受精到着床这一过程，几乎都是在悄无声息中进行的，除了少数孕妇会有生理性着床出血或些微痉挛之外，你很难有所感觉。但是，随后你便能慢慢地感受到一系列症状出现，预示着你可能已经怀孕。

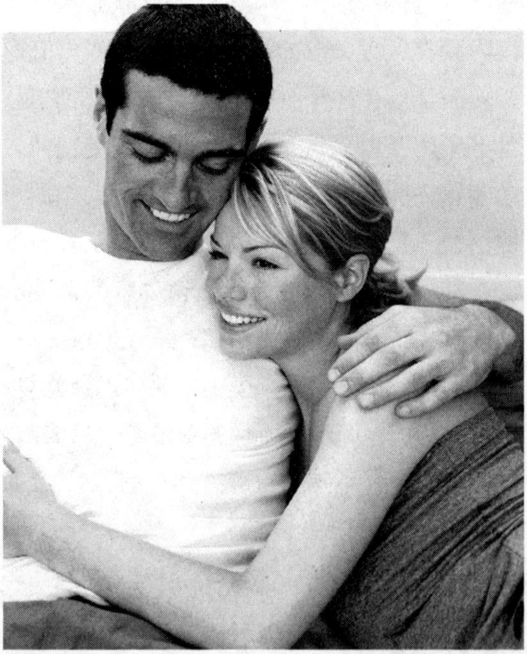

◆ 反胃。有些准妈妈在受孕后几周便开始有孕吐或反胃症状。

◆ 乳房刺痛、柔软和肿胀。受孕之后几天内你有可能会感到乳房刺痛、柔软和肿胀，随后又会逐渐消退。

◆ 疲倦。怀孕后的你，由于孕酮（孕激素）的大量分泌而总是觉得筋疲力尽。

◆ 出血或痉挛。着床后，你可能会出现轻微粉红色或棕色的污迹，痉挛也可能会相伴而来，这是受精卵在子宫内着床的结果。

◆ 其他。如你的乳晕颜色可能会变深，或者乳房上出现蓝色与粉红色的线条；你有可能总是得半夜爬起来去上厕所，等等。这些都是怀孕的症状。

着床期间注意事项

在着床期间，准妈妈必须小心呵护自己的身体，注意以下事项：

◆ 避免激烈运动或搬运重物，减少家务与外出次数。

◆ 要多注意休息，保证睡眠充足，不可过度劳累。

◆ 控制性生活，避免造成意外流产。

◆ 不要任意服用成药，避免造成胎儿畸形。

◆ 着床期间应戒除烟酒，避免胎儿发育受到影响。

童言无忌

◎ 妈妈：儿子，今天是元宵节，我们吃元宵和饺子。儿子：怎么还吃饺子，元宵节也是饺子节吗？
妈妈：元宵节也可以吃饺子啊！我们元宵、饺子都吃。
儿子：那今天是饺子元宵节。

03 学会计算预产期

预先推算出孩子的出生日期，无论对于孕妇作好临产准备还是做好有关迎接新生儿的事情都至关重要，切不可忽视。计算预产期的方法主要有以下几种：

按受精日期计算

从受精日期算起第 266 天，即分娩之预定日期。

按末次月经计算

妊娠期一般为 280 天左右，也就是 9 个月零 1 周。计算孕产期的公式：末次月经第一天的月份加 9（或减 3），日期加 7。具体的方法是：预产期月份＝末次月经第一天的月份＋ 9 或－ 3，预产期天数＝末次月经第一天的天数＋ 7。这样，所计算得出的时间就是预产期。例如，最后一次月经是在 1 月 1 日，则月份 1 ＋ 9 ＝ 10，日期 1 ＋ 7 ＝ 8，那么预产期应该是 10 月 8 日。如果末次月经是在 4 月以后，则采取减 3 的方法计算。如末次月经来潮是 5 月 1 日，则月份就是 5 － 3 ＝ 2（次年），则日期 1 ＋ 7 ＝ 8，即次年 2 月 8 日为预产期。如果用农历计算，则月份计算相同，只是日期加 7 天改为加 15 天。

按初觉胎动日期计算

最后一次月经不清楚或月经不顺的人，上面的方法不可靠，就以母体第一次感到胎

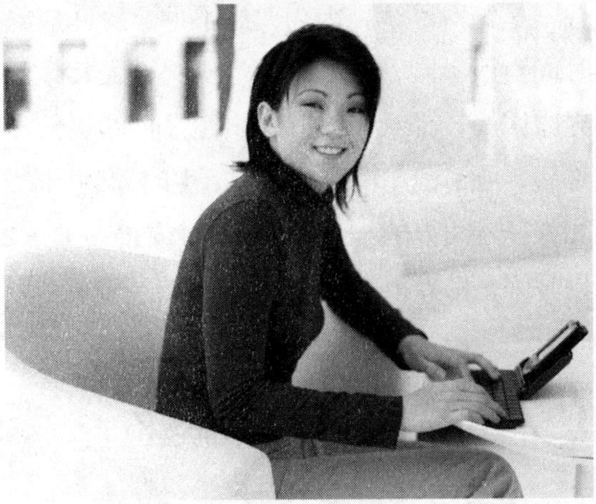

动的日子加 22 个星期（第一次分娩的产妇），或加 24 个星期（已有分娩经历的产妇）。第一次分娩的产妇一般在 18 个星期后会感到胎动，已有分娩经历的产妇一般在 16 周后会感到胎动，但此法较不可靠。

其他计算方法

以上方法适用于对末次月经日期记得清楚的准妈妈，如果月经不准、闰月或来月经日期记不清时，可另作计算：

◆ 以往月经周期都超过上次月经期，计算时要加上平均超过的日数，如有时超过 5 天，有时超过 4 天，有时超过 6 天，就要在算好的日数上加 5 天。

◆ 哺乳期中，未恢复月经即已怀孕，或记不清末次月经的日期时，则按下述方法推算：妊娠呕吐在妊娠后第 6 周左右开始，到 12 周（即妊娠 3 个月）时消失，推算时从呕吐开始日期，往前推 42 天，作为末次月经日期，然后再按一般方法计算。

不过，这些推算方法推算出来的预产期

童言无忌

◎ 老公的手机有彩铃声。一天，我给老公打电话，电话刚接通，宝宝就把电话抢过去放在耳朵边听，听了会儿，突然对着电话大声说：“爸爸，你别唱了，快跟我说话！”

并不是绝对准确，因为月经不准、胎儿成熟时间有所不同，准妈妈身体状况以及其他外界原因等，都会影响孩子出生日期的提前和推后，所谓预产期只是孩子出生的大概日期。如果新生儿出生比预产期提前或推后1～2周时间，仍算正常分娩。

04 孕一月不适与检查

孕一月，胎宝宝只是个小小胚芽，准妈妈的身体状况跟孕前相比也没有发生明显的变化。所以这个月的检查的目的是确认怀孕和排除异位妊娠。

孕一月，准妈妈可能会出现如下症状：

◆ 月经过期不至，甚至超过10天。

◆ 出现尿频，甚至1小时1次。

◆ 乳房莫名增大，有饱满刺痛感，乳晕颜色加深。

◆ 精神疲乏，浑身无力只想睡觉。

◆ 口味变化，原来喜欢吃的不喜欢吃了。若出现以上症状，可能怀孕，需通过测孕试纸进行初步测试，确认后到医院进行详细检查，排除宫外孕。

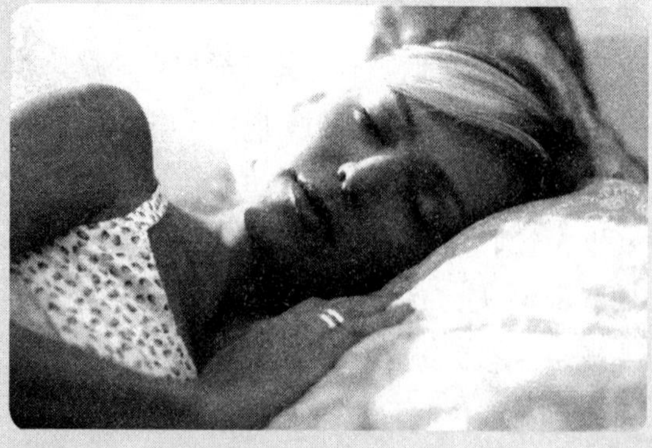

第一个月作产检时，你可能会做的项目包括：

◆ 确认是不是真的怀孕了。

◆ 过去用药的历史以及在妇产科就诊的既往史。

◆ 一般体检，包括内诊。

◆ 作血液检查：血红蛋白（曾称血色素）和血细胞比容（或称红细胞比积）检查是否有贫血现象、血型、风疹抗体滴度、乙型肝炎免疫学检查。

◆ 阴道感染的细菌培养。

◆ 子宫颈刮片检查宫颈癌等。

◆ 遗传性疾病的血液检查。

◆ 验尿（检查有无尿路感染、尿糖、尿蛋白）。

◆ 检查体重及血压。

◆ 营养摄取及避免环境危险的咨询。同时，准妈妈也可以向医生倾诉孕后的心理变化并提出自己的忧虑。

05 胎教从这一刻开始

胎教，一方面是胎，一方面是教，它是胎和教相结合的学问。近年来，随着人们对优生优育的重视度越来越高，胎教也日益成为生儿育女过程中一个不可或缺的重要部分。胎教有广义和狭义之分。广义的胎教，是指为了促进胎儿生理和心理健康发育成长，同时也确保准妈妈能顺利生产，所采取的包括饮食、环境、作息、精神等各方面的保健措施。狭义的胎教，是指在怀孕期间，为保证

童言无忌

◎ 3岁女儿：我们都去姥姥家了，爸爸一人在家，被狼吃了怎么办啊？

妈妈：要不，你在家陪爸爸吧？　　女儿：不行。

妈妈：那怎么办呢？　　女儿（认真思考）：那就再找一个爸爸吧！

日后出生的宝宝能够在品德修养和知识教育等方面有更多的先天性传递，而利用一定的方式和手段，通过母体进行的激发胎儿大脑和神经系统的有益的活动。通常所说的胎教，是指狭义上的胎教。

有人说，胎教应从孕5月开始；又有人说，胎宝宝3个月成形，应该从孕3月开始。实际上，胎教从怀孕之初就应该开始啦！胎教虽不能创造奇迹，却可以激发胎儿内部潜能，让他在生命之初接受良好有益的教育。从现在起，你就应该学习有关胎教方面的知识。对于胎教，自古以来有着各种各样的认识，现代教育学家、心理学家和医学家努力将它建立在科学的基础上研究。胎儿具有思维、感觉和记忆能力，孕妇的心理活动对胎儿有着巨大的影响。母爱对胎儿是非常重要的。

胎教最重要的条件之一就是使胎宝宝生活在优良舒适的环境中。胎宝宝所生活的环境包括妈妈的身体以及父母生活的环境。准爸爸应该对怀孕这件事表现出由衷的喜悦和期待之情，让准妈妈感受到被爱的幸福。心理上和物质上的压力是自然存在的，不安和恐惧都是正常的反应，所以不要隐瞒自己的不安和不快，夫妻俩应该共同承担这些心理压力，一起面对现实的问题。在整个孕期中，平静的情绪是良好母体环境的基础。准妈妈遇事应尽量保持不急不躁、不郁闷、不愤怒，情绪安定，心境平和。持续的坏情绪会使胎宝宝的大脑和神经发育受到影响，从而伤害到胎宝宝的健康和智力。应该注意的是，孕前锻炼不仅可以消耗多余的脂肪，还会使卵子充满活力。准备受孕的你还应该多听一些轻松欢快的乐曲，舒缓的音乐能让你摆脱压力，放松身心，良好的心态、积极的情绪有助于提高受孕质量。

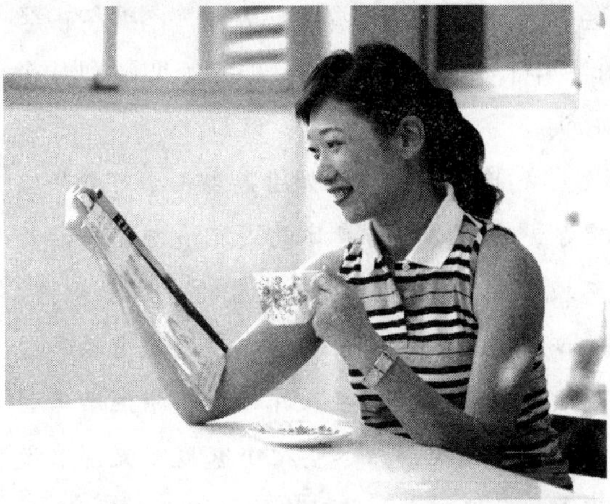

总之，胎教是一个循序渐进的过程，关键是准爸爸妈妈要有耐心和恒心，不能三天打鱼，两天晒网，每天抽出5分钟怀着轻松的心情与胎宝宝亲密交流，给胎宝宝良好的刺激！只要对胎儿有益的事情都可以归入胎教的范畴。大到环境的改善、情绪的调节，小到听音乐、散步、和宝宝说悄悄话都是胎教的内容。有句话说得好，最好的胎教源自准爸爸妈妈的生活。放松心情，愉快地接受一个聪明活泼的小天使降临吧！

06 孕一月注意事项

刚刚怀孕，很多以前日常生活中的小习惯已经不适合了，甚至有些你认为正常的行为却恰恰是怀孕的大忌。尤其是那些年

◎ 宝宝1岁2个月的时候，带他去外婆家。在火车站看到一辆火车在清理排水，宝宝大声地说：“妈妈，快点看呀，火车尿尿了。”

童言无忌

轻的准爸爸们，必须有所重视，不要忽视孕1月中存在的一些注意事项，争取顺利开个好头。

◆ 现在你已经开始准备要一个可爱的宝宝了，应该准备好身体的内环境与生活的外环境。内环境是指保持健康的身体和心态，保证身体轻松闲适，不要在高强度运动和过度疲劳的状态下受孕。外环境是指生活居室要保持清新爽洁，尽量把小家庭布置得浪漫温馨，营造一个和谐轻快的氛围。

◆ 在有计划的受孕过程中，不要接触有毒物质，如麻醉剂、农药、铅、汞、镉等，不要受放射性物质辐射，如X线照射等。

◆ 初次怀孕的女性，在身体和心理上都会发生一连串的变化，因为是第一次，孕妇自己往往还浑然不觉，而且原本没有生育的计划，或是根本不了解身体的反应，以致误食药物或疏忽了生活上的细节，都很可能对胎儿和母体产生不良的影响。

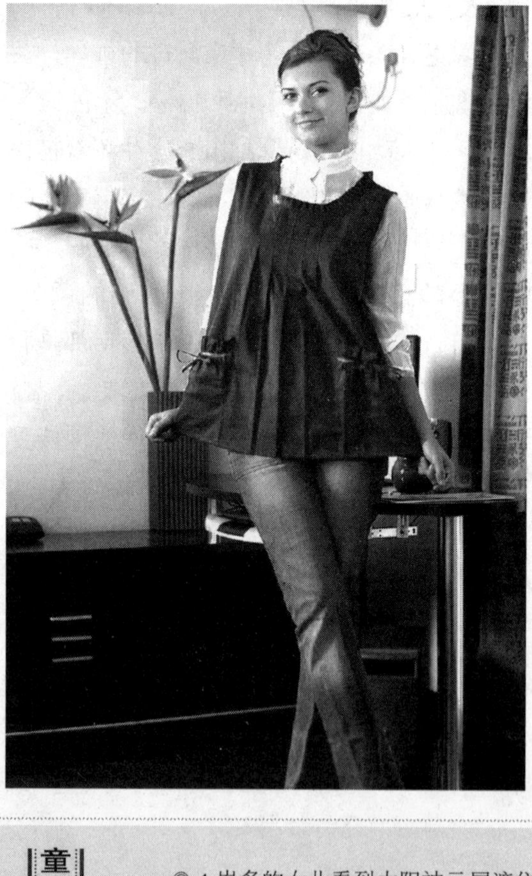

◆ 就身体反应而言，怀孕初期可能会出现类似感冒的症状，若胡乱买成药吃，不仅不能达到治疗的效果，说不定还会生出畸形儿。一旦停经，要想到是不是怀孕了，应该马上去看妇产科医生；确诊怀孕，并计划要孩子，你就应该向家人、单位领导和同事讲明，以便安排好今后的生活和工作。一定不要乱用药物，乱作检查，病毒和药物都可能影响宝宝的发育。

◆ 适当地进行户外活动，补充氧气，这样既可以赶走困倦，又可以改善心情。但不要到剧院、舞厅、商店等人聚集的地方，避免与患流感、风疹、病毒性肝炎等患者接触。感觉身体不适时，不要勉强做剧烈的运动，以免造成意外流产。

◆ 孕早期养花可能导致流产，这是因为强烈的花香有可能刺激孕妇的神经系统，引起头痛、恶心、呕吐，并影响她们的食欲，严重的还可能导致胎儿不稳，甚至流产。而且，一些植物，比如茉莉、夹竹桃、一品红等，有浓烈气味，而且会在夜里释放二氧化碳，吸收氧气，可能会导致室内空气含氧量下降，最好不要放在卧室。准妈妈要切记这点。

◆ 怀孕以后，为了给胎儿创造一个良好的环境，一定要保证充足的睡眠时间。准妈妈的睡眠时间应比常人多一些，每晚最少8

童言无忌

◎ 1岁多的女儿看到太阳被云层遮住，着急地说："妈妈，太阳脏啦！"

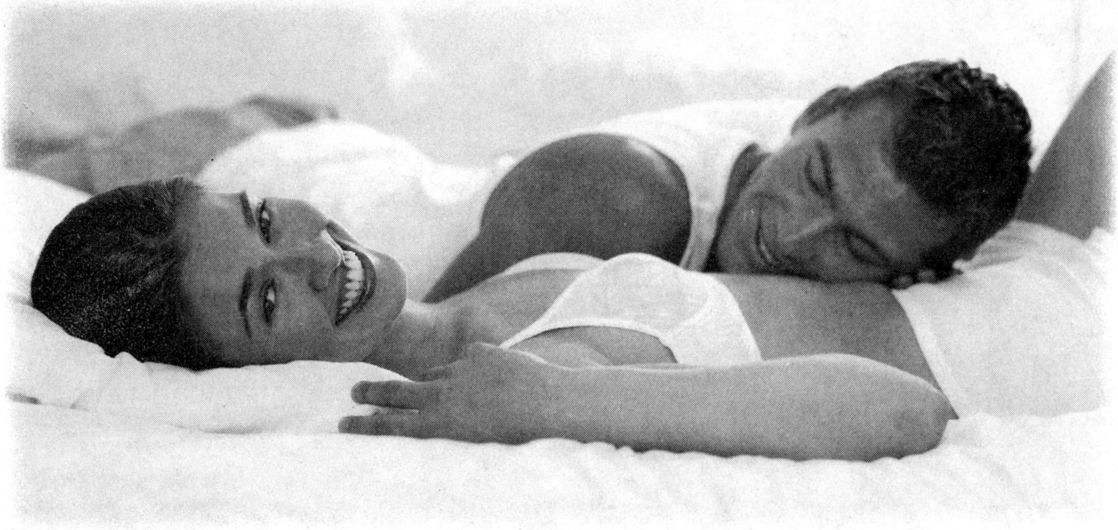

小时，每日午间最好也保证1小时的睡眠时间，但不宜过长。孕早期不必过分强调孕妇的睡眠姿势，可随意选择舒适的睡眠体位，如仰卧位、侧卧位均可，但最好别趴着睡觉，否则容易导致胎儿畸形。

◆ 电视中的紧张情节和惊险场面，对准妈妈来说，可以称为劣性刺激，有碍优生；因为看电视睡得过晚会妨碍孕妇的睡眠和休息，这一切对孕妇胎儿都不利。因此，准妈妈忌长时间看电视。最好也远离电磁污染，听音响、看电视时要保持一定的距离。尽量少用电脑、微波炉、手机等。暖气刚停的时候，孕妇不要睡电热毯，因为它可以产生电磁场，对孕妇和胎儿存在危害。

◆ 避免饮浓茶、浓咖啡及可乐型饮料，孕妇最理想的饮料是白开水。洗衣要用肥皂，不宜用洗衣粉；洗碗要选用不含有害物质的洗洁精。炒菜、吃涮羊肉等时一定要把肉炒熟涮透，以防生肉中的弓形虫感染胎儿。

◆ 怀孕不是准妈妈一个人的事情，准爸爸也应该有所行动：戒烟、戒酒、戒药物，准备关于孕期指南及育儿方面的书籍，陪妻子到医院确认是否受孕成功，并在医生的指导下准备叶酸及所需补充的维生素，督促妻子每天按时按量服用。同时也要节制自己的性欲，避免前3个月进行性生活。记得多跟一些已经当爸爸的同事、朋友交流，吸取经验。

温馨小贴士

为什么怀孕后应该暂时摘下戒指呢？

怀孕后准妈妈体重一般都会有所增加，手指也会变粗，戴着以前的戒指便会显得夹手。有些孕妇的手指往往被戒指卡压使血液循环受阻，指端颜色变深、肿胀、疼痛。有的产妇生产时需要进行剖宫产手术，一般需将贵重物品取下，以保证手术安全。若戒指戴的时间很长，则不易取下，所以怀孕了，戒指暂时请摘下。

童言无忌

◎ 星期天带宝宝去踏青，偶尔看见田野中有一间用稻草盖的房子，宝宝天真地问我："妈妈，那是猪老大的家吗？"妈妈一听乐了，原来宝宝记住了三只小猪盖房子的故事，以为那间稻草屋是猪老大的家。

★ 第五章 ★ Chapter 5 ▸▸▸

怀孕第2月

你已经顺利度过孕一月，进入怀孕第2月。这一个月，胎儿已经开始在你的体内安营扎寨了，小家伙非常脆弱，所以你一定要注意保护好自己的身体，多了解胎儿的发育状况，认识自己的生理反应，注意营养饮食和日常生活。此外，孕二月的注意事项可不要忽略哦！

第一节 胎儿和母体状况

01 第5周胎儿发育状况

怀孕第5周时，别人还很难看出你已经怀孕了，但是在你的子宫内却正发生着巨大的变化，一个小生命已经入住了。从形状上看，胎体可以分为躯体和头部。胎儿的背部有一块较深的部分，这个部分将发展为脊髓。细胞也开始迅速分裂，主要的器官如肾脏和肝脏开始生长。此时，小胚胎大约长0.6厘米，有苹果籽那么大，外观很像个小的海马。

这一周，你的胎儿有了突飞猛进的增长，本周初顶臀长还是4~5毫米，到周末就长到了11~13毫米。腿开始以出芽的方式长出，

童言无忌

◎ 宝宝不肯睡觉，爸爸就扮演大灰狼，嗷嗷地叫几声，还在房间门口抓门。宝宝刚开始很害怕，躲在妈妈怀里一会儿就睡着了。忽然有一天，宝宝问爸爸："经常来我们家的狼是大灰狼还是大土狼呢？"

手臂变长了，分成了手部与肩。手和足有琴键般大小，心脏分成左、右心腔。主支气管出现在肺内，构成大脑的两个斗球也长出来，眼睛、鼻子形成，小肠形成，阑尾出现，分泌胰岛素的胰腺也形成了。部分小肠突入到脐带，随着胎儿的发育，小肠还会回复到腹腔。身体的变化是逐渐开始的。

这一周，细胞迅速分裂，形成了原始的神经管，各个胚层仍然继续分化，主要的器官如肾脏和肝脏开始生长。胚盘分化出的三胚层中，每一个胚层都分化为不同的组织。外胚层分化成表皮和神经，中胚层分化成真皮、肌肉和骨骼等，内胚层则分化成肺、肝脏及胃肠道等。胚胎的上面和下面开始形成肢体的幼芽，将来形成宝宝的手臂和腿。将来形成嘴巴的地方的下方有些小的皱褶，它会发育成宝宝的脖子和下巴。面部器官也开始形成，鼻孔可清楚地看到，眼睛的视网膜也开始形成了。这个时期，神经系统和循环系统的基础组织最先开始分化。到了受精第28天，神经管形成，今后发育成胎儿的脊髓，这就标志着胎儿的神经系统开始形成。

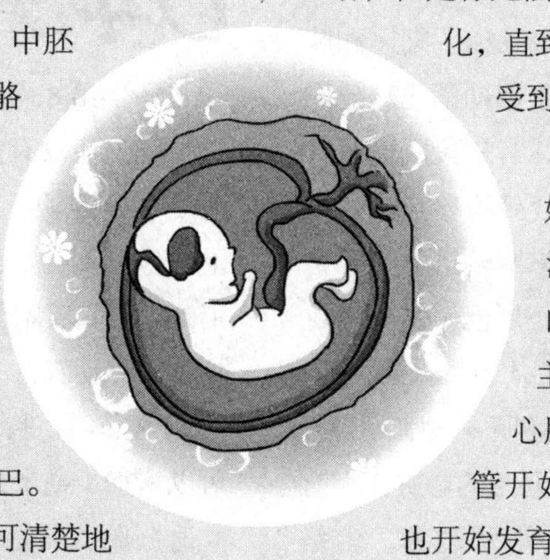

02 第6周胎儿发育状况

怀孕第6周时，胚胎成长非常迅速。这时候的胚胎长约0.6厘米，形状像蚕豆。

这一周，胚胎的面部有黑色的小点，那将来是宝宝的眼睛；小的空洞是鼻孔；深凹下去的地方，将来会发育成宝宝的耳朵。形成宝宝手和腿的地方的变化也越来越明显，胚胎的手和脚这时候看上去像划船的桨。此外，脑内垂体和肌肉纤维也开始发育。最重要的是胚胎的心脏在这时候已经可以跳到150次/分，相当于大人心跳的2倍，可惜的是你还不能听到宝宝的心跳。

在怀孕6周的时候胚胎会发生轻微的转动，但是你无法感受到这一微小奇妙的变化，直到怀孕3个月后你才能够感受到胎儿在腹中的运动。

这一周，胎儿的心脏开始分化为左、右心室，血液开始在全身循环。这周的细胞还在迅速地分裂。主要器官包括初级的肾和心脏的雏形都已发育，神经管开始连接大脑和脊髓，原肠也开始发育。胚胎的上面和下面开始长出肢体的幼芽，这是将来孩子的手臂和腿。日后将形成嘴巴的地方的下部，有一些小皱痕，它最终会发育成脖子和下巴。

在本周面部的基本器官已经开始成形，已经能清晰地看到鼻孔，眼睛的雏形也已经具备。

03 第7周胎儿发育状况

怀孕第7周时，你的宝宝大约有1.2厘

© 我们带着4岁的女儿去朋友家串门，朋友家有一2岁的小男孩。女儿上厕所，小男孩也走到了厕所门口，歪着脑袋往里瞅。女儿看见了，对小男孩说："女人解小便，男人不许看。"

童言无忌

米长，像一颗豆子。如果你能看到自己身体内部的话，你会发现胚胎已经有了一个与身体不成比例的大头，头内部的两个大脑半球正在发育。而且胚胎的面部器官十分明显，眼睛已显现出一些颜色，就像一个明显的黑点，但是一部分被眼睑遮住了；鼻孔大开着；耳朵也在继续发育，有些凹陷。他的皮肤非常薄，血管清晰可见。

这一周，胚胎上伸出的幼芽将长成手臂和腿，现在看上去已经很明显，手和脚看起来像小短桨一样。其他部分的成长包括垂体和肌肉纤维。小宝宝也已经长出了阑尾和胰腺，胰腺最终会分泌胰岛素帮助消化。他的肝脏正在忙着制造红细胞，有一段肠已经开始突进脐带里，脐带现在已经有着清晰的血管，并开始往宝宝身体里来回输送氧气和营养了。宝宝看上去有一条小尾巴（实际上这是尾椎骨的延伸），不过，它几周后就会消失。

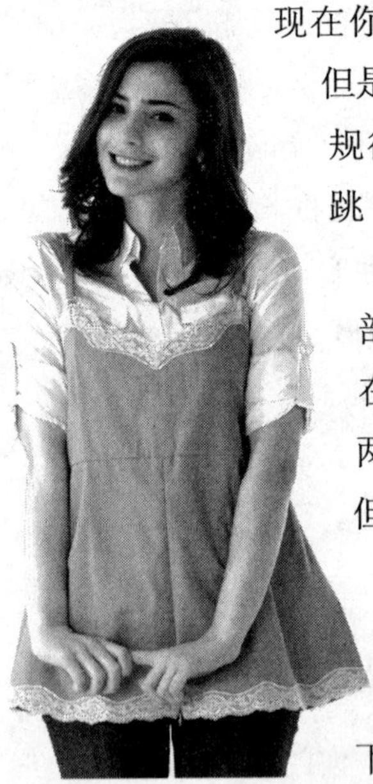

现在你还听不到胎心音，但是胚胎的心脏正在有规律地跳动着，大约跳 150 次 / 分。

这一周，胎儿头部明显增大，面部正在形成，两眼在头两侧，是两个黑点，但仍是闭着的。盖在两眼上面的皮肤皮下可见黑素。可以清楚地看到上、下肢在其末端有裂叉，以后这些将变成手指和脚趾。胚胎有两肺、肠、肝、两肾以及内生殖器官，但均尚未完全形成。胎儿看上去已很像人了，就是很小，还很难分辨是男还是女。此时的女性、男性生殖器看起来很相似，要过几周后才能分辨清楚。宝宝神经系统的轮廓已接近完成，在这周会做出第一个动作——这是首次胎动，遗憾的是你还感觉不到，大约需要等到 6 个月时你才能享受到这些乐趣。

04 第 8 周胎儿发育状况

怀孕第 8 周时，胚胎已经初具人形，但是小尾巴还没有完全消失，有时会像跳动的豆子一样运动。胚胎有 1.4～2.0 厘米长，看上去像颗葡萄。虽然你依然觉得子宫里静悄悄的，但其实胎儿现在已经会做踢腿、伸腿、抬手、移动双臂的小动作了。

这一周，胎儿发育非常迅速，身子每天可以增加 1 毫米，这可以持续到第 20 周左右。此时胚胎的器官已经开始有明显的特征，手指和脚趾间看上去有少量的蹼状物。这时用超声波检查，可以清楚地听到心脏跳动的声音。胚胎的器官特征开始明显，各个不同的器官开始忙碌地发育。现在各种复杂的器官都开始成长，牙和腭开始发育，耳朵也在继续成形。胎儿的皮肤像纸一样薄，血管清晰可见。

这一周，胎儿大约有 1.6 厘米长，大概相当于一个芸豆的大小。虽然胎儿会经常移动和变换位置，但是还要再过几周，你才能

童言无忌

◎ 女儿：妈妈，我是男子汉！　　妈妈：不对，宝宝是女孩子，不能是男子汉。
女儿想了想，说：那我是女子汉。

感觉到他在子宫内的运动。胎儿的尾部正在消失，眼睑几乎可以盖住眼睛，手指和脚趾长得更长，尽管还有点儿连在一起。胎儿的胳膊也变长了，手可以在手腕的地方弯曲活动。现在他的膝关节和肘关节已经形成，也能够弯曲，双脚可以在身体前面碰在一起了。随着躯干的伸展，胎儿的头部更加直立；呼吸管从喉部延伸到正在发育的肺部的分支；大脑中的神经元也开始扩展并相互连接，构成最初的神经线路。现在宝宝的外生殖器还没发育完全，还不能看出你怀的是男孩还是女孩。

05 孕二月准妈妈生理变化

怀孕第5周的你，虽然在外人看来还很难瞧出你已经怀孕，但你自己应该再清楚不过了。这一周，由于荷尔蒙（激素）的作用，你可能会感到乳房开始胀痛。仔细观察，你还会察觉到乳头和乳晕的颜色也在逐渐变深。你的嗅觉会变得更加灵敏，超过半数的准妈妈在此时有了早孕反应，包括低烧、头晕、乏力、嗜睡、流口水、食欲缺乏、喜食酸物、厌恶油腻、恶心、晨起呕吐等，这都是正常现象。妊娠反应的出现一般多发生在准妈妈停经后第5～8周，一般只会持续到第16～20周，不过仍有5%孕妇在第20周后仍有呕吐现象。

怀孕第6周的你，基础体温持续升高，还没有降下来的迹象。妊娠反应开始明显起来，你的身体已经开始发生变化，怀孕的症状也逐渐出现。你的胸部会有较大的变化，乳房增大变软，乳晕有小结节突出，捧出时还可能觉得疼痛。你会感觉经常疲劳、犯困而且排尿频繁。你的外阴也比平时湿润，白带增多，只需勤换内裤即可。除此之外，你可能还经常感到胃部有烧灼感，也就是平常说的“烧心”，如果非常严重，最好在医生指导下用药。你还会有恶心的感觉，有时不仅在早晨，整个一天都会随时呕吐。这些都是正常的，大约在3个月之后你的恶心与晨吐就会结束。此时最好不要外出旅行，过量的运动有可能引起流产。停经6周以内的妊娠称为早孕，如果你还没有作早孕检查，现在是该去医院的时候了。

怀孕第7周的你妊娠反应还是很明显。目前你的外表看不出有什么改变，但在你的体内却发生着翻天覆地的变化。早晨醒来后你会感到难以名状的恶心，而且嘴里有一种说不清的难闻味道。现在你随时可能会有饥饿的感觉，体态很快就会改变。由于孕激素水平的升高，你的皮肤会变得比以往干燥，甚至会脱落一些皮屑，建议你在洗澡后涂抹一些不含香料的温和的乳液。有很多人腿上和胸部

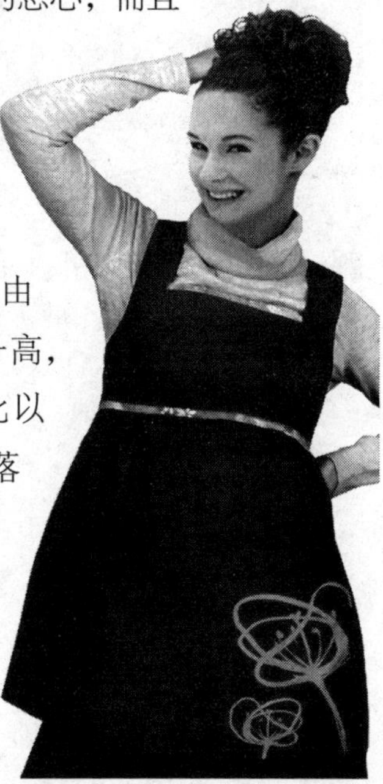

◎ 宝宝一早起来在吃面包，但坏毛病又犯了，只啃掉了面包表层，然后把剩下的部分丢在了地上。我很生气地说：“捡起来。”看到宝宝没反应，我提高声音对他说：“捡起来，要不妈妈就不理你了。”没想到他来了句：“你不理我我就哭！”真是弄得我哭笑不得。

童言无忌

的皮肤纹理中出现红色线条，这是由于孕激素产物增加而导致的皮肤小血管扩张，在妊娠结束后会自行消退。你可能也会发现阴部周围的皮肤颜色开始加深，白带也在增多。要注意的是，如果白带变黄，有臭味或引起瘙痒或疼痛，就需要去看医生。早孕 6～10 周是胚胎腭部发育的关键时期，如果你的情绪过分不安，会影响胚胎的发育并导致腭裂或唇裂。

怀孕第 8 周的你腹部可能还很平坦，而实际上你的子宫已经有差不多一个拳头大小了，而且它还变得很柔软，阴道壁和子宫颈因为充血而变软，腹部可能会感到有些痉挛；子宫成长时你的腹部会感到有些痉挛，甚至有瞬间的剧痛；你小便的次数和频率可能会大大超过平时，另外对气味也会越来越敏感，胃也开始变得敏感了；平时不贪睡的你，现在会感到老是睡不醒；这时的你情绪波动较大，易焦虑不安；你也会发现自己的乳房胀大，腰围也增大。这些变化有些是由荷尔蒙引起的。从怀孕到现在，你也许第一次有腹部疼痛的感觉，这种情况在许多孕妇身上都曾发生过，这是因为你的子宫在迅速地成长扩张。这时你可能因为恶心和呕吐的原因不愿吃东西，但是现在不是控制饮食的时候，你还是应该尽量吃些有营养的食物，以此来保证有足够的养分为胎儿的成长做后盾。

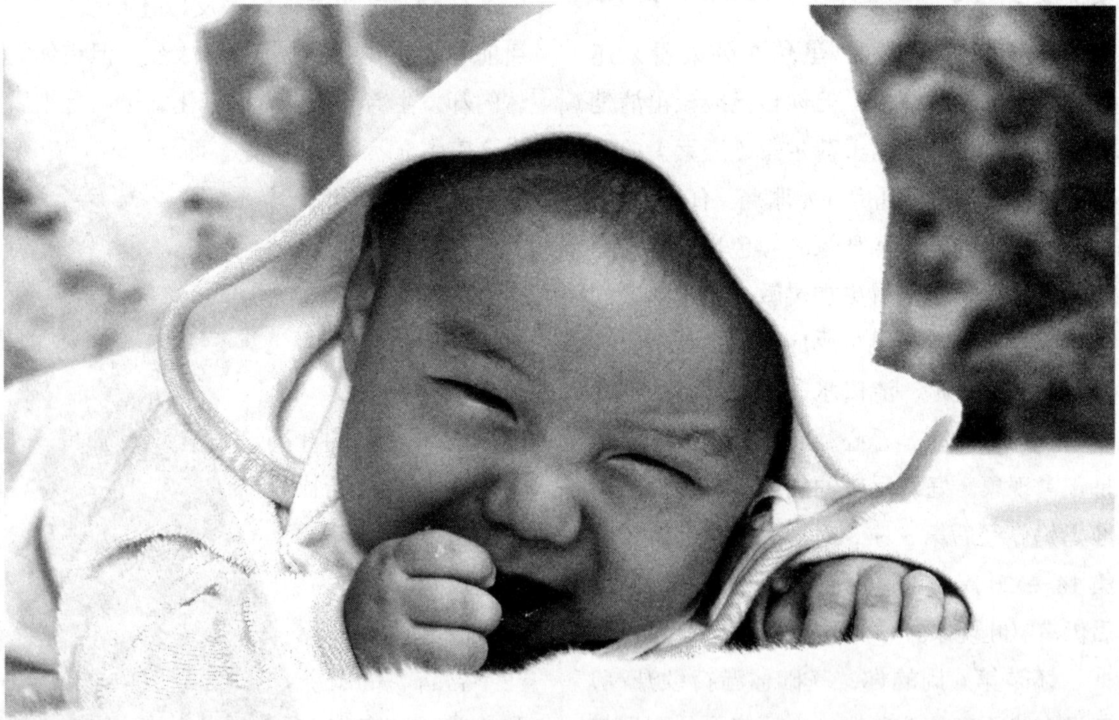

童言无忌

◎ 女儿：妈妈，弟弟是你生的吗？
妈妈：是啊！那你是谁生的呢？
女儿：我是爸爸生的啊！

第二节 孕二月行动安排

01 准妈妈营养与饮食

孕二月主打营养

怀孕的第2个月，有些准妈妈会发现自己在刷牙时牙龈会出血。适量补充维生素C能缓解牙龈出血的现象，同时也可以帮助提高机体抵抗力，预防牙齿疾病。生活中的维生素C来源于新鲜的水果、蔬菜，比如青椒、菜花、小白菜、黄瓜、菠菜、鲜枣、柠檬、草莓、柚子等。

对于那些受孕吐困扰的准妈妈来说，维生素B_6是妊娠呕吐的克星，它不仅可以抑制妊娠呕吐，而且能使孕妇精力充沛。富含维生素B_6的食物有麦芽糖、香蕉、土豆、黄豆、胡萝卜、核桃、花生、菠菜等。此外，瘦肉、鸡肉、鸡蛋、鱼等也含有大量的维生素B_6。

综上所述，孕二月的营养饮食要主打维生素B_6和维生素C。

此外，准妈妈还应注意摄入适量的蛋白质、脂肪、钙、铁、锌、磷、维生素（A、C、D、E）、B族维生素和叶酸（预防神经管畸形）等营养素，这样才能使胎儿得到赖以实施营养胎教的物质基础，也是确保胎儿正常生长发育的必备条件。倘若这个时期营养供给不足，是很容易发生流产、死胎和胎儿畸形的。但是，主食及动物脂肪不宜摄入过多，因为摄入过多的脂肪会产生巨大儿，容易造成分娩困难。

孕早期是妊娠反应最强烈的一个时期，常伴有呕吐、头晕、懒散等症状。所以这个时期的饮食是以清淡为主，怀孕第2个月所需营养，除了注意补充叶酸和蛋白质，还要注意钙和维生素D的补充。

下列食物应该多食用

孕二月营养饮食以简单、清淡、易消化吸收为原则。为适应孕妇的口味，使其食欲增强，烹调时可用少量酸、辣、甜味来提高食物的色、香、味，少用油和刺激性强的调味料。

◆ **多食富含蛋白质的食品。**由于早期胚胎缺乏氨基酸合成的酶类，不能合成自身所需的氨基酸，必须由母体提供，所以孕早期必须通过食物摄取足够的优质蛋白质，适量

童言无忌

◎ 女儿：妈妈，弟弟有小鸡鸡啊！　　妈妈：是啊！男孩子有，女孩子没有。
女儿：不对，我小时候有，长大了就没有了。

食用鸡蛋、肉类、鱼、虾等，还有豆制品、干果类、花生酱、芝麻酱等植物性食品。

◆ 多食牛奶及奶制品。牛奶不但含有丰富的蛋白质，还含有多种人体必需的氨基酸、钙、磷等多种微量元素和维生素 A、维生素 D 等。如不喜欢喝牛奶，可用酸奶、冰淇淋或豆浆代替。

◆ 多食谷类食品。谷类食品每日食用不可少于 150 克，而且品种要多样，要经常粗细粮搭配，尽量食用中等加工程度的米面，以利于获得全面营养和提高食物蛋白质的营养价值。

◆ 多食蔬菜和水果。应多选用绿叶蔬菜或其他有色蔬菜，孕妇膳食中绿叶蔬菜应占 2/3，蔬菜和水果要选用新鲜的，以保证维生素 C 的供给。

◆ 多食海产品。为保证碘和锌的摄入，孕妇每周至少应吃一次海产品，如虾、海带、紫菜等。

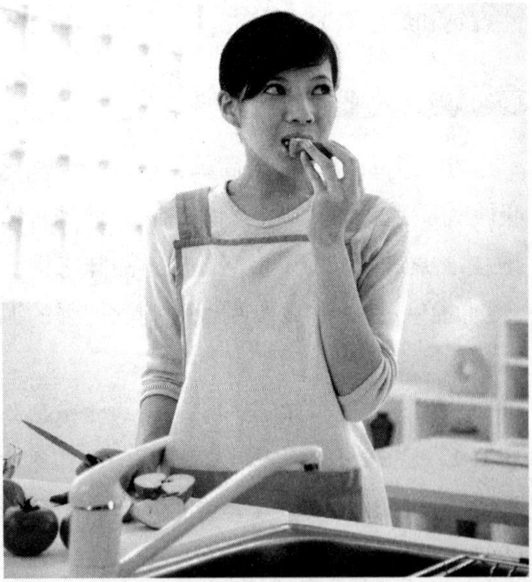

孕二月饮食注意事项

◆ 不宜食用油腻、油炸、辛辣等不易消化和刺激性强的食物，以防止因消化不良或便秘而造成先兆流产。

◆ 进食时，最好将固体食物与液体食物分开食用，正餐完毕后隔一段时间再喝水或汤。

◆ 白天尽量不要空腹。空腹时心情往往不好，易恶心、呕吐，所以要常备些点心。

◆ 呕吐易使体内液体流失而疲倦，所以需要及时补充水分。呕吐严重的孕妇，要及时去医院就诊，通过输液补充营养。

◆ 注意培养良好的饮食习惯，一日三餐要定时、定量、定点，做到营养均衡多样，最好以未加工的食物为主。

◆ 这些食物最好不要多吃：①山楂。很多准妈妈喜欢吃酸酸的山楂，但大量食用容易造成流产。②土豆。准妈妈少吃土豆，特别是发芽或者绿皮土豆。③薯片。含有较高油脂和盐分，诱发妊娠（期）高血压。④桂圆。性温大热，而准妈妈多阴血偏虚，容易便秘、口干、胎热，出现阴道流血、腹痛、流产等。

02 神奇的胎盘

什么是胎盘

胎盘呈圆盘状，嵌在子宫壁中，分娩时由于子宫肌层收缩使胎盘剥离而挤出子宫。胎盘中央厚而边缘薄。向着羊膜腔的一面光

童言无忌

◎ 妈妈：宝宝，太阳已经出来了，该起床了。　宝宝：我用纸挡住太阳，不让它出来。

妈妈：宝宝，快去外面看看，狗在咬谁啊？　宝宝：我搂着你，你别怕。

滑，称为子面，脐带位于其中央。脐带中有血管，由其分支连接各绒毛子叶。另一面粗糙，称为母面，也就是剥离的蜕膜组织撕裂断面。

胎盘的构造

从构造来讲，胎盘是胚胎和母体组织的结合体。它由羊膜、叶状绒毛膜（也称丛密绒毛膜）和底蜕膜构成：

◆ 羊膜构成胎盘的胎儿部分，是胎盘的最内层，无血管、神经及淋巴，具有一定的弹性。

◆ 叶状绒毛膜构成胎盘的胎儿部分，是胎盘的主要部分。胚胎发育至13～21日时，胎盘的主要结构——绒毛会逐渐形成。大约在受精后第3周当绒毛内血管形成时，胎儿胎盘循环会建立起来。

◆ 底蜕膜构成胎盘的母体部分。底蜕膜表面覆盖一层来自固定绒毛的滋养层细胞，它与底蜕膜共同形成绒毛间隙的底，我们称之为蜕膜板，从此板向绒毛膜方向伸出一些蜕膜间隔，将胎盘母体面分成肉眼可见的20个左右母体叶。

胎盘的主要用途

胎盘是胎儿和母体进行物质交换的重要器官，宝宝在准妈妈子宫中成长发育的40周里所需的吃、喝、拉、撒都是通过胎盘来传进传出的。生长发育所需的基本物质——蛋白质、脂肪、氨基酸、水、无机盐等，以很小的形式存储在准妈妈的血液中，当血液流经胎盘时，这些物质就通过胎盘供给胎儿了。而宝宝在得到这些物质时也将自己产生的代谢废物通过胎盘传递给准妈妈，再由准妈妈通过自己的呼吸、泌尿系统将废物排出体外。

正常妊娠期间母血与子血分开，互不干扰，同时又进行选择性的物质交换，这一现象称为胎盘屏障。胎盘还有贮藏功能，大量的营养物质（如蛋白质、糖原、钙、铁等）贮存于胎盘细胞内，以供胎儿的生长发育需要。胎盘还能改造及合成一些物质，行使消化道、肺、肾、肝和内分泌腺的多种功能，而且能调节这些功能来保护胎儿和母体，使妊娠顺利进行。胎盘组织能够促使胎盘和胎儿生长及母体乳腺的生长与发育。胎盘的功能类似于肝脏，不仅能贮备营养，还具有调节作用。到孕晚期，胎儿肝脏逐渐生成发育完备时，胎盘的代谢调节功能才逐渐减退乃至消失。

分娩后的胎盘短时间内仍有生命，可做药理和生理研究的材料。胎盘含有丰富和高效的营养物，所以不管是肉食或草食性的母兽，在分娩后都本能地把胎盘吞噬干净。从人类胎盘制备的胎盘血清蛋白、胎盘球蛋白是抢救病人的重要生物制品。干制的胎盘，在中药称为紫河车，为有名的滋补药物。

03 认识孕期B超利与弊

孕期做几次B超好

专家指出，孕妇在怀孕期间的B超检查

◎ 我给宝宝剪完指甲后，她一定要给我剪，我怕她剪着我的肉，就说：“要小心呀！”宝宝认真地对我说：“我小心点，不大心点。”

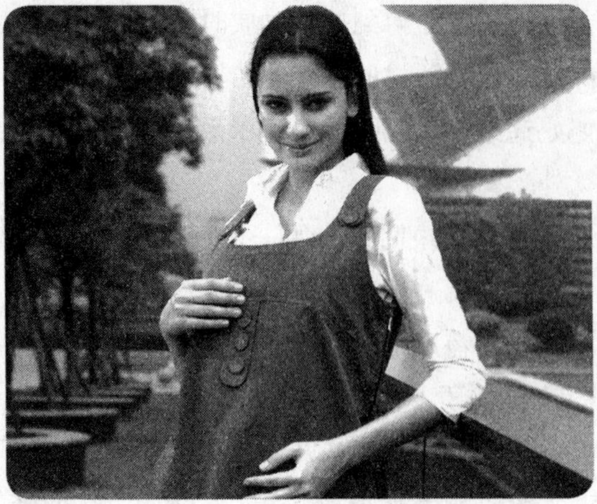

次数过多不好，尽量别超过3次，以确定胎儿健康与否：

◆ 孕早期。除了常规检查之外，应通过B超确定宫内的妊娠是否正常或双胎、葡萄胎等。

◆ 孕中期。大约在闭经16周左右时需要再做一次B超，以确定胎儿有无畸形和生长发育是否正常。如果此时发现胎儿不正常，在闭经20周以内中止妊娠是比较适宜的。

◆ 孕晚期。即闭经36周以后，做B超可以明确羊水多少以及胎盘的功能。羊水过多或过少，以及胎盘钙化或功能不良，都不应再继续妊娠，必要时需进行剖宫产。

孕早期哪些情况应该做B超

在怀孕早期出现以下情况时应做B超检查：

◆ 有先兆流产现象，且阴道出血时间长，需了解胚胎是否存活，是否有必要继续保胎；还需排除葡萄胎的可能。

◆ 出现下腹部疼痛，需排除宫腔外怀孕或怀孕合并肿物。

◆ 对月经不正常的怀孕妇女，需了解胚胎发育情况，估计怀孕周数，排除多胎。

◆ 明显的胎儿畸形，如无脑儿、缺肢等可在怀孕12周左右通过B超检查发现。

孕早期别轻易做B超有原因

尽管孕早期做B超可以确定宫内的妊娠是否正常，对准妈妈有一定作用，但越来越多的妇产科大夫开始主张孕早期准妈妈不能轻易做B超。

如今，国内的很多妇产科大夫也都不主张18周以内的孕妇做B超，尤其是在怀孕12周以内。因为过多的B超，可能是胚胎细胞分裂与人脑成形异常及胎儿骨骼发育不良、畸胎或死胎的“凶手”。但是，如果准妈妈在孕早期出现令人揪心的情况，如阴道流血、突然腹痛等，借助B超确定胚胎是否存活，能否继续妊娠，有无异常妊娠，像宫外孕或葡萄胎，则是最直接和可靠的手段，积极配合医生的检查是明智的做法。

04 健康习惯与疫苗接种

培养健康习惯

如果你觉得自己可能怀孕了，可以先在家作怀孕测试。如果结果呈阳性，在你去面见医生及咨询之前，请先培养以下健康习惯：

◆ 饮食均衡。

◆ 不抽烟。

童言无忌

◎ 女儿刚刚1周岁时，知道了大的东西都是好的，于是什么都要大的。朋友们知道她这个爱好后，经常开玩笑地问她：“你是大笨熊还是小笨熊啊？”她骄傲地回答：“大笨熊”。“那你是大笨蛋还是小笨蛋？”“大笨蛋。”“你是小丑八怪还是大丑八怪呢？”“大丑八怪。”每一次都逗得朋友们哈哈大笑。

◆ 远离酒精和药物。

◆ 减少咖啡因的摄入量，一天最多只能喝2杯淡咖啡或可乐。

◆ 家里最好不要养宠物。

◆ 不要接近病人。

◆ 开始服用维生素，尤其是B族维生素。

◆ 孕期做B超尽量不要超过3次。

◆ 合理安排工作与休息。

工作休息得当

准妈妈在怀孕期间机体会发生一系列特殊变化，对日常的工作和学习可能会有一定影响，所以合理地安排准妈妈的工作与休息，对母体和胎儿的健康都大有裨益。可以照常参加工作和学习，但应注意劳逸结合，不宜从事重体力劳动和劳动量过大的工作，也不宜做下蹲或长时间弯腰的工作，以免增加腹部压力，影响血液循环，压迫胎儿，不利于其生长发育。

准妈妈比正常人更容易产生疲乏感，干活儿容易累，故要比正常人多休息。每晚要睡足8～9个小时，午睡要保证1个小时。此外，孕妇的休息要比一般人勤一些，即工作持续时间要短，休息次数要多，不要等到自己觉得疲乏时才休息，同时尽量不要值夜班或熬夜。孕妇的休息应该以静为主，但不应总是躺着、坐着，要动静结合，宜小动不宜大动，如散步、弹琴、绘画等，都有益于身心健康。娱乐和欣赏是很好的休息方式。

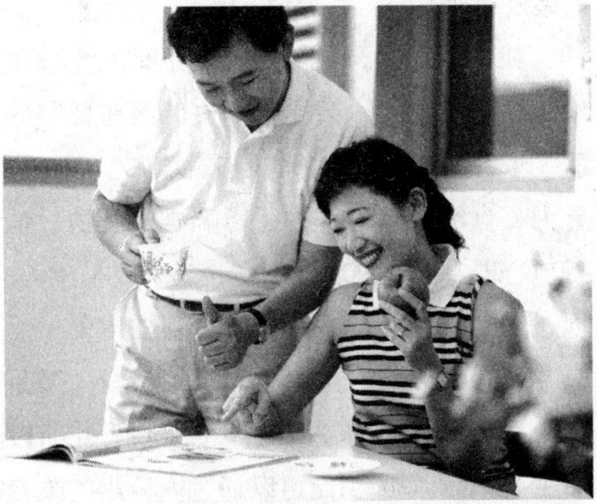

3种疫苗接种

所谓疫苗即指具有抗原性，接种于机体可产生自动免疫力，可抵御感染病的发生或流行的制剂。通常情况下，准妈妈在怀孕期间是不接种疫苗的。不过，在长达10个月的妊娠过程中，有时难免会遇到需要接种疫苗的情况。因此，准妈妈必须明白有些疫苗可以接种，有些孕期是不能接种的。

怀孕期间可以进行接种的疫苗有：

◆ 乙型肝炎疫苗（不过有时间的话最好在孕前接种完毕）。

◆ 甲型肝炎灭活疫苗。

◆ 流行性感冒病毒疫苗。

◆ 狂犬病疫苗。

◆ 人类免疫缺陷病毒免疫球蛋白。

◆ 破伤风类毒素。

◆ B型流感嗜血杆菌多糖疫苗。

◆ B群链球菌菌苗。

◆ 百日咳菌苗。

◆ 肺炎链球菌多糖菌苗。

怀孕期间不可以进行接种的疫苗有：

◆ 风疹减毒活疫苗。

童言无忌

◎ 我们带4岁的儿子上德克士吃过一次鸡腿薯条。以后，每次路过那个地方，他就喊着上楼去，我们指着楼上的婚纱店说："你又不结婚，上去做什么？"没想到小家伙认真地说："上去吃薯条，吃完就结婚。"原来德克士在的地方已经换成了婚纱店，儿子却记住了德克士的薯条。

◆ 脊髓灰质炎疫苗。

有的疫苗是减毒活疫苗，理论上认为可能会对胎儿造成危害，不宜让准妈妈注射，如麻疹疫苗、风疹疫苗、卡介苗、腮腺炎疫苗、牛痘、水痘疫苗等。

05 孕二月胎教功课

孕早期是胎教的开始阶段，孕二月时胚胎开始发育，胚胎各器官也进入了分化的关键期。此时，准妈妈的情绪会通过内分泌的改变而影响着胎儿的发育。因此，孕早期胎教的关键在于，准妈妈要进行积极的自我情绪调试，避免因工作和生活上的得失而给自己的情绪造成影响。同时还要积极储备怀孕和分娩知识，消除不必要的紧张。此外，准爸爸和家人也要积极努力，多多体谅准妈妈的辛苦，为她营造宽松、愉悦的孕育氛围，如经常在环境幽静的公园和小区散步，听一些节奏舒缓的曲子，美化居室环境，养花种草，陶冶情趣。

孕二月，胎教要从准妈妈自我情绪调整和人为地对感官进行刺激两方面进行。其实，从怀孕之日起每个孕妇已经在自觉或不自觉地开始了胎教，这就是夫妇双方（尤其是孕妇）的情绪，对新生命的渴望，对饮食、起居的安排与调整。如果夫妻双方或孕妇对早孕反应过于敏感和紧张，往往会对怀孕早期的正常生理变化产生焦虑和不安，甚至反感和厌恶。这种情形非常不利于胚胎早期健康的形成，不利于胎儿的身心健康和发育。胎

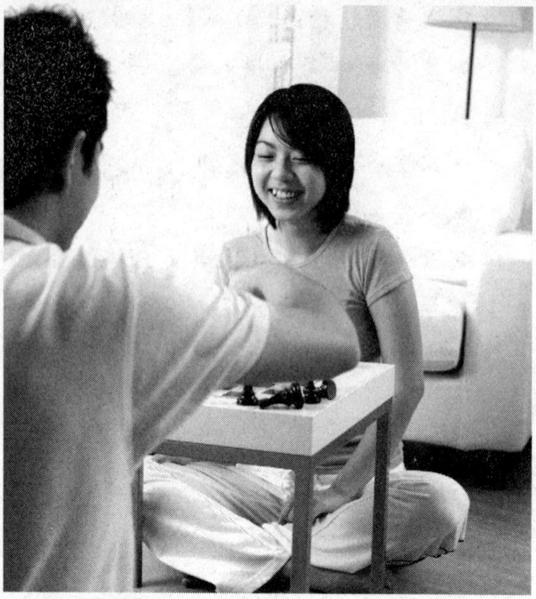

教并非单纯指胎儿直接由准妈妈那儿接受教育，而主要是指准妈妈的心理状态对胎儿生长发育的影响，倡导通过调整孕妇身体的内外环境，免除不良刺激对胚胎和胎儿的影响，以使胎儿的身心发育更加健康、成熟。在人的胚胎发育期内，准妈妈的心态与胎儿的生长发育关系密切。准妈妈的心态，还将直接影响胎儿出生后的外表、生理功能、智力、情绪及行为等。

我们都知道，早孕反应是正常的生理现象，怀孕3个月后会逐渐消失。而在怀孕的前3个月，准妈妈的生理反应，如恶心、呕吐、乏力、食欲缺乏等，往往影响她的心情、情感与心理平衡，表现出烦躁、易怒或易激动、抱怨等情绪，而且不良情绪可以加重早孕反应。而此阶段恰恰是胎教的开始阶段，又是胚胎各器官分化的关键时期（胚胎于此阶段形成）。准妈妈的情绪可以通过内分泌的改变

童言无忌

◎ 3岁的儿子翻开柜子第一次发现了我的卫生巾，然后拿去问他爸爸。他爸爸只好解释说："这是你妈妈的尿不湿。"儿子听了解释后好奇地说："妈妈的尿不湿好小啊！"

影响胎儿的发育，准妈妈在怀孕早期的不愉快心情，往往可以借助母子沟通的方式而影响胚胎。因此，怀孕早期保持健康而愉快的心情是这一时期胎教的关键。

良好的心态、融洽的感情，是准妈妈达到优孕、优生的重要因素。在夫妻感情融洽、家庭气氛和谐、心态良好的情况下，受精卵就会安然舒适地在子宫内发育成长，生下的孩子就会更健康、聪慧。

为了孕育一个聪明、健康、活泼的孩子，准妈妈以对腹内胎儿的博大爱心，加强自身修养，学会自我心理调节，善于控制和缓解不健康情绪，不要去回忆以往那些不愉快的往事和想那些办不到的事，而多去想些让人开心快乐的事情。面对逆境和困难，处之泰然，处变不惊。准爸爸和家人要多给准妈妈美的熏陶，为她创造一个安静、舒适、清洁的生活环境；让准妈妈多听一些轻快、柔和、平缓的音乐，多到郊外或公园去欣赏大自然的美景，呼吸新鲜空气，多看一些优美、素雅的图画和活泼、浪漫、欢乐的影视；多给准妈妈一些良性的心理刺激，尽可能避免逆性刺激，这样对胎儿有利。

06 孕二月注意事项

恭喜你顺利度过了孕一月，现在进入了怀孕第 2 个月，除了孕一月的一些注意事项不能忽略以外，孕二月依然有许多地方需要引起你的注意和小心，争取顺利步入怀孕第 3 月。

◆ 这段时间是胎儿形成脑及内脏的重要时期，准妈妈不可接受 X 线检查，也不要轻易服药，尤其应该避免感冒。准妈妈在此时期非常容易流产，必须特别注意，不应搬运重物或激烈运动，而家务与外出次数也要尽可能减少。

◆ 烟和酒会给胎儿带来不良的影响，两者都不宜尝试，如果自己不吸烟，一定要远离二手烟，它造成的污染程度并不比自己吸烟差。如果家中有猫、狗或小鸟等宠物，应尽量避免接触，以免感染住血原虫症，最好把这些宠物送给别人或寄养在朋友家中。

◆ 孕二月的你，依然不可过度劳累，要注意多休息，睡眠要充足，并应控制性生活。当感到特别疲劳时不要洗澡，而要及早卧床休息。每天增加 1 小时睡眠时间，注意休息；保证充足的氧气，每天到绿地或林荫中散步 1 小时。

◆ 在饮食上，应选择清淡可口和易消化的食品。此时，能吃多少就吃多少，不必太介意营养够不够的问题。注意不要缺水，让体内的有毒物质能及时从尿中排出。这一时期最容易发生先兆流产和自然流产，应避免

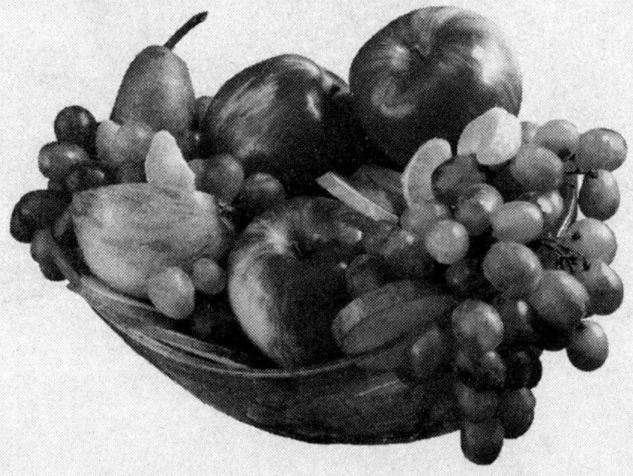

童言无忌

◎ 妈妈："宝宝，你看你写的'6'字都倒下了，这是怎么回事啊？"
儿子："它没劲（力气）了！"

用力的动作。

◆ 妊娠期白带增多，可在小便以后，用浸泡了温水或硼酸水的脱脂棉，沿外生殖器由前面往后擦洗，以保持清洁。并注意保持大便通畅，如出现出血伴下腹胀痛、腰部乏力或酸胀疼痛，应立即去医院。

◆ 卧室远离家用电器噪声的干扰，住宅处的噪声应该白天不能超过50分贝，夜间应低于35分贝，不得超过40分贝。如果超过这样的标准，将会严重地损害胎宝宝的生长发育，成为致畸的祸因，尤其是恶性噪声。

◆ 精神愉快十分重要。每天尽力保持心情愉快，尽量把居室布置得整洁舒适，使自己精神愉悦。你和宝宝的神经系统虽然没有直接联系，但有血液物质及内分泌的交流，你的情绪变化会引起某些化学物质的变化。战胜妊娠反应少不了丈夫的作用，更多地关心、体贴、照顾妻子，使妻子保持一个好心情，是帮助妻子战胜妊娠反应的最好办法。

◆ 怀孕时发烧是常见的致畸因素，热度越高、持续时间越长，致畸的可能性就越大。因此生活中一定要多关注自己的冷暖，少去空气不良的场所；避免与有呼吸道感染的患者接触，一旦发烧，及早去看医生，马上作降温治疗。

◆ 在怀孕早期，胎盘还没有完全形成，处于不稳定状态，保护胎宝宝的孕激素分泌量还不够多，是最易发生流产的时候，因此要减少性生活次数，即使性交也要轻柔一些，尤其是有习惯性流产的或曾经流产的准妈妈。如果出现阴道出血，感到腹痛，应该立即终止性生活。

◆ 准爸爸从这个月开始就应该主动承担一些家务，减轻妻子的体力劳动消耗，保证她有充分的休息和睡眠；温柔体贴妻子，安抚她不安的情绪；把房间布置得干净温馨，可以添置妻子喜欢的物品和宝宝海报；对有妊娠反应的准妈妈，准爸爸要更加悉心关照，在妻子反应时多给予协助，为她准备可能接受的食物；给妻子添置防辐射衣、电脑防辐射屏等用品，叮嘱妻子远离家中的辐射源：微波炉、电脑、电热毯等。

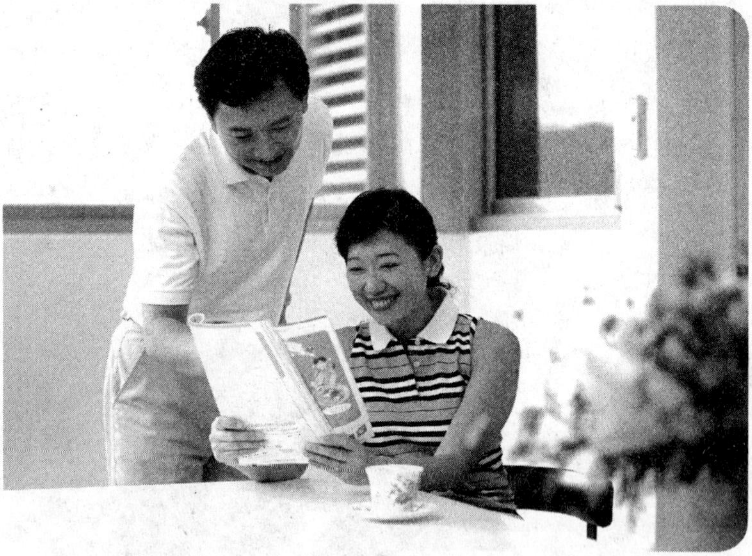

★ 第六章 ★ Chapter 6 ▸▸▸

怀孕第3月

怀孕第3月，是孕早期的最后一个月。你和胎儿的变化及反应可能较以前会更为猛烈些，你有可能会出现剧吐、食欲缺乏等症状。别担心，多了解和认识胎儿及自己的状况，只要合理饮食和保健，注意日常细节，按时检查，依然可以轻松度过孕三月。

第一节 胎儿和母体状况

01 第9周胎儿发育状况

怀孕第9周时，你的胚胎可以称为胎儿了，也是你真正意义上的小宝宝。为了接纳小家伙，你的子宫膨胀得非常大，而且胎儿许多位置都有所改变，如胚胎期的小尾巴不见了等。现在所有的神经、肌肉、器官开始工作。手部从手腕开始变得稍微有些弯曲，双脚开始摆脱蹼状的外表，可以看到脚踝。眼睑开始覆盖眼睛。

这一周，宝宝的变化巨大，从头部到臀部长2.2～3.0厘米，看起来已初具人形。胎儿的许多位置发生了变化，所有的神经肌肉器官也都开始工作了。手臂更加长了，臂弯处肘部已经形成。虽然这时你还不能通过B

童言无忌

◎ 2岁的儿子：妈妈，我给你梳头好不好？　妈妈：宝贝，你还小，会把妈妈的头发弄疼的。
儿子：我轻轻的，好吧？
儿子一边认真地梳一边说：不疼吧！不疼吧！是吧？

超辨认宝宝的性别，但是宝宝的生殖器官已经在生长了。

这一周，你的宝宝还很轻，差不多有葡萄粒般大小，但身体的基本结构已经形成，体重将会快速增长。他看起来也越来越像个小人了，胚胎期的尾巴现在已经彻底消失，他的身体各部分的发育，如神经、肌肉和器官等都在步入正轨。

现在胎儿的眼睑完全盖住了眼睛，而且闭得很严，要到27周时才会睁开。他已经长出了耳垂，到这周结束的时候，耳朵的内部构造即将完成。胎儿的上嘴唇也完全成形，嘴、鼻子和鼻孔更加明显。他的指尖稍稍长大了一些，这里是他的触觉神经发育的地方。胎儿所有的主要关节，如肩关节、肘关节、腕关节、膝关节及踝关节，都开始活动，使他能够动动小胳膊、小腿了。他的心脏现在已经分化为4个心室，心脏瓣膜开始发育。胎儿的外生殖器已出现，但还要再过几周才能分辨出性别。

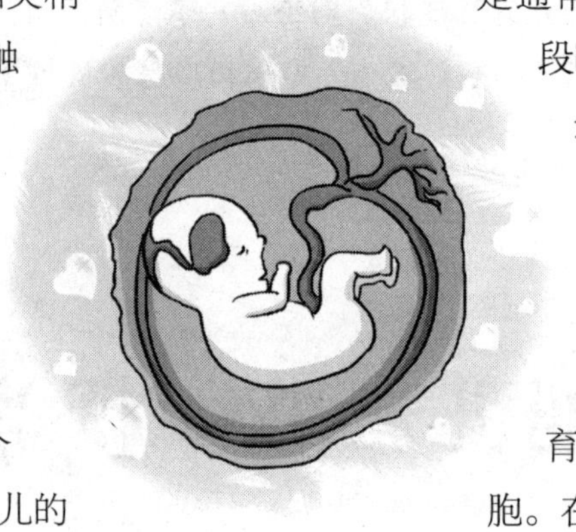

02 第10周胎儿发育状况

怀孕第10周时，你的胎儿会达到将近4.0厘米，体重大约8克。从形状和大小来说，都像一个扁豆荚。现在胎儿的手腕已经成形，脚踝开始发育完成，手指和脚趾清晰可见，手臂更长而且肘部变得更加弯曲。耳朵的塑造工作已经完成。胎儿的生殖器开始发育，但是用B超还是分辨不清性别。胎盘已经很成熟，可以支持产生激素的大部分重要功能。

这一周，宝宝从胚胎变成了胎儿。脑的发育非常迅速，他的头与身体相比，仍然明显过大。眼睛和鼻子清晰可见。20个微小的牙蕾正在牙龈中形成，大部分关节也形成了。宝宝的神经系统也开始有反应了，许多内脏器官开始发育。肾脏迁移到了上腹部，同时心脏也发育完全。

虽然胎儿现在还只有一个扁豆荚大小，但已经完成了他发育中最关键的部分。这就是通常所说的胎儿期的开始，这段时期他体内的组织和器官快速生长成熟。他的重要器官——肝脏、肾、肠胃、大脑和肺都已经各就其位，并开始工作了，它们还会在你的整个孕期中继续发育。他的肝脏继续制造着红细胞。在这之前，卵黄囊一直负责向红细胞提供养料，但现在它已经不再被需要，并开始消失。

在以后的3周里，胎儿的长度会增加一倍多，接近7.6厘米。从比例上看，他的头比前几周小，但仍占整个身体长度的一半左右。由于大脑的发育，他的前额位于头部的上端，高高地向前凸出；随后胎儿凸起的前额会后缩，让他看上去更像一个人。每一天，胎儿身上都会发生更多微小的变化——小小的手指甲、脚指甲和像桃子皮上的茸毛一样

童言无忌

◎ 晚上，天上挂着一弯月亮。爸爸说："宝贝，你看，月亮婆婆！"宝贝说："那月亮姐姐呢？"（平时我们教他一会儿说月亮婆婆，一会儿说月亮姐姐，他还以为天上有两个月亮呢！）

的头发都开始在他的身上显现。现在，他的手指完全分开了；胳膊肘能够弯曲，并轻微地打弯儿，手腕可以活动，双手能在胸前相碰；他的腿也在变长，双脚可能在身体前方相碰。现在，他正忙着吞咽羊水和踢腿。

03 第 11 周胎儿发育状况

怀孕第 11 周时，你的胎儿身长已经达到 4.5～6.0 厘米，体重达到 14 克。小家伙的生长速度加快，已经在你的子宫内开始做吸吮、吞咽和踢腿的动作。

这一周，胎儿的许多细微之处开始表露出来，像手指甲、茸毛状的头发等，胎儿的生殖器开始成长，再过一段时间你就可以分清男孩子和女孩子的生殖器官。本周胎儿维持生命的器官如肝脏、肾、肠、大脑以及呼吸器官都已经开始工作，已经能够很清晰地看到胎儿脊柱的轮廓，脊神经开始生长。

这一周，胎儿开始整天忙着在你的肚子里做伸展运动，一会儿伸伸胳膊，一会儿踢踢腿，还会有两脚交替向前走的动作，这称为原始行走，表明婴儿的神经发达，能作简单的反射。你的肚子从表面上看上去凹凸不平，好像一个水球。

这一周，胎儿的很多细微之处也开始出现，如手指甲出现，可清晰地看到胎儿的手指和脚趾等。同时胎儿的骨胳细胞发育加快，肢体慢慢变长，逐渐出现钙盐的沉积，骨骼变硬。

现在你肚子里的小家伙已经完全成形了，他的皮肤还是透明的，很多血管都开始显露出来，他可以很快就能够握紧和打开小拳头了。随着他身体的不断成长和发育，胎儿的动作会变得更多、更有力。随着胎儿的胸部横隔膜的发育，他可能会开始打嗝。由于他还很小，可能还需要大概 1 个月的时间，你才能够感觉到他在羊水中的运动或在子宫内的吞咽。

04 第 12 周胎儿发育状况

怀孕第 12 周时，你的胎儿已俨然是一个小人儿了，他的顶臀长 6.1～7.0 厘米，手指和脚趾已经完全分开，部分骨骼开始变得坚硬，并出现关节雏形。不过头和身子的比例还显稍大，肢体虽已形成但还是有点短小，不过比起上周已经有了明显的增长。

这一周，你的宝宝越来越不安分了，他

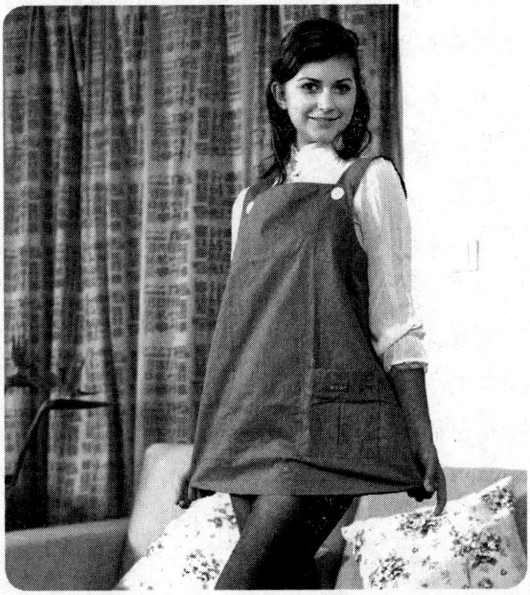

童言无忌

◎ 一次，我和宝宝分吃一块桃酥，我把桃酥掰成两半，我和宝宝一人一半。宝宝想要更大的一块，可比较了半天也看不出哪块更大，于是对我说："我给你咬咬，你的太大了！"

时而踢腿，时而伸伸腰，像个舞蹈家，简直一个活宝。胎儿的手指不但会握拳，还能活动肌肉，如皱眉、撅嘴以及张闭口等。他能吸吮、吞咽羊水，还能排尿。这时你如果用肉眼观察外生殖器，大约可以分出男女；你的宝宝现在可能已经有了更多的反射动作，如果用手轻轻在腹部碰触，胎儿就会蠕动起来。当然，你仍然感觉不到胎儿的动作。

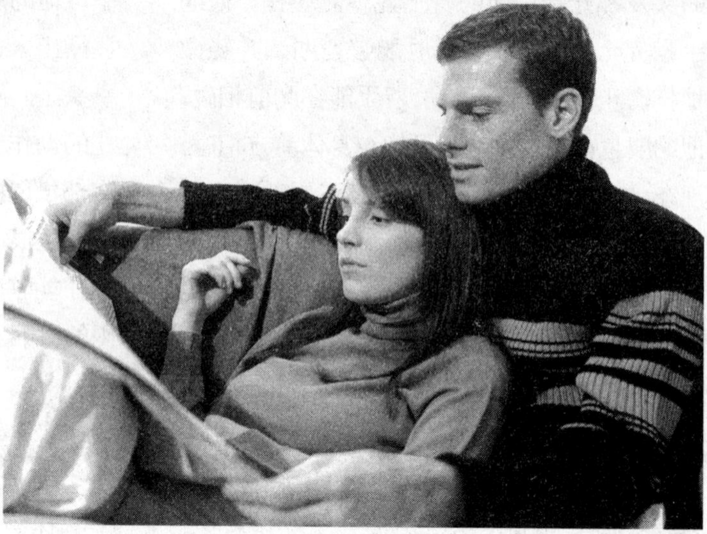

这一周，你的宝宝的眼睛在头的额部更为突出，长在头部两侧的眼睛距离拉近，移到了脸部，耳朵也已经到达最终的位置。小家伙的肠子最近长得非常快，有一部分已经进入脐带里了，正要转移到腹腔内；胎儿的肾也正在向膀胱分泌尿液。他的神经细胞增殖迅猛，而且神经突触（大脑中的神经线路）正在形成。神经元迅速地增多，神经突触形成，胎儿的条件反射能力加强，手指开始能与手掌握紧，脚趾与脚底也可以弯曲，不过眼睑仍然紧紧地闭合。

这一周，胎儿维持生命的器官已经开始工作，如肝脏开始分泌胆汁，肾脏分泌尿液到膀胱。胎儿身体的姿势也变得不再那么弯曲而是更直了，他可以做出打哈欠的动作。胎儿的手指和脚趾完全分开，部分骨胳开始变得坚硬。从本周开始，胎儿在今后 6 个月中的主要任务就是让自己长得又结实又健康，为将来出生后能独立生存作准备。

孕早期在本周即将结束了，3 个月来你和宝宝都发生了巨大的变化。这时候胎儿身长可达到 7.0 厘米，已经初具人形。

05 孕三月准妈妈生理变化

怀孕第 9 周的你会发现自己的乳房胀大，腰围也开始增大，此时你需要更换大的胸衣和宽松的衣服了。由于子宫扩张压迫膀胱导致尿频；荷尔蒙分泌增多导致情绪烦躁。此外，下腹部会有闷胀感或紧绷感，体内的血容量开始增多，你的小便会更加频繁，从阴道流出的乳白色分泌物增多。你可能感觉头发很厚、有光泽或者油腻、薄、柔软，记住一定不要吹风、烫发或染发。很多准妈妈在怀孕初期都会出现晨昏乏力、身体不适、恶心呕吐等症状。恶心、呕吐的不适感让你很难高兴起来，有时你会感觉自己很孤独，其实大多数准妈妈都和你一样。从现在开始你需要减少食盐量。这一时期的你需要喝大量

童言无忌

◎ 一次给宝宝擦过香香后，我说："啊，宝贝真香呀！" 老公也凑过来闻闻说："嗯，真香！" 没想到宝宝哭着跑到我的面前说："爸爸把我的香香闻完了！"

的含微量氟的水，这样你会得到充足的氟化物，钙和磷将保证胎儿的牙齿和骨骼的发育。

怀孕第10周的你会发现子宫已经膨胀到垒球那么大了。这一周，你的腰更粗了，胸更大了，乳头上可能还会长出白色的小微粒，即蒙氏结节，这些结节内含有白色的润滑剂，是提早为母乳喂养作好准备的。除了肚子外其他地方可能也有些许变化，你的乳房变大了，有时会有酸胀感；你也会发现腿粗，身体两侧也较从前胖；皮肤也会发生改变。多数准妈妈腹正中线皮肤颜色显著加深，或者有黑褐色色素沉着。有时脸上、脖子上出现大小不一、形态多样的褐色斑，这就是妊娠斑。受孕激素的影响，这个阶段你的情绪变化会很剧烈，常会因一点小事而大动肝火。这很正常，你需要做的是调整心绪，让自己有一个愉快的孕期。

怀孕第11周的你变化不太明显，子宫随胎儿生长逐渐增大，上升到骨盆以上。宫底可在耻骨联合之上触到，胎儿已经充满了整个子宫。在此期间，由于体内激素的变化，你可能已注意到自己的腰变粗了，指（趾）甲增长变快，而且变脆；平时很漂亮的头发，现在可能会发生脱落。不过，这种现象都是暂时的，不会持续太久。这一周，你的乳房会更加的膨胀，乳头和乳晕的色素加深，同时阴道有乳白色的分泌物流出。由于胎儿骨骼迅速地生长，因此对钙的需要加大，这时候你要注意多服用一些含钙的食品来满足自身和宝宝的生长发育的需要。现在，你的孕早期即将结束，早孕反应可能开始减轻，恶心呕吐、食欲缺乏的现象逐渐减轻甚至消失，你会时常感到饥饿，每天吃大量的食物都不能满足你的要求。

怀孕第12周的你开始适应一系列巨大的生理变化。你会发现，除了肚子隆起来以外，其他地方也有了明显的改变，比如，你的乳头和乳晕的颜色也会加深，这些血管性状改变可能都是由于妊娠时雌激素升高引起的，生育后会消失或者减轻。你的脸和脖子上可能不同程度地出现了黄褐斑，这是孕期正常特征，宝宝出生后就会逐渐消退。你的小腹部从肚脐到耻骨还会出现一条垂直的黑褐色妊娠线。你的胃部的肌肉开始消退，大便更硬、更干燥且体内充满气体。你会明显感觉到腰变粗了，同时你的臀部正在变宽。如果你白天基本上都是坐着，你会觉得尾骨有些疼痛。此时的你，乳罩尺寸要比平常再大一号。

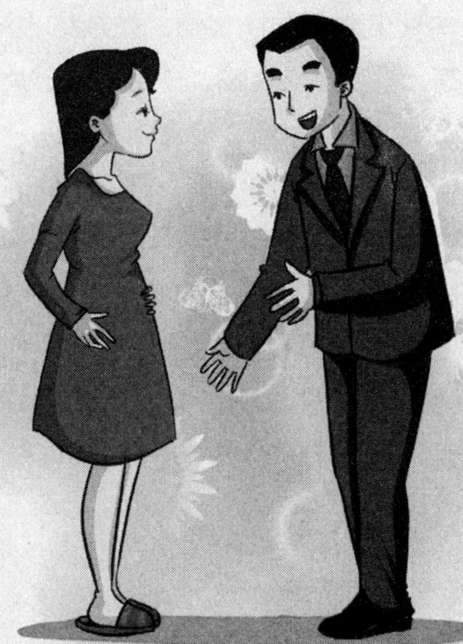

◎ 宝宝晚上坚持要自己洗脚。我说："宝宝真棒，会自己洗脚了！"宝宝头也不抬地说："我长大了嘛！"

童言无忌

第二节 孕三月行动安排

01 准妈妈营养与饮食

营养饮食原则

由于早孕反应，以及增大的子宫压迫胃和其他消化器官，准妈妈常常会出现消化不良、食欲缺乏等情况。这个时期，准妈妈可适当加重饭菜滋味，但仍需忌辛辣、过咸、过冷的食物，最好以清淡、营养的食物为主。

尽量少食刺激性食物，如辣椒、浓茶、咖啡等，不宜多吃过咸、过甜及过于油腻的食物；禁止饮酒吸烟。少食多餐，以避免胃太空或太饱。不必拘泥于一日三餐的固定模式，根据自己的胃口进食，不必刻意多吃或少吃什么。想吃就吃，但别吃得过于痛快。少吃多餐和能吃就吃，是这段时期孕妇饮食的主要方针。这段时期，如进食的嗜好有所改变也不必忌讳，吃些酸的食品可以增进食欲。

主要营养食物

孕三月准妈妈营养饮食应该丰富全面，主要包括以下几类：

◆ 多食蛋白质含量丰富的食品，如瘦肉、肝、鸡、鱼、虾、奶、蛋、大豆及豆制品等。

◆ 保证充足的糖类，如五谷、土豆、白薯、玉米等杂粮。

◆ 保证适量的植物性脂肪，如豆油、菜籽油、花生油和橄榄油。

◆ 补充维生素，多吃新鲜蔬菜和水果。

◆ 适量增加无机盐的摄取，如钙、铁、锌、铜、锰、镁等，其中钙和铁非常重要。

镁不仅对胎儿肌肉的健康至关重要，而且也有助于骨骼的正常发育。研究显示，怀孕头3个月摄取镁的数量关系到新生儿身高、

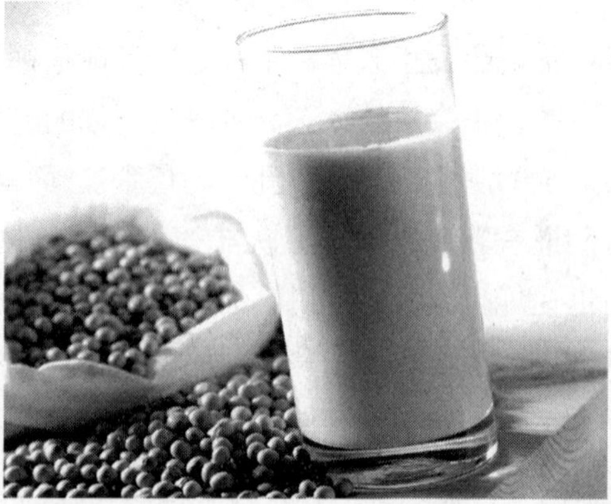

童言无忌

◎ 有一次，宝宝看到电视里正在播放拳击比赛，吓得冲着电视又摆手又叫：“叔叔不要打架了，不要打架了！”

体重和头围大小。此外，镁对准妈妈子宫肌肉的恢复也很有好处。维生素A贯穿于胎儿发育的整个过程，它在保证胎儿皮肤、胃肠道和肺部健康方面发挥着非常重要的作用。因此，孕三月的主打营养是镁和维生素A。富含镁的食物主要有紫菜、冬菇、绿色蔬菜、大豆、南瓜、甜瓜、坚果、葵花子、色拉油、荞麦面、白玉米、全麦食品、芝麻酱等，富含维生素A的食物主要有甘薯、南瓜、菠菜、杧果等。

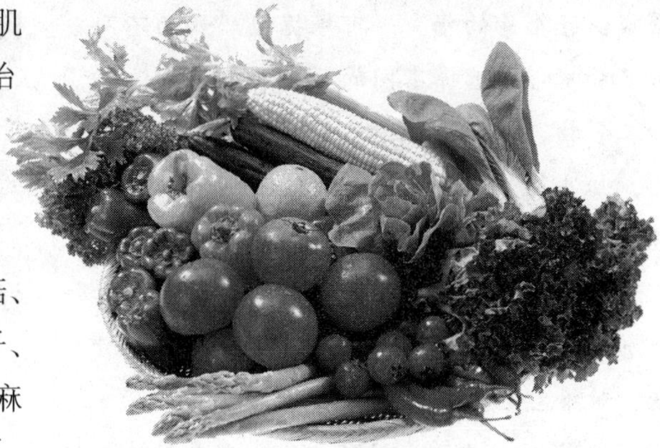

营养饮食注意

准妈妈在孕早期常常会出现一些生理反应，如恶心、呕吐、食欲缺乏、偏食等，严重者甚至会引起各种营养素的缺乏，所以下面5方面的营养饮食最好有所注意：

◆ 选择易消化和吸收，同时又能减轻呕吐的食物，如鱼、鸡、蛋、奶、豆浆、酸奶、冰淇淋等。

◆ 选择促进食欲的食物，如番茄、黄瓜、苹果等。

◆ 怀孕后，很多准妈妈饮食习惯会发生变化，因此烹调要符合口味。

◆ 少食多餐，想吃就吃。

◆ 进食过程中保持心情愉快。

02 应对早孕期食欲缺乏

孕早期阶段，准妈妈一般会在妊娠第42天左右开始出现一些生理反应，如恶心、呕吐、食欲缺乏、偏食等，严重者甚至无法进食，从而引起各种营养素的缺乏，不但影响准妈妈健康，还会导致胎儿发育畸形。

虽然这种生理反应一般在妊娠第84天左右就会消失，但是，为防止准妈妈因早孕反应而引起的孕期营养不良，应该设法促进准妈妈的食欲，不但在食物的选择、加工以及烹调过程中注意食物的色、香、味，而且随时随地根据季节变化和居住环境的变化来选择加工、烹调食物，争取让准妈妈摄入最佳的营养素。

具体来说，需做到以下几点：

◆ 选择容易消化和吸收，同时又能减轻呕吐的食物。此类食物主要有鱼、鸡、蛋、奶、豆浆、酸奶、冰淇淋等。此外，干食品也能帮助准妈妈减轻恶心和呕吐症状，大米或小米稀饭还能补充因恶心、呕吐而失去的水分。

◆ 选择食物形态不仅要能吸引人的视觉感官，同时还要清淡爽口、富有营养。如番茄、黄瓜、辣椒、鲜香菇、鲜平菇、鲜山楂果、苹果等，它们色彩鲜艳、营养丰富，容易诱发准妈妈的食欲。

◆ 食品要对味，烹调要多样化，并应尽

量减少营养素的损失。可根据准妈妈的不同情况和嗜好，选择不同的原料和烹调方法来加工食物。烹调过程中尽量减少营养素的损失，如洗菜、淘米次数不要过多，不要切后洗菜、泡菜，别用热水淘米。蔬菜在烹调过程中应急火快炒，与动物性食物混合烹调时应加少量淀粉，因为淀粉中有还原型谷胱甘肽，对维生素C有保护作用。

◆ 最后，在进食过程中，一定要保持心情愉快。在进餐时可以播放一些轻音乐，餐桌上还可摆放一些鲜花，这样可有助于准妈妈解除早孕的恐惧、孕吐的烦躁，从而增加准妈妈的食欲，保证胚胎的正常发育。

03 出现这些情况要注意

剧吐

准妈妈孕早期呕吐虽然是一种正常反应，但如果持续出现恶心、频繁呕吐、不能进食、明显消瘦、自觉全身乏力等现象时，便进入了严重呕吐之列。剧吐会影响准妈妈的营养吸收，易造成长期饥饿。长期饥饿还可引起血压下降、尿量减少、失水、电解质紊乱等不良反应，严重时会损害肝肾功能，从而也会影响胎儿的健康发育。

腹痛

怀孕早期如果出现腹痛，尤其是下腹部痛时，应该首先想到是不是妊娠并发症。比较常见的并发症有先兆流产和异位妊娠。如

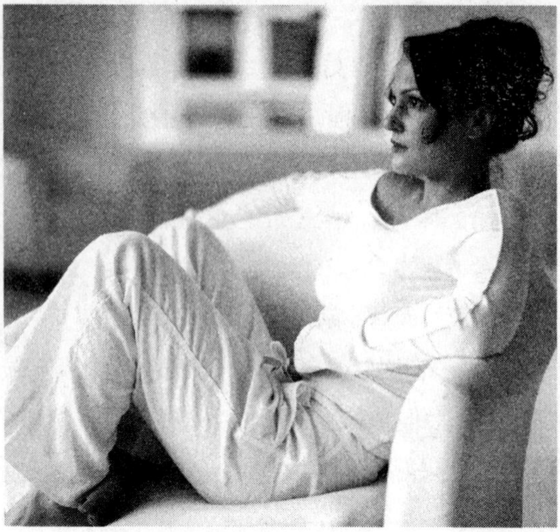

果症状是阵发性小腹痛，伴有见红，则可能是先兆流产；如果是单侧下腹部剧痛，伴有见红及昏厥，则可能是异位妊娠。在妊娠早期出现腹痛一定要高度重视，及时去医院治疗，千万别盲目采取卧床保胎措施。

见红流血

正常情况下，准妈妈在怀孕后是不会有阴道流血现象的。如果仅是少量断断续续的流血（即见红）而无腹痛，可以先卧床休息。如休息后见红仍不止或反而增多，应立即去医院检查胚胎发育是否良好，流产是否可以避免，以确定治疗方案。如果出血量超过月经，则更加不正常。此时要注意是否有组织物排出，如果有，应立即去医院，并把排出的组织物一并带去，以方便医生诊断。

体温升高

感染发热是常见的致畸因素。热度越高，持续越久，则致畸性便越强。因此，孕早期

童言无忌

◎ 一次，我带女儿参加同学的婚礼。回家后女儿就问我："妈妈，你到底什么时候结婚呀？你结婚的时候也要穿漂亮的婚纱哟！"

的准妈妈要注意冷暖，尽量少去那些空气不洁、人员拥挤的场所，以防感冒或传染。另外，高温作业、桑拿浴、热盆浴等也是造成体温升高的原因，这些活动均不适于准妈妈。一旦出现体温升高现象，要及时在医生的指导下服用药物。

04 唐氏筛查很有必要

什么是唐氏筛查

唐氏筛查即唐筛检查，是唐氏综合征（先天愚型，21 三体综合征）产前筛选检查的简称，目的是通过化验孕妇的血液，来判断胎儿患有唐氏综合征的危险程度，如果唐筛检查结果显示胎儿患有唐氏综合征的危险性比较高，就应进一步进行确诊性的检查——羊膜穿刺检查或绒毛检查。当筛查阳性时，必须进行介入性产前诊断确诊，如羊膜腔穿刺术。若胎儿被确诊为唐氏综合征，准妈妈将面临孕中期是否中止妊娠的痛苦抉择。

通常，母体血清筛查的最佳孕周为 15～18 周，四维超声筛查为 20～28 周（22～26 周最宜）。近年来，唐筛已经可以在孕早期进行，检测孕周为 11～13 周。这样能够更好地避免孕中期出现问题时导致准妈妈身心受到损伤。

为什么需要作唐氏筛查

唐氏综合征患儿由于智力严重低下，生活完全不能自理，并且携带多系统并发症，终生无法治愈，因此给家庭带来沉重的精神和经济负担。尽管有许多准妈妈对唐氏筛查提出质疑，而且唐筛结果也并不能十分准确地判断宝宝是否愚型，但毕竟这是最经济、便捷和安全的检测方法。如果显示危险性高，表明胎儿患有唐氏综合征的机会大，但不代表胎儿一定有问题。需再进行羊膜穿刺或绒毛检查，通过羊膜穿刺检查或绒毛检查，确定胎儿染色体是否正常、是否患有唐氏综合征。另一方面，即使唐筛指数正常，也不能保证胎儿肯定不会患病。

哪些女性需要作唐氏筛查

35 岁以上的高龄孕妇与唐氏综合征有密切关系，年龄愈高，生出唐氏综合征患儿的概率也越大。不过，唐氏综合征并不仅仅是高龄孕妇的专利，年轻的准妈妈也有可能生出唐氏综合征患儿。研究数据显示，只有 20% 左右的唐氏综合征出现在高龄孕妇中，其他 80% 的唐氏综合征胎儿出生在小于 35 岁的年轻准妈妈中。羊膜穿刺检查或绒毛检查不但费用比较高，还会增加流产的概率，所以没有必要所有的女性都作羊膜穿刺检查或绒毛检查。最好的预防办法是：所有的准妈妈都作唐筛检查，其中危险性高的再进行羊膜穿刺或绒毛检查。

05 孕三月胎教功课

胎儿一般在怀孕后第 7 周开始活动。进入第 3 月，胎儿的活动是丰富的，小家伙既

童言无忌

◎ 早上一起床，2 岁的宝宝就搂着我的脖子说：“妈妈，我做了一个梦，梦见下大雨了。”嘿，小孩就懂得描述梦境了，真不错。

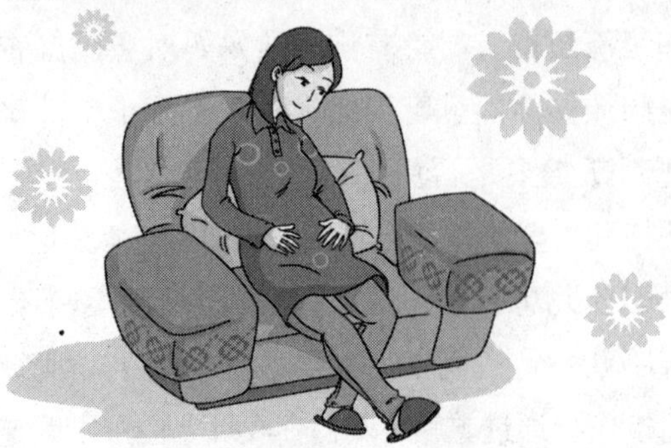

能吞羊水、眯眼、咂拇指，又能握拳头、伸展四肢、转身、蹬腿、翻筋斗等。当受到刺激时，小家伙还会作出各种反应。这一时期准父母们应该多抚摸胎儿，多跟宝宝沟通信息、交流感情。所以，孕三月的胎教功课主要是抚摸胎教。

抚摸胎教好处多

每个孩子都喜欢爸爸妈妈的爱抚，胎宝宝也不例外哦。经常受到爸爸妈妈爱抚的孩子长大后遇事更冷静沉着，反应更机敏。抚摸胎教是准爸爸妈妈与胎宝宝之间最早的触觉交流，通过抚摸准妈妈的腹部，使腹中的宝宝感觉到爸爸妈妈的存在并作出反应。

抚摸胎教有很多好处：

◆ 抚摸胎教可以锻炼胎宝宝皮肤的触觉，并通过触觉神经感受体外的刺激，从而促进了胎宝宝大脑细胞的发育，加快胎宝宝的智力发展。

◆ 抚摸胎教还能激发起胎宝宝活动的积极性，促进运动神经的发育。经常受到抚摸的胎宝宝，对外界环境的反应也比较机敏，出生后翻身、抓握、爬行、坐立、行走等大运动发育都能明显提前。

◆ 在进行抚摸胎教的过程中，不仅让胎宝宝感受到爸爸妈妈的关爱，还能使准妈妈身心放松、精神愉快，也加深了一家人的感情。

抚摸胎教的方法

抚摸胎教有很多方法，下面简单介绍几种：

◆ 来回抚摸法。具体做法是，准妈妈平躺在床上，全身尽量放松，在腹部完全松弛的情况下，用手从上至下、从左至右来回抚摸。

◆ 触压拍打法。具体做法是，准妈妈放松腹部平卧着来回抚摸的同时，用手指轻轻按下再抬起，然后轻轻地做一些按压和拍打的动作，给胎宝宝以触觉的刺激。

◆ 推动散步法。具体做法是，准妈妈全身放松，平躺在床上，轻轻地来回抚摸、按压、拍打腹部，同时也可用手轻轻地推动胎儿，让小宝宝在宫内散步、做操。

◆ 亲子嬉戏法。具体做法是，准妈妈与胎宝宝玩互动游戏，准妈妈先用手在腹部从上至下、从左至右轻轻地有节奏地抚摸和拍打，当胎宝宝用小手或小脚给予还击时，准妈妈可在被踢或被推的部位轻轻地拍打两下；等胎宝宝再次还击时，准妈妈稍微挪动一下拍打位置。这样反复几次，别有一番情趣在其中。这种游戏也被称为踢肚游戏。

抚摸胎教注意事宜

抚摸胎教好处多多，但并不是说任何时

童言无忌

◎ 我带宝宝一块儿去修手表，看到师傅很熟练地修表，宝宝睁着水灵的大眼睛突然说：“叔叔给手表打针了！”

候都可以进行，也不是说越多越好。任何事情都有一个度，准爸爸妈妈们在胎教过程中要注意张弛有度，这些注意事宜可别轻易忽视哦：

◆ 刚开始时，胎宝宝不会作出反应，准妈妈不要灰心，一定要坚持长久地有规律地去做。一般需要几个星期的时间，胎宝宝会有所反应，如身体轻轻蠕动、手脚转动等。

◆ 抚摸的时机在感觉胎宝宝躁动或轻轻蠕动时为好，胎宝宝在睡觉时就不要打扰他了。一般以早晨和晚上开始做为宜，亲子游戏最好在每晚临睡前进行。抚摸时动作一定要轻柔自然，用力均匀适当，切忌粗暴；抚摸时间也不宜过长，每次5～10分钟即可。

◆ 准妈妈应随时注意胎宝宝反应，如果感觉到胎宝宝用力挣扎或蹬腿，表明他不喜欢，应立即停止；如果胎宝宝在准妈妈抚摸下轻轻蠕动起来，则表示胎宝宝感到很舒服、很满意。

◆ 抚摸胎教功课的顺利进行离不开准爸爸的热心参与。准爸爸应经常隔着准妈妈的肚皮轻轻地抚摸胎宝宝，并协助准妈妈让胎宝宝进行一些宫内运动，最好是一边抚摸一边与胎宝宝说话，并告诉胎宝宝是爸爸在抚摸他。同时准爸爸也可以积极参与到亲子嬉戏的游戏中，一家人一起玩游戏，定会乐趣无穷，也会让胎宝宝充分地感受到家的温馨。

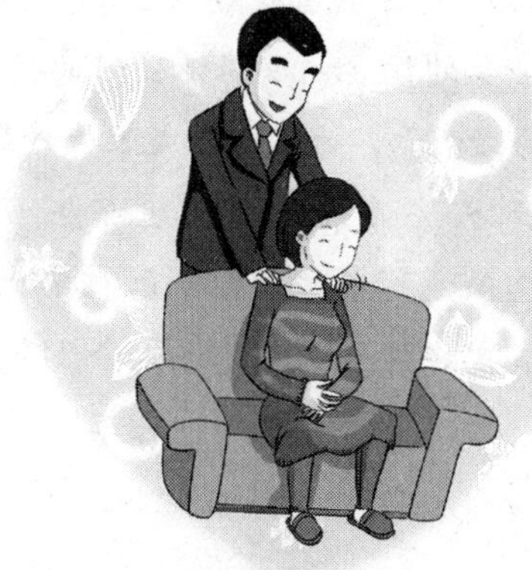

◆ 在怀孕中、后期，准妈妈有时会觉得有些胎动很奇怪，那种阵发性、规律性的跳动简直像是精确计算过一样，一般出现的频率是每分钟15～30次，每次持续时间为3～15分钟，每天出现3～5次不等。这是胎宝宝在打嗝呢，对身体没有任何害处，准妈妈无须担心。不过这种现象也会因人而异，有的胎宝宝一天打嗝数次，而且天天打嗝，但也有的胎宝宝从来不打嗝。

温馨小贴士

这些时机不宜进行抚摸胎教：

（1）一般在孕早期以及临近预产期不宜进行抚摸胎教。

（2）有不规则子宫收缩、腹痛、先兆流产或先兆早产的准妈妈，不宜进行抚摸胎教。

（3）曾有过流产、早产、产前出血等不良产史的准妈妈也不宜进行抚摸胎教。

（4）准妈妈在情绪不佳、小便没有排空的情况下不宜进行抚摸胎教。

06 孕三月注意事项

恭喜你顺利进入孕三月。与前2个月时相同，这一时期较容易发生流产，准妈妈在生活细节上尤须留意小心：

童言无忌

◎ 妈妈："宝贝，你是谁的儿子？" 宝宝有点拍马屁的味道对爸爸说："我是爸爸的儿子！"
妈妈接着装做很不高兴的样子，说："你是爸爸的儿子，那跟爸爸去吧！下次别跟我了！"
宝宝看到妈妈不悦，停顿了一下，猛一抬头面向妈妈，说："我是孩子，妈妈的孩子！"

◆ 如果发生下腹疼痛或少许出血时，可能是流产的征兆，应立刻去医院求诊。

◆ 平常如有做运动的习惯，仍可持续，但必须是轻松且不费力的，如舒展筋骨的柔软体操或散步，剧烈运动应避免尝试；也不宜搬重物和长途旅行；至于操作家务可请丈夫分担，不要勉强；上下楼梯要平稳，尤其应随时注意腹部不要受到压迫。

◆ 为预防便秘，最好养成每日定时如厕的习惯，可在清晨起床后饮用凉牛奶或凉开水。下腹不可受寒，注意时时保暖，不熬夜，保持规律的生活。分泌物若增加，易滋生病菌，应该每天沐浴，以保持身体的清洁。

◆ 上班的职业女性，应保持愉快的工作情绪，以免因心理负担过重、压力太大而影响胎儿的发育。此时若能取得同事和上司的谅解，继续工作应不成问题。

◆ 左侧睡最适合准妈妈，因为左侧睡可使右旋的子宫向左旋，减少妊娠子宫对动脉的压迫，不易发生下肢水肿、下肢静脉曲张和胎儿发育不良等情况。不要仰睡，因为仰睡会让增大变重的子宫压迫腹动脉，影响子宫、胎盘的供血等。选择右侧睡会使本来已右旋的子宫右旋幅度更大，影响胎儿的氧气供应，可能造成胎儿慢性中毒，严重的甚至引起胎儿窒息。

◆ 孕早、晚期尿频不要憋。准妈妈在妊娠的早期和晚期常有尿频、尿不尽的感觉，总想上厕所，这是正常的。这是由于妊娠而膨胀起来的子宫压迫了后面的膀胱引起的。妊娠中期时，子宫有所上升，对膀胱的压迫解除了，尿频的现象就会消失。但是到了妊娠晚期，由于下降到骨盆内的宝宝头部将会压迫膀胱，所以又会出现尿频的现象。因此，孕早期尿频、孕中期没有尿频、孕晚期又有尿频的波动现象是正常的，但千万别憋尿。如果发现小便浑浊或小便时有痛感，应及时就医。

◆ 在孕早期这个阶段，夫妻最好不要行房，至少也需要节制，避免压迫到腹部的体位，时间则越短越好。

◆ 很多30岁以上的女性在怀孕后会出现很多不适症状，一些小小的技巧可以让你的生活过得舒适些：①有空就坐下来抬高双脚。②在乘车或工作时练习简单的颈部、肩膀、骨盆和足部运动。③如果你必须弯腰，应尽量采取蹲姿，以锻炼腿力，练习分娩姿势。④准妈妈饮食必须健康合理，孕期要控制体重，避免吃含糖分多的食物。⑤不要把自己逼得太紧，对家务采取比较宽松的标准，按轻重顺序来做。

◆ 孕三月，准妈妈的妊娠反应有所减弱，胃口会有很大的变化，而且体形也开始出现变化，准爸爸可要着重做好以下工作：①妥善安排好妻子的饮食，培养她良好的饮食习惯，摄入均衡营养，为宝宝的成长打好基础。②陪妻子到医院作第一次孕期检查，了解相关的孕期保健信息。③监督妻子有规律地作息，养成良好的生活习惯。④多给妻子鼓励和赞扬，帮助她建立面对以后孕期生活的信心。

童言无忌

◎ 分床睡后的第一天晚上，5岁的宝宝刚躺下了就大喊：“妈妈，宝宝孤枕难眠！”

★ 第七章 ★ Chapter 7

孕早期小结

时间过得真快，眨眼间你已经怀孕3个月了。怀孕初期的3个月为怀孕早期，这段时期非常重要，因为你要面对一系列问题，如怀孕征兆、白带异常、早孕反应等，你一定要注意孕早期流产和小心防止胎儿致畸。不过别担心，只要你注意保养，小心行事，孕早期会被你轻松攻破的！

第一节 胎儿和母体状况

01 胎儿和母体总体状况

怀孕第1个月

胎宝宝：胚胎的身体开始增长，折成圆筒状，头尾弯向腹侧，外形像海马，血液循环建立，胎盘雏形形成，胎儿的脑部、眼睛、嘴巴、内耳、消化系统、手、脚开始发育。此时胚胎身长约0.5厘米，重量增加至0.5～1克。

准妈妈：受精卵在母体内着床于子宫内壁成为胚胎，其不断分裂并通过发展出的许多绒毛组织吸收母血中的营养，母体已经向

童言无忌

◎ 妈妈：儿子，妈妈跟你说话呢，你听到了吗？
儿子：没听到。
妈妈：那你的耳朵呢？
儿子：耳朵不见了。
妈妈：你的耳朵去哪里啦？
儿子：耳朵上街玩了。

未来的胎儿供给营养素，不过准妈妈可能毫无自觉症状。每月如期而至的月经不再出现，此时会出现乳房隆胀、子宫变得柔软或不舒服等不同于往日的生理特征。

怀孕第2个月

胎宝宝：胚胎的生长发育已由分化前期进入分化期，脑、脊髓、眼、听觉器官、心脏、胃肠、肝脏初具规模，胎儿的面部、肘、膝部、手指及脚趾开始成形，骨骼开始强健，并开始有轻微动作。此时胚体身长已长到3厘米，重量增加到4克。

准妈妈：大约6周的时候，大多数准妈妈会出现早孕反应，如恶心、呕吐、食欲缺乏或味觉改变等，还伴有疲劳、乏力、嗜睡等现象。多数准妈妈会有尿频、乳房增大、乳房胀痛、腰腹部酸胀等症状，有时还会感觉身体发热。这一月，准妈妈子宫增大至鹅蛋大小。

怀孕第3个月

胎宝宝：从怀孕第3个月开始，胚胎可改称为胎儿。胚胎期的小尾巴消失，初见人形，五官逐渐清楚，重要器官出现。大脑逐渐可发布命令，心脏开始跳动，手指和脚趾已经分开，一部分骨头开始长硬。胎儿已会踢脚、握拳、转头、眯眼和蹙额。整个身体中头显得格外大，几乎占据了身长的大部分，面颊、下颏、眼睑、耳廓、牙齿、嘴唇和生殖器已发育成形，颜面更像人脸。到第12周末，胎儿身长达7～9厘米，重约28克。

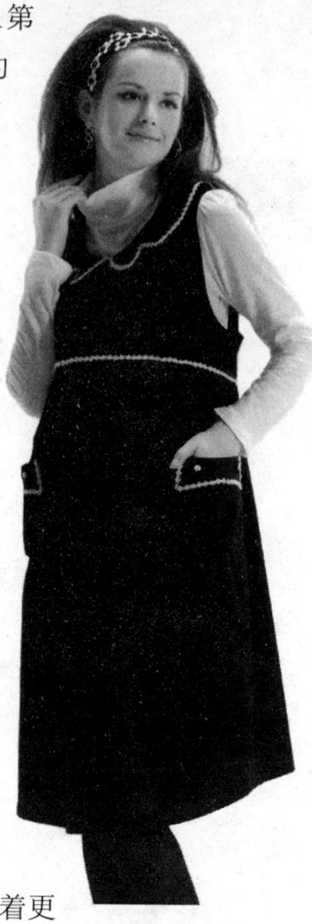

准妈妈：进入第8周后，准妈妈的早孕反应开始趋于缓和，一般在孕早期结束时会逐渐消失。下腹部还未明显隆起，但子宫已增长到拳头大小。增大的子宫开始压迫膀胱和直肠，出现排尿间隔缩短、排尿次数增加、总有排不净尿的感觉，还容易出现毫无原因的便秘或腹泻。乳房除了胀痛外，开始进一步长大，乳晕和乳头色素沉着更明显，颜色变黑。有些准妈妈的耳朵、额头或嘴周围会长出斑点。

02 怀孕征兆有哪些

月经停止

这是一般人最常注意到的怀孕征兆，大部分育龄期的女性在性生活之后，如果超过2周没来月经，则很有可能是怀孕了。这是怀孕的最早信号，过期时间越长，妊娠的可能性就越大。不过，女性的生殖功能非常敏感，

童言无忌

◎ 爸爸："儿子，昨天我们看见的月亮是圆的，今天怎么是弯的了啊？"

儿子看了看天上的弯月亮，也觉得很奇怪，过了一会儿突然说："那边还有个圆的月亮，现在它躲起来了，还没有出来呢。"

并不是月经没来就是怀孕了，月经没有来的原因有很多，所以最好还是去找医生进行诊断，才是最安全的。

乳房变化

出现乳房发育、乳头增大和明显突出、乳晕颜色加深、乳头周围出现些小结节，甚至乳房有刺痛、膨胀和瘙痒感，偶尔还可挤出少量乳汁等，这都是妊娠所造成的现象。受孕激素影响，乳房在怀孕4～6周后开始增大并变得更加敏感，其总重量大约能增加到800克。

早孕反应

停经以后，准妈妈会逐渐感到一些异常现象，最早出现的反应是怕冷，以后逐渐感到疲乏、嗜睡、头晕、恶心、反胃、食欲缺乏、挑食、喜欢吃酸食、怕闻油腻味、唾液的分泌量增加等，这些都是早孕反应。早孕反应症状因人而异，大部分准妈妈在怀孕第5周左右都会出现恶心、呕吐的感觉，不过完全没有早孕反应的孕妇也大有人在。通常3个月后，早孕反应即自动停止。除非恶心、呕吐得非常厉害才需要就医，否则这些都是怀孕的正常现象。

皮肤变化

有的准妈妈怀孕后脸上会长雀斑或痘痘，皮肤情况比平时差，而且妆也不容易上。准妈妈的腹壁、大腿等处皮肤可见长5～6厘米、宽约0.5厘米的不规则平行裂纹，这些纹呈紫红或淡红色，产后逐渐变为银白色，持久不退。有些女性怀孕后皮肤更加光滑细腻，但仍有30%的准妈妈脸上或脖子上可能出现棕色孕斑，还有些孕妇脸上原有斑点的颜色加深，一般在分娩或断奶几个月后症状自行消失。

基础体温持续偏高

测量基础体温的妇女可以由此知道早期怀孕。女性正常的基础体温呈双向曲线，即排卵前较低，排卵后升高。如月经到期未来潮，体温升高后不再下降，并保持在18天以上，这时表示已经怀孕。

此外，多数准妈妈还会出现阴道黏膜变色或阴道出血、感觉容易疲倦、尿频、眼睛易水肿或充血、常感腰背疼痛、臀部变宽变厚、手部乃至全身水肿、腿部静脉曲张、牙龈充

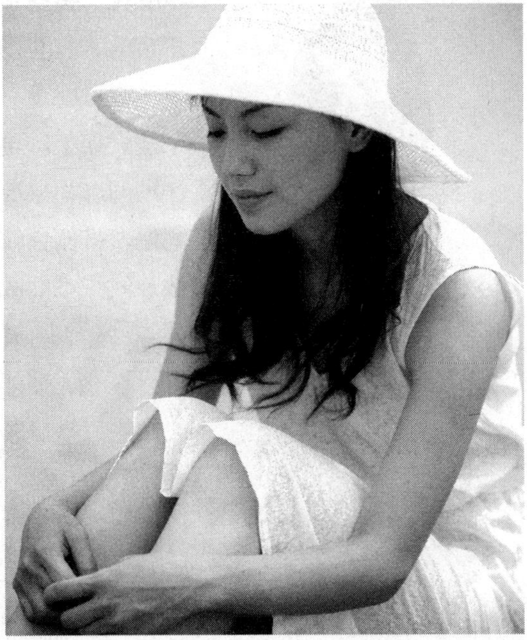

童言无忌

◎ 妈妈：儿子，跟妈妈说“Hello, I am here”。
儿子：妈妈，我在这里。

血等症状。此时，准妈妈对气味也更加敏感，对食物开始反感。这些都是孕期出现的正常现象，准妈妈大可不必过于担心。

03 白带异常要注意

白带是什么

白带即阴道分泌物，为白色糊状液体，一般无气味，由阴道黏膜渗出物，宫颈腺体、子宫内膜及输卵管的分泌物混合而成，含有阴道上皮脱落细胞、白细胞及阴道杆菌。白带的多少，主要受到激素水平的影响。

孕早期白带变化

准妈妈在早孕期间，会发现自己的白带跟以前不一样了，这种情况称之为孕早期白带变化，有些是正常的，有些则显示你可能患有某些病症了。早孕期间，如果准妈妈白带颜色较浓、气味难闻或阴部瘙痒，就该求医诊治；如果白带只是量较多，但没有恶臭，没引起瘙痒，没有特别的颜色（如红色、咖啡色或黄绿色），则属正常的怀孕征兆，无须特别处理。

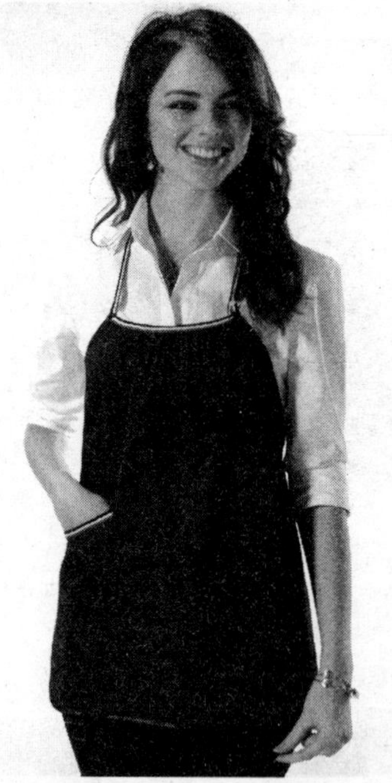

孕早期白带变化异常的原因

导致孕早期白带变化异常的原因，主要有以下几种：

◆ 衣原体感染。是目前最常见的性病之一，感染后会有脓样白带，气味难闻。孕妇感染后，最好接受治疗，以免胎儿通过产道时，眼睛受到感染而受伤害。

◆ 阴道滴虫感染。会出现带有恶臭的水状白带，阴部也会瘙痒或疼痛。这种感染多半是由性行为传染，公共卫生学者认为是一种性病。治疗阴道滴虫通常都使用口服的灭滴灵，效果相当好，但可能使胎儿畸形，所以在怀孕末期胎儿器官发育成熟之前不宜服用。

◆ 白色念珠菌感染。白色念珠菌是霉菌的一种，生命力极强韧，喜欢温热潮湿的环境。准妈妈由于阴道分泌物较多，且含糖的成分较多，很适宜白色念珠菌的繁殖，因此，准妈妈很容易感染白色念珠菌，一旦感染了也不容易治愈。白色念珠菌感染会造成阴部剧烈的瘙痒，患者常因搔抓破皮而疼痛与红肿，甚至因而造成性交不舒服或疼痛。此外，也会造成大量像乳酪状的白带，使阴道变得干涩而不利于性行为。

◆ 淋病感染。症状与衣原体感染差不多，胎儿通过产道时也可能受到感染，因此，最好在生产前接受彻底治疗。性伴若同时接受青霉素治疗，疗效更佳。

童言无忌

◎ 儿子：我要参加跑步比赛，跑步我可厉害了，我能得第一名。
妈妈：呵呵，你跑得比刘翔还快吗？
儿子：可我们班没有刘翔呀！
妈妈：你不知道刘翔是谁呀？
儿子：不知道。刘翔是鬼吧！

预防孕早期白带异常

要防止以上疾病，准妈妈除了健康的性生活外，还要注意卫生：

◆ 备好自己的专用清洗盆和专用毛巾。清洗盆在使用前要洗净，毛巾使用后晒干或在通风处晾干（因毛巾日久不见阳光，轻易滋生细菌和真菌）。

◆ 天天晚上轻轻用温水清洗外阴部。最好采用淋浴，用温水冲洗。假如无淋浴条件，可以用盆代替，但要专盆专用。

◆ 大便后养成用手纸由前向后揩试干净，以免肛门细菌传给阴道和尿道，并用温水清洗或冲洗肛门的习惯。

◆ 选用棉质面料或至少底部是棉质的、柔和的、宽松的内裤，让阴部呼吸新鲜空气。

◆ 多喝水。平时多喝些果汁、优酪乳，可以预防或舒缓阴道、尿道感染。

温馨小贴士

一些准妈妈患妇科炎症后，如果用药物冲洗阴道的话，是不恰当的。因为，冲洗时由于不知深浅，很易引起先兆流产或流产。患了阴道炎，最好在医生指导下，对症选用清热燥湿、止痒的中药煎汤坐浴，尽量不要冲洗。

04 早孕反应有对策

停经以后，准妈妈会逐渐感到一些异常现象，最早出现的反应是怕冷，以后逐渐感到疲乏、嗜睡、头晕、恶心、反胃、食欲缺乏、挑食、喜欢吃酸食、怕闻油腻味、唾液的分泌量增加等，这些都是早孕反应。早孕反应症状因人而异，大部分准妈妈在怀孕第5周左右都会出现恶心、呕吐的感觉，在第8～10周反应最重，不过完全没有早孕反应的准妈妈也大有人在。通常3个月后，早孕反应即自动停止。

在早孕反应期间，准妈妈消化系统的生理功能减弱，胃酸及胃蛋白酶分泌减少，胃肠平滑肌张力降低，故喜酸食、厌油腻。由于胃排空时间延长，准妈妈常感上腹饱满产生呃逆。胃入口处的贲门括约肌松弛，胃内的酸性内容物可逆流至食道下部产生“烧心”感。准妈妈的唾液分泌增多，伴有恶心，可能还会出现便秘的现象。缓解痛苦，改善孕吐，轻松应对早孕反应，可以考虑下面4种做法：

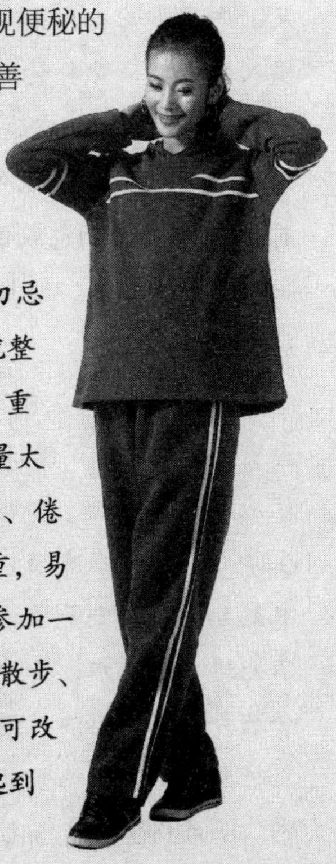

◆ 运动对策。切忌不要以为恶心、呕吐就整日卧床，否则只能加重早孕反应。如果活动量太少，恶心、食欲不佳、倦怠等症状则会更为严重，易生成恶性循环。适当参加一些轻缓的活动，如室外散步、做孕妇保健操等，都可改善心情，强健身体，起到减轻早孕反应的作用。

童言无忌

◎ 某天晚上，电视里正在播放模特大赛的节目。妈妈：哇！美女耶！
儿子：唉！要是妈妈也像她们这样就好了。妈妈：那你是说妈妈丑喽？
儿子：谁叫你那么黑呀！

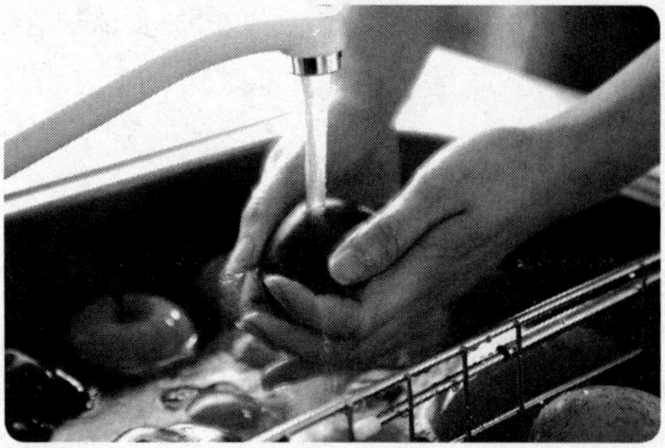

◆ 食物对策。孕早期是胎儿各器官分化发育阶段，体格增长较为缓慢，在热量的消耗上与孕前无太大变化，只要注意营养物质的平衡摄入便可以了。在这一时期宜食高糖、低脂、清淡易消化、维生素丰富的食物，少食油腻、有刺激的食品。每次摄取食物不可太多，防止过饱，可以少吃多餐，也可用水果、牛奶、蛋类、点心来代替正餐，用增加摄入的次数来弥补量的不足，以保证身体活动所必需的热量。空腹更易引起恶心，所以，每2~3小时及睡前以食少量零食为宜。起床前先吃1~2片面包或饼干，喝点热牛奶，歇一下再慢慢起来，这样可在一定程度上抑制晨吐。

◆ 药物对策。有些准妈妈呕吐现象比较严重，此时，为了保证母体及胎儿健康之需，就应补充营养剂。比如服一些维生素 B_6 和维生素C，还可以减轻妊娠反应的不适。少数准妈妈反应特别严重，呈持续性呕吐，甚至不能进食、进水，称为妊娠剧吐。呕吐物除食物外，还有黏液性泡沫，也可能有胆汁或血性物。由于呕吐频繁，准妈妈处于失水状态。如果病情继续恶化，将发生抽搐、昏迷、黄疸等严重症状，甚至造成死亡。如果发生以上状况，需到医院及时就诊。

◆ 心理对策。心理放轻松比什么都重要，心理压力过大，妊娠反应会更加严重。准妈妈心情要保持轻松愉快，可了解一些保健知识，以充分认识早孕反应，解除心理负担。同时，也多与周围的妈妈和孕妇交流，相互学习，解除心理压力。也可以多和自己的体检医生交流，把自己的情况告诉医生，看看有没有必要进行相应的孕吐治疗。

05 预防孕早期流产

引起自然流产的主要原因

◆ 遗传因素。由于染色体的数目或结构异常，导致胚胎发育不良。自然流产中，尤其是怀孕头3个月内的流产，遗传因素可占60%~70%，其中流产儿染色体异常占50%~60%。夫妇一方或双方有染色体异常的约占10%。

◆ 外界因素。大量吸烟（包括被动吸烟）、饮酒、接触化学性毒物、严重的噪声和震动、情绪异常激动、高温环境等，可导致胎盘和胎儿损伤，造成流产。

◆ 准妈妈疾病。母体患任何不利于胎儿生长发育的疾病都可造成流产。受精卵在孕激素作用下，才能在子宫壁上着床，生长发育成胎儿。当体内孕激素分泌不足时，使子宫蜕膜发育不良，从而影响受精卵的发育，容易引起流产。准妈妈的情绪受到重大刺激，过度

童言无忌

◎ 有一次吃早餐的时候，儿子问我外婆去哪儿了，我说外婆去买菜了。他却纠正我说，你应该说你妈妈去买菜了。

悲伤、惊吓、恐惧，以及情绪过分激动，可引起体内环境失调，促使子宫收缩引起流产。

◆ 准爸爸因素。有10%～15%的男性，精液中含有一定数量的细菌，为无症状的菌精症，可导致准妈妈流产。

◆ 胎儿问题。胎儿在母体内生长发育，主要通过胎盘吸收母体的营养物质和氧，如果胎盘发育不良或出现疾病，胎儿得不到营养物质和氧而停止生长引起流产。

◆ 母儿血型不合。准妈妈过去曾接受过输血，或在妊娠过程中产生和血型不合的致凝因子，会使胎儿的体内细胞发生凝集和溶血，从而引起流产。

希望各位准妈妈能注意自己的身体变化，以免造成不必要的流产后果。

怎样减少流产的发生

自然流产是准妈妈的不幸，但从某种意义上讲，自然流产是人类不断优化自身的一种方式，也是对孕育着的新生命进行自然选择。胎儿早期流产会减少畸形儿的出生。因此，在保胎前应尽可能查明原因，要有保胎的充分依据，不要盲目保胎。

◆ 发生流产后半年以内要避孕，待半年以后再次怀孕，可减少流产的发生。

◆ 要作遗传学检查，夫妻双方同时接受染色体的检查。

◆ 作血型鉴定，包括Rh血型鉴定。

◆ 有子宫内口松弛的，可做内口缝扎术。

◆ 针对黄体功能不全治疗的药物，使用时间要超过上次流产的妊娠期限，如上次是在孕三月流产，则治疗时间不能少于从妊娠开始的3个月。

◆ 甲状腺功能减退，要等甲状腺功能恢复正常后再怀孕，孕期也要服用抗甲低的药物。

◆ 注意休息，避免房事，情绪稳定，生活规律。

◆ 男方要作生殖系统的检查，有菌精症的要治疗彻底后再使妻子受孕。

◆ 避免接触有毒物质和放射性物质。

06 小心防止胎儿致畸

孕早期影响胎儿发育因素

孕早期常见影响胚胎发育而又可以预防的因素有以下几种：

◆ 烟酒。吸烟或被动吸烟都会影响胎儿发育。目前虽未见明显引起胎儿畸形的病例，但造成出生低体重儿、发育迟缓儿极常见。如果烟、酒持久刺激直到儿童期，亦将影响

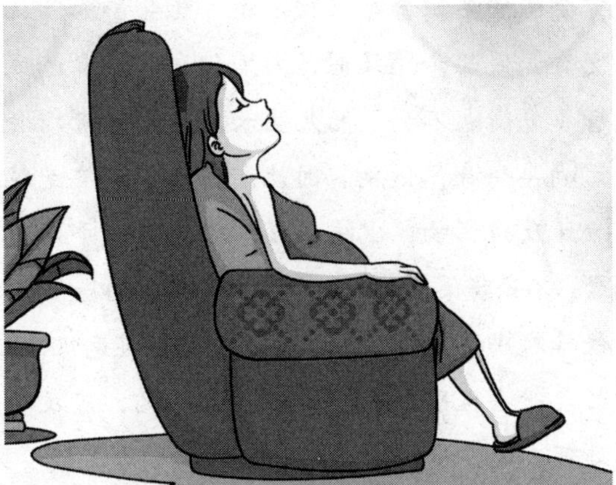

其成年后的身体。因此孕妇本人不吸烟，也要回避受烟污染的环境。人人均应注意公共道德，不在公共场所吸烟，以免伤害他人和后代。酒精是公认的致畸物。酗酒的丈夫精子质量可能受影响。准妈妈如果饮酒，胎儿致畸率极高，酒精综合征患儿多会畸形、发育迟缓及智力低下。因此孕期，尤其早孕期应绝对忌酒。如果月经过期，虽尚未诊断妊娠，也应忌酒观察。

◆ 体温升高。发热是常见的致畸因素，热度越高，持续越久，致畸性越强。因此，早孕期要注意冷暖，避免接触发热患者，少去空气不洁、人员拥挤的公共场所等，尽量避免患发热性疾病。发热的致畸性常超过病源。例如细菌性感染，细菌常不致畸而发热致畸。一旦发烧应马上去医院及早降温治疗。其他造成体温升高的问题，如高温作业、桑拿浴、热盆浴等均不适于早孕女性，孕早期均应避免。

◆ 孕吐与偏食。孕早期呕吐是正常反应，挑食、厌食也是常见现象。但是呕吐严重会影响孕妇营养吸收，还可能会影响胎儿发育，因此必须及时治疗。偏食、挑食造成营养失衡也不利于胎儿生长，并且二者均会影响孕妇身体健康。因此，妊娠早期要克服妊娠反应影响，少吃多餐，尽量保证平衡膳食，不论蔬菜、水果、肉类、粮食均要吃一些，保持起码的营养，不求量多，但要避免饥饿。必要时去医院检查。发现异常情况，应及时处理，减少疾病发生机会。

◆ 不滥用药。孕期生病必须治疗，但不得滥用药物，因有些药物对胎儿发育有不良影响。因此有病要请医生治疗，无论得的是什么疾病，均应向医生说明自己已经怀孕，以便医生治疗中注意选择药物。

◆ 对先兆流产的正确处理。先兆流产有时是胎儿发育不良的预报。因此保胎要注意寻找流产原因，如以准妈妈因素为主，常见有外伤、子宫有肌瘤或子宫畸形、有内分泌失调史等因素，可以积极保胎。如果考虑为胎儿因素，则不应积极保胎，以免保住异常儿。若在原因不明情况下流产治愈，仍应仔细观察胎儿发育，以便及时发现异常。

◆ 避免接触对胎儿有毒、有害的物质。准妈妈在工作或生活中都应注意尽量避免接触有毒、有害物质，例如放射线、农药、铅、汞等物质。职业接触的物质性质不明时，可向医生咨询，以便能控制接触时间、剂量等条件，做好防范工作，可不致贻害胎儿。此外，要注意避免精神刺激，如不看恐怖电影等。

加强孕早期保健可以成功地减少异常儿出生，准妈妈们应注意以上提到的几个致畸因素，从而防患于未然，为生个健康、聪明的宝宝，迈出坚实的第一步。

9类女性容易怀上畸形儿

◆ 孕早期服用激素的女性。孕早期使用雌激素、雄激素及孕激素，可引起胎儿性别的变化及其他畸形。

◆ 怀孕期服用抗菌药物类的女性。如庆大霉素、阿米卡星、链霉素可致胎儿前庭蜗神经（第8对脑神经）损害，可引起耳聋和

童言无忌

◎ 今天早上，我骑车带宝宝出去，他姥姥在后面叮嘱骑车要小心，我没有回答就骑车走了。不一会儿，儿子就问我：“妈妈，你刚才没听到你妈妈跟你说话吗？”

肾损害。

◆ 怀孕期还吸烟饮酒的女性。准妈妈长期大量饮酒、吸烟，都有可能产生死胎、低体重儿、智力低下儿等情况。

◆ 怀孕期病毒感染的女性。常见的是孕早期准妈妈患流感病毒、风疹病毒、巨细胞病毒、单纯疱疹病毒等病毒感染，可使胎儿患小头畸形及脑积水、脑钙化等组织或器官畸形。

◆ 怀孕期化浓妆的女性。调查表明，每天浓妆艳抹者胎儿畸形的发生率是不涂浓妆者的 1.25 倍。

◆ 怀孕期受过辐射的女性。准妈妈早期过量接受放射性物质有可能导致畸形儿的产生，因此准妈妈在孕早期尽量别作腹部 X 线透视或摄片，减少使用手机、电脑及其他家用电器的次数和频率。

◆ 怀孕期受病猫传染的女性。也许很少有人知道，带弓形虫的猫是一种对导致胎儿畸形威胁很大的传染病源，而猫的粪便则是这种恶性传染病传播的主要途径。

◆ 染色体不正常的女性。畸形儿产生还来自于遗传因素，这是由来自于父母亲的遗传物质的异常而造成的。

◆ 近亲结婚的女性。近亲结婚的夫妇，由于他们的基因来自同一祖先，双方携带有相同致病基因的可能性明显大于一般群体，子女中某些遗传性疾病的发病率就远远高于非近亲结婚者所生的孩子，因此近亲之间禁止通婚。

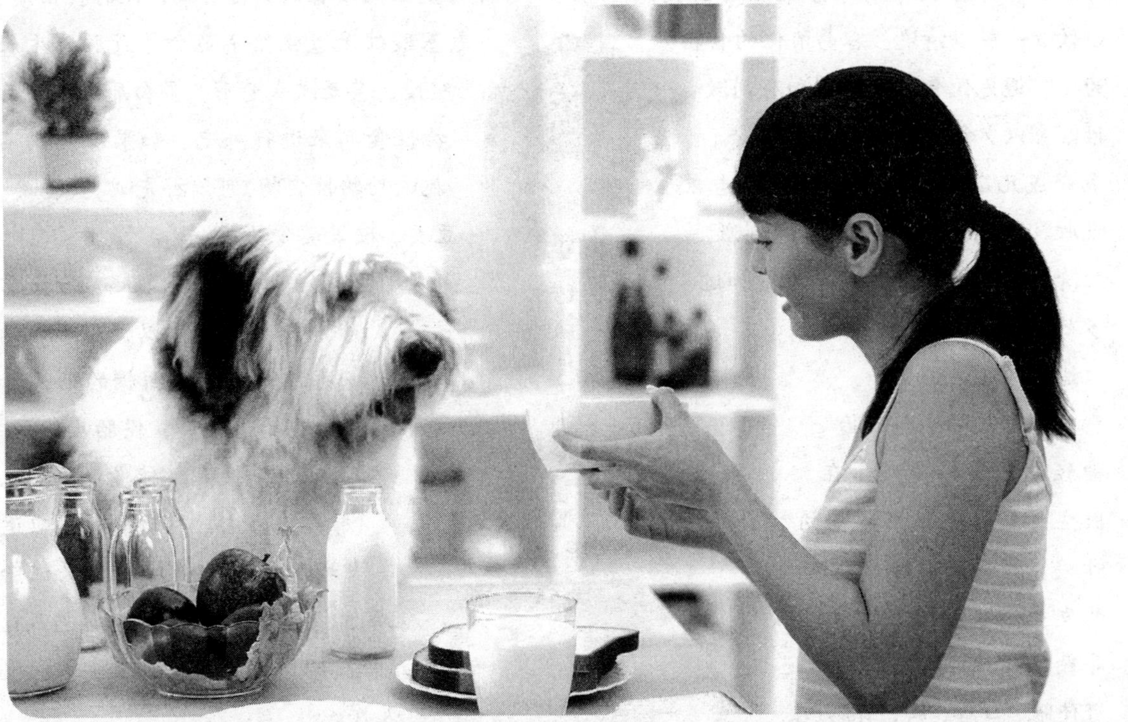

童言无忌

◎ 爸爸："爸爸爱倩倩！"倩倩："倩倩爱爸爸！"爸爸："爸爸最疼倩倩！"倩倩："倩倩也最疼爸爸！"爸爸："倩倩是爸爸的！"倩倩："爸爸是倩倩的！"爸爸："倩倩是爸爸生的！"倩倩："爸爸是倩倩生的！"倩倩马上意识到自己说错了，赶紧纠正："爸爸是爷爷奶奶生的！"

第二节 孕早期行动安排

01 孕早期营养与饮食

孕早期营养饮食原则

◆ 孕早期要求的营养成分和孕前相比，没有什么明显的增加，所以不用吃得太多。另外，孕早期由于有早孕反应的出现，所以饮食一般以清淡、容易消化的食物为主，避免饮食过分油腻和有刺激性。可以少食多餐,每一顿少吃点，多分成几顿吃，这样做既能促进吸收，又能降低早孕反应的刺激。此阶段并不需要刻意为胎儿增加过多的营养摄取量，一切以适量即可。

◆ 孕早期是胚胎神经管发育的阶段，在医生的指导下服用适量的叶酸，预防胎儿神经管畸形的发生。叶酸缺乏除了可以导致胎儿神经管畸形外，还可使眼、口唇、腭、胃肠道、心血管、肾、骨骼等器官的畸形率增加。

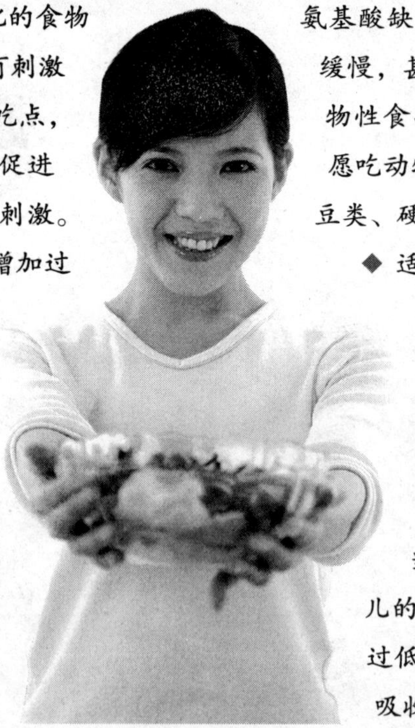

◆ 孕早期的营养与饮食强调营养全面、合理搭配，避免营养不良或过剩，提供给胚胎各器官发育需要的各种营养素，同时还应考虑早孕反应的特点，要适合准妈妈的口味。

◆ 保证优质蛋白质的供应。孕早期胚胎的生长发育及母体组织的增大均需要蛋白质。孕早期是胚胎发育的关键时期，此时蛋白质、氨基酸缺乏或供给不足会导致胎儿生长缓慢，甚至造成畸形。蛋白质主要靠动物性食品来进行补充。如果准妈妈不愿吃动物性食物，可以补充奶类、蛋类、豆类、硬果类食物。

◆ 适当增加热能的摄入。胎盘需要将一部分能量以糖原形式贮存，随后以葡萄糖的形式释放到血液循环，供胎儿使用。胎儿能够利用的能量也主要以葡萄糖为主，因此准妈妈应适当增加糖类的摄入量，保证胎儿的能量需要。脂肪摄入量也不能过低，以防止脂溶性维生素不能被吸收。

童言无忌

◎ 儿子：妈妈，糖没有啦！　　妈妈：是的，没有了。这是最后一个啦！现在爸爸妈妈所有的朋友都已经结婚了，以后没喜糖可吃啦！　　儿子：妈妈，那就叫叔叔再订一次婚吧！

◆ 确保无机盐、维生素的供给。为了补充足够的钙质，应多进食牛奶及奶制品。准妈妈如果不喜欢喝牛奶的话，可以喝酸奶、吃奶酪或喝不含乳糖的奶粉等。呕吐严重者应多食蔬菜、水果等碱性食物，以防止发生酸中毒。

孕早期营养八大保证

◆ 要保证全面合理的营养。孕早期，胚胎各器官的形成发育需要比较全面的营养素，例如蛋白质、维生素、糖类、无机盐和水。

◆ 要保证优质蛋白质的供给。准妈妈在孕早期，一定要保证足够的蛋白质摄入量，至少不应低于孕前的蛋白质摄入量，即每日供给蛋白质70毫克，确保妊娠早期胚胎发育所需的蛋白质。

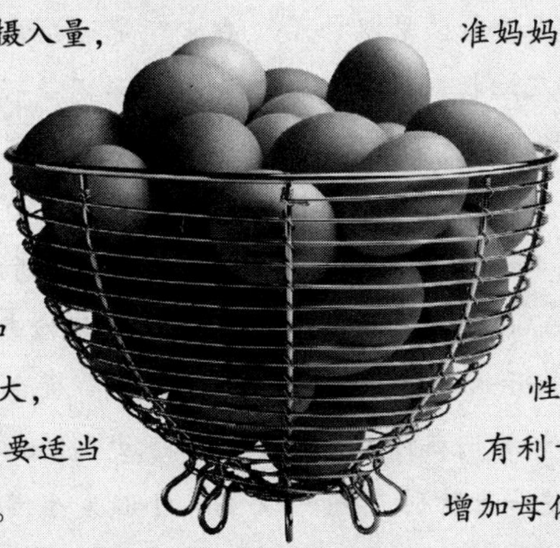

◆ 要保证增加热量的摄入。孕早期基础代谢增加不明显，母体组织变化不大，因此热能需求量不多，但仍要适当增加，保证胎儿所需的能量。

◆ 保证无机盐的供给。无机盐和维生素在胚胎各器官的形成发育中具有重要的意义。孕早期正是细胞分裂阶段，尤其是脑细胞的发育更为重要，此阶段的营养状况直接影响脑细胞数量，缺乏无机盐，后果将难以弥补。

◆ 保证铜、锌元素的补充。准妈妈如果缺铜将会影响胎儿的正常分化和发育，导致其先天性畸形，也会造成准妈妈羊膜变薄而发生胎膜早破、流产、死胎、低体重儿等各种异常症状。准妈妈如果严重缺锌，其出生宝宝发生畸形的概率会大大增加。缺锌还可阻碍核酸及蛋白质的合成，影响胚胎的正常生长发育。

◆ 保证碘元素的补充。怀孕第12～22周，正是胎儿大脑和神经形成的特定时期，若碘元素及甲状腺素缺乏，会造成大脑皮质中主管语言、听觉和智力的部分不能得到完全分化和发育，出生后，表现为不同程度的聋哑、痴呆、身材矮小、痉挛性瘫痪、智力低下及小头、低位耳等畸形。

◆ 保证维生素D的补充。维生素D对准妈妈有着特别重要的意义，如不注意饮食的合理性，很容易出现维生素D缺乏症。

◆ 保证酸性食物的需要。由于酸味能刺激胃液的分泌，提高消化酶的活性，促进胃肠蠕动，增加食欲，有利于食物的消化和吸收，还可增加母体抵抗力。因此，准妈妈喜欢酸味食物是生理和营养的需要。

孕早期饮食注意

孕早期准妈妈在营养饮食上应注意以下几点：

◆ 选择促进食欲的食物。多数早孕女性食欲下降或口味改变，无论是酸、辣、咸、淡，都要迎合准妈妈的喜好，不要忌口太多，目的是让她能获得充足的营养供给。选择容

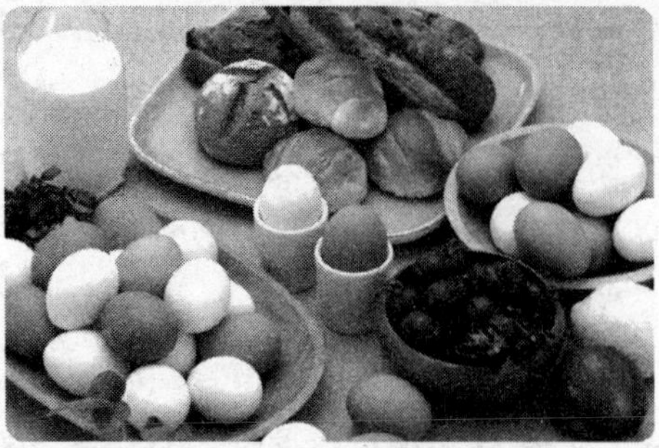

易消化的食物，如粥、面包干、馒头、饼干、甘薯等，可减少呕吐。

◆ 饮食调节上应注意少食多餐的原则，多喝水，多吃蔬菜和水果，吃一些清淡可口、量少质精的食品，想吐就吐，能吃就吃，尽量保障每日热量的基本供应。多补充维生素，也可以吃一些花生、核桃、瓜子等坚果以补充微量元素，肉类选择瘦肉及动物内脏。妊娠反应较重的准妈妈，不要拘泥于进食时间。比如睡前和早起时，坐在床上吃几块饼干、面包等点心，可以减轻呕吐，增加进食量。

◆ 每天补充叶酸400～600微克。胎儿在妈妈子宫内着床，神经管就开始分化发育，为避免胎儿神经管畸形，准妈妈们在计划怀孕时，就要开始补充叶酸，这一点特别重要。叶酸摄入不足对妊娠有多种负面影响，包括出生低体重儿、胎盘早剥和神经管畸形。

◆ 孕早期切忌随意服用减轻反应的药物。由于孕早期是胚胎形成的时期，营养素不需要增加很多，一般情况下不会影响胎儿的发育。早孕反应到4个月左右会逐渐消失，故无须服药。如果出现严重反应，恶心、呕吐频繁，不能进食时，应及时去医院。由于早孕反应与心理因素有很大的关系，所以准妈妈要学会自我调节，认识到怀孕是自然的生理过程，不要有过多的心理负担，要保持心情舒畅，保证充足睡眠。

◆ 妊娠剧吐严重，甚至完全不能进食时，需要静脉补充营养。

02 孕早期检查项目表

孕早期需要作哪些检查

◆ 妇科检查。孕早期准妈妈应该作一下妇科检查。妇科检查的目的有三：①检查白带是否正常，从而了解是否患有炎症。②检查宫颈是否异常，有没有息肉。③检查子宫大小与孕周是否相符，以及子宫是否正常。子宫的纵隔只有在孕早期的时候能从B超下看到，孕晚期由于胎儿增大，使得有时候无法检测出来。所以早孕检查是一定要作的。

◆ 常规检查。进行常规检查可以了解准妈妈的血红蛋白和血型。同时，一般也会了解一下丈夫的血型，确定一下孕期和分娩以后，小孩发生因为血型不合引起溶血的可能性，需不需要作这方面的检查。通过尿检可以判断准妈妈的肾功能是否正常，有没有相应的因为高血压或者肾脏病引起的尿的异常。然后就是肝功能、肾功能、乙肝的病毒学检查、丙肝的病毒学检查，以及梅毒、艾滋病的检查。有必要的话还要了解一下电解质的情况。

◆ 血糖检查。血糖检查，是为了检查准妈妈是否患有糖尿病。因为现在有很多糖尿病病人在孕前没有被发现，只有在孕期检查

童言无忌

◎ 晚上和2岁的女儿躺在床上睡觉，她总是不入睡，于是我就把所有的灯关了。这时就听到女儿说：“妈妈，我没有眼睛了。”

的时候才发现并确诊为糖尿病。

◆ 如果产妇以前出现过不良的孕产史，或者是以前有相应的内科合并症，则还要作一些进一步的深入检查。

甲状腺激素不足该怎么办

甲状腺激素对孩子智力发育非常重要，如果甲状腺激素不足（甲减），就会使胎儿脑发育不良，导致神经系统发育障碍，严重者可发生克汀病（呆小症）。引起甲减的原因主要有两个：①准妈妈的原因。母体甲状腺功能不全多是由碘缺乏引起，甲状腺炎会使甲状腺激素供给不足。②胎儿自身的原因，即先天性甲状腺功能减退。甲亢则与遗传、食物中碘的含量少、工作劳累、情绪压抑和压力过大等有关。

胎儿自身甲状腺在妊娠20周以前尚未形成，其生长发育需要的甲状腺激素主要依赖母体。这个阶段是胎儿脑发育的重要时期，而此阶段母体甲状腺激素缺乏引起的胎儿神经发育损伤又往往无法补救，因此，准妈妈在孕早期最好能进行必要的甲状腺功能检查。

对于已知有甲减的女性，一定要在甲状腺功能正常或在足够甲状腺激素替代的情况下才能怀孕。目前进行替代性治疗的药物主要是左甲状腺素钠片。

对于有甲状腺疾病（非甲减患者）或有家族史，或生活在碘缺乏地区的女性，在怀孕8周内应筛查血清促甲状腺激素（TSH）和甲状腺激素水平，一旦不足，应尽快补充甲状腺激素。

所有的女性在怀孕后最好都筛查血清促甲状腺激素（TSH）和甲状腺激素，因为隐性自身免疫甲状腺炎的发病率很高。

高龄产妇还要增加哪些检查

一般高龄产妇在早孕时作的检查基本上都是这样的。特殊的地方就是，对于唐氏筛查，一般在12～19周会给孕妇作一个唐氏筛查。所谓的唐氏筛查就是抽血，用血里面的几个值的水平看看甲胎蛋白和其他指标的水平，结合B超以及预产期、体重、年龄和采血时的孕周进行校正，计数出“唐氏儿”的危险系数。这个筛查的目的是及早发现一些胎儿的染色体异常，预测胎儿有没有神经管的畸形。但唐氏筛查是一个筛查，并不是确诊。

产前检查是为了让准妈妈了解自己的健康状况和胎儿的生长发育状况。女性怀孕后，都应该进行全面而系统的产前检查，可以以此为依据来纠正自身身体的某些缺陷，保障准妈妈和胎儿的健康和安全。

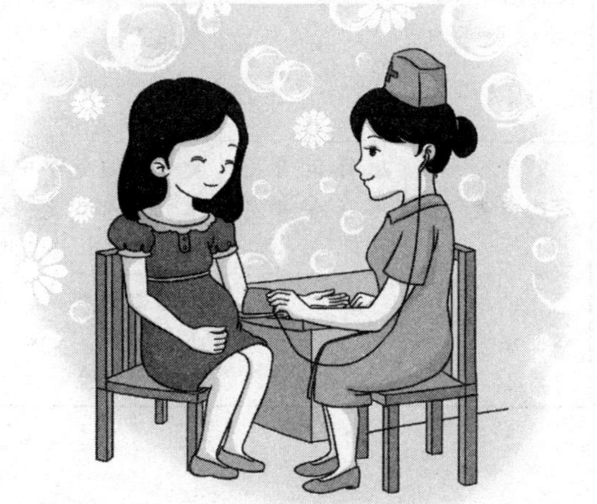

◎ 因为宝宝肠胃不太好经常肚子疼，有一次她对我说：“妈妈，我这个破肚肚经常疼，扔掉不要算了，不如给我重新买一个吧，就买一个像外公那样的，又大又圆，多好啊！”

童言无忌

孕早期检查项目表

产检项目	检查时间	检查内容	标准值
测体重	每次孕检必测项目	通过体重可以间接检测胎儿的成长。若体重增加过少，胎儿可能发育迟缓；若体重增加过多，易产生巨大儿	一般情况下，整个孕期体重增加约为 12.5 千克，在孕晚期平均每周增加 0.5 千克
量血压	每次孕检必测项目	血压高是子痫前期症状之一，将影响胎儿发育成长	不应超过 130/190mmHg，或与基础血压（怀孕前的血压）相比增加不超过 30/15mmHg
血常规检查	孕三月	检查血红蛋白，判断准妈妈是否贫血，发现贫血应及时治疗；检查血型，以备生产时输血	血红蛋白正常值：110～150g/L
尿常规检查	孕三月	检查尿液中是否有蛋白、糖及酮体，镜检红细胞和白细胞，尤其是蛋白的检测，可提示有无妊娠高血压等疾病的出现	无疾病现象出现
肝功能、肾功能检查	孕三月	检查准妈妈有无肝炎、肾炎等疾病，怀孕时肝脏、肾脏的负担加重，如肝、肾功能不正常，怀孕会使原来的疾病雪上加霜	肝功能正常值：丙氨酸氨基转移酶 0～421U/L，总胆红素 1.7～17.1 微摩尔／升；肾功能正常值：尿素氮 2.9～7.5 毫摩尔／升，肌酐 44～97 微摩尔／升
检查乙肝 6 项	孕三月	检查孕妇是否感染乙肝病毒。如果已经感染就要转到传染病专科医院去生产	乙肝表面抗原（HBsAg），阴性；乙肝表面抗体（抗-HBs），阴性；乙肝 e 抗原（HBeAg），阴性；乙型 e 抗体（抗-HBe），阴性；乙肝核心抗体 lgG（抗-HBc lgG），阴性；乙肝核心抗体 lgM（抗-HBc lgM），阴性
唐氏筛查	唐筛近年已可在孕早期进行	更好地避免孕中期出现问题时导致准妈妈身心受到损伤。高龄准妈妈（35 岁以上）作此项检查更有必要	染色体正常
心电图	孕三月	排除心脏疾病，确认准妈妈是否能承受分娩。如心电图异常，要去看心内科医生	无心脏疾病

童言无忌

◎ 一天，宝宝放了个屁，然后摸着屁股说：“妈妈，我的屁屁又哼哼呢！”

03 孕早期洗澡注意事项

孕早期洗澡别超过 30 分钟

随着气温的降低，人在洗澡时都会不自觉地将水温调高一点，好让身体暖和些，而且一冲起来就不想停。但由于准妈妈本身血容量增加，如果洗澡时间过长，温度过高，浴室里的空气流通减少，容易造成缺氧而发生晕厥。长时间洗热水澡对胎儿的影响很大。实践证明，孕早期准妈妈洗热水澡一定不要超过 30 分钟，像蒸桑拿这样的时尚活动，就更不能享受了。

孕早期洗澡水不宜太热

水温的高低，对一般女性来讲无碍大局，可是对怀孕 3 个月内的准妈妈来讲就不一样了。据测定，准妈妈体温比正常人高 1.5℃，胎儿脑细胞发育可能停滞；如果升高 3℃，可能杀死胎儿脑细胞造成永久性损害。孕早期是胎儿中枢神经发育的黄金时期，最易受高温影响，这样的胎儿出生后可能会出现智能缺陷和各种器官畸形。水温越高，停留时间越长，对胎儿损害越重。母体温度过高会直接影响胎儿的生长发育，特别是胎儿的中枢神经系统最易受损伤，造成畸胎，严重者可致胚胎夭亡。

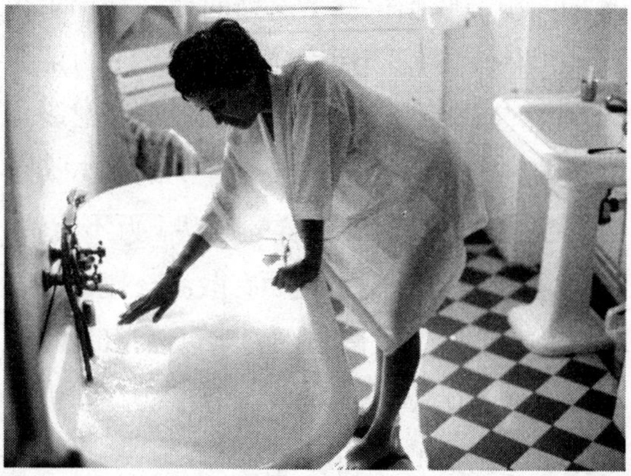

专家建议，孕早期洗澡不要用太热的水，40℃以下最合适，时间也不宜过长，最好别超过 30 分钟；不要洗盆浴，避免在浴缸里长时间浸泡腹部。因此，当你在放满热水的浴缸里，悠闲地泡着舒服解乏的热水澡的时候，请多想想这样给自己和胎儿会带来什么后果吧。

04 健康生活和运动

健康生活方式很重要

怀孕早期，健康的生活方式是首先要注意的，远离烟酒，不在有辐射或对人体有害的环境中待得过久。保持健康的心态也很重要，要经常和爱人聊些轻松愉快的话题，如计划有了小宝贝以后的生活，找到两人都能接受的教育孩子的方式方法。多留心周围新生了小宝宝的爸爸妈妈，从他们身上总结出以后你们可以用到的方法和经验。最后需提醒你的是，应根据自己的需要、经济条件、居住地点及医院所提供的医疗服务水平，为自己选定一家孕期保健和分娩医院，别忘了考虑到这家医院是否提供人性化的孕期和围生期医疗保健服务。

童言无忌

◎ 妈妈：你亲爸爸还是妈妈？　宝宝：亲妈妈。
爸爸：你亲妈妈还是爸爸？　宝宝：亲爸爸。
妈妈：你到底亲谁？　宝宝：亲两个人。

孕期运动有好处

事实证明，怀孕以后做一些家务及适当的体育锻炼，对孕妇的心理和生理上都有较大的好处。对准妈妈的好处：远离妊娠高血压；释放心理压力，缓解疲倦；身材不走形；孕程更轻松；缩短产程。对胎儿的好处：给胎儿更多的营养；刺激让胎儿发育；母子免疫力双提升；胎儿可以在稳定环境中健康成长；给胎儿舒适的安抚。

◆ 家务劳动。准妈妈可以掌握一定的尺度，在不疲劳的前提下做一些家务，如做饭、收拾屋子、扫地等。适当的体力劳动要掌握在不累、不搬动重东西、震动较小、不压迫腹部的范围里。这样不仅能得到适当的锻炼，而且可以调剂生活。

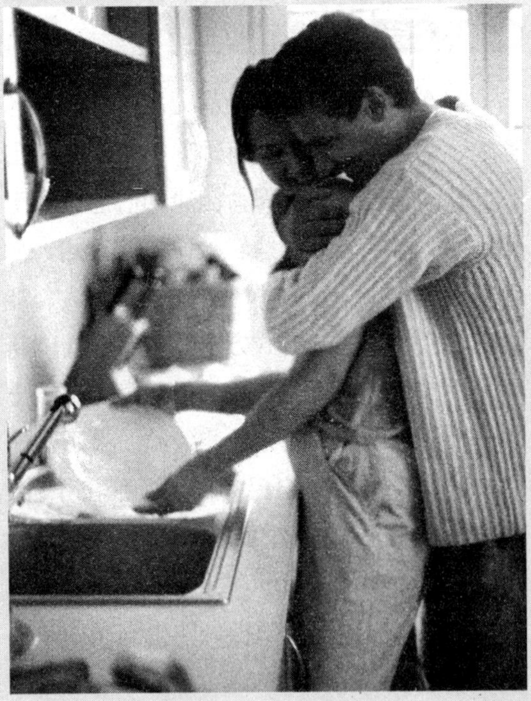

◆ 运动。体育运动能改善人们的心肺功能以及肌肉和骨骼的功能，并能使人心情愉快。孕早期进行体育锻炼，还能缓解怀孕以后出现的呼吸困难、下肢水肿、腰腿疼痛和便秘等症状，有利于胎儿的生长。但是，与家务劳动一样，准妈妈的体育锻炼应该以轻松、缓慢的方式进行。尤其对于有流产危险的孕早期女性来说，更应该掌握合适的运动量。准妈妈适宜的运动包括散步、骑自行车、孕妇体操等；而不适宜的如跑步、跳跃、球类运动等过于激烈或震动性较大的。从事运动时，如感觉累便休息一下，千万不能逞能或与别人攀比。对于有流产史的准妈妈，更不要从事剧烈的运动。

孕期运动的方式

孕早期适宜慢运动。在妊娠初期，相对于呕吐表现，更多见的是精神不济，总想睡觉。这种情况不必太担心，嗜睡是怀孕初期正常的生理现象。因为这个时候基础新陈代谢增加，身体内分泌系统产生了变化，所以热量消耗快，血糖不足，可能导致嗜睡。在这个时期，由于胚胎正处于发育阶段，特别是胎盘和母体子宫壁的连接还不紧密，很可能由于动作的不当使子宫受到震动，使胎盘脱落而造成流产。尽量选择慢一些的运动，像跳跃、扭曲或快速旋转这样的运动千万不能做。适合孕早期准妈妈的运动有散步、慢跑、打沙弧球、台球等。散步和慢跑可以帮助消化、促进血液循环、增加心肺功能；而打沙弧球和台球是调节心情的运动方式。

童言无忌

◎ 妈妈：“小猪小猪 pig。”　女儿：“小猪小猪屁股（pig）。”

妈妈：“香蕉香蕉 banana。”　女儿：“香蕉香蕉剥烂了（banana）。”

05 孕早期两性生活

8种情况避免孕期性生活

只要是身体健康的准爸爸妈妈，怀孕期间仍然可以进行正常的性生活。但一般会有两大顾虑：一是，高潮时的子宫收缩可能造成流产或早产。二是，由于阴茎插入而造成细菌感染。若出现以下可能危及准妈妈及胎儿的健康与安全的情况时，就必须暂时停止性生活：

◆ 过去曾有流产的经历。如果准妈妈过去曾经流产过，那么医师会建议在怀孕前几个月最好禁止性生活，直到流产的危险期过去为止。

◆ 已有流产的威胁存在时。如果准妈妈在性交当时或之后有阴道流血的情形，或有下腹疼痛的现象，应找医师检查一下，若有流产的迹象，应暂时停止性生活。

◆ 准爸爸患有性病。性病的病菌会在性交时传染给准妈妈及胎儿，因此在彻底治愈之前，应禁止性生活。

◆ 准妈妈阴道发炎。在性交时会将病菌传染给胎儿，因此在彻底治愈之前，应禁止性生活。

◆ 胎盘有问题时。如果准妈妈有前置胎盘，或胎盘与子宫连接不紧密时，性交可能会导致流产，应暂时停止性生活，等情况稳定后才可恢复性生活。

◆ 子宫收缩太频繁。如果准妈妈发现自

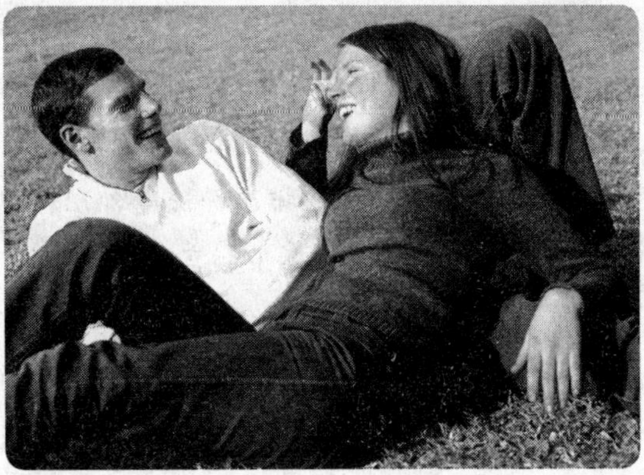

己子宫收缩太频繁，为了避免发生早产，还是要避免性生活，并找医师检查一下。

◆ 子宫闭锁不全。随时都有流产的危险，应避免性生活。

◆ 早期破水。若未到预产期，此时准妈妈须安胎，但因保护胎儿的羊膜已破裂，病菌可能会进入子宫而感染胎儿，所以此时应避免性生活。

当有以上情形出现而必须禁止性生活时，准妈妈可以用手的爱抚来满足老公的欲望。

温馨小贴士

如果医生要求准妈妈禁止性行为是因为子宫收缩的关系，那么此时任何能引起准妈妈性兴奋的行为都必须禁止，包括触摸乳房及外阴部等，因为这些刺激也会引起子宫收缩，危及胎儿安全。

怎样过性生活才安全

◆ 无性交禁忌的准妈妈及其丈夫在性交前要排尽尿液、清洁外阴和男性外生殖器，

◎ 有一次，我带宝宝到广场玩，看到大家都在跳舞。于是我就对宝宝说："宝宝，我们也跳舞吧！"说着，我就抓住他的小手开始跳，结果小家伙扭扭捏捏的不愿意，还面带羞涩地对我说："我不好意思！"

童言无忌

选择不压迫孕妇腹部的性交姿势。一般主张动作轻柔不粗暴，插入不宜过深，频率不宜太快，每次性交时间以不超过10分钟为度。准妈妈在性交后应立即排尿并洗净外阴，以防引起上行性泌尿系统感染和宫腔内感染。

◆ 孕期过性生活最好使用避孕套或做体外排精，总之，以精液不入阴道为好。这是因为，男性精液中的前列腺素被阴道黏膜吸引后，可促使怀孕后的子宫发生强烈的收缩，不仅会引起准妈妈腹痛，还易导致流产、早产。

孕早期性生活注意事项

◆ 这个时期胎盘还没有完全形成，处于不稳定状态，具有把胎儿维护在子宫里功能的孕激素的分泌还不充分，因此是最容易发生流产的时期。所以性交的次数应比平时减少，也要减少刺激。

◆ 性交的体位，如果还是采用正常位，要让在上面的老公伸开胳膊，不要压迫准妈妈的身体，特别是腹部。最好不要采用准妈妈两腿伸直的伸张位，否则会让老公的生殖器插入很深。

◆ 性交高潮时，要慢慢地抽动，进行中不要频繁变换体位。

◆ 有习惯性流产的准妈妈，或曾经流产身体已恢复了的准妈妈，也不是绝对禁止性交，但要遵从医生的指导。

06 孕早期胎教功课

许多人以为胎教就是教育胎儿，或者说让胎儿接受教育，其实这是一种误解。胎儿是没有思维能力的，因此胎儿是什么也学不会的。那么胎教还有什么意义呢？所谓胎教就是给胎儿创造一种更加良好的发育环境，使胎儿的神经系统发育得更加完善。

胎教，可以让胎儿还在妈妈肚子里的时候，就学到很多的东西。那么胎教该在孕期的哪个阶段开始呢？在孕早期可以吗？当然，孕早期是胎儿大脑发育的关键时期，胎教功课是非常必要并重要的。

早孕反应是正常的生理现象，怀孕3个月后会逐渐消失。而在怀孕的前3个月，准妈妈的生理反应，如恶心、呕吐、乏力、食欲缺乏等，往往影响自己的心情、情感与心理平衡，表现出烦躁、易怒或易激动、抱怨等情绪。而恰恰此阶段是胎教的刚刚开始阶段，又是胚胎各器官分化的关键时期（胚胎于此阶段形成）。准妈妈的情绪可以通过内分泌的改变影响胎儿的发育，准妈妈在怀孕早期的不愉快心情，往往可以通过母子沟通的方式而影响胚胎。因此，保持健康而愉快的心情是这一时期胎教的关键。

除了准妈妈的个人情绪调整对胎儿进行感官刺激外，

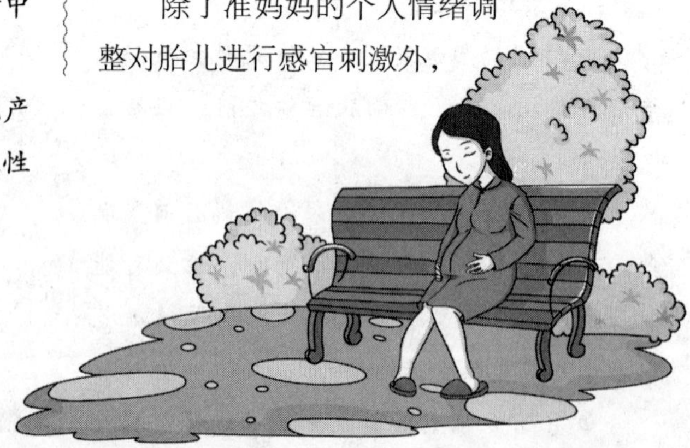

童言无忌

◎ 妈妈：宝贝，你看，这河水多脏啊！
儿子：妈妈，我们拿肥皂给它洗洗。

还可以按照胎儿感觉功能发育的顺序，给予胎儿适当超前的良性感官刺激，是这一时期胎教的另一个内容。怀孕3个月时，胎儿已具人形，对外界的压、触动作可以感应。准妈妈可用轻柔的手法按摩下腹部，或在摇椅中轻轻摇动，通过羊水的震荡给予胎儿压、触觉的刺激，会促进胎儿神经系统的发育。

在孕早期，一方面，准妈妈的身体素质和营养状况直接关系到胎儿的体质健康；另一方面，准妈妈的文化修养、精神状态也会直接影响到胎儿。如果在这个时期，准妈妈情绪过度紧张，会使胎儿发生畸形甚至流产，因此，准妈妈保持积极的情绪和良好的心态至关重要。

准妈妈的居室应保持宽敞明亮、整洁舒适、空气清新、冷暖适宜，更重要的是丈夫要帮助妻子创造一个良好的胎教环境，激发妻子的爱子之心。家庭和睦，爱人体贴，父母关怀，邻居和同事关系融洽，工作之余听音乐、看小说、欣赏艺术作品，都可以使准妈妈精神愉快、情绪稳定，腹内胎儿受准妈妈情绪的感染，也会悠闲自得、舒展安静，为其健康地发育成长打下良好的基础。

散步是孕早期最适宜的运动。散步有利于呼吸新鲜空气，可以提高神经系统和心、肺功能，促进全身血液循环，增强新陈代谢，加强肌肉活动，加强肌肉能力，为正常顺利分娩打下良好的基础。所以散步是增强准妈妈和胎儿健康的有效运动方式，准妈妈应坚持每天都要散步。

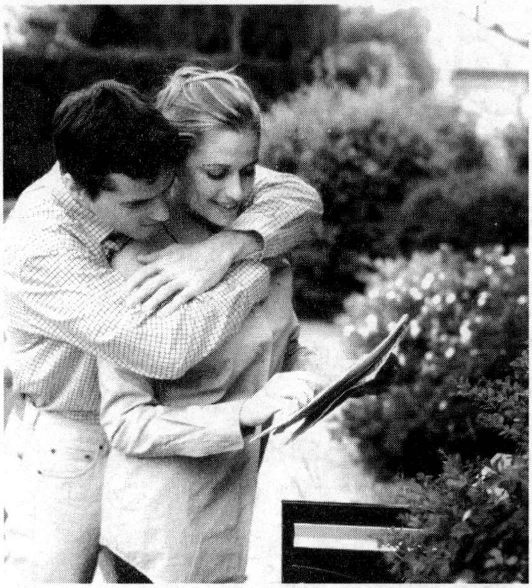

准妈妈做体操运动，除有利于解除疲劳、增强肌力外，也可使胎儿的身心得到良好的发育。体操运动项目是多种多样的，准妈妈可以根据自己的环境条件与身体状况自行选择体操项目进行锻炼。

准妈妈由于生理功能的变化，很容易心情烦躁，不能很好地休息，适当做些简单而有实效的孕妇气功，就可以达到身心放松，静心敛神，改善心境，起到胎教的作用。练孕妇气功必须在正规气功师的指导下进行。

建议你在闲暇时，翻看整本书，听一听光盘，整体感受一下好听的音乐。可以根据每月的建议音乐谱进行，当然也可以自己作些调整，选取那些你真正喜欢的音乐，反复欣赏，然后根据自己的时间安排，制订一个孕期的音乐计划。在早起时，播放一首活泼的音乐，带给你一天的好心情。

童言无忌

◎ 宝贝很调皮，很爱搞新鲜事物，经常把家里弄得天翻地覆，让我来收拾残局。一天，他又把满屋子弄得乱七八糟，我皱起眉，瞪起眼说："宝贝，又是你的杰作？"宝贝扬起头，一脸无辜地答道："妈妈不是说劳动最光荣吗？我在劳动，也在帮妈妈制造劳动的机会啊！"

07 孕早期注意事项

怀孕早期，由于体内荷尔蒙的变化，准妈妈的身体会出现一些不适症状，即早孕反应。同时，孕早期又是胎儿的各个细胞迅速分裂成长的时期，胎儿的各个重要器官都是在这个时期形成的。所以，无论对于准妈妈还是胎儿来说，这个时期都非常重要。为了保证刚刚落户子宫的胎儿安全，准妈妈一定要调整自己的生活、饮食、运动等爱好和习惯，和胎儿一起平安地度过这一特殊时期。孕早期最应该注意的事情主要有：

◆ 慎用非处方药。妊娠中如果需要服用药物，一定要遵从医生的指示，哪怕是小感冒，也不能随意地服用药物。但生病了一味地硬挺着，也是不对的，只要是医生所开处方的药物都是可以服用的，因为医生开处方是考虑到用药的必要性和安全性。

◆ 注意慎用护肤品。当了准妈妈，大部分护肤品还是可以用的，但有一些禁忌，如凡含有精油、高纯度植物提取物或雌性激素的产品要停止使用。怀孕早期的准妈妈决不适合使用SPA香薰护理，护理的体系以清洁和滋润为主；电流的美容仪之类不能用（例如离子导入之类的）；维A酸产品也应禁止；彩妆类产品中，除了口红、唇彩禁止使用，其他彩妆都可以用；针对妊娠纹的霜或按摩油产品，请在怀孕3个月后再开始使用。

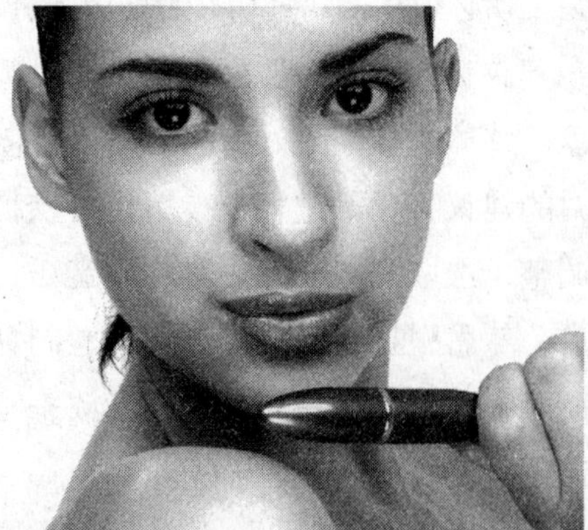

◆ 注意腹痛。如果在孕早期出现腹痛要注意是否有流产的征兆。孕早期只要感觉到腹痛，首先要躺下来休息；如果休息之后疼痛还在持续并且有增强的倾向，同时伴随有出血时，要立即到医院就诊。

◆ 不宜注射流感疫苗。对准妈妈来说，预防感冒的最好方法是保证充足的营养，靠自身免疫抵抗疾病的侵袭。同时，建议家里其他人都接种流感疫苗，以防家人患上流感，把病毒传染给孕妇。不过，如果是准备怀孕的女性，最好在计划怀孕前3个月，预先接种流感疫苗。因为流感疫苗可以提供长达1年的抗体保护，可有效防止流感病毒的感染。我们不主张准妈妈打流感疫苗，特别是怀孕3个月以内的准妈妈更应禁止接种疫苗。

◆ 不宜做B超。研究结果表明，超声波检查并非如人们认为的那样安全无害，而是对胎儿特别是早孕期间的胚胎有着一定的危害性。因此，早孕女性不宜做B超，如果有明显适应证而需要应用超声诊断时，也应当坚持少剂量的原则，即尽可能采用最小的辐射强度和最短的辐射时间，一般以不超过60秒为宜，以保护胚胎的正常发育。

◆ 小心辐射。辐射会对人体造成伤害，

童言无忌

◎ 我们带着4岁的儿子散步，儿子捡了几根小棒棒，说：“爸爸，以后我不听话，你就用这个打我的屁屁吧！”

建议准妈妈穿防辐衣，看电视时离电视远些，微波炉使用时要走开，不要将手机挂在胸前，最好少用手机、电脑。

◆ 注意不要让腹部着凉。妊娠中由于体内激素的变化，准妈妈的体温一直较高，很容易感觉到热，因此很多准妈妈都喜欢穿比较薄的衣物。不过，妊娠中要避免让自己处于低温的状态，尤其是腹部。可以及早穿上内衣，无论在室内还是室外都注意随手带一件外衣。

◆ 避免使用含氯的洗涤剂。化学稀释剂、洗涤剂大都含有氯化物，氯化物过量会损害女性生殖系统。准妈妈注意自我保护，平时应尽量减少接触化学品的机会。使用清洁用品时，应采取相应的保护措施，如用洗衣粉洗衣物戴上橡胶手套；身体接触了化学品，要多用清水冲洗干净；居室多开窗通风等。若在使用清洁用品时出现头晕、过敏等不良反应，应及时就医。

◆ 远离二手烟。准妈妈都知道吸烟不好，但对二手烟的重视不够。有研究表明，在较小的房间里，吸入一支量的二手烟，相当于直接吸入了15支的香烟，香烟中的尼古丁和PCDD（二噁英的一种）会进入体内。有吸烟习惯或处于二手烟环境的准妈妈有极高的流产及胎儿畸形的危险性，这在医学上已经得到了证明。

◆ 尽量节制性生活。孕早期是胎儿特别不安定的时期，应该避免对腹部造成压力。而且怀孕中，准妈妈的抵抗力变弱，十分容易感染细菌。夫妻进行房事时，细菌进入子宫会对胎儿造成感染或使得子宫变得易收缩，

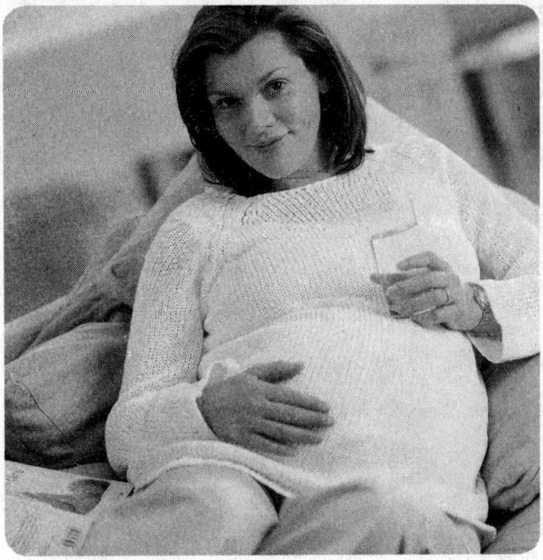

还有引起子宫出血的可能性，因此为了确保胎儿的安全，在孕十二周以前应控制房事。

◆ 洗澡不宜时间过久、温度过高。准妈妈洗澡需要格外小心，尤其是怀孕12周以内的孕早期妇女。由于胚胎刚刚着床并开始慢慢发育，很娇嫩，对各种刺激都非常敏感，稍有不慎，就容易造成意外。孕早期绝对不建议洗太热的水，40℃以下最合适，时间也不宜过长，不要超过30分钟。

◆ 避免酒精类饮料或可乐。有研究表明，准妈妈饮酒可造成胎儿畸形和智力发育迟钝，因为任何微量酒精都可以毫无阻挡地通过胎盘而进入胎儿体内，使得胎儿体内的酒精浓度和母体内的酒精浓度一样。所以，不管是酒还是酒精类的饮料，准妈妈还是止步吧。

◆ 避免长途旅行。孕早期特别需要静养，这一时期很容易疲劳，而且大多数准妈妈有孕吐反应，长途旅行不论是坐飞机还是乘火车都会十分不舒服，并且对于异地的情况又

◎ 儿子：毛毛雨是什么呀？　　妈妈：就是细细的雨啊。

儿子：那今天的毛毛雨好大呀！（今天确实下了场大雨。）

童言无忌

不是十分熟悉，所以建议准妈妈尽量避免孕早期长途出行，可将旅行计划推迟到孕中期。

◆ 不宜做剧烈的活动。准妈妈加强运动可以增强体质，待胎儿出生时促进分娩。但在怀孕早期胎盘还没有完全形成，这时最容易发生流产。因此，一定要选择适宜的运动，如散步、柔软体操等。运动时要格外小心，以免过于激烈引起流产。

◆ 少去公共场所。商场换季打折的时候很多，准妈妈心里都痒痒的，想趁着自己肚子还不大时给老公和宝宝买些衣物。建议准妈妈不要去，一般有这样的活动时人都很多，被推挤跌倒就不安全了。节假日也应避免去很多人聚集的场所，坐地铁或公交时可戴口罩，防止被他人传染到感冒。

◆ 最好不要自驾车。妊娠后，注意力和神经反射的功能会降低，开车就比平常更容易发生交通事故。因此，在道路交通状况不好、雨雪天气及夜间，准妈妈还是避免自驾车为好。道路状况及天气好时开车要加倍小心。此外，开车还不利于胎儿发育。

◆ 注意不要感冒。如果感冒症状较轻，一般多喝水，注意休息，口服维生素和感冒冲剂就可以了。如果感冒症状重伴有高热，必须马上去看医生。因为感冒造成高热及代谢紊乱所产生的毒素和流感病毒可造成胎儿流产、早产、先天性心脏病和其他畸形。

◆ 让自己休息好。在怀孕初期，准妈妈容易感到疲累，因此需要适当休息。况且，过度劳累容易造成流产，尤其是那些高龄产妇，有过流产史、患有某些慢性疾病的准妈妈，需格外注意休息，别熬得太晚才去睡觉。在孕早期，准妈妈要避免过于劳累，避免剧烈运动，避免情绪激动，让自己尽量保持良好的精神状态。

◆ 避免情绪极度不安。如果在怀孕7～10周经常处于极度不安的情绪中，容易引起兔唇、腭裂、心脏有缺陷等发育畸形，因为此时正是胚胎腭部和脏器发育关键时期。胎儿在出生后，也容易成为性格异常的儿童，如挑食、好发脾气、十分好动，甚至患多动症。

◆ 孕吐剧烈要及早就医。少数准妈妈在怀孕早期反应特别强烈，恶心、呕吐以至完全不能进食。这时，应该及早去医院就医，通常需要住院治疗。否则，不仅使自己的健康受到很大影响，还会由于身体缺乏营养、脱水而给胎儿的发育带来严重后果。

◆ 最好别戴隐形眼镜。怀孕早期由于内分泌发生改变，准妈妈的角膜组织轻度水肿，戴隐形眼镜容易加重眼角膜缺氧。加之孕期本身泪液分泌量减少，黏液成分增加，容易引发眼睛出现异物感、发磨等不适，还会因眼膜小动脉挛缩而引发结膜炎。因此，戴隐形眼镜不适感会比孕前增大，最好戴框架眼镜。

◆ 不单独一人出去旅行。怀孕早期是发生自然流产的高发时期，尽量避免单独一个人出门旅行。不得已出门在外，身边一定还要有其他人陪伴，能够对准妈妈加以照料。

◆ 换掉高跟鞋或不合脚的鞋。怀孕早期胚胎组织很脆弱，容易受到一些外来刺激的影响。如果还在穿高跟鞋或穿的鞋子不合脚，一旦身体摔倒容易引发流产。

童言无忌

◎ 宝宝：我是大老虎！　　阿姨：我是大灰狼！

宝宝（有点犹豫）：我是小沈阳！

专家问诊室

孕早期常见问题答疑

01 怀孕以后应该如何选择食物

孕期选择食物要掌握良好的营养原则，确保热能的供应和营养素的均衡摄入，在具体食物的选择上应注意以下几点：

◆ 主食方面应注意粗细粮的搭配，多吃些糙米、杂粮、粗面、燕麦片等。

◆ 肉类方面最好以鲜肉为好，少食咸肉、香肠、火腿等，吃这些不但B族维生素损失较多，而且食入过多还有可能引起中毒。

◆ 奶、蛋、豆类食物最好选择含优质蛋白质多、钙质来源较好的食物，豆腐和豆浆都是不错的选择。

◆ 蔬菜、水果方面最好保证新鲜健康，及时食用，以免维生素C的损失过多。远离腐烂变质的食物。

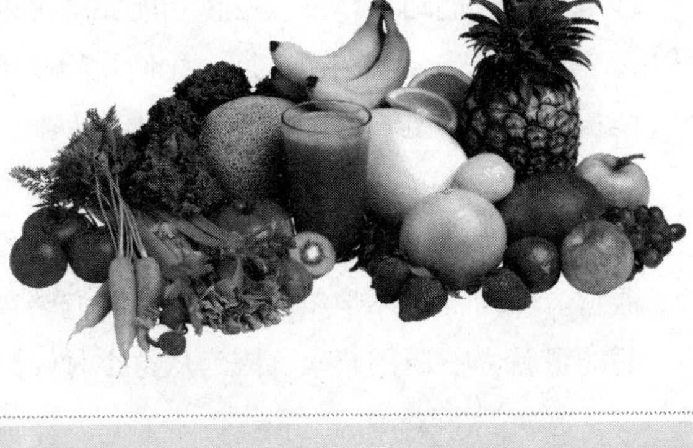

02 叶酸究竟增补多少才算合适

虽然叶酸在人体内的总量仅为5~6毫克，但几乎参与所有的生化代谢过程，以及体内许多重要物质如蛋白质、DNA、血红蛋白等的合成，从而对细胞分裂和生长有重要作用。人体缺乏叶酸，会使细胞分裂和增殖受到影响，在孕早期则会影响胎儿大脑和神经系统的正常发育，严重者将造成无脑儿和脊柱裂等先天畸形，甚至引发流产和早产。

人体在不同年龄、不同生理状态下对叶酸的需求也是不同的，而怀孕会使准妈妈对叶酸的需求量大大增加。一般认为，准妈妈补充叶酸应从孕前3个月开始，至孕早期完结束。不过，虽然叶酸对准妈妈是必不可少的，但也并非多多益善，而应该按人体的需要和一定的比例来摄取。摄入过少，不能满足身体的需要，会有损于健康；摄入过多，同样也会对身体造成不良影响。研究表明，准妈妈每日增补0.4毫克叶酸可以满足身体需要，可以适量增加，但不要超过1毫克。

◎ 一天，我给宝宝洗完手后，宝宝看着湿漉漉的手说："我的手像洗了澡一样！"

童言无忌

03 怀孕后才开始补充叶酸来得及吗

服用叶酸主要作用于怀孕初期胚胎发育的第3周和第4周，此时叶酸缺乏可引起神经管畸形。进入孕中期以后，相关的发育已经完成，所以不需要再特意补充叶酸，只要保证均衡膳食即可。因此，怀孕满3个月就可以停止服用叶酸了。

如果孕前没有补充叶酸也不用过分担忧，从发现怀孕时开始补充叶酸仍然可以降低胎儿发育异常的危险。在妊娠的前3个月，正是胎儿神经管发育的关键时期，准妈妈补充足够的叶酸可以明显降低神经管畸形，使无脑儿与先天性脊柱裂胎儿的发生率大大降低。同时，可以使胎儿发生唇裂或腭裂的危险减少50%，而且还可以降低早产及低体重新生儿的危险性。所以，如果你在孕前没有服用叶酸，怀孕后开始服用还是来得及的，准妈妈也不必过于担忧。

04 准妈妈为什么要多喝牛奶少吃桂圆

整个孕期，母体约需要贮存钙50克，如钙摄入不足，胎儿需要时会从母体的骨骼、牙齿中夺取，以满足生长的需要，这就使母体血钙降低，发生小腿抽筋或手足抽搐。牛奶中含有丰富的钙，故营养专家认为，准妈妈补钙的最好方法是每天喝200~400克牛奶。

准妈妈应少吃桂圆，因为桂圆虽有补心

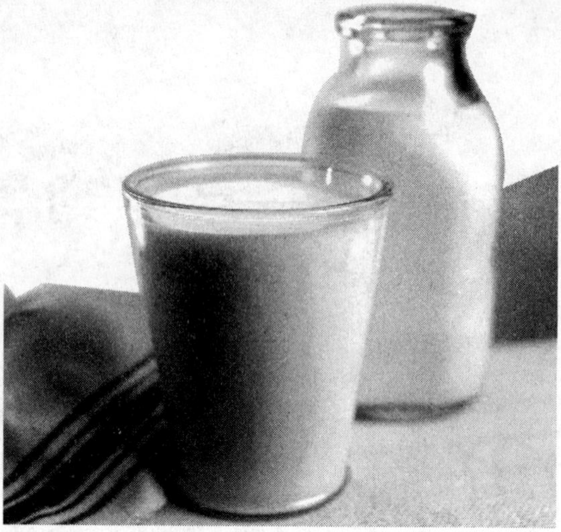

安神、养血益脾之效，但甘温大热，女性怀孕后大多阴血偏虚，阴虚则滋生内热，桂圆食用过多不仅不能保胎，反而极易出现漏红、腹痛等先兆流产症状。

05 怀孕了，要不要吃双倍的东西

如果你膳食均衡，而且量比较合理的话，那你只需要继续保持就可以了，没有必要多吃。为了保证腹中的胎儿更好地发育，我们确实需要比平时摄入更多的热量，但是，并不是说我们改变了饮食习惯就能满足胎儿的需要。事实上，作为女人，我们有很好的生理基础，我们的基因以及身体功能完全可以适应怀孕的需要。在孕前期，我们开始储备能量，积蓄了足够的脂肪和蛋白质（大部分储存在肌肉里）。这段时间，胎儿的体重增长比较缓慢，他的成长发育主要是成形和组成器官。然而，从怀孕第5个月起，我们储存的能量就会被利用起来，因为从这个时候开

童言无忌

◎ 妈妈摸着宝贝的小酒窝说："这酒窝真漂亮，妈妈也有两个，你能帮我找找吗？"没想到宝宝头也不回，手朝后一指，"我不知道，自己到镜子里面找找看！"

始，胎儿的生长需要足够的能量。

06 要不要定期服用补药

贴有“孕妇专用”标签的维生素和微量元素的产品并不是准妈妈必须要服用的，它们只是给膳食非常不均衡的准妈妈设计的。如果你属于这种情况，最好先从纠正自己的饮食习惯开始。此外，这些产品也适用于那些肠胃吸收有问题的准妈妈，尽管有良好的饮食，但是她们不能吸收必要的营养。不过，无论是哪种情况，服用这些产品之前，一定要咨询医生的意见。医生会根据你的情况，给你提出个性化的建议。否则，如果我们盲目地摄入自己本不需要的某种维生素或微量元素，可能会适得其反。

07 怎样做好孕早期保健工作

首先，要注意准妈妈周围的环境，远离有害物质和污染的环境，如汞、苯以及放射线、噪声等，以免这些有害因素影响胚胎发育，造成畸胎。

其次，要心情愉快、思想放松。正确对待并及时应对孕早期出现的不适症状，注意饮食清淡，不吃油腻和辛辣食物，坚持进食。可以吃些带酸味的食品，如杨梅、柑橘、醋等，以增加食欲，帮助消化。也可服用一些复合维生素B和维生素C或钙剂，以补充其营养。

最后，孕早期应注意避免感染，特别是病毒性感染。准妈妈要注意卫生，减少上街次数，远离喧闹的地区，避免接触有病的人群，防止传染各种疾病。一旦有病，应去医师处诊治，说明自己已怀孕，不能自行滥服药物，一定按医嘱治疗。

此外，丈夫要体贴妻子，多替妻子负担一些压力或工作，帮助妻子摆脱妊娠反应的困扰，就可顺利度过孕早期。

08 孕期用错药了是否该立即中止妊娠

现代社会多如牛毛的新药，其名称让人眼花缭乱，更何况其药物成分及药理作用了。即使是一些老药，对胎儿的影响程度迄今也不能完全肯定。一般情况下，处理原则为：

◆ 如果服药时间发生在怀孕3周以内，则为安全期。若无任何流产现象，则多表示药物未对其造成影响，可以继续妊娠。

◆ 怀孕3～8周内称为高敏期，是胚体主要器官分化发育的时期。此时胚胎对于药物的影响最为敏感，若出现阴道出血，则不宜盲目保胎，应考虑终止妊娠。

◆ 怀孕8～20周称为中敏期，此时为胎儿各器官进一步发育成熟时期，对于药物的毒副作用较为敏感，但多数不引起自然流产，致畸程度也难以预测，是否中止妊娠应根据药物的毒副作用大小、有关症状、今后生育情况以及生病儿的社会心理因素及家庭因素等全面考虑，权衡利弊后再行决定。

◆ 20周以后称为低敏期，此时各脏器基

总　论

◎ 胎教并不应该是在怀孕之后才开始的，在制订怀孕计划时就要将胎教纳入其中。

本已经发育，对药物的影响敏感性较低，用药后不常出现明显畸形，但可出现程度不一的发育异常或局限性损害，因此也须引起足够的重视。不过，由于不同个体对药物的敏感性不一，加上胎盘屏障的通透性也不尽相同，因此，上述分期也不是绝对的。为了生下一个健康、聪明的宝宝，准妈妈在孕期还是应尽量避免使用有损胎儿的药物为宜。

09 怀孕以后什么活都不能干了吗

不是的。准妈妈孕期应适当地参加体育锻炼并力所能及地干一些家务活。这样能调解神经系统，增强心肺功能，增进食欲，帮助消化，促进腰部和下肢血液循环，减少腰酸腿疼和下肢水肿。准妈妈一般的锻炼是散步、做动作缓慢的保健操或家务活。但不宜参加竞赛性运动和骑马及长途旅行，以免造成意外事故和下肢水肿。锻炼时，要根据自己平时的身体素质来考虑，一般以心率不超过每分钟120次、胎心率不超过每分钟140次为宜。每天中午最好睡1个小时，上、下午还应增加半小时的休息时间，并抬高下肢，促进血液回流。准妈妈不应值夜班，以免影响睡眠和休息。

10 孕一月，为什么阴道会突然出血

在怀孕期间有将近二成的准妈妈会出现阴道出血。研究表明，怀孕初期出现阴道出血现象大致有以下几种可能：宫颈糜烂、流产先兆、异位妊娠、葡萄胎或宫颈癌等。在怀孕最开始的阶段，由于受精卵植入子宫，可能会出现一两天的轻微出血。随后，胎盘在子宫内壁上着床，也会引起少量出血。对此不必过于担忧，这对胎儿没有任何影响。此外，出血还可能来自于宫颈，如果孕前有宫颈糜烂，孕期随时都可能会有少量的阴道出血，这种情况与胎儿无关，也无须担心。但是，宫颈糜烂和流产先兆引起的阴道出血，其出血量、出血时间以及血液的颜色自己很难鉴别，所以一旦出现不正常的出血，准妈妈千万马虎不得，必须及时到医院进行检查。此外，孕早期不要做太用力的事，出血时最好静养。如果有持续性的出血，同时伴有腹痛，要高度警惕宫外孕的可能性，应该去看医生。

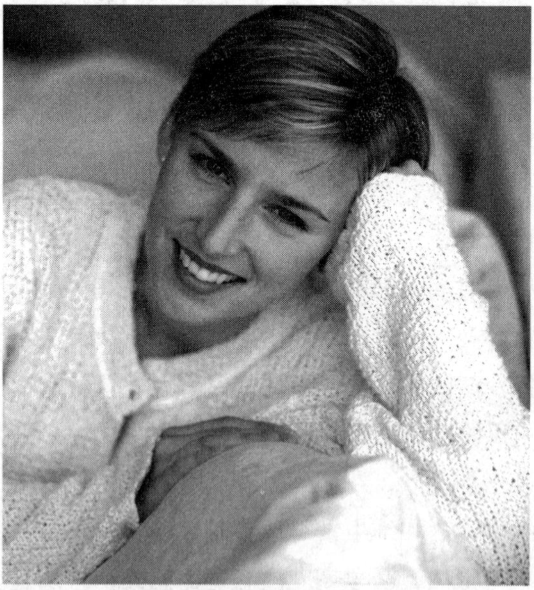

胎教圣经

◎胎教要想做得好，前提是夫妻感情和睦。因此，“爱和忍耐”是成功胎教的必备要诀。因为，只有夫妻间彼此相爱，胎儿才能在爱和安全的环境里健康成长。

11 怀孕期间感冒发烧了吃药会有不良反应吗

当然，任何药物都有一定的不良反应。准妈妈在怀孕期间，抗病能力下降，极易患感冒。而且孕妇的体温比一般人高，因为她新陈代谢速率较快，体温就会略高于平日0.5℃，因此，孕妇的体温上升至37.5℃以上，就必须考虑是否有发烧的可能了；若是体温超过38.5℃时，就必须特别注意，并且小心处理。药物不易解毒和排泄，可有蓄积性中毒。在孕早期胎器官形成时，药物对胎儿有一定的影响，抗感冒药大多是复合制剂，孕期不宜服用。但一些疾病本身对胎儿、准妈妈的影响远远超过药物的影响，这时，就应权衡利弊，在医生指导下，合理用药。

应对感冒发烧，最好的办法是预防。因此，怀孕期间准妈妈应注意休息、加强锻炼、保持强壮的身体，在疾病流行期间，注意个人卫生，不到人口密集的场所，不接触感冒的病人，家中居室通风换气，保持温、湿度适宜，经常用醋熏蒸房间，保持良好的心境，增强对疾病的抵抗能力。一旦患了感冒也不要惊慌失措或乱服药物，更不应对此不加介意，应及时到医院找医生咨询。

12 怀孕了，养了好久的猫咪一定要送走吗

猫身上尤其是它们的粪尿中有弓形虫，当你与它们密切接触或处理它们的粪尿时，你很有可能被弓形虫感染。普通人感染弓形

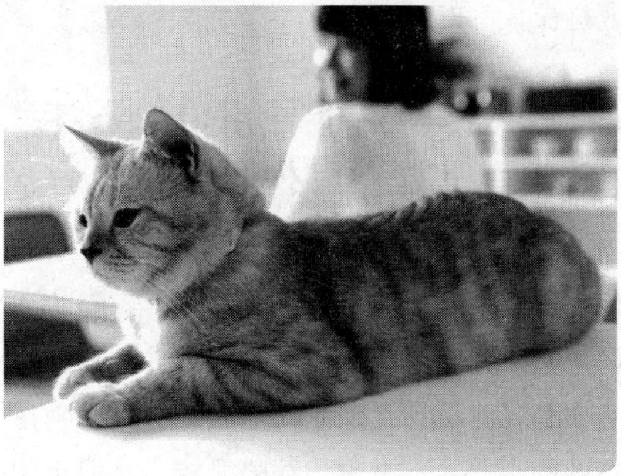

虫绝大多数不会表现出明显症状，少数人有时会有低烧、流鼻涕等类似流感的症状。但是准妈妈在孕早期机体免疫力下降，抵抗力降低，一旦感染上弓形虫影响比一般人更大。怀孕的女性如果感染这种病，容易造成胎儿先天感染，发生早期妊娠流产、胎儿畸形、早产及死胎。据统计，由弓形虫导致的胎儿畸形率接近40%。因此，建议孕前养宠物的准妈妈加强对宠物的消毒和检查工作。当然，最保险的做法是远离宠物，或者将宠物暂时寄养。

13 怀孕了，可以搬家或者搬重物吗

民间有个说法，孕妇若搬家或移动床位、衣柜等的话，会动到胎神，因而动到胎气易造成胎儿流产。以现代医学角度来看，这是有一定道理的。当准妈妈搬重物时，可能会造成下腹部用力、子宫肌肉收缩，若不小心碰撞到腹部，还可能导致出血或胎盘早期剥离。因此怀孕期间若有搬家、搬重物等粗重工作，准妈妈最好找家人或朋友代劳，以确

◎ 人类的孤独感并不是出生后才产生的，而是在怀孕初期培养的。当母亲在怀孕期间压力很大时，胎儿就会在无意识中留下很深的压力记忆，这种记忆比一般的记忆具有更大的影响力，不断地对婴儿的潜意识发挥作用。因而孕妈妈要通过各种胎教来消除这种压力记忆。

保母体及胎儿的安全。

14 怀孕后能使用电脑、手机和看电视吗

电脑是有辐射的，对于刚刚确定怀孕的你来说，生活中仿佛布满了“地雷”。有的准妈妈甚至要为了孩子告别电脑，其实完全不必太紧张。没有发现任何证据表明孕妇坐在电脑前会导致宝宝出生缺陷或流产，但是如果你是上班族准妈妈，不必因为害怕电脑辐射而停止工作。如果你仍然担心，那么改用笔记本电脑吧，再穿上防辐射孕妇服。同时，至少每隔1个小时就起来走动走动，及时补充水分，放松身体，也要放松情绪。

至于手机，怀孕最初3个月，正是胚胎分化和形成各个组织器官的时期，而手机在工作状态中可能会产生一定的电磁辐射，使正在发育中的胚胎容易受到损害。特别是在汽车里接通手机时，电磁辐射强度会突然增大好多倍。因此，怀孕早期应尽量少使用手机。

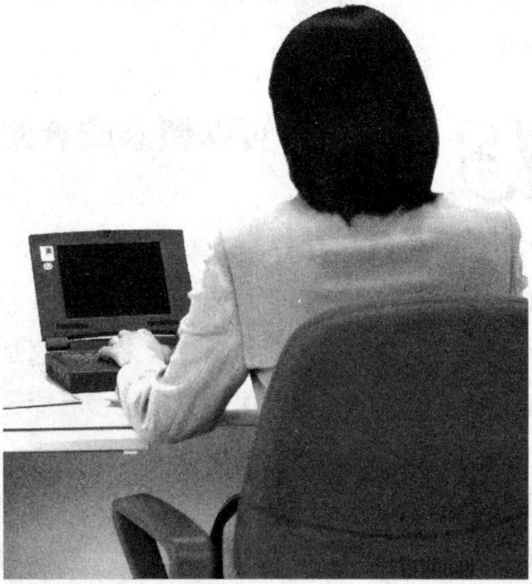

电视机显像管释放出大量的正离子能吸收空中带负电的尘埃。荧光屏周围就飘浮着含大量微生物的灰尘，这些微生物、灰尘飞附在人们的皮肤上，对孕妇是有害的，容易使准妈妈感到头痛、胸闷，易对母胎造成危害。彩色电视机发出的X射线较黑白电视机大，准妈妈看彩电更应注意，首先看电视时应尽量远离电视，离开距离为大于5个屏幕的对角线，即电视机的英寸数，一般可以避免不良影响。另外看完电视后洗洗脸，对身体也是有益的。

15 怀孕多久可以做人流

人工流产手术越早做就越简单和安全，耽搁时间越长，则手术就越复杂，术后的康复时间也就越长。常用的早期人工流产手术有吸宫术（负压吸引术）和钳刮术两种，前者适用于10周以内的怀孕女性，后者适用于10～14周的怀孕女性。一旦怀孕超过了14周，就不能再选择上述两种手术，而需要住院做引产手术，这样便大大增加了孕妇的痛苦和手术的危险性。因此，需要做人工流产的孕妇，应尽量争取在妊娠10周以内进行。从最后一次月经的第一天开始算，40～50天是作人流的最佳时间，具体需要结合孕囊的大小来定。

胎教圣经

◎“胎教”一词源于我国古代。古人认为，胎儿在母体中能够感受孕妇情绪、言行的感化，所以孕妇必须谨守礼仪，给胎儿以良好的影响，名为胎教。《大戴礼记·保傅》中记载“周后妃（即邑姜）任（孕）成王于身，立而不跛（不踮脚尖），坐而不差（身子歪斜），独处而不倨（傲慢），虽怒而不詈（骂），胎教之谓也。”

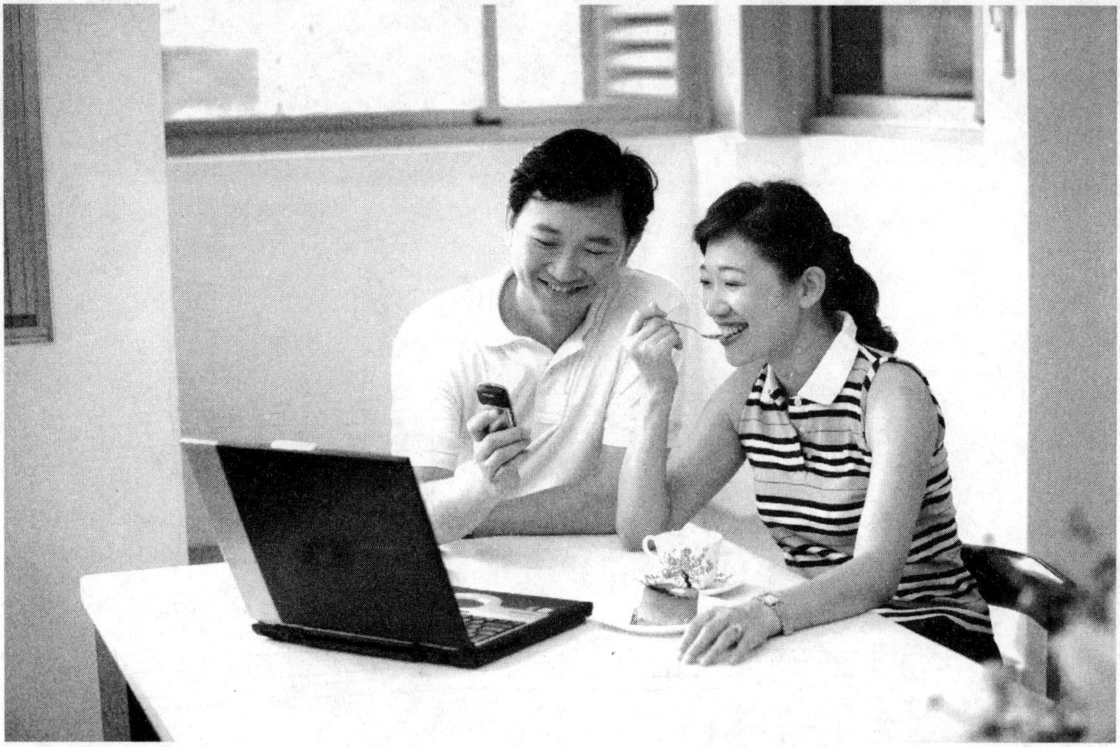

16 有什么办法可以减轻晨吐吗

晨吐是准妈妈怀孕过程中的一个普遍现象，但是这种症状的厉害程度因人而异。以下几种方法可以帮助准妈妈避免晨吐或者减轻晨吐症状：

◆ 压力过大很可能会加剧晨吐症状，因此最好减少致压因素，保证睡眠充足。

◆ 早晨不要吃太多东西，防止恶心、呕吐。

◆ 不要过长时间待在电脑或电视前面，屏幕上无法察觉的快速闪烁会加重晨吐症状。

◆ 多参加锻炼。

◆ 喝水时加些苹果汁和蜂蜜，有助于保护胃。

◆ 吃些苹果酱，能稳定胃，驱走晨吐症状。

◆ 早餐吃根香蕉，也能减少晨吐。

◆ 穿着尽量舒适，腰部太紧的服装会加剧晨吐。此外，准妈妈最好能学会分散自己的注意力，因为如果太过在意，晨吐症状可能会加重。

◎ 达·芬奇在其手稿中曾经写道：同一个灵魂支配着两个肉体，母亲盼望的事情，在她有这个愿望的时候，就不断地影响着胎内的孩子，母亲所持有的意志、希望、恐怖以及精神上的痛苦对胎儿的影响要远远大于母亲自己。

打电话

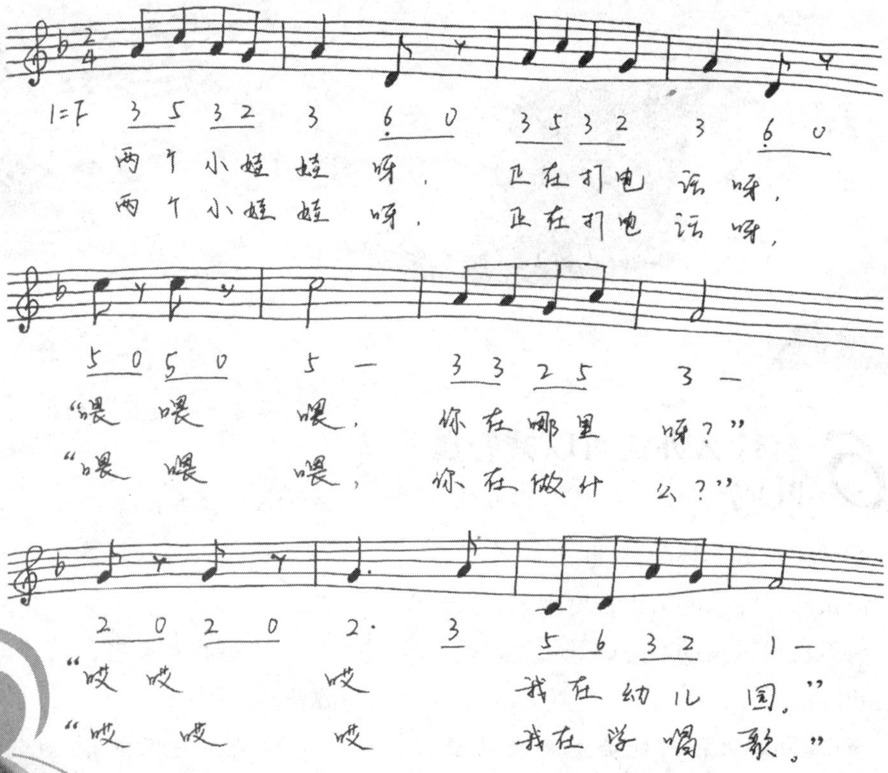
1=F 3 5 3 2 3 6 0 3 5 3 2 3 6 0
两个小娃娃呀，正在打电话呀，
两个小娃娃呀，正在打电话呀，
5 0 5 0 5 — 3 3 2 5 3 —
"喂喂喂，你在哪里呀？"
"喂喂喂，你在做什么？"
2 0 2 0 2· 3 5 6 3 2 1 —
"哎哎哎，我在幼儿园。"
"哎哎哎，我在学唱歌。"

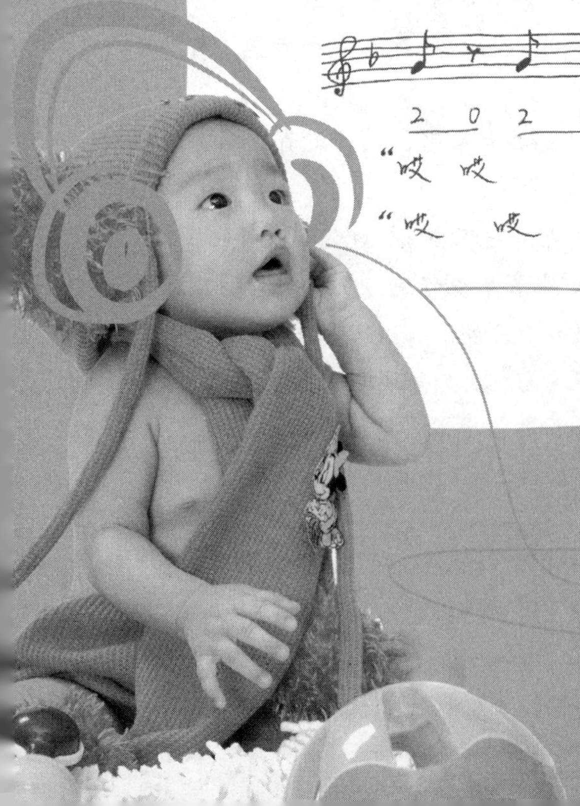

拔萝卜

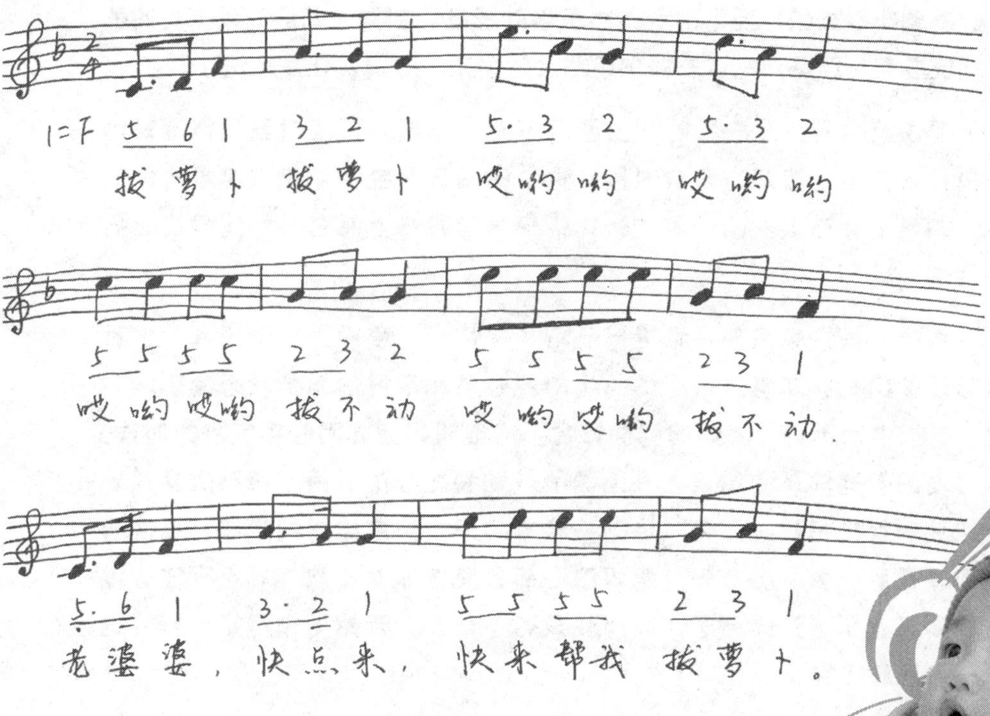
1=F 5 6 1 3 2 1 5· 3 2 5· 3 2
拔 萝 卜 拔 萝 卜 哎哟 哟 哎 哟 哟
5 5 5 5 2 3 2 5 5 5 5 2 3 1
哎 哟 哎哟 拔 不 动 哎 哟 哎哟 拔 不 动.
5· 6 1 3· 2 1 5 5 5 5 2 3 1
老婆婆，快点来，快来帮我 拔萝卜。

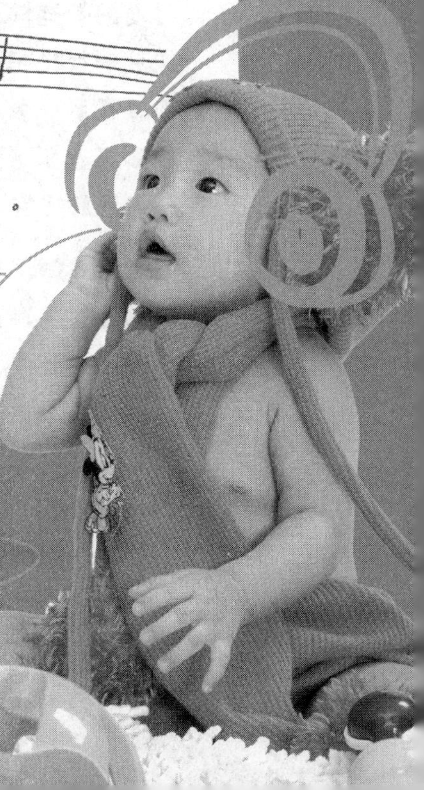

难言的孕早期

还来不及体会刚刚当上妈妈的喜悦心情，我就已经被随之而来的早孕反应折磨得不成样子了。也许当母亲就是要经历这种磨炼。真对不起，我亲爱的宝宝。妈妈在这个月里的表现实在是太差了。这一个月来，妈妈的身心感到非常难受，经常恶心，出现孕吐反应。到第6周的时候，妈妈的孕吐反应更加严重，吃进去的东西都会吐出来，心情实在是坏透了。

现在妈妈因为恶心和呕吐的原因不愿吃东西，可同时我又很清楚地明白，现在不是控制饮食的时候，这个时候正是宝宝你在快速发育的时期，如果不补充足够的营养，让你输在了起跑线上怎么办？妈妈真是好心急啊！

有的时候，妈妈甚至觉得自己不是在怀孕而更像是一个病人，这种状态让你的爸爸非常担心，怕妈妈的坏心情和不好的精神状态会影响到你，爸爸也很不容易，妈妈能够体会。每当妈妈因此而心烦气躁的时候，你可爱的爸爸总是会给我许多温柔的鼓励和贴心的话语，他不厌其烦地一次又一次地把妈妈丢在一边的碗筷拿起来，亲自给妈妈喂饭，每次看到你爸爸恳切关心的目光，妈妈的心都会变得非常柔软，总忍不住心疼起你和爸爸来，这样一想，妈妈就又有了动力，开始振作起来，好好地照顾自己和宝宝。

在这段时间里，除了爸爸对我的悉心照料之外，还能够给妈妈带来安慰的事情，就是想到你每一天都在长大和改变，每一天过去都会使我们见面的时间更近一天。从第8周开始到20周的这段时间，宝宝你也在迅速地成长。医生告诉我，你的心脏和大脑已经发育得非常复杂，眼睑开始出现褶痕，鼻子部位也渐渐挺起，牙和腭开始发育，耳朵也在继续成形，小胳膊在肘部变得弯曲，手指和脚趾之间隐约有少量蹼状物，这一切都让妈妈感到非常兴奋和好奇！

虽然你现在还是个小不点，只有2厘米长，但接下来的几个星期你就会有更大的变化，这让妈妈非常好奇和期待，妈妈常常会想象你的模样，总感觉你一定会是一个很乖、很听话的孩子。所以，妈妈一定会加油的！你也要乖啊，宝宝，和妈妈一起努力闯过最艰难的时期。期待着下个月，下个月妈妈一定会好起来的。

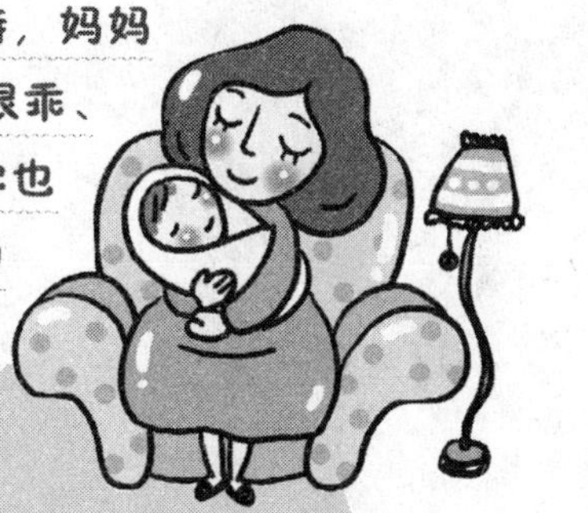

编者按语

首先恭喜你，准妈妈，你已经开始感受为人母的喜与愁了。怀孕，对于女性的意义我想不用再跟你唠叨了，所以，孕早期甚至整个孕期出现的一系列不适或者苦痛，对于怀孕之于你及你的家庭的意义，可以说是轻如鸿毛的。有句话说得好：“不经历风雨，怎能见彩虹？”相信自己，这些问题对你来说应该不是问题，也相信孕早期甚至整个孕期的你，一定是痛但更快乐着的！

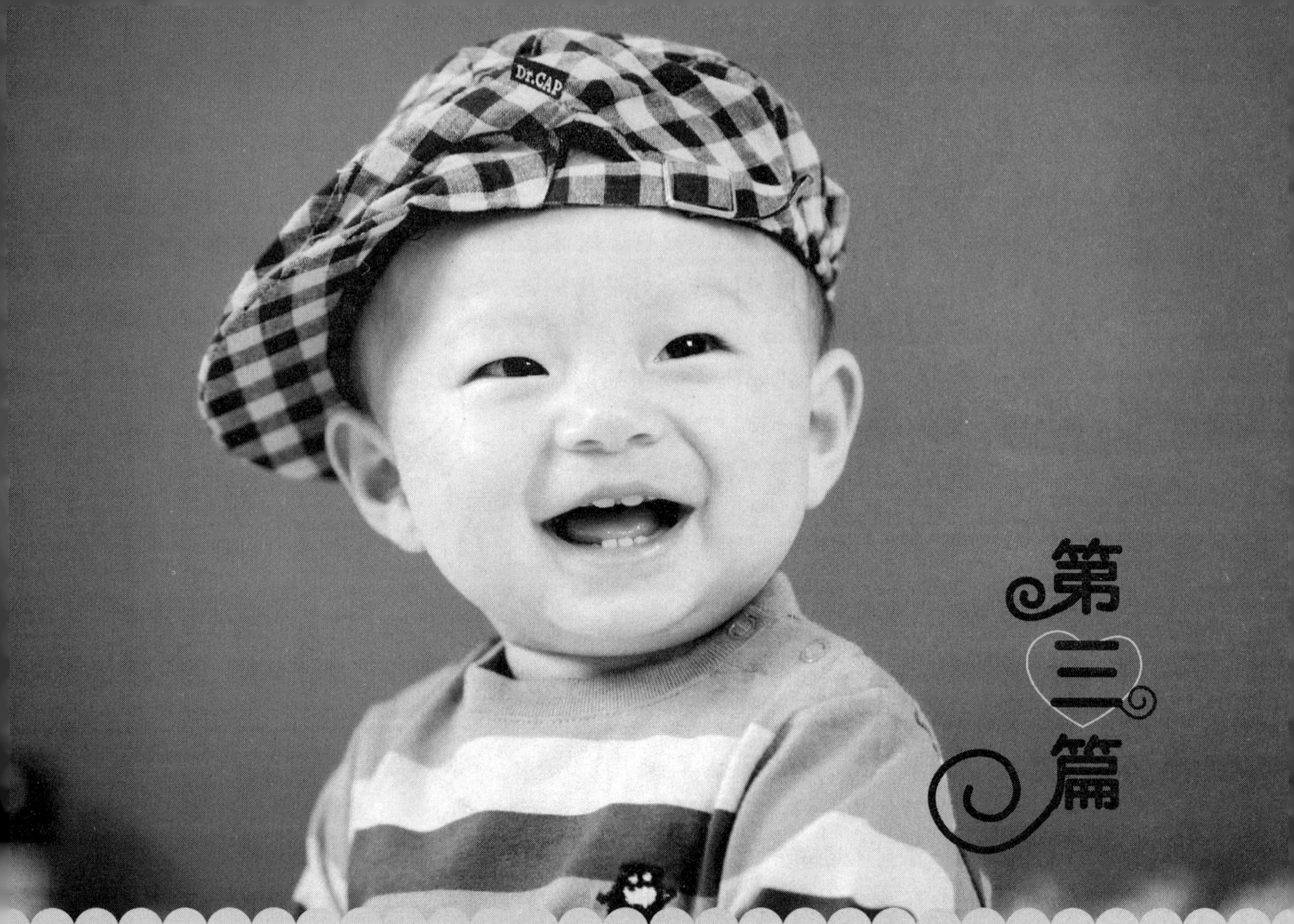

第三篇

孕中期

恭喜你顺利走完了孕早期，安全进入孕中期啦！怎么样？随着分娩日的不断接近，你是不是既有迫不及待的心情，又有紧张和忐忑不安的情绪？呵呵，放松心情，孕中期虽然较长，可是坚强的你依然可以轻松应对，就像刚刚走完的孕早期一样。细心对待，你会发现许多值得回忆和珍藏的美妙瞬间。加油哦，我们在孕晚期迎接你的到来！

★ 第九章 ★ Chapter 9 ▸▸▸

怀孕第 4 月

怀孕第 4 月是孕中期的第 1 个月，这 1 个月胎儿和你的状况又有了新的变化，你还要应对孕期出现的贫血、运动出行等问题。你需要做的是保证健康合理的营养与饮食，及时检查出现的不适与疾病。同时，孕四月的注意事项不要忽视哦！

第一节 胎儿和母体状况

01 第 13 周胎儿发育状况

怀孕第 13 周时，一张娃娃脸已经呈现出来，胎儿的五官开始明显，脸部更加清晰，双眼已向脸部中央更靠近了，嘴唇能够张合，脖子完全成形，并能支撑头部运动。胎儿的眼睛正在向头的前方移动，耳朵向正常位置迁移，视觉在这一周就已形成。胎儿顶臀长 7.0 ~ 9.0 厘米，体重约 20 克。

从这一周开始，胎儿能够感受到声音了。尽管大约要到第 24 周时耳朵才能完全发育，但胎儿仍然能通过皮肤的震动感受器来“听”声音。这一周胎儿本应该能看到东西，但他并没有看。不过，小家伙对光却很敏感。

这一周，胎儿在你的子宫里已经完全成

◎ 人类的脑从内侧往外分古皮质、旧皮质、新皮质三大部分。最外部分是新皮质，在其他动物的脑中这部分很小，而人类区别于其他动物的最显著特征就是这部分十分发达，也就是说，这部分用来学习知识和进行精神活动。

形，他比几周前的比例更匀称了。在前几周里，他的头比其他部位大很多——现在他的头大概只占身体的1/3。他那微型的、独特的指纹也已经显现出来，肾和泌尿道都在发挥应有的功能。现在他开始把尿液排到他曾经吞咽的羊水中。当你进入到孕中期（怀孕4～6个月），胎儿的大部分关键性发展都已经完成，而你流产的风险也降低了很多。

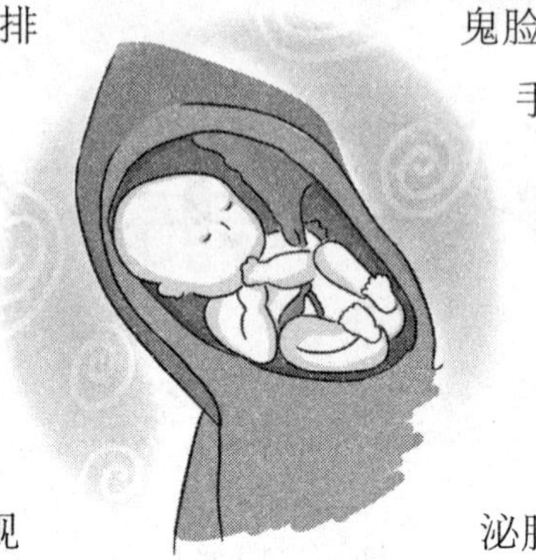

这一周，胎儿的眼睛在头的额部更为突出，手指上也出现了指纹，两眼之间的距离拉近了。胎儿的神经元迅速地增多，神经突触形成，胎儿的条件反射能力加强，手指开始能与手掌握紧，脚趾与脚底也可以弯曲，眼睑仍然紧紧地闭合。这时如果妈妈用手轻轻在腹部碰触，肚子中的宝宝就会蠕动起来，但你仍然感觉不到胎儿的动作。

02 第14周胎儿发育状况

怀孕第14周时，胎儿身体的所有基本构造都已形成，尽管它们仍然非常微小。宝宝头重脚轻的状况也逐步得到改善，手指上有指纹出现，其他器官仍然在迅速发育，身体部分开始生长得比头部快，支撑头部的脖颈现在也变得更加清晰和明显了。在接下来的时间里，宝宝的胳膊会长得更长一些，使它与身体的其他部分成比例。这时胳膊已经比较灵活了，但是腿还要再发育一段时间才能够比例协调。

这一周，你的小家伙已经相当活跃，他太小了，在鹅蛋大的地方就可以轻松地转动。他能在你的肚子里做很多事情，如皱眉、做鬼脸、斜着眼睛，也会吸吮自己的手指等。胎儿全身开始长出非常细小的绒毛，被称为胎毛。胎儿的脸看上去更像成人了，身长有75～100毫米，体重大约30克。

这一周，宝宝的肝脏开始分泌胆汁，这是肝脏正常发挥功能的标志，肾脏仍然产生尿液并排到羊水中，他的脾也开始参与红细胞的制造。如果胎儿是个女孩子，她的卵巢里现在大约有200万个卵，出生时就仅存100万个了，等她长大时会越来越少，到17岁时可能仅剩20多万个。

03 第15周胎儿发育状况

怀孕第15周时，胎儿的发育非常迅速，远远超过了前几周。他现在忙着吸入和呼出羊水，以帮助肺部气囊的发育。本周胎儿顶臀长大约有10厘米，重60～70克。他的腿现在比胳膊长，并且可以活动所有的关节和四肢，他的手也更加灵活。他全身被一层细细的绒毛（胎毛）覆盖了，汗腺正在形成，味蕾开始形成，眼睑仍然闭合，但可以感觉到光，如果你对着肚子打开手电筒，他很可能会躲开光源。胎儿的眉毛开始长出来了，头发的生长速度也很快。

胎教圣经

◎ 妊娠中的准妈妈把听到的、看到的、想到的事物通过自己的声音、身体变化、心理状态传递给胎儿，接受了这一切的胎儿在出生时就会具有某种素质。

这一周，胎儿在子宫里开始做更多的动作，可以握紧拳头、眯着眼睛斜视、皱眉头、做鬼脸，也开始会吸吮自己的大拇指。这些动作能够促进胎儿大脑的成长。最特别的事情就是胎儿会在子宫中打嗝了，这是胎儿开始呼吸的前兆，遗憾的是妈妈却无法听到这个声音，主要的原因是胎儿在这时候的气管中充斥的不是空气而是流动的液体。

在接下来的几周中，胎儿的身长和体重可能会发生很大的变化，体重和身高会增长1倍甚至更多。这一周，可以通过B超分辨孩子的性别了。不过，暂时保留不要看这张底牌也好，让等待长些，将来惊喜才会更大。

这一周，准妈妈可以明显地感到胎动，好好享受这一刻吧！有时间的话将宝宝第一次胎动的时间记录下来作为将来回忆的见证。对于过去有怀孕史的孕妇来讲，你可能会发现胎动的时间比过去提前了，这都是正常的，不必担心。

04 第16周胎儿发育状况

怀孕第16周时，胎儿看上去像一个梨子，身长12～15厘米，体重120～150克，头部明显更直立了。小家伙的双眼已经移到了头部前方，虽然仍然紧闭，但是眼球可以移动了；眉毛、睫毛正在生长，耳朵也达到了最终的位置。皮肤薄而透明，能看到皮下的血管网。双臂及两腿的关节已经形成，硬骨开始发育。胎儿腿的长度超过了胳膊，手指甲完整地形成了，指关节也开始运动。性器官已足够成熟，肉眼已能辨出，B超也可查出。胎儿用胸部做呼吸动作。他能吸吮自己的拇指。他有力地活动，但你可能尚未感觉到。用超声多普勒可以监听到胎心音，心率约150次/分。这个时期胎儿生长迅速。

这一周，宝宝发生的最大事情就是他自己会在你的子宫中玩耍了，宝宝在子宫中最好的玩具就是脐带了，他有时会拉它，用手抓它，将脐带拉紧到只能有少量空气进入。但是不必太担心，16周的宝宝自己已有分寸，他不会让自己一点空气和养分都没有的。另外循环系统和尿道在这时也完全进入了正常的工作状态。胎儿在第16周时可以不断地吸入和呼出羊水了。

这一周，胎儿的头已占全身长的1/3，头部及身体上呈现出一层薄薄的胎毛，白色的脂肪逐渐覆盖皮肤。手指、脚趾长出指甲，并呈现出隆起；耳朵的入口张开；牙床开始形成；头发、眉毛齐备；由于皮下脂肪开始沉积，皮肤变成半透明，但皮下血管仍清晰可见；骨骼和肌肉也越来越结实。如果是一

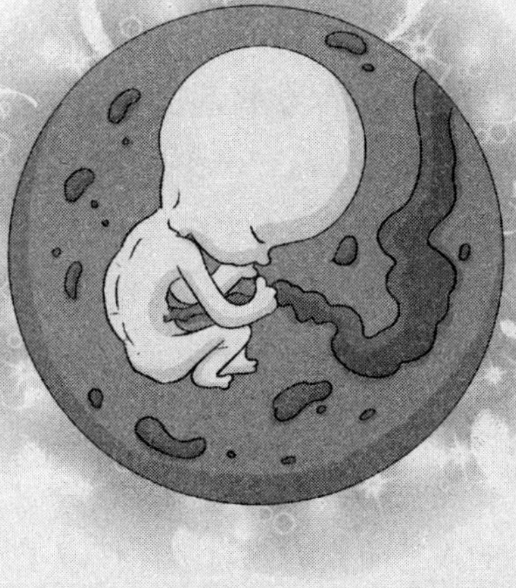

◎ 我们并不是为了要生一个天才儿童才进行胎教的，而是想让孩子今后的人生过得更加幸福和有意义。

个女婴，则阴道已发育成形。

在妊娠4个月末时，胎儿大脑细胞的数量开始增加，大脑皮质结构已逐步定型。胎宝宝的头渐渐伸直，脸部已有了人的轮廓和外形，头发也开始长出；下颏骨、面颊骨、鼻梁骨等开始形成，耳廓伸长；20颗乳牙迅速增加，脊柱、肝、肾都已"进入角色"，此时胎儿皮肤薄而透明，能看到皮肤下的血管网。这个月的胎儿已能用胸部做呼吸动作。此时，虽然胎宝宝的眼睛仍然是闭着的，但视网膜已经能够感觉到光。胎宝宝的小耳朵也已经能听到子宫外的声音了，当听到巨大的声音时，他还会感到吃惊。他已能听妈妈的心脏跳动声和动脉血流声及肠鸣声，如果用听诊器可听到心音。

05 孕四月准妈妈生理变化

怀孕第13周的你可以感到腹部开始隆起，进入孕中期，你以前的衣服开始变得不合体，不久就需要穿孕妇装了。你的乳房正迅速地增大，由于腹部和乳房的皮下弹性纤维断裂，在这些部位出现了暗红色的妊娠纹。有些准妈妈在臀部和腰部也出现了妊娠纹。现在你要注意防止流产，在12周以前发生的流产称为早期流产，发生在12周以后则称为晚期流产。有过流产史的孕妇这时应注意休息，妊娠早期避免性生活及阴部检查，不要吃冷饮食品。

怀孕第14周的你子宫虽然长大了许多，但周围的人还不太容易看出你怀孕了。进入

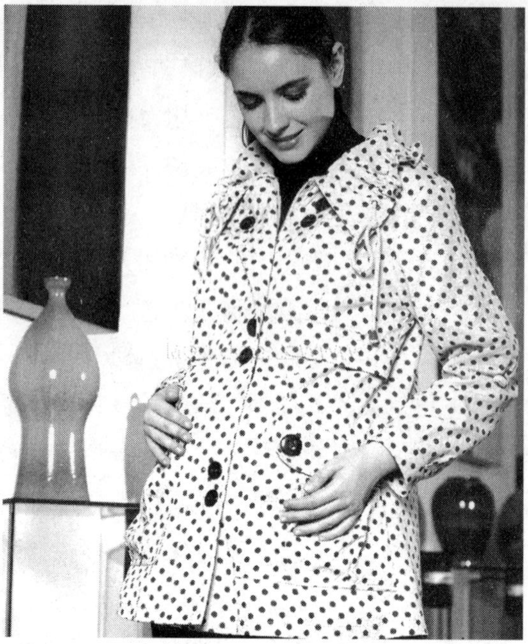

孕中期，流产的危险性开始减小，难以忍受的早孕症状也逐渐减轻。这时期阴道的分泌物（白带）开始增多，正常的分泌物应是白色、稀薄、无异味的。如果分泌量多而且颜色、性状有异常，应请医生检查。这时应注意保持外阴部的清洁，内裤应选用纯棉织品，并坚持每天清洗，避免使用刺激性强的皂液。孕中期一些准妈妈开始感到精力有所恢复，原来十分疲惫的身体开始有些活力了。这周你的体重会有些增加，乳房大小和形状有所改变，身材也不如从前，皮肤偶尔会有瘙痒的症状出现，但是不会出现肿块或损害。因为子宫增大，腹部继续隆起，体重持续增加，准妈妈开始觉得身体丰满起来了，乳房逐渐增大，乳晕的面积也加大，颜色更深，乳头周围会凸显一些小点点。除此之外，有的准妈妈的乳头还可以挤出乳汁来，看上去像刚

胎教圣经

◎ 准妈妈和胎儿是"一心同体"的，准妈妈的生活如果没有规律，胎儿当然不会有很自然的生活节奏。

分娩后分泌的初乳。

怀孕第 15 周的你只要被看一下肚子，就知道你怀孕了，穿衣尺寸也随之改变，准妈妈可以在肚脐下方 7.6 ~ 10 厘米的位置摸到自己的子宫。你的体态曲线发生变化，体重逐月增加，原来的衣服、裤子基本都穿不上了，日常生活基本恢复了往日的样子。此时，有的孕妇的内分泌变化使其面部及躯体部皮肤色素加深，出现色素沉着斑块；毛发增多，出现痤疮样皮炎；面部失去光泽，出现水肿。随着胎儿的发育，孕妇的心肺功能负荷增加，心率增速，呼吸加快、加深等，有可能会加重原有的焦虑情绪。你可能仍会感到比怀孕前脆弱、敏感和易怒。

怀孕第 16 周的你会感觉精力旺盛、乳房膨胀、食欲增加，由于消化系统功能减弱，容易发生消化不良及便秘。情绪波动有所减少，已经习惯怀孕的变化。可能出现暂时记忆力减退。皮肤变黑，多发生在雀斑、胎记等颜色较深部位，这就是妊娠斑，不必担心，分娩后会自行消退。进入孕四月，大多数准妈妈的早孕反应开始减轻，孕早期的疲劳、恶心以及尿频都已经减少。下腹部开始出现隆起的子宫已如婴孩头大小，穿原有的裤或裙装也有些紧。你已经能感到乳房的增大，并且乳头周围发黑的乳晕更为清晰。因为胎盘已形成，所以流产的可能性明显减少，加之早孕反应自然消失，准妈妈身体和心情舒爽多了。但白带、腹部沉重感及尿频现象依然持续存在。

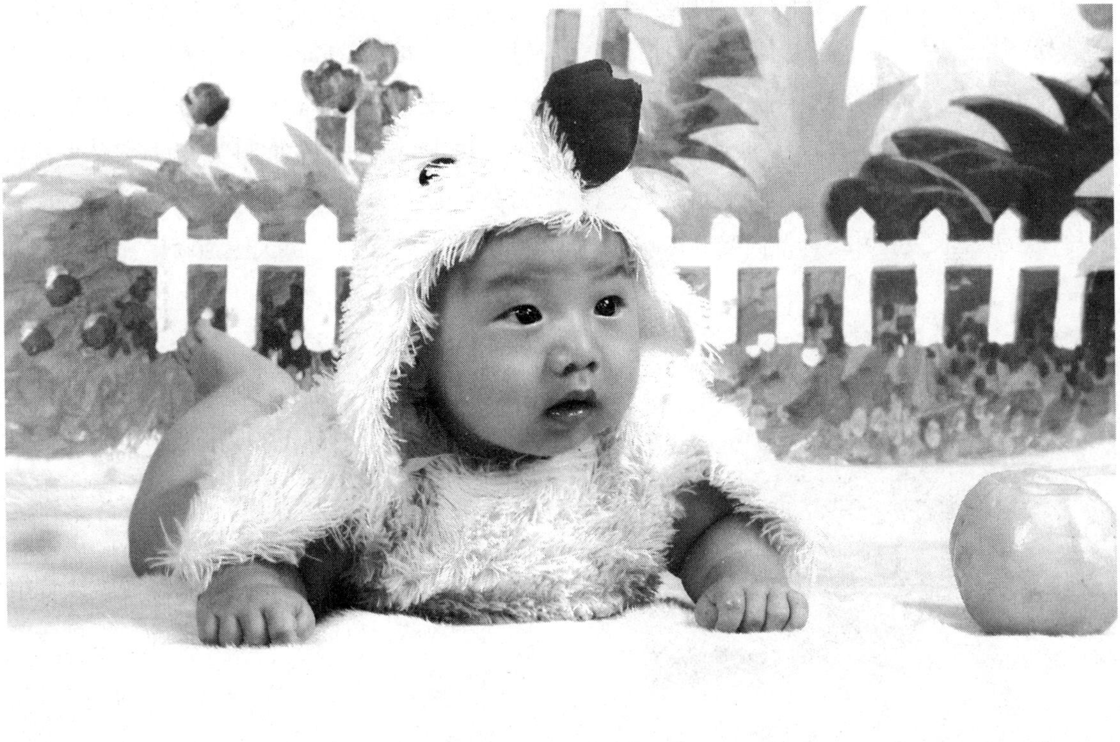

◎ 怀孕时父母意识中应时刻以孩子为中心。

第二节 孕四月行动安排

01 准妈妈营养与饮食

孕四月饮食原则

进入本月，准妈妈的情况已经大有改善，早孕的不适反应基本消失，流产的危险也变得很小，但是对于饮食营养的关注则丝毫不能放松。从这月开始，胎宝宝开始迅速生长发育，每天需要大量营养素，应尽量满足胎儿及母体营养素存储的需要，少吃含过多脂肪和过分精细的食物，避免营养不良或缺乏，以免使胎儿生长发育和母体健康受到影响。

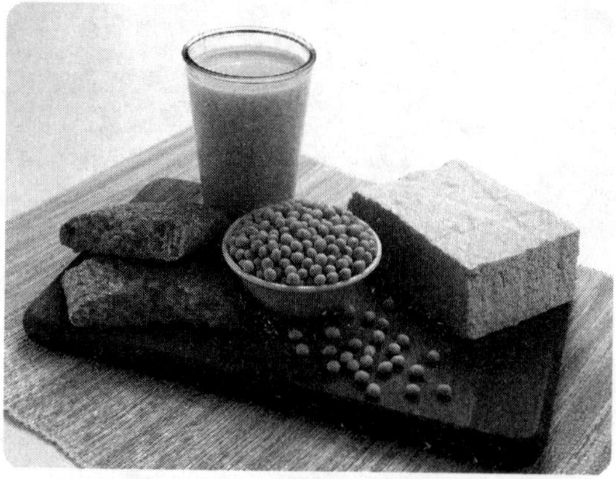

由于你要负担两个人的营养需要，因此需要比平时更多的营养。同时，尽量避免过分刺激的食物，如辣椒、大蒜等。每天早晨最好喝一杯开水。

进入孕四月，胎宝宝生长迅速，需要增加热能，热能主要从主食中获取，如果摄取不足准妈妈就会出现肌肉酸痛、身体乏力等不适现象。主食应首选标准米和标准面粉，少吃精米精面，同时注意搭配一些小米、玉米、燕麦、荞麦等粗粮。优质蛋白质是胎宝宝大脑发育的理想“原料”，也是身体发育生长的物质基础。牛奶、鱼类、豆类都是优质蛋白质的好来源。每天喝200毫升牛奶或豆浆十分必要。除此之外，应常吃豆类及豆制品，以及各种瘦肉类。

同时注意补铁，多吃新鲜蔬菜和水果，可以促进铁的吸收，有助于预防新生儿白血病。将核桃、松子、葵花子、杏仁、榛子等干果当做零食吃，这些食物富含大脑发育必需的脂肪酸，准妈妈和胎儿都需要。饮食中的盐少放些，以防引起下肢水肿，也是为了预防妊娠高血压。

胎教圣经

◎ 中国儒学典籍之一的《大学》中就有这样的记载：“妇人妊子，寝不侧，坐不边，立不跸，不食邪味，割不正不食，席不正不坐，目不视于邪色，耳不听于淫声，夜则令瞽诵诗，道正事。如此则生子形容端正，其才过人。”

孕四月主打营养

孕四月，准妈妈应该增加两种食物的摄入：

◆ 主粮摄入。应选用标准米、面，搭配摄食些杂粮，如小米、玉米、燕麦片等。一般来说，孕中期每日主粮摄入应在400～500克之间，这对保证热量供给、节省蛋白质有着重要意义。

◆ 动物性食物。动物性食物所提供的优质蛋白质是胎儿生长和孕妇组织增长的物质基础。此外，豆类以及豆制品所提供的蛋白质质量与动物性食品相仿。对于经济条件有限的家庭，可适当选食豆类及其制品以满足机体需要。但动物性食品提供的蛋白质应占总蛋白质质量的1/3以上。

温馨小贴士

每天需要的营养素

（1）蛋白质。妊娠期需要量最大、最重要的营养成分。

（2）糖类。主要为身体提供能量。

（3）脂肪。对维持正常的身体功能，尤其是神经系统的功能必不可少。

（4）维生素和无机盐。是人体中血液、组织和所有细胞在执行正常功能中所必需的物质，但不能摄入过多。

这个月准妈妈需要增加锌的摄入量。准妈妈如果缺锌，会影响胎宝宝在宫内的生长，会使胎儿的脑、心脏等重要器官发育不良。缺锌会造成准妈妈味觉、嗅觉异常，食欲缺乏，消化和吸收功能不良，免疫力降低，这样势必造成胎儿宫内发育迟缓。富含锌的食物有生蚝、牡蛎、肝脏、口蘑、芝麻、赤贝等，在生蚝中含量尤其丰富。补锌也要适量，每天膳食中锌的补充量不宜超过45毫克。

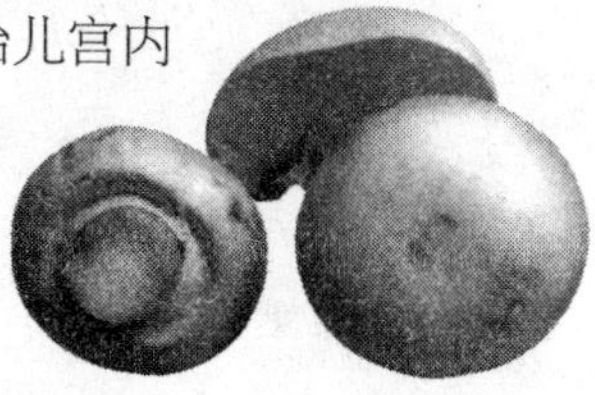

为了防止胎儿发育不良，孕四当月的主打营养是锌。

孕期不宜食品

◆ 咖啡和茶。因为这些饮料中含有咖啡因。这种物质能使神经系统兴奋、心率增快。咖啡因可通过胎盘刺激胎儿。

◆ 加工食品和食物添加剂。食品调味剂、着色剂等化学制品存在于加工食品和食物添加剂中，准妈妈应尽可能少吃保存过久的加工过的食物。

◆ 盐和味精。摄入盐和味精过多会感到口渴，要饮用大量的水，既可能引起液体潴留，也可能引起高血压，对身体不利。

◆ 糖和甜食。糖和甜食属于精制糖类，吃多了会产生很多问题，如损害牙齿、影响正常血糖水平等。

02 孕四月疾病与检查

便秘

◆ 症状：便次太少或排便不畅、粪便干，

◎ 孕一月的胎教最重要的是给胎儿提供一个优良的环境，而胎儿所生活的环境包括准妈妈的身体、父母生活的环境。优境胎教的核心是让双方的心态都更加平和、更加愉悦。不要大悲、大怒、大喜过望，要保证自己的身体健康和情绪愉快，夫妻感情稳定、恩爱，切实保护好孕育初期的胎儿。

严重者长达2～4周才排便1次。

◆ 预防：多吃含纤维素的蔬菜、水果，如芹菜、韭菜、香蕉、梨等；坚持每日做一些适量的运动，如散步、做广播体操；养成每天定时排便的习惯。

◆ 治疗：可酌情采用缓泻剂，但禁用峻泻剂，以免引起流产或早产。

痔疮

◆ 症状：最主要的症状是便血和脱肛，大便时反复多次地出血。

◆ 预防：孕期痔疮是完全可以预防的，首先要防止便秘，此外不要长时间站立，保持愉快的心情。

◆ 治疗：原则上以保守疗法为主，如吃高纤维素食物、温水坐浴及软便剂治疗，局部软膏及栓剂也有疗效。使用软膏、栓剂时，必须注意用药安全，一些含有甾体的药物和麝香等药物应避免使用。

贫血

◆ 症状：感觉疲劳、头晕；脸色苍白；指甲变薄易折断；呼吸困难；心悸；胸口疼痛。

◆ 预防：在孕中期和后期至少检查两次血红蛋白，及早发现贫血，采取相应措施纠正。

◆ 治疗：如果血红蛋白在100克/升以上，通过食物解决，多吃富铁食物；做菜多用铁炊具烹调；多吃富含叶酸食物。如果低于100克/升，在食补的基础上增加药物。

产检项目

这时的复诊，是为了了解前次产前检查后有何不适，以便及早发现高危妊娠，即在妊娠期有某种并发症或致病因素可能危害母婴健康或导致难产。

◆ 测量宫高、腹围：准妈妈作产前检查时每次都要测量宫高及腹围。

◆ 尿常规检查：提示有无妊娠高血压等疾病的出现。

◆ 水肿检查：怀孕达到20～24周的准妈妈如果出现下肢水肿，指压时有明显凹陷，休息后水肿不消退时，建议赶紧测量血压，以防妊娠高血压疾病。

◆ 唐氏筛查：能够预测胎儿是否有出生缺陷，比如唐氏综合征、神经管缺陷或其他染色体异常等。方法简单，损伤小。

◆ 听胎心音：听到胎心音即可表明腹中的胎儿为活胎，医生听到胎心的跳动后才会开出一系列化验单。

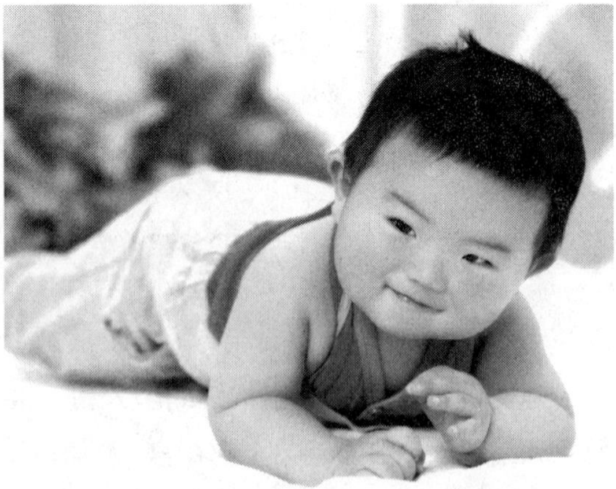

胎教圣经

◎ 孕二月是胚胎腭部发育的关键时期，导致胚胎的发育异常和新生儿腭裂或唇裂的原因之一就是准妈妈长期情绪过度不安或焦虑。因此，准妈妈保持豁达和轻松的心情，是保证宝宝健康的基础。

03 孕期贫血早解决

孕妇贫血的危害

贫血会使准妈妈发生妊高征的概率明显增加。不过，如果较轻就不易被察觉，会造成长期慢性贫血，使胎宝宝的生长发育受到影响。严重贫血会引起循环系统方面的转变，而对母体造成最严重的影响是引发心脏衰竭。对胎儿来说，贫血的直接后果就是准妈妈的红细胞携氧能力降低，从而导致胎儿宫内缺氧，进而造成胎死宫内、早产或分娩低体重儿；由于胎儿先天铁储备不足，出生后很快就发生营养性贫血。贫血还会影响胎儿脑细胞的发育，使孩子后来的学习能力低下。

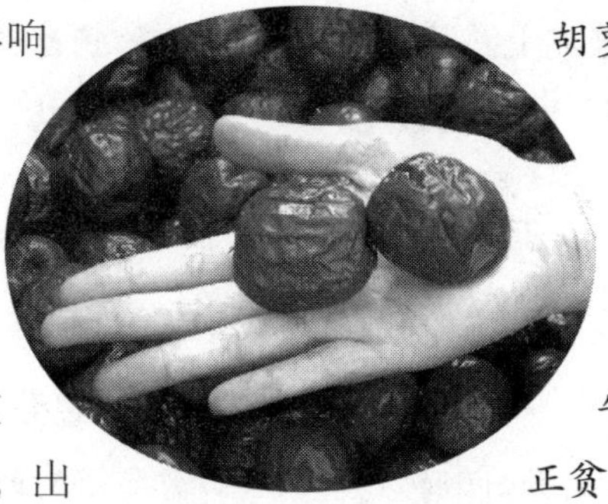

贫血增加的原因及判断标准

准妈妈贫血随孕周增加的主要原因是：

◆ 随孕周增加，血液容量增加，血液相对稀释。

◆ 胎儿在母体内生长发育对铁的需要量增加，准妈妈铁营养相对不足，而致贫血。

判断是否贫血的标准：根据血红蛋白检测贫血存在，并需要治疗到正常水平。一般在妊娠期贫血与铁缺乏有关，准妈妈可以补充含铁成分的补血药并常吃富含铁的食品：蛋尤其是蛋黄、动物肝脏、精肉等，维生素C可帮助铁的吸收。如果贫血较长时间没有纠正，可服用叶酸。

如何才能更好地预防贫血

◆ 多吃含铁丰富的食物。卤鸡肝、猪肝等动物肝脏富含铁，1周可吃2次。鸭血汤、蛋黄、瘦肉、豆类、苋菜、黑木耳、红枣等食物含铁量都较高，可经常吃。

◆ 食物要多样化。经常进食牛奶、胡萝卜、蛋黄，多吃含维生素C丰富的果蔬，这些食物可以补充维生素C，有助于铁的吸收。还可于三餐间补充些牛肉干、卤鸡蛋、葡萄干、牛奶、水果等零食，这也是纠正贫血的好方法。

◆ 怀孕中、后期多吃高蛋白食物。怀孕中、后期胎儿发育增快，只要准妈妈每周体重增加不超过1千克，就要多吃高蛋白食物，比如牛奶、鱼类、蛋类、瘦肉、豆类等，这些食物对贫血的治疗有良好效果。但要注意荤素结合，以免过食油腻东西伤及脾胃。

◆ 在医生指导下服用铁剂。对某些准妈妈来说，孕期单单从饮食中摄取铁质，有时还不能满足身体的需要。对于有明显缺铁性贫血的准妈妈，可在医生的指导下选择摄入胃肠容易吸收的铁剂。

◆ 按时去作产前体检。至少要在妊娠的中期和后期检查2次血红蛋白，多次化验血能够及早发现贫血，采取相应措施纠正贫血。

◎ 孕三月胎教重点是抚摩胎教。婴幼儿的天性是需要爱抚的，胎儿受到准妈妈双手轻轻的抚摩之后，会引起一定的条件反射，从而激发胎儿活动的积极性，形成良好的触觉刺激。有规律的抚摩胎教，就像是准妈妈与胎儿的对话一样，可以形成良好的反应与互动。

04 运动出行不耽搁

出行前要审视自己的身体

准妈妈的身体状况毕竟和一般人不太一样，怀孕状况很顺利者，可以考虑在孕期最稳定的中期，安排合适的旅游计划。但如果准妈妈的身体有明显不适，如早期有出血、感冒、容易晕车、属高危妊娠或上一胎曾经早产等，最好还是先询问妇产科医师的意见，并斟酌个人情况而定，以免既无法尽兴游玩，又造成危险，可就得不偿失了。

制订合理的旅行计划

不要过度疲劳，要让身体有充分的休息。所以，行程紧凑的旅行团不适合准妈妈参加；定点旅行、半自助式的旅行方式则比较适合准妈妈。此外，在出发前必须查明旅游地区的天气、交通、医疗与社会安全等状况，若自觉无法掌握，不去为宜。慎选好去处，规划好地点，准妈妈出游，地点的选择很重要。很多偏远的地区，虽然环境优美，但是由于交通的不便和医疗条件的限制，是不适合准妈妈去游玩的。最好选择在交通便捷的城市或者近郊旅游区。

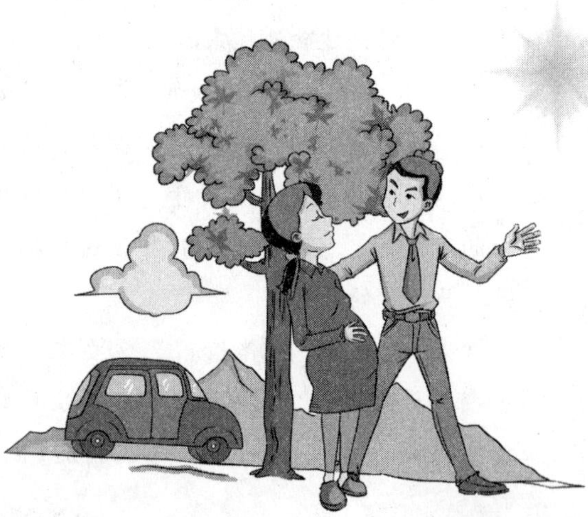

出游前必备物品

◆ 携带必备药品。准妈妈在出发前，应请你的产检医师按你的实际情况帮你准备一些安全药物。另外，准备一些对怀孕安全的抗腹泻药、口服的肠胃药和外用的酒精棉片、止吐药、优碘、外伤药膏、蚊虫咬伤药膏等。

◆ 卫生用品要备齐。准妈妈还要准备孕妇需要用到的卫生用品，包括弹性袜、托腹带、护垫以及可以清洁公用马桶盖的消毒喷剂等。

◆ 孕妇维生素和孕妇奶粉。准妈妈还应准备孕妇用的维生素，每日服用，并要带一小罐孕妇奶粉，可以在没有鲜奶喝的时候备用。

出行时的注意事项

旅行的目的是让人感到愉快、放松压力，准妈妈外出旅行可千万不能随心所欲，你得多为你肚子里的小宝宝考虑一下，该注意的地方必须注意到：

◆ 最好自备开水，别喝太多的冷饮。

◆ 注意食物的新鲜度，最好避免食用生食（如沙拉、生鱼片等）。

◆ 外出旅游时，应穿着吸汗、透气、宽松的衣服，最好挑选比较利于活动的裤装，

胎教圣经

◎ 孕四月胎教重点是对话胎教。这个时期胎儿对声音已相当敏感，在宫内就有听力，能分辨和听到各种不同的声音，并能进行“学习”，形成“记忆”，可影响到出生后的发音和行为。如果坚持跟胎儿对话，不但胎儿会认识你的声音，还能成为培养他语言能力的捷径。

即使天气炎热也别忘了随身携带一件薄长袖上衣，除了可以防晒之外，进入冷气室时也可以披一披，防止温差太大而造成不适。

◆ 要选择一双舒适好走的旅游鞋，最好不要穿新鞋出门旅游，以防新鞋不合脚，一时又买不到替换的鞋子。肚子较大的准妈妈可以准备托腹带，以减轻腹部的负担。

◆ 夏日出行的话，防晒用品最好随时准备着。

◆ 尽量选择舒适、干净的旅馆，以免晚上出现失眠困扰，晚上回到旅馆后用温热的水泡泡脚，可促进血液循环，消除腿部疲劳。

◆ 最后也是最重要的，孕妇旅行必须要有人陪同，出现意外状况能随时有人协助，如果觉得不舒服，就要尽快卧床休息或调整行程。总之，不要轻视任何身体上的变化而继续旅行，以免造成不可挽回的悲剧。

温馨小贴士

有些准妈妈喜欢去海边度假，认为这样既放松又安全。其实，到海边旅游，对准妈妈们是不合适的。因为海水温度较低，多半比较凉，身体受凉后，子宫收缩，不能够提供适合胎儿的环境，容易发生意外。

05 孕四月胎教功课

进入第4个月时，胎儿逐渐长大，头发也已经长出，脊柱形成，肝、肾及其他消化腺已开始发挥作用。胎儿活动的幅度与力量越来越大，准妈妈已经可以感觉到胎动。这个时期的准妈妈除了像孕三月那样继续把饮食生活调节好，并作好“外象内感”的胎教外，还有必要增加一些新的胎教内容，如抚摸胎儿、开始训练胎儿的运动功能等。由于这时胎儿已有了精神活动，还可以采取让胎儿听音乐以及和胎儿对话等直接的胎教措施。

准妈妈的子宫是胎儿生活的第一个环境，可以直接影响胎儿的性格形成和发展。怀孕期间准妈妈始终保持愉快和良好的情绪，生活在优美与和睦的环境，对即将出生的宝宝充满深深的爱，对将来孩子性格的形成无疑是非常重要的，同时也是积极开展胎教的重要内容之一。

胎儿通常4个月的时候就有听觉了，6个月时的听觉几乎和成人相同。从怀孕4个月开始，准爸爸妈妈就可以开始言语胎教和音乐胎教了。不过胎教也不是没有时间的限定的，要遵守胎儿的生物钟。

言语胎教

准妈妈和准爸爸要时刻牢记胎儿的存在，并经常与之对话，这也是一种简便但收效甚好的胎教方法。由于此时胎儿已产生了最初的意识，准妈妈可以给胎儿朗读一些笔调清新优美的散文、诗歌，也可以和胎儿聊天。说话的语调要温柔和富于情感，准妈妈充满爱意的声音对胎儿既具有一种神奇的安抚作用，也是对胎儿听觉发出良性刺激的有效途径，有利于胎儿的发育。

运动胎教的实质性内容是对胎儿开展积极教育，有计划、有意识地对胎儿提供有益且适当的刺激，促使胎儿对刺激作出相应的反应，从而进一步刺激胎儿大脑功能、躯体运动功能的生长发育。

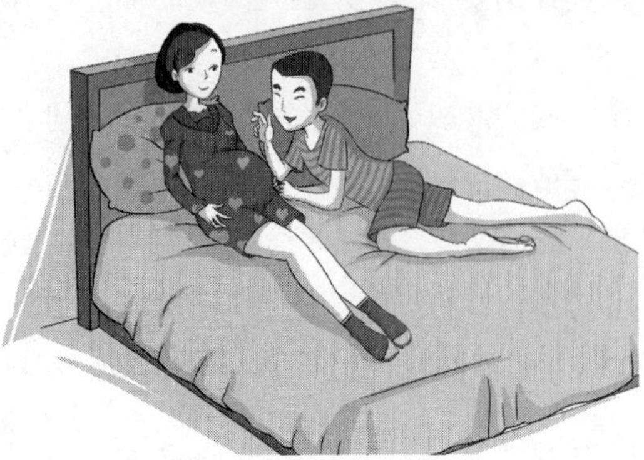

专家建议准妈妈不妨在怀孕5～6个月时，给胎儿起一个小名，可以经常喊胎儿的名字，并和他说话。虽然准妈妈和胎儿交谈的话题可以丰富多彩，如讲故事、朗诵儿歌或诗歌等，但内容宜简单，并需反复重复、语调连贯、节律不紧不慢、口齿清晰。在听音乐的过程中，准妈妈还要注意时间的长短，时间不宜过长，一般5～15分钟即可；音乐尽量选择轻柔、优美的曲子；注意声音不要太大，别让噪声伤害胎儿。

音乐胎教

音乐的神奇之处就是能造成各种生理、心理效应。每个人在听自己喜欢的音乐时都能激起幻想，从而让心灵得到安慰或愉悦，这对胎儿也一样。准妈妈在听胎教音乐时，在感到心旷神怡的同时，音乐还能激发神经系统，产生神经递质，并随着血液循环渐渐进入胎盘，直至送到胎儿大脑的相应部位，促进其大脑的发育。

在房间内播放似有似无的音乐，不仅能陶冶准妈妈的性情，还有助于胎儿安宁、平和，有助于其生长发育。音乐胎教最好选择节奏平缓、流畅、柔和的音乐。准妈妈和准爸爸唱歌，也是一种对胎儿听觉刺激的好方法。曲目不宜太多太杂，曲调要稳定，围绕培养孩子的类型反复聆听最喜欢的几支曲子。

孕4个月后胎儿对声音已相当敏感，其声音来自母体内大血管的搏动，其节律与心脏跳动相同。还有规律的肠蠕动声音。胎儿在宫内就有听力，能分辨和听到各种不同的声音，并能进行“学习”，形成“记忆”，可影响到出生后的发音和行为。因此，我们应该利用胎儿听觉的重要作用，给予良好的声音刺激，促进宫内听力的发展。具体方法是：

◆ 听乐曲。为了对胎儿听觉的训练和提高，从这个月起，可以每天进行2次听觉训练，每次3～5分钟，先选用供准妈妈欣赏的作品，音乐应柔和平缓、优美动听，带有诗情画意。

◆ 唱歌曲。准妈妈每天可以哼唱几首自己喜爱的抒情歌曲，或优美而富有节奏的小调等。准妈妈哼唱歌曲会收到十分满意的效果。

在进行音乐胎教的过程中，准妈妈应当注意一些细节问题，如挑选音乐首选自己喜欢的，同时也要注意音质问题。胎儿不但喜欢听熟悉的曲子，还喜欢听准妈妈唱歌。

注意事项

◆ 观察了解胎儿的活动规律，选在胎儿睡醒时进行胎教，且每次不超过10分钟。

◆ 每天定时胎教，帮胎儿养成规律的生

胎教圣经

◎ 孕六月胎教重点是求知胎教。这一时期是胎儿大脑发育的高速时期，准妈妈一定要以身作则，保持旺盛的求知欲，使胎儿不断接受刺激，促使大脑细胞和神经的发育。准妈妈与胎儿中间有着神奇的信息传递，胎儿能随时感知准妈妈的思想。

活习惯。

◆ 胎教过程中，准妈妈要注意力集中，情感投入，和胎儿身心共鸣。

◆ 音乐胎教声音不要超过60分贝，以准妈妈听来感觉舒畅为准，避免声音分贝过高伤害胎儿听力。

◆ 胎儿绝大部分时间在睡眠中度过，因此为了尽可能不打搅胎儿的睡眠，胎教的实施要遵循胎儿生理和心理发展的规律，不能随意进行。

06 孕四月注意事项

怀孕4个月时，胎盘已经发育完全，准妈妈流产的可能性减小，已经基本度过妊娠反应期，需要注意以下事项：

◆ 注意增加营养，可以带些营养品在办公室里服用，也可以多吃些水果。为了使胎儿发育良好，应摄取充分的营养，蛋白质、钙、铁、维生素等营养素要均衡摄取，不可偏食。

◆ 如果开始感到腰痛，就要注意不能长时间保持一种姿势，要采取正确的姿势进行工作。

◆ 充分了解有关怀孕、生产的各种知识，这样可消除怀孕期间的不安与恐惧，也有助于顺利生产。准妈妈可就近到妇幼保健所或医院内妇幼保健科索取资料，也可阅读有关孕产保健的书籍。

◆ 身体容易出汗，分泌物增多，容易受病菌感染。所以，准妈妈还需要注意的就是每天应该淋浴并且勤换内裤。

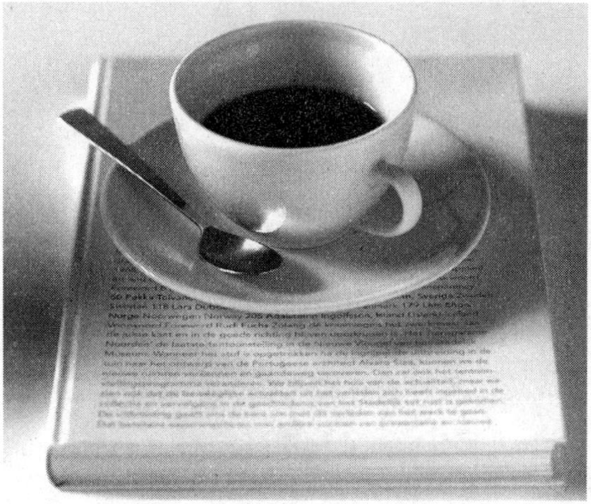

◆ 保持良好的生活习惯，不穿高跟鞋，穿着宽松舒适，关注护理，穿宽大而蓬松的乳罩，防护乳头；远离放射线、电磁辐射、猫狗等宠物，避免感冒；戒除烟酒等不良嗜好，少食咖啡、茶、可乐等含咖啡因的食物；尽量不染发、烫发，少用化妆品。

◆ 怀孕4个月饭量增加后，容易便秘。预防便秘应多吃粗粮及粗纤维果蔬，多饮水，多活动。还可以饮些酸牛奶和蜂蜜，起到润肠通便作用。切不可滥用泻药，有可能引起子宫收缩而导致流产、早产。

◆ 用药仍要当心，在妊娠4个月后服用药物，虽然不会使胎儿畸形，但却使胎宝宝的脑的形成受影响，因此所服的药必须经过医生的指示。

◆ 预防接种要慎重，因为有可能造成胎儿受感染，形成死胎或是危险性流产，所以必须先与医生商量，听从医生的嘱咐。

◆ 孕吐及压迫感等不舒适的症状消失，身心安定，但仍需小心。此时乃胎盘完成的重要时期，最好保持身心的平静，以免动了

◎ 孕七月胎教重点是光照胎教。这个时期的胎儿初步形成的视觉皮质就能接受通过眼睛传达的信号，能够区分外部的明暗，并能间接体验准妈妈的视觉感受。胎儿的脑神经已经发达起来，具有了思维、感觉和记忆功能。此时，通过外界光照，可以促进胎儿视网膜光感受细胞的功能尽早完善。

胎气。

◆ 坚持定期产前检查。月经规则的已婚妇女，月经过期10日或以上，即应到正规医院或专门的妇幼保健机构进行检查，确诊怀孕后建立围生保健手册，进行全面系统的检查。

◆ 保持周围环境安静，保证充足的睡眠和休息。保持室内空气新鲜和流通，气候适宜时，到室外幽静的地方散步，呼吸新鲜空气。

◆ 每天散步半小时，或进行其他适当的运动，从妊娠早期就开始，经常坚持。

◆ 夫妻两人可以适当地过性生活，但是由于准妈妈对胎儿的顾虑而引起的不同程度的性欲下降，准爸爸要给予体谅。

◆ 准爸爸每天早晨陪妻子到附近的公园或者绿地广场散步，呼吸新鲜空气，督促妻子多晒太阳。和妻子一起阅读指导书籍，找些轻松的节目共同参与，丰富妻子生活的情趣。如果妻子是在35岁以上怀孕，曾经有流产或死产史，应陪她到医院作羊水穿刺检查。督促妻子远离电磁污染，听音响、看电视时要保持一定的距离。挑选舒适的平跟鞋和漂亮的孕妇装送给妻子当礼物，让她感受你对她的爱。

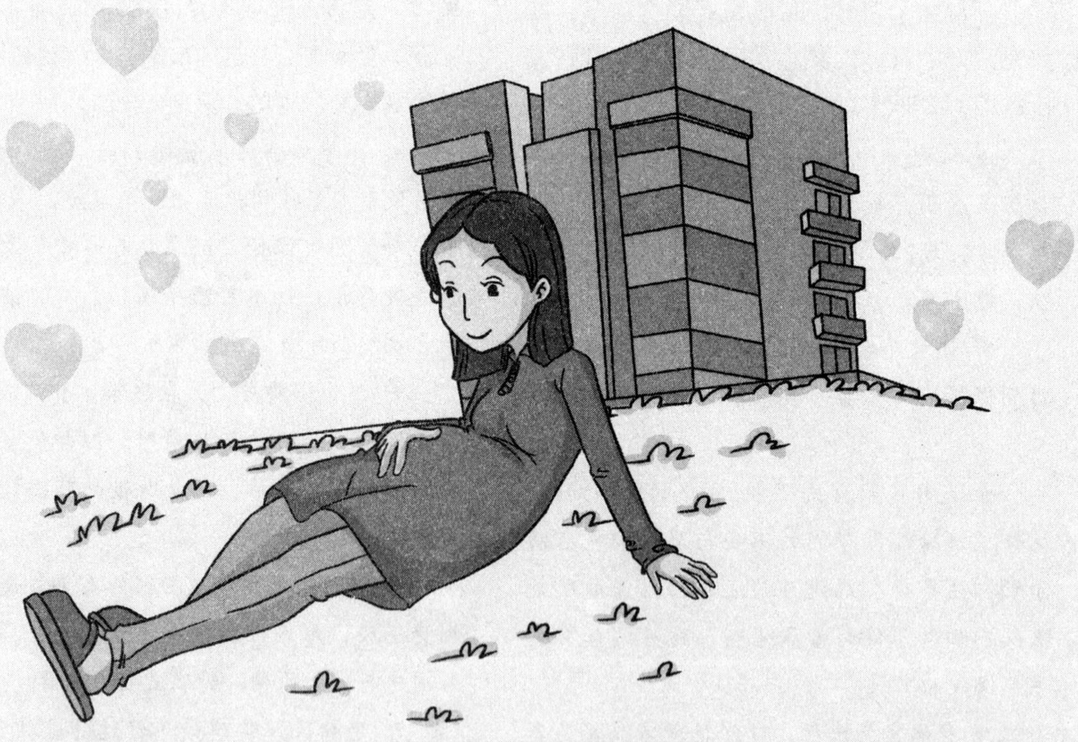

胎教圣经

◎ 孕八月胎教重点是性格胎教。这个时期的胎儿是个真正的小人儿了，准妈妈的修养、兴趣、爱好、职业，以及与准爸爸的融洽关系，都能影响胎儿的性格。高尚的情趣、豁达的心胸、丰富的生活、真挚热烈的爱，会使胎儿的外环境稳定，让胎儿感受到幸福。

★ 第十章 ★ Chapter 10 ▶▶▶

怀孕第5月

孕五月，准妈妈需要了解胎儿和自身的变化，及时应对出现的不适症状。这一月，你除了要保证健康合理的营养与饮食以外，还要多了解和掌握一些胎动小知识，及时去检查出现的不适与疾病。对于你来说，这些现在都已经是轻车熟路啦！

第一节 胎儿和母体状况

01 第17周胎儿发育状况

怀孕第17周时，胎儿看上去像一个大洋葱，大约有13厘米长，重150～200克，在今后3周内，他将经历一个飞速增长的过程，重量和身长都将增加2倍以上。他连接胎盘的生命纽带——脐带长得更粗、更强壮了。胎宝宝能够活动他的关节，以及他的骨架。胎宝宝特别喜欢用手拉或抓住脐带，有时他抓得特别紧，紧到只能有少量的氧气输送，不过宝宝很聪明，他自有分寸哦！另外，宝宝的骨骼也开始由软变硬，循环系统和尿道完全进入正常的工作状态，胎儿的肺也开始工作，他已经能够不断地吸入和呼出羊水。由于胎儿这个时期非常的灵活顽皮，所以胎

◎ 孕九月胎教重点是音乐胎教。音乐是给胎儿的另一种语言，让胎儿在孕妈妈体内就接受音乐的熏陶，不但可以促进胎儿的大脑发育，还可尽早开发他的音乐潜能，对其性格培养也有重要作用。实践证明，受过音乐胎教的胎儿，出生后喜欢音乐、反应灵敏、性格开朗、智商较高。

动也非常活跃。

这一周，你可以借助听诊器听到宝宝强有力的心跳，宝宝有力的心跳可以减少你对分娩的恐惧，使你信心倍增。同时你那颗因怕宝宝在怀孕时受到伤害的心可以暂时地放下了，宝宝强有力的心跳说明了一切，你从此可以通过听胎心音来确定宝宝的健康状况，如发现任何异常，请立即到医院寻求医生的帮助。

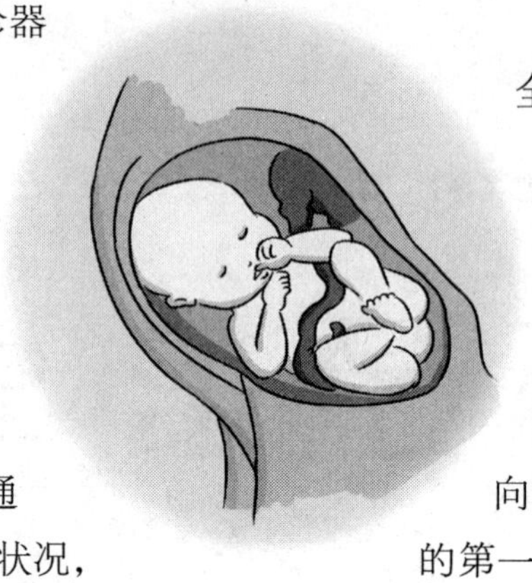

02 第18周胎儿发育状况

怀孕第18周时，胎儿从头到臀部长13～15厘米，重160～200克。他薄薄的皮肤下的血管清晰可见，耳朵已长到正常的位置。他的胸脯不时地鼓起来、陷下去，这是胎儿呼吸的表现，但是在胎儿的口腔里流动的却是羊水而不是空气。此时宝宝的肺部正在发育，肺泡还未发育成熟，还不能工作。胎儿的指尖和脚趾上的肉垫已经形成。如果你怀的是女孩，她的阴道、子宫、输卵管都已经各就各位；如果是男孩，宝宝的生殖器已经清晰可见，当然有时因宝宝的位置的不同，小小的生殖器也会被遮住，让医生看不到。

这一周，胎儿开始频繁地胎动了，胎儿原来偏向两侧的眼睛开始向前集中。胎儿的骨骼差不多已成为类似橡胶的软骨，并开始逐步硬化。此时胎儿非常活跃，经常戳、踢、扭动和翻转。

这一周，建议你到医院作一次全面的检查，通过B超你可以看到宝宝各种姿势和运动时的动作，如踢、摸、滚动、吸吮手指等。千万别错过了这样的机会，和你的丈夫一起分享这快乐幸福的时光吧！可能的话，向医生索要B超图，这可是宝宝的第一张照片呀！这时候也是你和宝宝交流的大好机会，宝宝在你的肚子里面可什么都知道，你只要和他说话，他就会作出相应的反应。

03 第19周胎儿发育状况

怀孕第19周时，胎儿重200～240克，顶臀长13～15厘米，大概相当于一个小番瓜大小。他的胳膊和腿现在已经与身体的其他部分成比例了。他的肾脏继续产生尿液，头皮上的头发已经长出。宝宝的腺体开始分泌出一种黏稠的白色油脂状物质，这就是胎儿的皮脂，具有防水作用，可防止胎儿的皮肤长期浸泡在羊水中被腐蚀。现在是宝宝感官发育的关键时期：宝宝的大脑开始划分出嗅觉、味觉、听觉、视觉和触觉的专门区域。

这一周，胎儿也许能够听到周围发生的事情。他主要能听到你的血液流过血管的声音、胃部消化的杂音，以及你的声音。一些准妈妈喜欢对着自己的宝宝说话，不过，即使你没有这样做，你的宝宝仍然能够听到你

胎教圣经

◎ 孕十月胎教重点是臆想胎教。日渐临近的分娩使准妈妈感到忐忑不安甚至有些紧张，这时准妈妈可以开始臆想胎教。臆想能够提高自己的自信心，并能最大程度地激发胎儿的潜能，对克服怀孕抑郁症也很有效果。摆出舒服的姿势让身体放松，然后想象最令人愉悦和安静的场景。

和别人说话的声音，也有可能晚上因为他的折腾而使你无法入睡。

这一周，宝宝最大的变化就是感觉器官开始按照区域迅速发展。味觉、嗅觉、触觉、视觉、听觉从现在开始在大脑中专门的区域里发育。宝宝的感官发育将会得到完善。除皮脂外，另一种脂肪状的物质称做髓鞘，已经将宝宝的神经包裹起来。此阶段胎儿经常踢腿、屈体、伸腰、滚动、吸吮自己的拇指，胎动平均每小时 3 ~ 5 次。

04 第 20 周胎儿发育状况

怀孕第 20 周时，胎儿发育比较平稳，皮肤开始增厚，发育成为 4 层。胎儿身长 16 ~ 25 厘米，体重 250 ~ 300 克，胎儿的头上长出了头发，牙齿正在发育，四肢已发育良好。免疫抗体通过准妈妈的血液转送给胎儿，在出生后的最初一段时间内，它帮助婴儿抵抗疾病。胎儿的感觉器官开始按区域迅速发育，神经元分成各个不同的感官，味觉、嗅觉、听觉、视觉和触觉都从现在开始，在大脑里的专门区域里发育，神经元数量的增长开始减慢，但是神经元之间的相互联通开始增多，形成记忆与思维功能的神经联系也在增加。

这一周，胎儿在频繁地活动，你会初次感到胎儿像鱼一样轻轻地游动。他甚至对子宫外的声音会有反应。如果你没有感觉到胎动，也不必担心，因为此时他若处于安静阶段，也属正常。此时胎儿的头已占全身长的 1/3，头部及身体上呈现出一层薄薄的胎毛，白色的脂肪逐渐覆盖皮肤。手指、脚趾长出指甲，并呈现出隆起；耳朵的入口张开；牙床开始形成；头发、眉毛齐备；由于皮下脂肪开始沉积，皮肤变成半透明，但皮下血管仍清晰可见；骨骼发育良好，并长出睫毛和眉毛。由于缺乏皮下脂肪，皮肤发红且有皱，但比以前变得结实了。骨骼和肌肉也越来越结实。胎宝宝已会吞咽羊水，经过肾过滤后把它变成洁净的尿液重新又排入羊水中，过滤出的渣滓积存在肠道内形成胎粪，待出生后才排出体外。胎宝宝还会用口舔尝吸吮拇指，就像在品味手指的味道。

这一周，胎儿的感觉器官进入成长的关键时期，大脑开始划分专门的区域进行嗅觉、味觉、听觉、视觉以及触觉的发育。胎儿的视网膜形成了，开始对光线有感应，这时你可以用手电照射腹部进行胎教，他对强光的反应会很大。他经常喝羊水，吸收水合物和营养，在羊水里呼吸和尿尿。胎宝宝在子宫羊水中姿势自如地游泳并会用脚踢子宫，羊水因此而发生震荡。这样可刺激胎宝宝的皮肤，引起大脑冲动而促进皮肤发育。这时，如果子宫收缩或受到外方压迫，胎宝宝会猛踢子宫壁，把这种信息传递给妈妈。

到了本月末，胎宝宝已能睁开眼皮，长出头发，皮肤也开始被黄油样的胎脂覆盖，它不仅可为胎宝宝提供营养，而且可保护皮肤，同时在分娩时起到润滑作用，使胎宝宝能够顺利通过产道。

◎ 准妈妈可以为自己准备一个漂亮、温馨的笔记本，开始记录你的孕期日记。从怀孕的最初到 10 月怀胎中的每一个细微的变化，各个时期不同的心情和身体变化、感受、胎教方法、胎儿的反应等，一点一滴地写下来，让它成为你孕育生命的最好记录。随时翻看这些胎儿成长的点滴，母爱油然而生。

05 孕五月准妈妈生理变化

怀孕第17周的你乳房比以前膨胀得更为显著，更加敏感、柔软，甚至有些疼痛，有些准妈妈还能挤出透明、黏稠、颜色像水又微白的液体，内衣因此容易被污染。你的小腹凸出很明显了，偶尔会感到腹部一阵阵的剧痛，这种疼痛是腹部韧带拉伸造成的，有些人还会因此而背疼。如果疼痛一直持续，就要向医生咨询了。如果你感觉到下腹像有一只小虫似的一下一下地蠕动，或者感觉像小鱼在腹中游动，这正是胎动。

怀孕第18周的你体重增加了4.5～6千克，身体的重心前移，行动有所不便。胃口出奇的好，要注意科学均衡的营养搭配。大部分准妈妈都会受到痔疮的困扰。你的腿、尾骨和其他肌肉会有些疼痛。当你坐着或躺着，如果起身太快会让你感到有点眩晕。有些准妈妈会出现鼻塞、鼻黏膜充血和鼻出血，如果鼻出血非常严重，要考虑是否有妊娠高血压疾病的可能性。

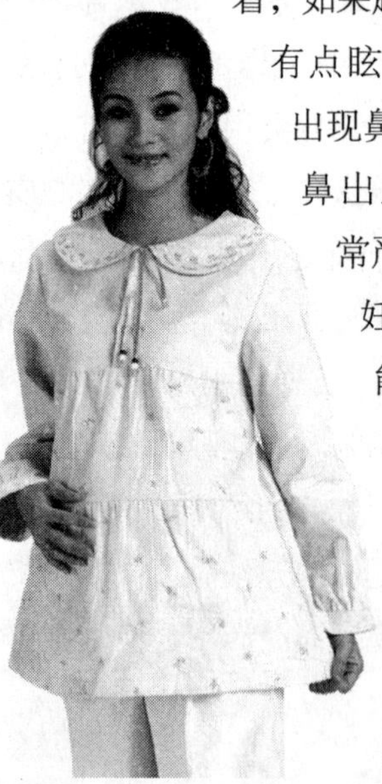

怀孕第19周的你腰身变粗，动作也开始变得笨拙，有必要准备孕妇装了。乳晕和乳头的颜色加深，而且乳房越来越大。此时你也许会出现水肿、血压升高、心跳加快的情况。你可能整天都很疲倦，比较嗜睡，胃口也很好。有的准妈妈上唇、面颊上方和前额周围可能出现暗色斑块，这种暗色斑在分娩后不久就会消退，但你现在要尽量避免受到阳光的暴晒。现在你的负担越来越重了，身体活动也不是很方便，此时你也许会出现水肿、血压升高、心跳加快的情况，不过胎儿不一定马上有所行动。这是因为外部虽然可影响子宫腔内的胎儿，但是胎儿本身的中枢神经作用抑制胎儿的运动。

怀孕第20周的你腹部越来越大，体重急剧增加，易感疲劳，有时候会有腰痛。双腿水肿，足背及内、外踝部水肿尤多见，下午和晚上水肿加重，晨起减轻。由于子宫挤压胃肠，影响胃肠排空，你可能常常感到饱胀、便秘。膨大的腹部破坏了整体的平衡，使人易感疲劳，同时伴有腰痛。准妈妈很容易出现倾倒，腰部和背部也由于对身体的这种变化不习惯而特别容易疲劳，准妈妈在坐下或站起时常感到有些吃力。体重急剧增加，睡觉的时候偶尔出现腿部痉挛，整个子宫如成年人头部般大小。臀部也因脂肪的增多而显得浑圆，从外形上开始显现出较从前丰满的样子。由于血液中水分的增多，准妈妈可能发生贫血，有些准妈妈因钙质被胎儿大量摄取，出现牙齿疼痛或口腔炎，不少准妈妈还出现了特有的尿糖现象。

胎教圣经

优境胎教

◎ 给准妈妈布置一个温馨舒适的生活环境，是胎教的一个重要的先决条件。在房间里贴上漂亮、可爱的宝宝海报，准妈妈经常看，会让自己的宝宝变得更漂亮。

第二节 孕五月行动安排

01 准妈妈营养与饮食

营养饮食原则

从怀孕第5个月起，准妈妈的食欲增加，进食会逐渐增多，有时会出现胃中胀满。此时可服用1～2片酵母片，以增强消化功能。也可每天分4～5次吃饭，既补充相关营养，也可改善因吃得太多而胃胀的感觉。

◆ 孕中期胎儿发育比早期快，对各种营养物质的需求会相应增加，准妈妈要根据自身情况适量补充钙、铁、锌和各种维生素，尽量吃得杂一些，不偏食、不忌嘴，保证营养均衡全面。富含钙的食品有乳类、豆类和肉类，如牛奶、羊奶；黄豆、毛豆、扁豆、蚕豆；羊肉、猪脑、鸡肉、牛肉等。富含锌的食物有牡蛎、贝、海带、黄豆、扁豆、麦芽、黑芝麻、南瓜子、瘦肉等。富含铁的食物有动物血、肉类、肝脏等，以及多食如菠菜这样含丰富铁的菜蔬。

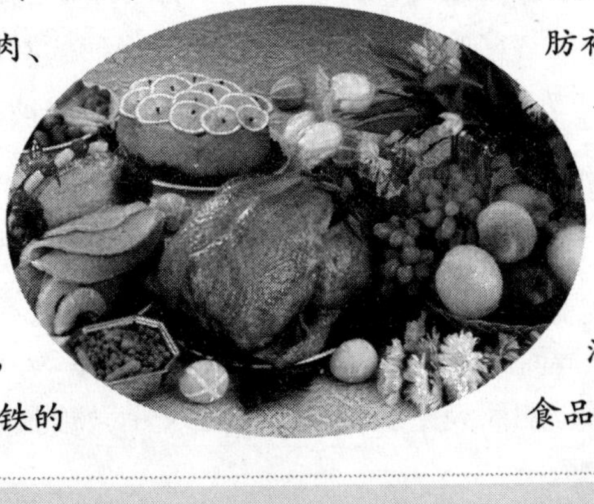

◆ 从本月起，准妈妈应注意补钙，适量加服鱼肝油，还要补充维生素D以促进钙的吸收。对于长期在室内工作，缺乏晒太阳机会的女性更是如此。胎儿日渐加速发育，需要充分的营养，尤其是铁质不足时，极易造成母体贫血，严重时还会影响到胎儿的健康。应多摄取蛋白质、植物性脂肪、钙、维生素等营养物质，要求质量高、数量多，以满足胎儿生长发育的需要。要增加热能，每日要比妊娠早期增加约300千卡（1254千焦），为增加能量代谢，应增加维生素B_1、维生素B_2的摄入量。要摄入足够的蛋白质，比妊娠早期多摄入15～25克。除了面粉、大米等主食外，肉类、鱼类、奶类等食品及大豆都是蛋白质的重要来源。要保证适量脂肪补充。多吃含无机盐（包括含微量元素）的食品，胎儿的迅速发育，需要大量的钙、铁等无机盐。豆制品、乳制品、鱼类、虾皮、海带，这些富有微量元素的食品应多吃。肉类、豆类、鱼类、

◎ 孕妇的情操、气质典雅与否，对后代的影响很大，因此，孕妇为了孩子的聪颖秀慧，需注意加强自己内涵修养，做到心无邪念，耳无淫声，目无非视，口无妄言，不粗鲁，不暴躁，不鄙俗，不琐碎。

蛋类、蔬菜中都会有铁，尤其是动物血含铁丰富，可以常吃。

◆ 多吃点水果，含有维生素C，宝宝以后皮肤好；多吃坚果，如核桃、芝麻、榛子等，可促进宝宝大脑发育；其他的就看个人口味了，准妈妈想吃什么都行，一定要满足呀！在怀孕期间，应该多吃水果，保证每天2个鸡蛋，要注意营养搭配。怀孕中期，饮食原则尽量做到均衡、不挑食，同时可多食富含蛋白质、无机盐的食物，蔬菜、水果、豆类制品、牛奶等食物都有益健康。

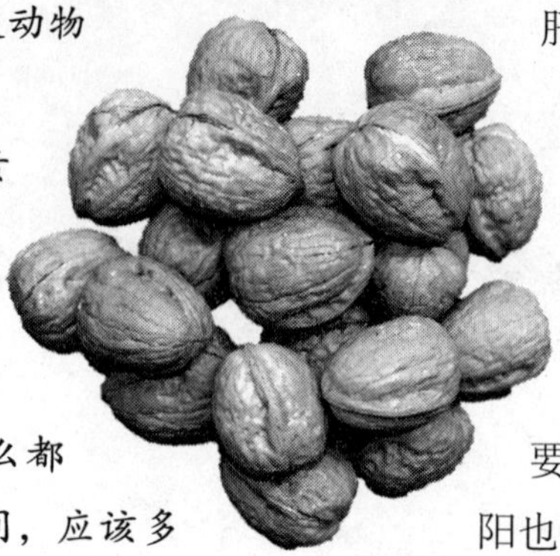

总之，孕期营养要适度，防止体重过度增加。准妈妈应少食多餐，避免营养过剩；同时可以做孕妇操、适当散步、胎教等轻体力活动。

孕五月主打营养

怀孕5个月时，胎宝宝的骨骼和牙齿生长得特别快，是迅速钙化时期，对钙质的需求剧增。准妈妈要特别注意吸收充足的维生素和钙，如果此时吸收的维生素D以及钙不够，容易导致胎儿发育不良。因此，从本月起，牛奶、孕妇奶粉或酸奶是准妈妈每天必不可少的补钙品。此外，还应该多吃以下这些容易摄取到钙的食物，如干乳酪、豆腐（内酯豆腐除外）、鸡蛋或鸭蛋、虾、鱼类、海带等。另外，准妈妈最好每天服用钙剂。而且，钙的补充要贯穿于整个孕期始终。

从本月起，准妈妈应注意补钙，还要加服鱼肝油，但有些人因补钙心切而大量服鱼肝油，这样做是不妥当的，因为过多服用鱼肝油，会使胎儿骨骼发育异常，造成许多不良后果。当然，单纯补钙还是不够的，还要补充维生素D以促进钙的吸收。准妈妈要多吃鱼类、鸡蛋。另外，晒太阳也能制造维生素D，准妈妈可以适当晒晒太阳，但是首先要做好防晒工作。对于长期在室内工作，缺乏晒太阳机会的妇女更是如此。

此时，还要多吃动物内脏，包括肾、肝、心、肚等，它们含有丰富的优质蛋白质、维生素和无机盐。本月，准妈妈对维生素、无机盐、微量元素等需要明显增加，为此，孕中期妇女至少每周1次选食一定量的动物内脏。

为了促进胎宝宝骨骼和牙齿的发育，孕五月主打营养是维生素D和钙。

02 了解胎动

胎动是什么

胎动，是胎儿各部位肌肉、骨骼的运动。表现形式有滚动、踢、打嗝及呼吸运动等，而且最能被准妈妈明显感觉。正常的胎动是生命力的象征。胎动最初出现的部位是在下腹中部。胎动次数因孕周而异。孕早期时，胎动较弱、较少，怀孕第18周以后逐渐增加。怀孕第29～38周时活动频率达到高峰，以后又稍微减弱直至分娩。

胎教圣经

◎ 受孕早期，准妈妈可以欣赏音乐以调节心情，音乐以宁静、柔美、舒缓、E调和C调为主，如中国古典乐曲《梅花三弄》、二胡曲《二泉映月》及外国名曲《小夜曲》《四小天鹅舞曲》等。

每日胎动时间

每个胎儿都有自己的胎动节律和频率。胎动一般开始于怀孕 4 个月，6 个月较明显，一天有 2 个高峰，一个在下午 7—9 时，另一个是在午夜 11 时至凌晨 1 时，早晨最低。

每日胎动次数一般在 30 ~ 40 次。一天中早晨胎动较少，上午 8 ~ 12 时胎动均匀，而后逐渐减少，下午 2 ~ 3 时最低，晚上 8 ~ 11 时又增加到最多。日平均每小时胎动 3 ~ 5 次，持续计数 12 小时 30 次以上则表示胎儿情况良好。准妈妈应该每日固定在晚间 8 ~ 9 时自数 1 小时胎动。

◆ 夜晚睡觉前。一般宝宝在晚上是动得最多的，一方面比较有精神，另一方面，准妈妈通常在这个时间能静下心来感受宝宝的胎动，所以会觉得动得特别多。

◆ 吃饭以后。吃饭以后，准妈妈体内血糖含量增加，宝宝也“吃饱喝足”有力气了，所以胎动会变得比饭前要较频繁一些。

◆ 洗澡的时候。可能是因为在洗澡时准妈妈会觉得比较放松，这种情绪会传达给宝宝，他就比较有精神。

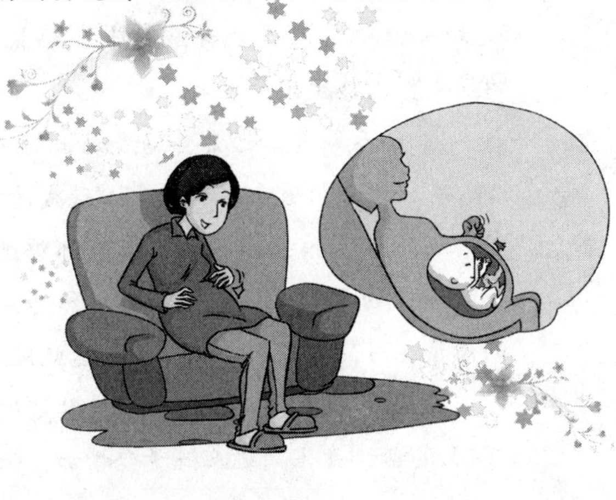

◆ 对着肚子说话的时候。准爸爸和准妈妈都表示在和宝宝交流的时候，宝宝会有回应，用胎动的方式表达自己的感觉。

◆ 听音乐的时候。受到音乐的刺激，胎宝宝会变得喜欢动，这也是传达情绪的一种方法。

计算胎动的方法

胎动是子宫内生命存在的象征。数胎动是准妈妈自我监护胎儿情况的一种简易的手段。

数胎动时应取卧位或坐位，思想集中，可用一些小巧物品（如硬币或纽扣等）做标记或记录于纸上，以免遗漏。若连续胎动或在同一时刻感到多处胎动，只能算做一次，得等胎动完全停止后，再接着计数。若胎儿长时间持续胎动，也应该警惕。胎动的强弱和次数，个体差异很大，有的 12 小时多达 100 次以上，孕妇自数一段时间后会得出一个常数，以后便可以此为标准，进行自我监测胎儿的安危。

准妈妈每天自我测量 3 小时的胎动，分别在早上、中午、晚上各测 1 小时。将 3 次测得胎动的总数乘以 4，作为 12 小时的胎儿运动记录。若每小时少于 3 次，则需延长测量时间至每日 6 ~ 12 小时。胎动减少或停止，可能表示子宫内的胎儿正处于缺氧的状态。若 12 小时内没有感到胎动，或 1 天内胎动少于 4 次，或与前一天相比减少一半以上，就应赶快到医院求诊。胎心音监测器是一种

◎ 唱歌会使整个人放松。哼歌或是适度地卡拉 OK 唱歌都能改善心情，消除紧张。妈妈放松，宝宝自然会乐得自在了。

可以侦测和记录胎儿心跳及子宫收缩的仪器，在监测过程中，不但可以观察到胎儿心跳的频率和形状，而且可以测出子宫收缩的次数和强度。

胎动的模式

宝宝的胎动有4种模式：

◆ 全身性运动。整个躯干的运动，例如翻身。这种运动力量比较强，而且每一下动作持续的时间比较长，一般为3～30秒。

◆ 肢体运动。伸伸胳膊、扭一下身子等，每一下动作持续时间一般为1～15秒。

◆ 下肢运动。也就是我们常常感觉到的宝宝的踢腿运动。这种动作很快，力量比较弱，每一下胎动持续时间一般在1秒以内。

◆ 胸壁运动。比较短而弱，一般准妈妈不大容易感觉得到。

胎动异常的现象

◆ 胎动减少。可能是因为准妈妈血糖过低、发烧。对策：①注意休息，根据气温变化及时增减衣物，避免感冒。②尽量别去人多杂乱的地方。③经常开窗通风，保持室内的空气流通。④多喝水，多吃新鲜的蔬菜和水果。⑤适当进行锻炼。

◆ 胎动突然加剧，随后慢慢减少。可能是因为缺氧、受到外界刺激、高血压、受到外界撞击，以及受到外界噪声的刺激。对策：①有妊娠高血压疾病的准妈妈，应该定时到医院作检查，并注意休息，不要过度劳累。②无论是走路还是乘公共汽车，尽量和他人保持距离，不到嘈杂的环境中去，防止外力冲撞和刺激。③保持良好的心态，放松心情，控制情绪。

◆ 急促胎动后，突然停止。可能是因为脐带绕颈。对策：①一旦出现异常胎动的情况，要立即就诊。②坚持每天数胎动，有不良感觉时，马上去医院检查。

胎动异常的原因

◆ 胎盘功能不佳，造成胎盘供给胎儿的氧气不足，胎动会减缓。

◆ 由于胎儿可以在羊水内自由地活动，发生脐带缠绕住颈部的情况，虽很常见，但如果缠绕得太紧就会造成宝宝缺氧，胎动减少，甚至死亡。

◆ 胎盘剥离，通常会造成妈妈剧烈的腹痛、大量阴道出血和宝宝心跳减速，较容易发生在有高血压病史或腹部曾遭外力撞击的孕妇。发现胎动有突然静止的情形，可能有危险，应立即尽速就医。

◆ 准妈妈发烧，如果体温持续超过38℃以上的话，身体周边血流量会增加，但

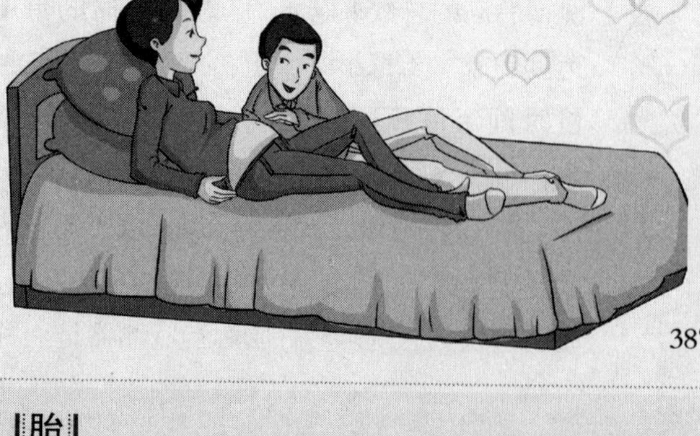

胎教圣经

◎ 散步是最能让人放松的运动。在天气好、空气清新的时候散步不只是一种享受，还能让肚里的宝宝享受太阳浴和轻微震荡带来的按摩效果，宝宝会和你一样心情愉快的！

子宫和胎盘的血流量会减少，从而使得宝宝也会变得少动。

◆ 准妈妈吸烟或服用镇静剂，将会导致宝宝活动力减低、早产儿、宝宝体重过轻，应在怀孕前戒除不良习惯。

胎儿异常该怎么办

◆ 当准妈妈感觉到胎动减少时，应该安静下来，不要慌张，先停止正在走动或忙碌的状态，休息一下后，再观察胎儿的活动。如果发现胎动真的减少，甚至是停止了，就应该尽快地找医师作进一步检查。

◆ 如果你觉得胎宝宝压迫到你的横膈膜或其他器官，让你呼吸困难的话，你可以做手臂伸展的运动以缓解压迫：①深吸一口气，慢慢将一只手臂举高到头上。②深深地吐气，慢慢地将手臂放下。③重复多做几次。此运动可以减轻呼吸困难的痛苦和消化不良的现象，也可以使胎儿移动到一个令你比较舒服的位置，并消除紧张和疲劳，增强体力。如果因为胎儿的活动太活跃，使你晚上睡不着觉，不妨换个姿势，但如果还是没有用的话，那么可以请老公帮你作腹部按摩。

03 孕五月检查项目表

检查的内容

检查的内容包括体重的测量，腹围、子宫底的测量，血压的测量，尿常规化验及骨盆外测量等。

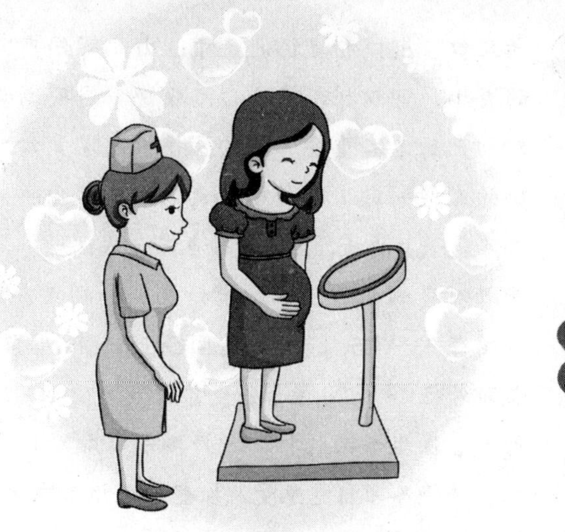

◆ 测量体重。体重的异常增加，有可能是妊娠中毒症，测量体重即是为了检查准妈妈的体重增加是否属于正常范围之内。

◆ 腹围、子宫底的测量。是为了查看胎儿是否在顺利成长。按照怀孕周数的比率，腹围过大时，可能是双胞胎或羊水过多症等。

◆ 测量血压。是为了检查准妈妈有无高血压、低血压。如血压升高，有妊娠中毒症的危险，医生会采取措施以及时防治妊娠高血压疾病。

◆ 尿常规化验。是为了检查准妈妈尿中的糖和蛋白质的含量，检查的结果有助于对糖尿病和妊娠中毒症的早期发现与治疗。在检查的当天，要注意进餐的时间，不要把检查安排在饭后很短的时间之内。因为人刚吃完饭的时候，尿里容易出现糖分，这时作尿常规化验容易得出错误的结论，误导医生作出错误的诊断。你应该在饭后至少 2 个小时之后再接受尿常规化验。

◆ 骨盆外测量。就是用骨盆仪测量骨盆

◎ 怀孕期间要经常投自己所好，做自己喜欢做的事也是最好的放松方式。练习书法、绣十字绣，哪怕是玩游戏，只要不让自己过于劳累，任何让自己高兴的事都可以。准妈妈心情愉悦，通过胎盘和脐带输送给胎儿的血液和氧气就会格外的充足，宝宝也会感应得到。

的入口、出口和直径的尺寸，由此得知产道的大小，可以判断能否自然分娩。这项测量对初产妇尤其重要。不过，并不是说骨盆狭小的人就一定不能自然分娩，如果婴儿的头部不是很大的话，自然分娩也不会成问题。骨盆外测量的正常值以厘米计算，分别是：髂棘间径 23～25 厘米，髂嵴间径 26～28 厘米，骶耻外径 18～20 厘米，坐骨结节间径 9～10 厘米。医生会为你推知预产期能否顺利地分娩，并将各项自觉感受及检查结果记录在案。

产前诊断与检查

在孕 15～18 周，要根据医生建议作产前诊断。通过对胎儿进行特异性检查，以判断胎儿是否患有先天性或遗传性疾病。有以下情况的孕妇需要作产前诊断：近亲结婚者、35 岁以上的高龄孕妇、分娩过染色体异常患儿的孕妇、多次出现自然流产或死产的孕妇。

另外，还应检查母婴血型是否不合。血型不合有 2 种情况：

◆ ABO 血型不合。胎儿易发生溶血病，

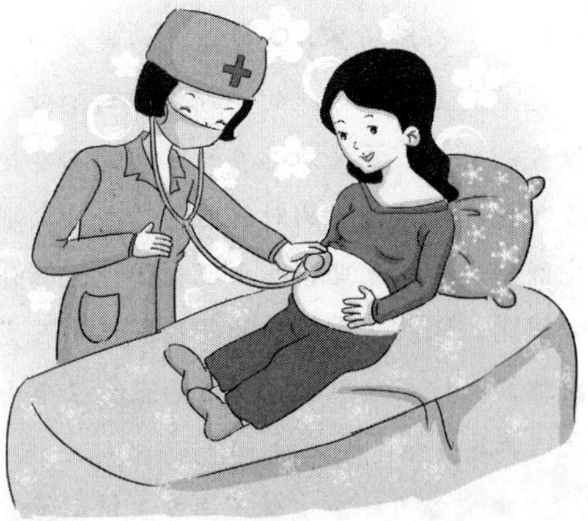

即准妈妈血型为 O 型，准爸爸血型为 A、B 或 AB 型。ABO 溶血病多见于第一胎。

◆ Rh 血型不合。当准妈妈血型为 Rh 阴性，准爸爸的血型为 Rh 阳性时，分娩可使妈妈对胎儿的血液产生抗体，第一胎胎儿发病的可能性较小，分娩的次数越多，发病率越高。这类血型不合，常发生流产、死产，严重的会发生新生儿溶血性黄疸等。

在孕 20 周以后，医生会建议你在进行产前检查的同时，你或家人还应进行自我监测，以便随时了解胎儿的生长情况，保证胎儿的正常发育。孕期自我监测的方法很多，常用的方法有：测胎动、听胎心及检查子宫底的高度。如果发现胎动、胎心音或子宫底高度出现异常，或与妊娠月份不符，则可能说明胎儿有缺氧、发育迟缓或存在其他不正常情况，甚至可能表明胎儿有危险，你应该及时到医院作进一步的检查。

了解羊水诊断

羊水诊断是抽取少量（大约 20 毫升）的羊水，主要目的是检测异常胎儿，最好能在怀孕 16～20 周的时候进行（特殊情况除外），因为这时胎儿的细胞已经开始在羊水中流动。检查的对象主要是那些曾经生育过异常胎儿者，反复流产者，家族里有近亲结婚或者遗传疾病如血友病、白血病者，大于 35 岁的高龄产妇。

这种检查可以检查出染色体的数量和形状的所有的异常，也能用来发现某些遗传疾病，事实上还能够检查出某些畸形来，如脊

胎教圣经

◎ 在身体条件允许的情况下，尽量保持工作的状态，待在人群里，与人交流有助于把对怀孕这件事的注意力转移到工作上，消除紧张情绪。

柱裂等。通常情况下，这一检查是由医生建议，并非是强迫进行的。以下人群建议作羊水诊断：

◆ 35 岁以上的准妈妈和一些 25 岁以下的准妈妈。

◆ 父母一方是染色体结构变化携带者。

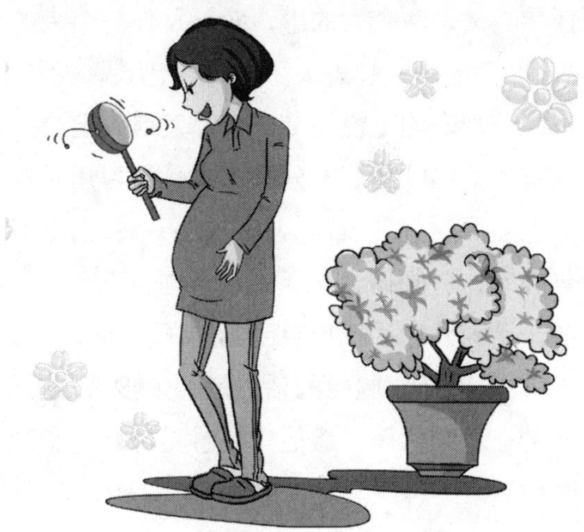

04 孕五月胎教功课

音乐胎教

如何孕育出健康的下一代，除了注意母体的健康以外，维持一个快乐平和的心情是很重要的，而音乐正是一个很好的传播媒介。从婴幼儿发展的观点来看，适当的听觉刺激，可以帮助婴幼儿身心发展。这种胎教的刺激，当宝宝还在准妈妈肚子里时，我们将其称为音乐胎教。

音乐是感情的、心灵的语言，它能使人张开幻想的翅膀，随着优美的旋律，翱翔在海阔天空。音乐还可以促进孩子完善。不同的乐曲对于陶冶孩子的情操起着不同的作用。如巴赫的复调音乐能促进孩子恬静、稳定；圆舞曲促进孩子欢快、开朗；奏鸣曲激发孩子热情、奔放等。通过有针对性的训练，能使孩子在气质上发生改变……可见音乐对孩子的作用是无可估量的。

胎儿的耳朵在怀孕 2 周时，内耳开始形成；约 5 周时发育完全；至 6 个月时胎儿的听觉神经系统，便可以感受到来自准妈妈呼吸和心跳的摇篮曲；怀孕 7 个月以后，胎儿对外在的声音刺激渐有反应，此时准爸爸妈妈可以利用胎儿醒来时（胎动是征兆之一）与胎儿沟通，有助于亲子关系的建立。

准妈妈在怀孕期间，应尽量避免聆听过度嘈杂或不当的音乐（因胎儿不喜欢听到高振动频率的音波）；应选择旋律温和自然、有规律性的音乐，如大自然的河川、溪流声，虫鸣鸟叫声。

古典音乐因为其节奏和准妈妈的心跳旋律相近，所以对胎儿和新生儿有启发和安抚的作用。

亲情胎教

每位老公对自己老婆怀孕的反应和态度都各不相同，有的突然会变得体贴，有的明显产生不适应，有的则在想他将会失去什么。虽然大肚子的不是老公，但如何让他有参与感，而不是在小孩出生后才建立情感，对怀孕的你及整个家庭来说都很重要。以下是增加另一半参与感的好方法：要常提醒他，把

◎ 尽量不要接近吸烟的人。刚刚有人吸烟的地方，应该等那里换气后准妈妈再进入。空气中是否含有尼古丁依靠肉眼是无法判断的，准妈妈可以依靠自己对气味的敏感来判断，只要觉得周围空气不好，就要远离。在公共场所，例如在餐馆就餐时，尽量选择坐在禁烟区。

胎教圣经

怀孕当做是两个人的事，而不是你一个人的事；拉着老公一起去买怀孕或宝宝用品；不要把怀孕带来的不悦情绪，全都发泄到老公一人身上，可以和朋友分享，或是学习用乐观的态度面对，让气氛轻松一些；一起去上妈妈教室，一起研读相关书籍和录像带；临睡前，请老公用手抚摸自己的肚子，享受“三人世界”（怀双胞胎的话就是四人哦），或是侧躺在老公背后，让他一起感受奇妙的胎动时刻。

● 视觉胎教

从妊娠第4个月起，胎儿对光线已经非常敏感。科学工作者在对准妈妈腹壁直接进行光照射时，可以见到胎儿出现躲避反射，背过脸去，同时有睁眼、闭眼活动。因此有人主张在胎儿觉醒时可进行视觉功能训练。方法：可用手电筒，一闪一灭直接放在准妈妈腹部进行光线照射，每日3次，每次30秒，并记录胎儿的反应。

注意在用光照射时，切忌用强光，也不宜照射时间过长。

05 孕五月注意事项

首先恭喜你顺利步入孕五月，再过5个月你就可以轻松迎接你的宝宝的降生啦！很期待吧？千万别松懈哦，孕五月的注意事项还是要引起重视的。

◆ 由于孕激素和雌激素的分泌，你的皮肤会有很大变化，油性皮肤越发油腻，干性皮肤则更加干燥。平时要注意保持皮肤的清洁，护肤品以保湿为主，远离美白产品。

◆ 准妈妈要尽量少吃和不吃刺激的食物，如辛辣、生冷、过咸、过酸的食物。

◆ 切记每天要多喝水，保持体内有足够的水分，对身体和皮肤的健康很重要。

◆ 准妈妈在做家务时，如接触洗涤剂，尽量带上防护的塑胶手套。

◆ 应注意腹部的保温，并防止腹部松弛，最好使用束腹、腹带或腹部防护套。乳房开始胀大，最好选择较大尺码的乳罩，有些人可能会有乳汁溢出。

◆ 准妈妈每天要坚持作乳房按摩，用植物油或橄榄油轻柔地按摩乳房，不仅能预防妊娠纹的发生，同时能促进乳腺发育。

◆ 随着准妈妈体重的增加，脚部的负担进一步加重，肿胀、疼痛现象时有发生。每天以划圈方式从上往下作脚部按摩，按摩的力度要适中，可缓解不适。

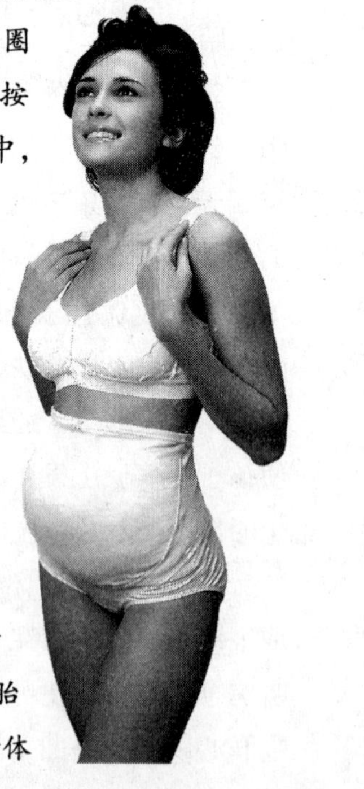

◆ 胎儿日渐发育，需要充分的营养，尤其是铁质不足时，易造成母体贫血，严重时，还会影响胎儿的健康，所以要注意加强营养。

◆ 孕期适当的活动和劳动，对母体和胎儿双方都有好处。在母体

胎教圣经

◎ 如果准爸爸抽烟或是同事抽烟，可以和他们沟通，让他们到阳台或是走廊里抽。如果办不到的话，就尽量注意随时换气，保持空气清新。

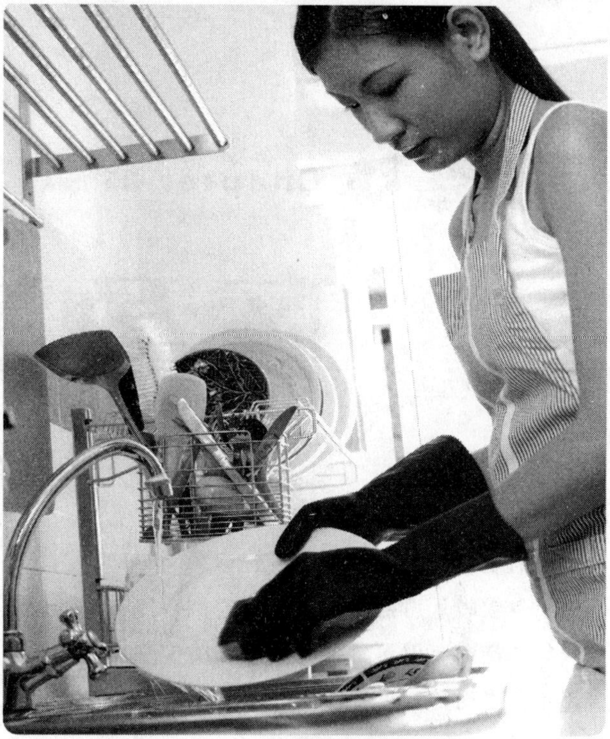

方面，适当的活动和劳动，可使准妈妈的身心舒畅，保持良好的心理状态；可促进血液循环和增强心肌收缩力，增加氧气的摄取，促进新陈代谢；可使消化液分泌增多，有利于食物的消化、吸收和利用。在胎儿方面，由于胎儿与母体血脉相连、息息相关，因此，准妈妈适当地活动和运动，使血液循环增强，也增加了对胎儿氧气和营养的供给，促进胎儿大脑和身体的发育；母体进行适当的户外活动，晒晒太阳，利于胎儿的骨骼生长发育。

◆ 准妈妈怀孕满16周以后，需要每个月去医院化验一下尿液，测量血压，看看有无水肿等。怀孕28周后，则要每2周检查1次尿液；怀孕36周后，要每周检查2次尿液。有些准妈妈对此深感麻烦，但是，定期检查化验是为了你和胎儿的健康和安全，千万不要忽视。

◆ 从怀孕20周开始，准妈妈要特别注意体重。如果营养摄取过量造成你过度肥胖，随着产期的临近，对胎儿发育会逐渐产生障碍；过度肥胖的准妈妈会患糖尿病和妊娠期高血压疾病，影响胎儿的健康。准妈妈的理想体重是每月增加指数不得超过500克。

◆ 怀孕后最好不要出远门。因为旅途中有许多对妊娠不利的因素，如车、船的颠簸，旅途中的紧张、疲劳等都是引起流产和早产的危险因素，而且万一出现异常情况，不能及时得到适当的治疗和护理。如果十分必要，出门应选在怀孕20～28周，这时相对安全一些。出发前最好经医生检查或向医生咨询有关注意事项；旅行时避免单独一人活动，要有人陪同；外出时要特别注意饮食卫生，谨防肠道传染病，也不要到人群拥挤、嘈杂的地方去；如果感到疲劳要及时休息，发现腹部疼痛或阴道出血，要及时告诉陪同人员，最好到医院去检查，以防不测。

◆ 准爸爸应该和妻子一起胎教，每天跟胎宝宝说话，“抚摸”宝宝，给宝宝听胎教音乐；协助妻子作好孕期的自我监护：量体重、数胎动；保持居家环境的安静，让妻子远离强烈的噪声，以免造成宝宝的不安；如果妻子身体情况允许，准爸爸可以安排一次短期的旅行，减缓妻子的忧虑和不适。

◎ 打扫卫生的时候，尽量用抹布除尘，不要使用吸尘器。因为使用吸尘器的时候反而会释放一些灰尘，而用湿抹布就会好得多。

★第十一章★ Chapter 11

怀孕第6月

你已经怀孕6个月啦！怀孕的一半路程已经走完，再过4个月，你就可以见到朝思暮想的小宝宝喽！可别过于兴奋，因为你还有一段较长的路要走。这一个月，你除了像前几个月一样，及时了解和掌握胎儿及你的信息，保证营养，注意保健，按时检查，此外还要学会祛除孕期出现的黄褐斑。当然，孕六月的注意事项一定不能忽视。

第一节 胎儿和母体状况

01 第21周胎儿发育状况

怀孕第21周时，胎儿身长17～22厘米，体重300～350克，在这个时候的胎儿体重开始大幅度地增加。宝宝的眉毛和眼睑清晰可见，手指和脚趾也开始长出指甲。如果你怀的是女孩，她的阴道现在已经形成了，并且会持续发育到出生。

这一周，小家伙看上去变得滑溜溜的，胎脂覆盖了他的全身，它可以保护胎儿的皮肤，不少宝宝在出生时身上都还残留着这些白色的胎脂。胎脂不仅能为胎宝宝提供营养，皮肤能在羊水中长期浸泡而

胎教圣经

◎ 如果准妈妈属于过敏体质，可以利用空气净化器来清除空气中的过敏源。

不会受到损害也是它的功劳；胎脂还能在分娩时起到润滑作用，使胎宝宝顺利通过产道，所以不少小宝宝在出生时身上都还涂着这些白色的“护肤霜”。恒牙的牙胚也已经开始在颚骨内形成。胎宝宝已经有了固定的活动和睡眠的周期，不过活跃期不一定都是在白天，也有可能在晚上或其他时间段。这一时期从B超检查中，人们常常能看到宝宝摸自己的脸蛋儿或是拿着脐带在玩。

这一周，你的宝宝非常爱动。研究发现，胎儿在1个小时内大概会活动50次，即使在睡觉的时候也是如此。所有的运动都有助于刺激胎儿身体和智力的发展。在白天，你也许无法注意到宝宝有50次拳打脚踢，但等到晚上平静下来，如果你发现你的小家伙似乎想要“舞”到天明，也不必大惊小怪。为什么他会等到夜幕降临，在你想要好好休息的时候才会活跃起来呢？他也许的确忽略了你的作息时间，但也可能是因为他其实并不比白天动得多，只是晚上在你安静的时候，更容易注意到他的“健身”活动罢了。从现在起，宝宝的主要任务就是增加体重！宝宝在身体发育时，也逐步变成有意识、有感觉、有反应的人了。21周的胎儿听力达到一定的水平，小家伙已经能够听到你的声音啦。

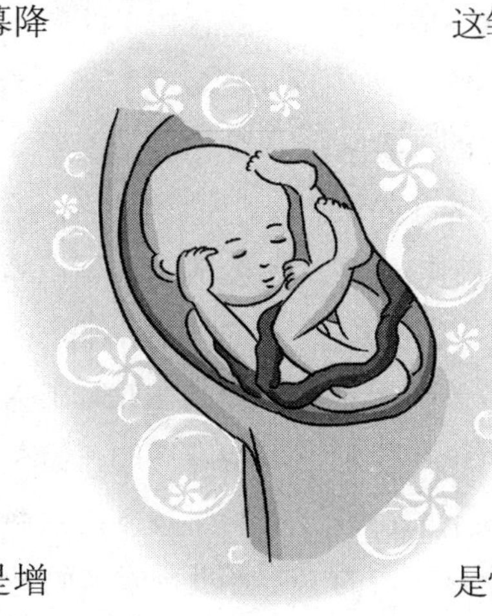

02 第22周胎儿发育状况

怀孕第22周时，胎儿身长19～22厘米，体重350～400克，在这个时候的胎儿体重开始大幅度地增加，看上去已经很像小宝宝的样子了。眼睛已发育，但是虹膜（眼中的有色部分）仍缺乏颜色，眉毛和眼睑已经清晰可辨。他的胰腺（产生荷尔蒙的重要器官）也在稳步发育。宝宝的嘴唇越来越清晰，小牙尖也出现在牙龈内，显露出长牙的最初迹象。直到他出生后4～7个月，你才会真正看见他长出第一颗牙齿来，除非他是极少数出生时就带着牙的宝宝。

这一周，胎宝宝由于体重依然偏小的缘故，皮肤依然是皱皱的、红红的，要等体重增加到一定的程度才能把皮肤撑起来。当然这皱折也是为皮下脂肪的生长留有余地。22周的胎儿看上去滑滑的，像覆盖了一层白色的滑腻的物质，我们称之为胎脂。胎脂可避免皮肤在羊水长期的浸泡下受到损害。很多宝宝在出生时候身上还都会带有这样的胎脂。此外宝宝的牙齿在这时也开始发育了，这时候主要是恒牙的牙胚在发育。

这一周，胎宝宝看起来像一个“小人儿”了，只是脸上皱巴巴、红红的，头上、脸上布满了胎毛。10个小手指上也已长出了娇嫩的指甲。从这周开始，体重会大幅度增加。

胎教圣经

◎ 经常出入公共场所，尤其是经常坐公交车或地铁的准妈妈应该戴口罩。戴口罩是对付空气污染的最好办法。但其实准妈妈最好还是应该少去人多的地方。

胎宝宝手部和手指的小动作多了起来，不是抓抓小鼻子就是揉擦小脸、拍拍小脸蛋，有时还会撅撅小嘴巴。宝宝的脑部开始迅速生长，尤其是位于大脑中心的生发基质，它负责产生脑细胞。宝宝清醒的时间越来越长了，当他清醒时，会很清楚地听到外面大人的谈话、音乐和噪声，即使准妈妈轻轻拍打腹部也会把他惊醒。

03 第23周胎儿发育状况

怀孕第23周时，胎儿身长22～25厘米，体重400～450克，在这个时候的胎儿听力基本形成，他已经能够辨认你说话的声音、心跳的声音和肠胃蠕动发出的声音。宝宝肺中的血管形成，呼吸系统正在快速地建立。宝宝在这时候还会不断地吞咽，但是还不能排便，直到出生后他才会自已独立完成这件事情。

这一周，宝宝的皮肤还是红红的、皱皱的，透过皮肤显露出的血管是皮肤变红的原因。他真正的肤色会在出生后的头一年表现出来。他的嘴唇、眉毛和眼睫毛已各就各位，清晰可见；视网膜也已形成，具备了微弱的视觉。胎儿的胰腺及激素的分泌也正在稳定的发育过程中。此时在胎儿的牙龈下面，恒牙的牙胚也开始发育了。男孩、女孩各自的外生殖器已经形成，通过超声波已经能够判断出胎儿的性别。体内的内生殖器（精巢和卵巢）也已形成，并各自开始分泌荷尔蒙。

这一周，胎儿看起来已经很像一个微型宝宝了，可以算做很健壮了，骨骼和肌肉已经长成，身材也比较匀称了。

04 第24周胎儿发育状况

怀孕第24周时，胎儿身长25～30厘米，体重450～500克。宝宝这时候在妈妈的子宫中开始充满整个空间。这时候的宝宝皮肤薄而且有很多的小皱纹，浑身覆盖了细小的胎毛。虽然体重增加了不少，但是宝宝还是显得很瘦，但是他的身体正在协调生长，很快也会增加更多的脂肪。

这一周，宝宝的皮肤薄薄的、皱皱的，是半透明的，他的大脑发育得非常快，味蕾现在可能也在发挥作用了。他的肺里面正在发育着呼吸“树”的“分枝”，和负责分泌表面活性物质（一种有助于肺部肺泡更易膨胀的物质）的肺部细胞。汗腺在形成。胎儿会咳嗽或打嗝，他打嗝时你会感到像敲打的动作。

这一周，胎儿在发育身体的同时也逐步变成为有意识的、对感觉有反应的人了。他的外貌和举止已像出生时的婴儿。如果你的胎儿在此时出生，在医生精心照料下是有可能存活的，但存活的可能性较小。随着医疗科学技术的发展，将会有越来越多的未足月胎儿能够在妈妈子宫以外的环境中生存下来。但我们还是要尽量从饮食和运动上避免这种情况的发生，毕竟早产儿的先天条件不如足月儿。

这一周，虽然宝宝看起来比较瘦，但很

胎教圣经

◎ 人的情绪变化与内分泌有关，在情绪紧张或应激状态下，体内一种叫乙酰胆碱的化学物质释放增加，促使肾上腺皮质激素的分泌增多。如准妈妈长期情绪波动，就可能造成胎儿畸形。所以，准妈妈们每天都要开心。

快就会增加脂肪了。他看起来不停地运动，你可能会感觉到宝宝在你的子宫里跳跃，这是因为他在一阵阵地打嗝。他踢腿或者用小手捅你的子宫，那是他在对外面的声音和触摸作出回应呢！

05 孕六月准妈妈生理变化

怀孕第21周的你会觉得呼吸变得急促起来，特别是上楼梯的时候，走不了几级台阶就会气喘吁吁的。这是因为日益增大的子宫压迫了你的肺部，而且随着子宫的增大，这种状况也更加明显。由于孕激素的作用，你的手指、脚趾和全身关节韧带变得松弛，也会使你觉得不舒服，行动有点迟缓和笨重，这是正常的，不必担心。双腿水肿可能会加重，要避免长时间的站立。你可能已经分不出哪里是腰哪里是肚子了，而且还会感觉下肢发胀，尤其是站久了以后，这是因为妊娠期臀部和腹股沟有血栓形成，是孕期并发症的一种，还有孕期腿部的血液循环速度减慢也会造成腿部血栓，如果是身体的其他部分有血栓，一定要告诉医生，看是不是由于别的原因造成的。

怀孕第22周的你身体会越来越重，速度差不多是一两周长500克。子宫日益增高压迫肺，你可能在上楼的时候会感到呼吸有点儿困难——这时你就更能体会到舒适、宽松的着装的重要性了。如果你走得快了些，腹部有可能会忽然感到一阵剧痛，这是子宫肌肉伸缩引起的，是这个阶段常见的症状，以后慢慢会有所好转，建议你暂且把行动节拍稍稍放慢。随着子宫的增大，你身体的重心发生了变化，突出的腹部使重心前移。为了保持平衡，你不得不挺起肚子走路。这时你就不能要求自己行动敏捷了，否则很容易发生意外。为了防止出现腰、腿部神经痛或膀胱刺激症，应格外注意下身的保暖了，特别是寒冷时节。

怀孕第23周的你在医院作检查时可以听到强有力的胎儿心跳的胎心音。也许有些准妈妈会发现不只是乳房、腹部的妊娠纹增多了，大腿上也出现了淡红色的纹络，甚至耳朵、额头或嘴周围也生出小斑点，下腹及外阴的颜色似乎比以往加深了些。你还会发现

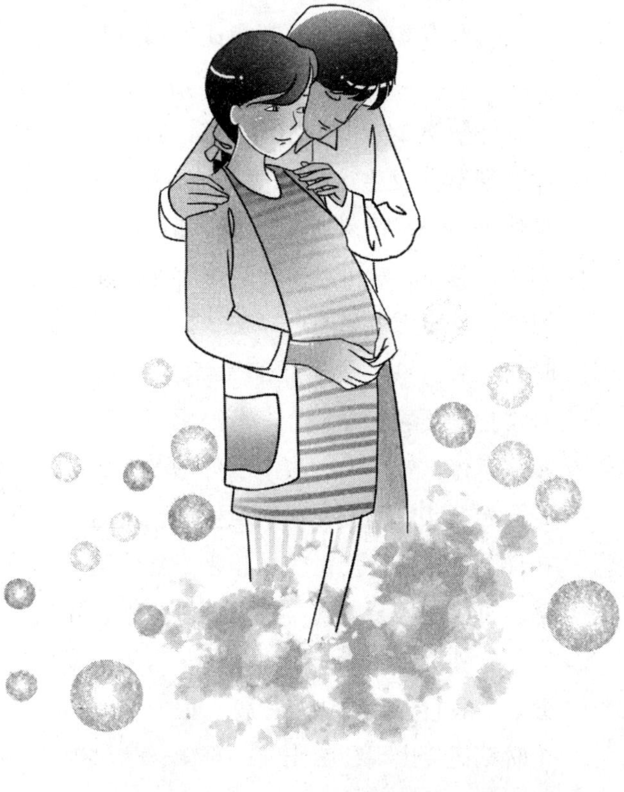

◎ 每天清晨，可以对着镜子，先给自己一个微笑，在一瞬间，一脸惺忪转为光华、润泽，沉睡的细胞苏醒了，让人充满朝气与活力。

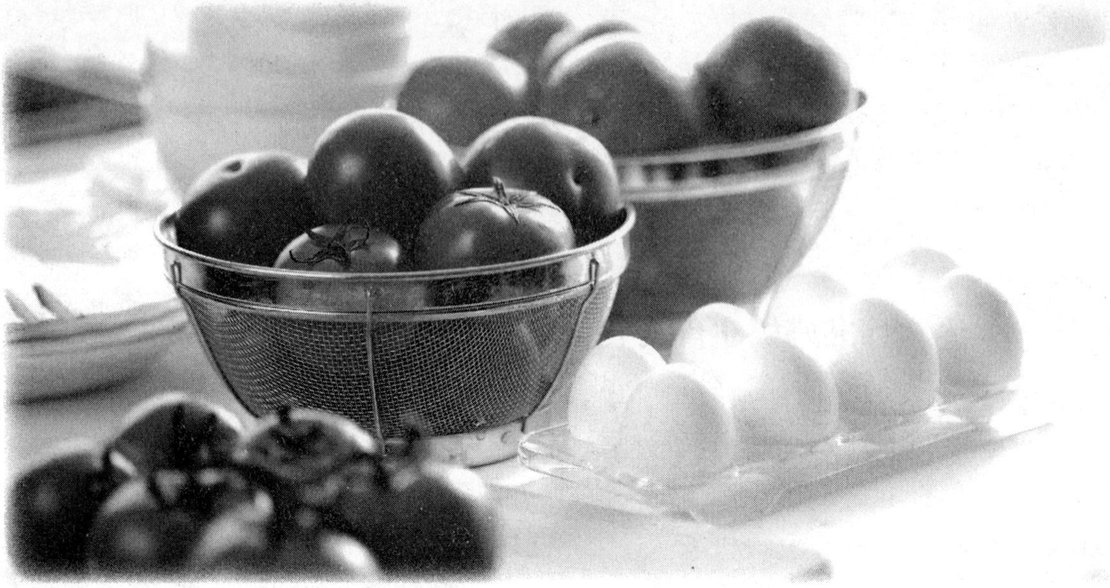

自己变成了一个真正的“大肚婆”，肚子不仅是大了，也变得非常能装吃的，可能连一些你以前本不喜欢的食品都能让你感到很有食欲。这一点也不奇怪，现在是“两人份”嘛！

怀孕第24周的你由于子宫增大、加重，体态渐渐会发生这样的变化：脊椎向后仰，身体重心向前移，别人一看就知道你是个孕妇了。因为你对自己身体的这种变化还不太习惯，可能会容易出现倾倒；在坐下或站起时常感到有些吃力，腰部和背部容易疲劳，时常觉得腰酸背疼、下半身很累，所以要多多注意休息。由于血液中水分增多，从这个月开始，准妈妈很容易出现生理性贫血。现在你会觉得自己变得笨拙起来，身体重心前移。可能你还会发现原来凹进去的肚脐开始变得向外突出，不要紧，这是正常的，等你分娩之后它自然会恢复原样。很多准妈妈这个时期还会出现牙龈出血的现象，这种现象很普遍，叫妊娠牙周病。不过尽管如此，还是要坚持用软毛牙刷早晚刷牙，饭后漱口，牙间隙可用牙线等工具。牙龈炎症明显的，可用1%过氧化氢（双氧水）漱口。为了避免发生更严重的蛀牙，必须采取措施加以预防，这一点至关重要。还有一些准妈妈此时会出现便秘现象，由于子宫增大，压迫周围血管，会导致痔疮的发生，要注意饮食调节，多吃一些润肠通便的食品，如各种粗粮、蔬菜、黑芝麻、香蕉、蜂蜜等。也应该注意适当运动，促进肠蠕动，利于消化。

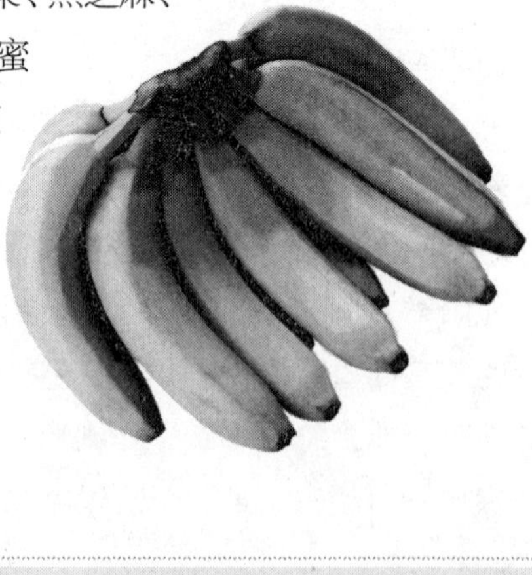

◎ 良好的心态、融洽的感情，是幸福美满家庭的一个重要条件，也是达到优孕、优生的重要因素。

第二节 孕六月行动安排

01 准妈妈营养与保健

营养饮食原则

由于胎儿的快速发育使孕妇的消耗增加，你应该注意增加适当的营养，以保证身体的需要。在增加营养的同时，要重点增加维生素的摄入量。孕六月，准妈妈体内能量及蛋白质代谢加快，对B族维生素的需要量增加，由于此类维生素无法在体内存储，必须有充足的供给才能满足机体的需要，因此，准妈妈在孕中期应该摄入富含此类物质的瘦肉、肝脏、鱼、奶、蛋及绿叶蔬菜、新鲜水果。

准妈妈应对食物有所选择，并限制一些不利于健康的食物。应忌吃的食物有辣椒、胡椒等辛辣食物，应限制吃的东西有咖啡、浓茶、酒等，因其有刺激神经兴奋作用，不利于准妈妈休息，酒对胎儿还有毒性作用。孕中期应注意不要吃得过咸，以免加重肾脏的负担或促发妊娠高血压疾病。由于胎儿的快速发育使准妈妈的消耗增加，你应该注意增加适当的营养，以保证身体的需要。

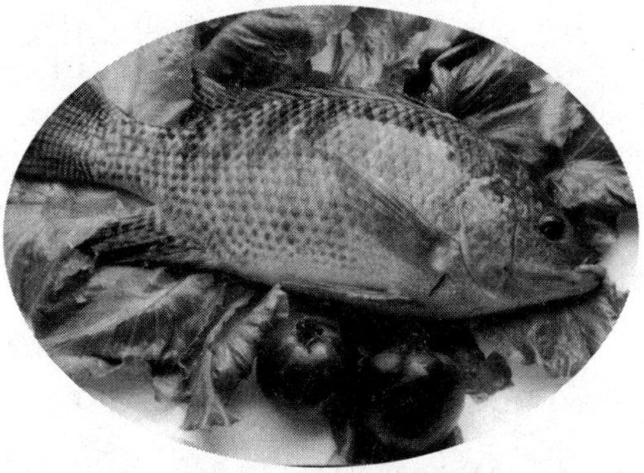

孕六月，蛋白质、糖类、脂肪仍然是胎宝宝生长发育不可忽视的力量，综合维生素的供给也要保证，因此仍要提醒你均衡饮食。本月尤其要注意铁元素的摄入，以防止发生缺铁性贫血。此外，要保证营养均衡全面，使体重正常增长。甜食、刺激性食物等，要有节制。

孕六月主打营养

进入孕六月，准妈妈和胎宝宝的营养需要量都在猛增。许多准妈妈开始出现贫血症状。铁是组成红细胞的重要元素之一，所以，本月尤其要注意铁元素的摄入。这个阶段还应强调铁的摄入，铁是用来生产血红蛋白的，而血红蛋白的功能是确保把氧运送到全身各

◎ 在夫妻感情融洽、家庭气氛和谐、心态良好的情况下，受精卵就会安然舒适地在子宫内发育成长，生下的孩子就更健康、聪慧。

处的组织细胞中。准妈妈摄入铁不仅仅是为了自身需要和防治缺铁性贫血，而且还要将部分铁贮藏在身体中，以备胎宝宝需要时摄取。

铁缺乏引起的贫血在孕期非常普遍，其中主要原因是食物中缺乏铁、准妈妈慢性失血及怀孕中铁需要增加。怀孕时胎宝宝须由母体吸取铁，如果准妈妈本身铁质储藏量很少，再加上血液的稀释，很容易患上缺铁性贫血。

为避免发生缺铁性贫血，准妈妈应该注意饮食的调配，有意识地吃一些含铁质丰富的蔬菜、动物肝脏、瘦肉、鸡蛋等，还可以从这个月开始每天口服0.3～0.6克硫酸亚铁。

因此，准妈妈可以在每天的食谱中调剂食用含铁丰富的食物，如动物肝脏、动物血、豆制品、糯米、芹菜、海带、紫菜、黑木耳、蛋类等。红枣和花生一起煮烂，就是一道上好的补血汤，紫米、带红衣的花生、红小豆、红枣一起煮烂，连汤喝，补血效果也不错。

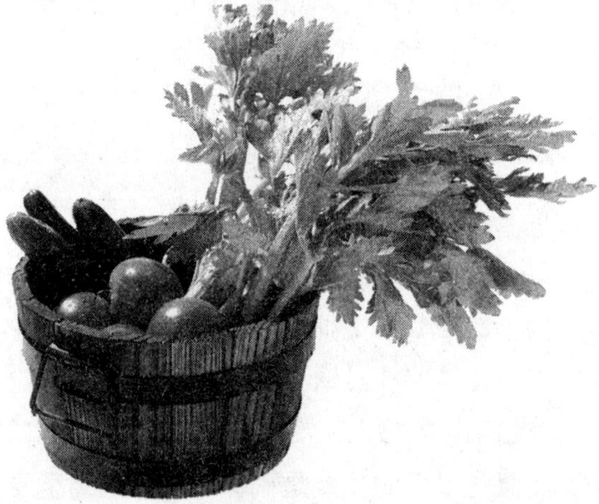

孕六月保健

怀孕后，由于分泌素的作用往往使口腔中的唾液变为酸性，对牙齿有腐蚀作用而造成龋齿。加之早孕时偏好酸性食物，并且胃部常返酸水至口腔中，由此加剧龋齿。而且，口腔细菌分泌的毒素作用引起牙龈炎，使牙龈平滑光亮、暗红色肿胀、容易出血，有时还形成触之易出血的硬肿块。因此，准妈妈要比以往更注重口腔卫生，坚持早晚及进食后漱口，如果吃酸性零食引起了牙齿过敏，可嚼川椒粒或选用脱敏牙膏，不能刷牙时可选用漱口水代替。选择刷毛柔软的牙刷，免得碰伤牙龈，少吃坚硬和刺激性的食物，如辣椒、酒，多吃软而富含维生素C的新鲜蔬菜和水果，以减少毛细血管的渗透性。如果有必须拔掉的牙齿，宜在妊娠3～7周之间进行，避免引发流产和早产。经常叩动上下牙齿，增加口腔唾液的分泌，其中一些物质具有杀菌和洁齿作用。

由于女性在怀孕时体内荷尔蒙会产生变化，使得皮肤有可能随之出现一些问题。因此，在这段时间里，准妈妈们更加要注意皮肤的清洁和保养。怀孕期间，比较常见的皮肤问题基本上有色素变化、皮肤干燥、皮肤过敏或皮肤炎的恶化、青春痘增长等。

早孕期，胎儿是最不稳定的。在这期间，对于护肤品的使用要格外注意。首先，从理论上来说，功能性佳又不会伤害宝宝的保养品最适合准妈妈们使用，因此专业母婴系列的护肤品是比较安全的选择。其次，孕期的

胎教圣经

◎ 准爸爸也要常常微笑，因为你的情绪常常影响着妻子的情绪。妻子快乐，这种良好的心态，会传递给腹中的宝宝，让宝宝也快乐。

女性自然会提高自身的防御能力，使肤质变得敏感、警觉，所以应尽量选用不含香料、不含酒精、无添加剂或少添加剂的产品，建议准妈妈们可以到一些专业药妆护肤品店选择一些有医疗背景的药妆品牌，避免选择容易对皮肤造成刺激的产品。当然，准妈妈们护肤应注意做到清洁、控痘、抗干、防斑、防晒、简单。

02 孕六月疾病预防与检查

疾病预防

◆ 胎盘早剥。①症状：腹痛由间断性的变为持续性的，外加腰酸背痛或恶心、呕吐、出汗、面色苍白、脉搏细弱、子宫硬、有压痛等种种不适，阴道流血。②预防：加强产前检查，积极预防与治疗妊娠高血压疾病；妊娠晚期避免仰卧位及腹部外伤；胎位异常行外倒转术纠正胎位时，操作必须轻柔；处理羊水过多或双胎分娩时，避免宫腔内压骤然降低。③治疗：纠正休克，尽快输血；一旦确诊，必须及时终止妊娠。

◆ 晚期先兆流产。①症状：阴道有少量出血，有时伴有轻微下腹痛，下腹部规则性宫缩痛。胎动有下坠感，轻度腰酸腹胀。②预防：生活要有规律；准妈妈衣着要宽大，腰带不宜束紧，平时应穿平底鞋；养成定时排便的习惯；注意个人卫生；保持心情舒畅；定期作产前检查；慎房事。③治疗：发现自己有先兆流产的迹象应尽快到医院检查，以明确病因和胎儿的状况，但要尽量减少不必要的阴道检查，以减少对子宫的刺激。

产检要点

◆ 测体重：每次孕期检查必测项目。

◆ 量血压：每次孕期检查必测项目。

◆ 测量宫高及腹围：了解胎儿宫内发育情况。

◆ 尿常规检查：提示有无妊娠（期）高血压等疾病的出现。

◆ 水肿检查：怀孕达到20～24周的孕妇如果出现下肢水肿，指压时有明显凹陷，休息后水肿不消退时，建议赶紧测量血压。

◆ 听胎心音：确定腹中胎儿是否为活胎。

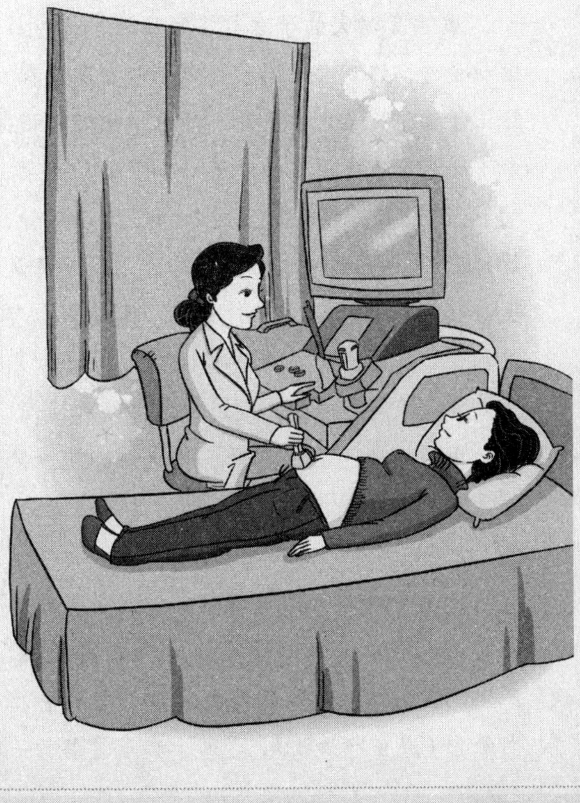

◎ 准爸爸应该为自己的小宝宝创造一个安定、舒适的环境。

其他注意事项

◆ 发烧是常见致畸因素，体温越高，持续时间越长，致畸可能性就越大。准妈妈在生活中要多关注自己的冷暖，少去空气不良场所，避免和呼吸道感染患者接触，避免感染使体温升高。一旦发烧，应及早去看医生，马上作降温治疗。

◆ 孕中期因胎儿相对增大，子宫血循环量增加，母体血液需分流到子宫，所以原来就有低血压的准妈妈到孕中期可能会出现头晕、目眩、眼前发黑等症状，主要是由于大脑供血不足引起的。患有这些症状的准妈妈可以多卧床休息，起立或体位变动时动作应尽量缓慢些。

◆ 由于增大的子宫对胃肠压迫，怀孕后运动量少，许多准妈妈于孕中期即出现便秘。防止便秘，就应当养成每天按时排便的习惯，多吃含纤维素比较多的蔬菜，如芹菜、白菜、萝卜、圆白菜和粗粮等；多散散步，活动筋骨，最好做一些轻便的体操；多喝水，每天清晨最好喝一杯淡盐水；多吃水果，喝蜜糖水可以利便；如果已经发生严重的便秘，可以用开塞露或滑润剂通便，或用肥皂条蘸水通便，也可用石蜡油（液状石腊）或麻油、花生油暂且通便，但严禁使用泻药，否则会导致流产、早产。

◆ 孕中期婴儿吸取母体的钙，若母体未及时补钙和维生素D，就会出现牙齿受损，产生龋齿或牙痛。准妈妈要注意补充钙和维生素D（或鱼肝油胶丸）。因牙齿是骨骼的一部分，缺钙则首当受损。维生素D能帮助钙吸收入骨，否则吃钙吸收不好。

03 巧妙祛除孕期黄褐斑

黄褐斑是怎样形成的

黄褐斑也称为肝斑，是面部黑变病的一种，是发生在颜面的色素沉着斑。引起黄褐斑的因素很多，主要有内分泌因素、物理性因素、化学性因素、炎症性因素、营养性因素等。长期的精神紧张、慢性肝功能不良、结核病、癌症、慢性酒精中毒等，均可诱发黄褐斑。

◆ 人体内阴阳失衡。一因肝气郁结，致使血淤颜面；二因脾胃虚弱，气血不能润泽颜面，湿热上升至颜面形成斑点；三因肾阳

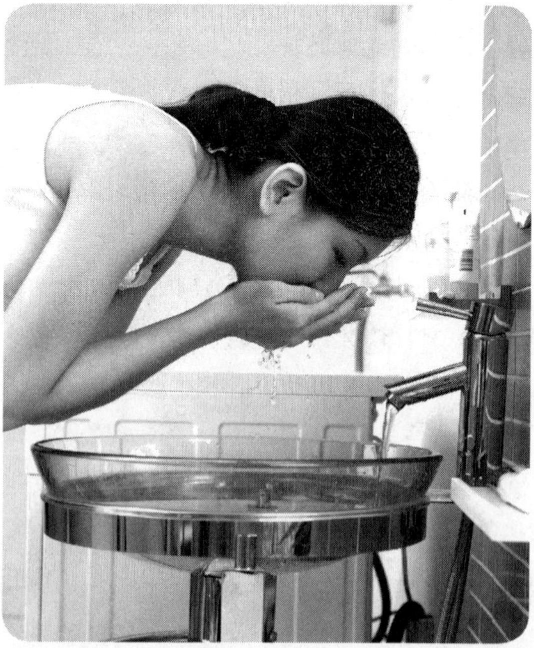

胎教圣经

◎ 准妈妈愉悦的情绪可促使大脑皮质兴奋，使准妈妈血压、脉搏、呼吸、消化液的分泌均处于相互平稳、相互协调状态，有利于准妈妈身心健康；同时能改善胎盘供血量，促进胎儿健康发育。

不足，阳气弥散，血淤颜面形成黄褐斑。

◆ 怀孕后胎盘分泌孕激素增多，所以孕期女性面颊部常见对称分布的黄褐斑，但生产后体内孕激素分泌恢复正常状态后，大部分人的斑会自然减轻或消失。

◆ 药物因素。长期口服避孕药的女性9%～20%易发黄褐斑，有人甚至在口服避孕药一个月后便出现面部斑点。此外，服用高血压、糖尿病的药和多食感光性较强的食物，如芹菜、香菜、胡萝卜等也容易引起黄褐斑。

◆ 其他因素。一些慢性疾病如慢性肝炎、结核病等会导致酪氨酸酶活性增强，黑素增加，而机体自身排除黑素的能力却随之减弱，黑素一旦不能及时排出体外，久而久之也会在面部产生黄褐斑。另外，化妆品使用不当也会加重、加快黄褐斑的形成。

准妈妈为什么会长黄褐斑

黄褐斑是由于组织细胞间的微细循环受淤阻、细胞溶解死亡、黑素增多形成色斑沉着所造成的。脸部的表皮层最薄，毛细血管最丰富，也最易形成色素沉着。色素沉着部位主要在表皮基底层，黑素颗粒明显增多，较为严重者真皮层的噬黑素细胞内也有较多黑素，与正常相比，色素细胞的数目、黑素形成以及黑色素颗粒的活性都有不同的增长。

如果是肌肤容易敏感的怀孕期，日常的肌肤护理也需要稍加注意。怀孕中与平时一样，会因日晒而产生色斑、雀斑和黄褐斑等。因为紫外线的影响而产生的色斑、雀斑、妊

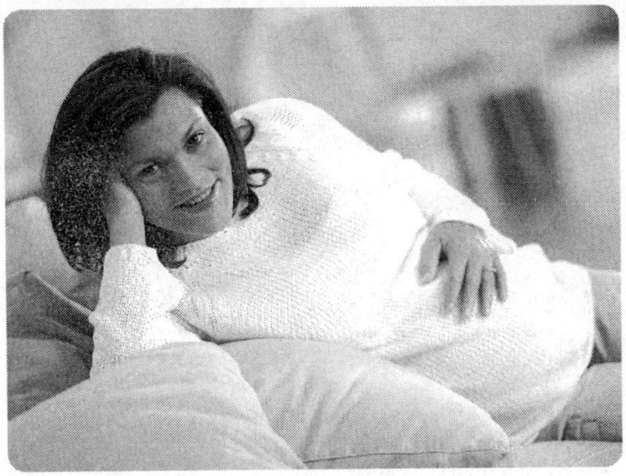

娠性黄褐斑等，如果注意防晒，是可以在一定程度上防止色斑的颜色变深的。

而且，怀孕后准妈妈免疫力降低，对外部刺激的抵抗力减弱，肌肤容易受到损伤。因此，孕妇还会受到湿疹、瘙痒、干燥等皮肤问题的困扰。另外，因为受到激素分泌变化的影响，色素沉着，而出现黄褐斑的概率相当大。

女性怀孕3～5个月后就会出现，直到分娩后才逐渐消退的黄褐斑，叫做妊娠性黄褐斑；如果色体细胞并不是只受到激素的影响而活化，紫外线等外界的刺激也会使黑素细胞的数量大大增加。而黄褐斑和雀斑等色素沉着的出现是因为皮肤下有能够产生黑素的黑素细胞存在。因此，随着怀孕时间的增加，以色斑、雀斑等为主的妊娠性黄褐斑会在眼部下面出现。

怀孕中所发生黄褐斑的色素沉着因人而异，分娩后会逐渐变浅。但是也有可能不会完全消失，也有过了很长时间才会变浅的情况。

◎ 美丽是每一位女性所追求的，娇好的容颜会给你带来许多欢乐。怀孕了，就更应精心打扮。这一方面是自娱的一种方式，另一方面对自己容颜、服装的关心会使你忘掉妊娠中不快的反应。

如何能够预防黄褐斑

黄褐斑对女性的危害最广。黄褐斑主要由于女性内分泌失调、精神压力大、各种疾病（肝肾功能不全、妇科病、糖尿病等）和体内缺少维生素以及外用化学药物刺激而引起的。对于皮肤的黄褐斑，主要应本着预防与治疗结合的方法。调理好女性内分泌环境、保持心情舒畅、积极预防妇科疾病等都是预防黄褐斑的有效手段。

为了达到防斑治斑的目的，生理调理与药物治疗应当并驾齐驱。生理调理主要指饮食调养。准妈妈要忌吃油腻的食物，烹调方法也应注意，尽量避免煎炸，以防加重内分泌的失衡。药物治疗应当尽早，而且选择药物尤须谨慎，应以无毒副作用的中成药为主。六味地黄丸和维生素C配合就是一个很好的典范。临床上因其具有祛斑美容的效果，因而素有“美容组合”的雅称，对准妈妈无任何毒副作用，可以放心使用。

预防黄褐斑，还需要注意以下几点：

◆ 防晒。色斑最怕日晒。

◆ 防止各种电离辐射。会导致色斑加重。

◆ 慎用各种有创伤性的治疗。容易造成毁容。

◆ 禁忌使用含有激素、铅、汞等有害物质的速效祛斑霜。不良反应大，导致严重毁容。

◆ 戒掉不良习惯，如抽烟、喝酒、熬夜等。

◆ 多喝水，多吃蔬菜和水果，如番茄、黄瓜、草莓、桃等。

◆ 注意休息和保证充足的睡眠。睡眠不足易致黑眼圈，皮肤变灰黑。

◆ 避免刺激性的食物。刺激性食物易使皮肤老化，尤其是咖啡、可乐、浓茶、香烟、酒等。吃得越多，老化会越快，引致黑素分子浮在皮肤表面，使黑斑扩大及变黑。

◆ 保持良好的情绪。精神焕发则皮肤好，情绪不好则会有相反的作用。

哪些食物有助于除去可恶的黄褐斑

◆ 猕猴桃。猕猴桃被喻为“水果金矿”，含有丰富的食物纤维、维生素C、B族维生素、维生素D、钙、磷、钾等。猕猴桃中的维生素C能有效抑制皮肤内多巴醌的氧化作用，使皮肤中深色氧化型色素转化为还原型浅色素，干扰黑素的形成，预防色素沉淀，保持皮肤白皙。不过脾胃虚寒的准妈妈不可多吃，容易腹泻。

◆ 番茄。番茄具有保养皮肤、消除雀斑的功效。有实验证明，常吃番茄可以有效减少黑色素形成。不过番茄性寒，如果空腹食用容易造成腹痛。

◆ 柠檬。柠檬也是抗斑美容水果。柠檬

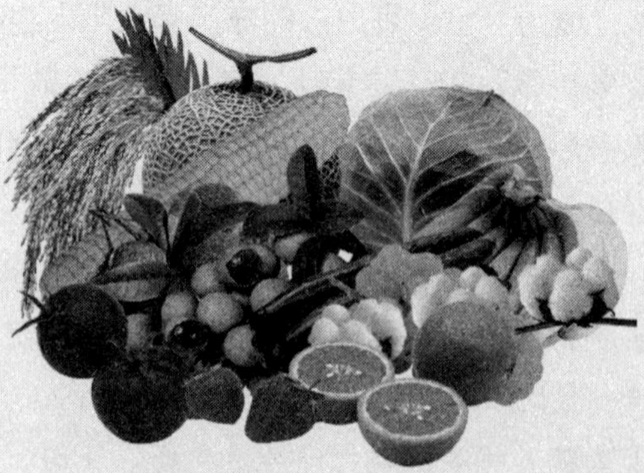

胎教圣经

◎ 化妆会使你显得气色很好，自己看了心里会舒服，别人看了对你称许几句，你也一定会很高兴的。可见，化妆会使你保持自信、乐观、心情舒畅。不过不要浓妆艳抹，那样对你和胎儿都是不利的。

中所含的枸橼酸能有效防止皮肤色素沉着。使用柠檬制成的沐浴剂洗澡能使皮肤滋润光滑。不过柠檬极酸，多吃会损伤牙齿。

◆ 各类新鲜蔬菜。各类新鲜蔬菜含有丰富维生素C，具有消退色素作用。其代表有：土豆、卷心菜、菜花；瓜菜中的冬瓜、丝瓜，准妈妈也要多多享用，它们也具有非同一般的美白功效。

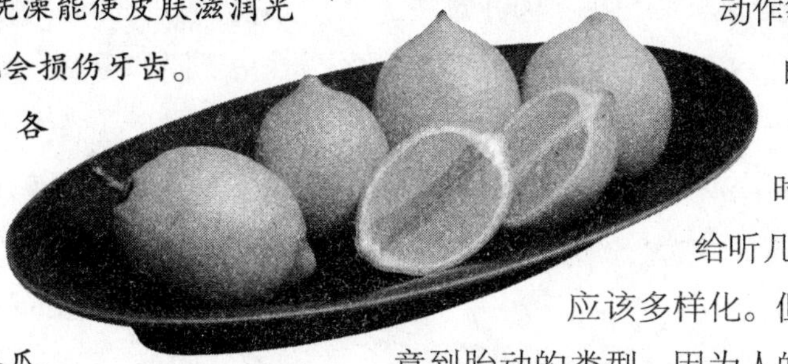

◆ 大豆。豆制品对消除黄褐斑有一定的辅助作用。大豆中所富含的维生素E能够破坏自由基的化学活性，不仅能抑制皮肤衰老，更能防止色素沉着于皮肤。

◆ 牛奶。牛奶有改善皮肤细胞活性、延缓皮肤衰老、增强皮肤张力、刺激皮肤新陈代谢、保持皮肤润泽细嫩的作用。

◆ 带谷皮类食物。随着体内过氧化物逐渐增多，极易诱发黑素沉淀。谷皮类食物中的维生素E，能有效抑制过氧化脂质产生，从而起到干扰黑素沉淀的作用。

04 孕六月胎教功课

触觉胎教

帮助胎儿运动的时间应该固定，一般选在晚上8时左右最为适宜。每次运动的时间也不宜太长，每次以5～10分钟最为适宜。用这些方法让宝宝听音乐，可产生与准妈妈听音乐不同的效果。比较起来，为孩子放音乐或哼唱显得要亲密、更直接，胎儿的心率、动作等也会发生较大的变化。在利用音乐进行胎教时，最好不要只给听几首固定的曲子，应该多样化。但在选曲时应注意到胎动的类型，因为人的个体差异往往在胎儿期就有所显露，胎儿有的淘气，有的调皮，也有一些是老实、文静的。这些既和胎儿的内、外环境有关，也和先天神经类型有关。一般来讲，应给那些活泼好动的胎儿听一些节奏缓慢、旋律柔和的乐曲；而给那些文静、不爱活动的胎儿听一些轻松活泼、跳跃性强的儿童乐曲、歌曲等。如果能将音乐的节奏和表达的内容与小宝宝玩耍结合起来，那将对胎儿的生长、发育起到更明显的效果。

对话胎教

怀孕6个月时，胎儿对外界声音变得很敏感了，并已具有记忆能力和学习能力。此时可以逐渐加强对胎儿语言刺激，以语言手段来激发胎儿的智力。在怀孕期间，准妈妈要时刻牢记胎儿的存在，并经常与之对话是一项十分重要的行为。

同胎儿说话可以用以下4种方式进行：一是同胎儿对话；二是给胎儿讲故事；三是教胎儿学习语言文字；四是教胎儿学数学、算术和图形。

当然，胎教要循序渐进地进行，对胎儿

◎ 准妈妈一定要相信自己产后能恢复苗条的身材，并且还会增加一种母性的成熟美。

的语言刺激也是如此。鉴于这个时期胎儿耳朵的听觉功能已初步发展起来，因此首选的语言刺激手段便是采用同胎儿对话的形式进行早期开发。实验研究表明，凡是这时候接受的东西都以一种潜移默化的形式储存在大脑中了，与胎儿进行对话交流将促进其出生后语言和智力的发展。

关怀胎教

这一月，胎儿大脑已比较发达，并产生了自我意识，还能很快地对外界刺激作出反应，渐渐形成了胎儿的个性特征与爱、憎、忧、惧、喜、怒等不同情感，也可以说这时候孩子已经“懂事”了。这一时期正是胎教任务最重的时期，年轻的夫妇应有明确的“人父”、“人母”意识，提高自我修养，莫失时机地进行胎儿教育。主要有3件重要事情要去做：

第一，是给胎宝宝起个乳名。这时胎儿不仅具有听的能力，而且还能对听到的声音作出不同的反应。给孩子取个名字，经常地去呼唤对话，并为胎儿唱儿歌、放音乐以及增强胎儿运动训练，提高运动功能，或者教胎儿学知识等。当胎儿出生后再去呼唤，婴儿回忆起这熟悉的呼唤以后，可产生一种特殊的安全感。

第二，是要教胎儿学习。胎儿不仅能与准妈妈互通信息，并且还可以学文化、长知识。尽管我们国家没有专门进行胎儿教育的机构，但是准妈妈可以自我摸索着教胎儿学习。只要能保持着旺盛的求知欲，胎儿也必将受到积极的影响，促进大脑智力的发育。

第三，是要加强母爱。母爱更是独一无二的，能得到母爱是最最幸福的事。在整个妊娠期内，准妈妈倾注博大的母爱，仔细捕捉来自胎儿的每一个信息，以一颗充满母爱的心，浇灌萌芽中的生命，这是最起码的胎教基础。胎宝宝如果缺乏足够的母爱，待降世后必然给以不够称心如意的报应。所以准妈妈在怀孕以后，特别是在怀孕的中、后期，要仔细观察胎儿发出的信号，关注胎儿的生长，及时锻炼身体，摄入足够营养，避免不良刺激，将伟大的母爱付诸行动。

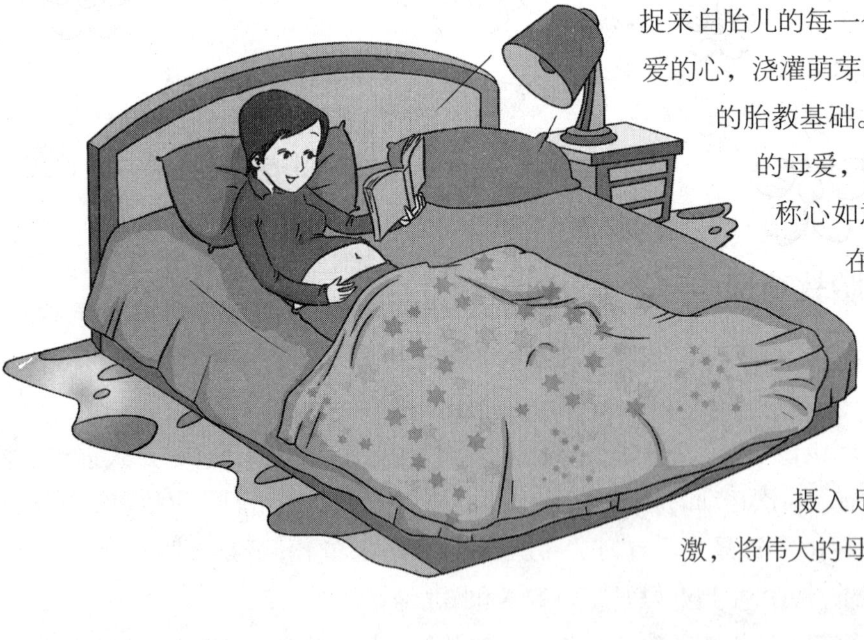

胎教圣经

◎ 颜色明快、合适得体的孕妇装束，一头干净利索的头发，再加上面部恰到好处的淡妆，便显得精神焕发。

05 孕六月注意事项

孕六月准妈妈应注意的生活细节：

◆ 由于准妈妈的体形已经显现出来了，身体的重心也随之改变，走路较不平稳，并且容易疲倦，尤其弯身向前或做其他姿势时，就会感觉腰痛。所以在走路的时候，切记不能图快贪远，一定要非常地注意，尤其是上、下楼梯时更要小心，注意安全。

◆ 应均衡摄取各种营养，以满足母体与胎儿的需要，尤其是铁、钙、蛋白质的需要量应该增加，但盐分应有所节制。

◆ 这段时期准妈妈容易便秘，应该多吃含纤维素的蔬菜、水果，牛奶是一种有利于排便的饮料，应多饮用。便秘严重时，最好请教医生如何改善。

◆ 散步是准妈妈的一项很适宜的运动，它温和安全，既能排遣心情又能促进健康，一定要坚持到孕晚期，甚至到产前一天。最好散步于幽静的绿荫路，或到森林公园中做“森林浴”。这些地方的空气新鲜、含尘量低、噪声低，既可怡情养性，又能得到充足的“空气维生素”——空气负离子。

◆ 如果时间允许，你最好现在就开始从书本、网络或是亲朋好友那里了解产后喂养小宝宝的知识，等宝宝生下来再“临时抱佛脚”可要小心手忙脚乱哦。选择一些好听的故事讲给宝宝听，也许将来这些故事会是宝宝出生后最喜欢的呢。

◆ 准妈妈身体已能充分适应怀孕状态，

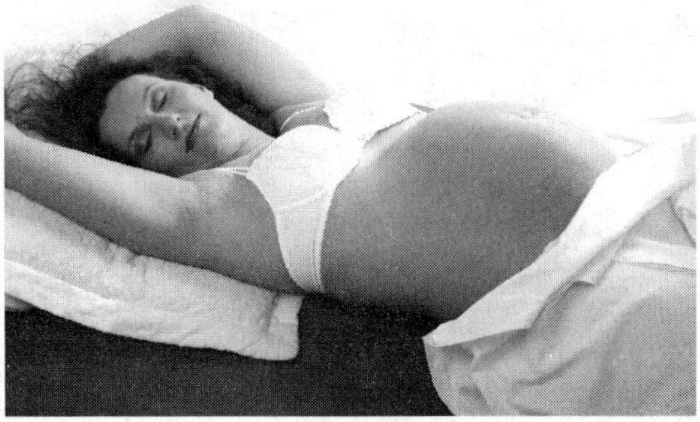

身心畅快。要经常散步或做适度的体操，以活动筋骨，并且要保证充分的休息与睡眠。

◆ 保证充足的睡眠对准妈妈极为重要。准妈妈的睡眠时间应较孕前长一些，每日睡眠时间最低不能少于 8 小时。

◆ 准妈妈卧床时必须采取适于胎儿发育的体位。孕中、后期宜采用左侧卧位，以免过大的子宫压迫腹主动脉。睡眠时可用棉被支撑腰部，两腿稍弯曲。下肢水肿或静脉曲张的准妈妈，需将腿部适当垫高。

◆ 睡前可以热水泡脚，对小腿后方进行 3 ~ 5 分钟的按摩；调整睡姿，尽可能采用左侧卧位；伸懒腰时两脚不要伸得过直；注意下肢的保暖；多晒太阳。

◆ 涂抹一些保湿乳液，勤加按摩，给肌肤补水的同时，来增加肌肤的弹性。出现干痒的症状，说明肌肤已经有些难于承受了，滋润是最好的抚慰方式。

◆ 后背发麻的症状多数在产后都可得到完全的改善，平时多注意一下身体的行动。如果经过休息、锻炼等方法调适，后背发麻持续存在，就尽快到医院产检，排除是否先兆流产和其他专科疾病的可能。

◎ 仪容美的关键在于整洁，准妈妈只要注意卫生，保持整齐，形象一定会大为改观的。况且，怀孕虽然使以前的体态美消失了，但同时又是另一种美。

◆ 避免饮用含咖啡因的饮料，临睡前不要喝过多的水；养成有规律的睡眠习惯，睡前不要做剧烈运动；最好选择左侧卧位睡觉，供给胎儿较多的血液，宝宝在准妈妈肚子里就会更舒服，同时也会保证妈妈睡得舒服。

◆ 驱除头疼头晕的简便方法就是让自己睡得足、睡得香，保持室内空气新鲜流通、湿度适宜；白天别过于忧虑，不给自己平添心理压力，如果可能的话，找三五个好友聊天、谈心，放松身心。

◆ 长时间站着、坐着，都容易引起小腿的疲劳，演变为水肿，最好能经常把脚抬高让自己放松一下；多吃含维生素 B_1 的全麦粉、糙米、瘦肉，吃盐越少越好，喝水也要有节制。

◆ 注意温差不要过大。洗澡前后的温差过大，很容易刺激准妈妈的子宫收缩，造成早产、流产等现象。尤其是夏、冬两季，冬天气温低，准妈妈不宜马上进入高温的浴室中洗澡，应提前进入浴室，慢慢适应浴室内逐渐升高的温度；夏天气温高，准妈妈不能求凉快而洗冷水澡，洗澡的水温应适中，不宜过冷也不宜过热。

◆ 准妈妈除了清洗全身以外，最重要的是外阴部位的清洗。因为怀孕后阴道分泌增多，有时会感觉痛痒，所以一定要每天清洗。此部位最好用清水洗，尽量少用洗剂，避免坐浴，也不要冲洗阴道，否则会影响阴道正常的酸碱环境而引起感染。洗好澡过后，别急着穿上内裤，可穿上宽松的长衫或裙子，等阴部风干后，再穿上，这样可以有效地预防阴部痛痒哦！

◆ 孕六月，准爸爸应该学会倾听和赞美。多听听妻子的倾诉，经常性地赞美她，告诉她你喜欢她怀孕的样子，怀孕的女人是最漂亮的。让妻子保持良好的情绪，不惹妻子生气，要懂得包容。可以着手陪妻子一起计划宝宝房的布置，一起挑选宝宝用品，让妻子感受到丈夫共同参与的欣慰。

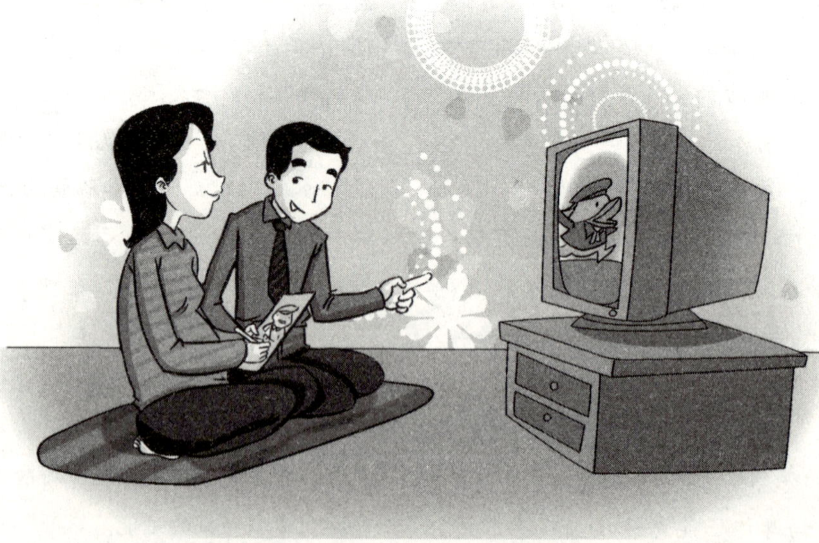

胎教圣经

◎ 怀孕初期皮肤会变得粗糙、敏感，这是因为皮脂腺分泌失调所致。所以，不必乱抹药或者更换化妆品。如果情况不是特别糟糕，不必求医，也不必着急，仍可用以往的化妆方法。保持面部清洁非常重要，要经常洗脸，保持脸部清洁，充分休息，摄取适当的营养，到了怀孕中期，一切都会好转。

★第十二章★ Chapter 12

怀孕第7月

怀孕第7月，是孕中期的最后一个月，也有人将这一月归为孕晚期。不过，这些并不影响我们对孕七月的整体应对。这一月，准妈妈的工作除了仔细对待胎宝宝和自身的状况以外，还要注意日常饮食和保健，及时检查出现的不适症状和疾病。如果出现下肢水肿，不要担心，这是正常现象。

第一节 胎儿和母体状况

01 第25周胎儿发育状况

怀孕第25周时，胎儿身长大约30厘米，体重约600克。宝宝在此时身体的比例开始匀称，这时候的宝宝皮肤薄而且有很多的小皱纹，几乎没有皮下脂肪，全身覆盖着一层细细的绒毛。25周的胎儿舌头上的味蕾正在形成，所以胎儿在这时候已经可以品尝到食品的味道了。

这一周，胎儿大脑的发育已经进入了一个高峰期，宝宝的大脑细胞迅速增殖分化，体积增大，准妈妈在此时可以多吃些健脑的食品，如核桃、芝麻、花生等。胎儿的敏捷

◎ 准妈妈因为有强烈的妊娠反应，营养跟不上，脸色会失去以往的红润，所以化妆要尽量明亮，给人以爽朗、明快的感觉。

程度超出了你的想象。他可以轻松地抓住自己的脚，并津津有味嘬个不停。他第一次睁开了眼睛，可惜子宫就像个城堡，除了灰色，他什么也看不到。如果妈妈用手电筒照自己的肚皮，胎儿就会对光亮作出反应。

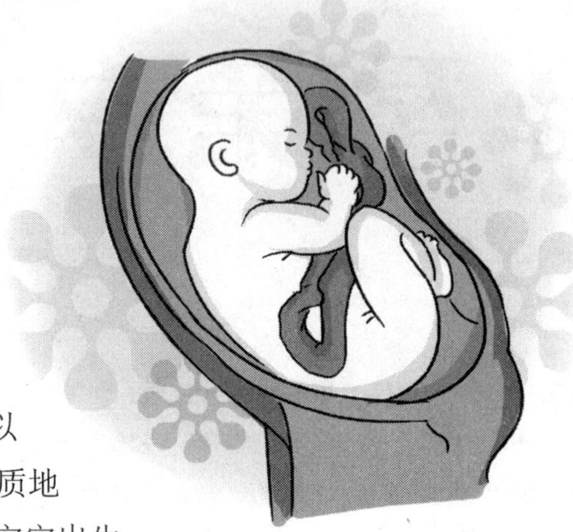

这一周，小家伙的皮肤很薄而且有不少皱纹，几乎没有皮下脂肪，全身覆盖着一层细细的绒毛，样子像个小老头，但身体比例已较为匀称。现在已经可以看得见他头发的颜色和质地了，不过它们可能会在宝宝出生后发生变化；视网膜发育完全，眼皮也会动了，小眼睛有时睁开、有时闭上，这样的小动作能帮助完善睡眠的功能；舌头上的味蕾正在形成，所以小家伙这时就能通过你尝到食品的味道了，而且有些偏好甜食，你知道吗？胎儿也有偏好甜食的特点呢。

02 第26周胎儿发育状况

怀孕第26周时，胎儿大约高22厘米，体重约800克。宝宝的皮下脂肪已经开始出现，但这时候的宝宝依然很瘦，全身覆盖细细的绒毛。

26周的胎儿开始有了呼吸，宝宝依然不是呼出吸入真正的空气，原因主要是因为胎儿的肺部还没有发育完全。此外，宝宝在这时候已经可以睁开眼睛了，如果这时候用手电筒照你的腹部，胎儿会自动把头转向光亮的地方，这说明胎儿视觉神经的功能已经开始在起作用了。

这一周是胎儿听力和视力发育的一个重要里程碑。胎儿的听力系统（耳蜗和外耳感觉末端器官）在第18周开始发育，现在已经完全形成了，他对声音也越来越敏感。外界的声音通过你的子宫传进宝宝的耳朵，促进他的耳朵发育。从本周开始，随着宝宝脂肪的迅速累积，他的体重会增长3倍以上。皮下脂肪慢慢增多，宝宝需要脂肪来帮助他适应离开子宫后外界更低的温度，并提供出生后头几天的能量和热量。宝宝的眼睛、嘴唇、鼻孔都慢慢形成，耳中的神经传导正在发育，这意味着他对声音的反应将会更为一致。此时的胎儿脊髓越来越坚韧了，他还会抓住自己的小脚呢！

这一周，宝宝的肺正在发育，他继续在羊水中小口地呼吸，这是他在为出生后第一次呼吸空气打基础的好练习。如果你怀的是男孩，他的睾丸开始下降到阴囊中，这个过程大概需要2～3天。此时胎儿开始有了呼吸动作，当然并不会真的吸入空气，胎儿的肺部尚未发育完全。

胎教圣经

◎ 晚上的皮肤护理也不能忽视，用一种不含去垢剂的中性乳液洗脸，然后用凉水将皮肤洗净。用冷霜敷在脸上，轻轻按摩，最后用热毛巾擦掉，用乳液滋润。这样，可以使你不经化妆，便得到娇艳的脸庞。

03 第 27 周胎儿发育状况

怀孕第 27 周时，胎宝宝身长约 38 厘米，坐高约 25 厘米，体重已有 900 克左右了，身上覆盖着的厚厚的膏状胎脂还能防止小宝贝被脐带缠住。通常男宝宝比女宝宝的个子要大一些。很多胎儿此时已经长出了头发，眼睛也已经可以睁开和闭合了，同时有了比较原始的睡眠周期，有时也会将自己的大拇指放到小嘴里吸吮。

这一周，胎儿的听觉得到了进一步的发展（完全形成是在怀孕 8 个月左右）。胎儿身体已经大得快碰到子宫壁了。准妈妈的腹壁变得更薄，外界的各种声音都可以传达到胎儿的耳朵里。胎儿在子宫内开始会记忆听到的声音。胎儿的味觉开始形成，已经达到能够分辨甜味或苦味的程度。胎儿在子宫内也已经形成嗅觉，掌握了寻找母乳的本领哦。

很多专家认为 27 周的胎儿开始会做梦了，但是还没有人能够说出宝宝到底做的是什么梦，不过有一点是肯定的，那就是胎儿大脑活动在 27 周时非常活跃，大脑皮质表面开始出现特有的沟回，脑组织快速地增长。

这一周，宝宝的头上已经长出了短短的胎发，眼睛一会儿睁开，一会儿闭上，睡眠周期非常有规律。如果你怀的是女宝宝，她的小阴唇已开始发育；而男宝宝的睾丸已经开始降下来。胎儿大脑活动在 27 周时已非常活跃。大脑皮质表面开始出现特有的沟回，脑组织快速增长。你的宝宝现在真的开始填满你的子宫了。现在你可能感觉到胎儿的一些有节奏的运动，大多数情况是胎儿在打嗝。从现在开始，胎儿会经常打嗝。每一次通常只持续几分钟，他不会觉得不舒服的。好好地享受这些有趣的时刻吧。

04 第 28 周胎儿发育状况

怀孕第 28 周时，宝宝几乎占满了整个子宫，随着空间越来越小，胎动也在减弱。尽管胎儿现在肺叶还没有发育完成，可如果万一发生早产，胎儿在器械帮助下也可以进行呼吸。假如把手放在你的腹部，可以感觉到胎儿的活动。当胎儿踢脚或转动时，甚至可看到他的脚及臂部形状。

这一周，胎儿的大脑活动非常活跃，大脑皮质表面开始出现一些特有的沟回，脑组织快速增殖。现在胎儿顶臀长（坐高）约 26 厘米，身长 37 厘米左右，体重约 1200 克，胎儿内脏的形状和功能已经接近成人的状态。虽然子宫内的胎儿通过胎盘获取氧气，肺的功能没有实际用到，但是宝宝为了出生

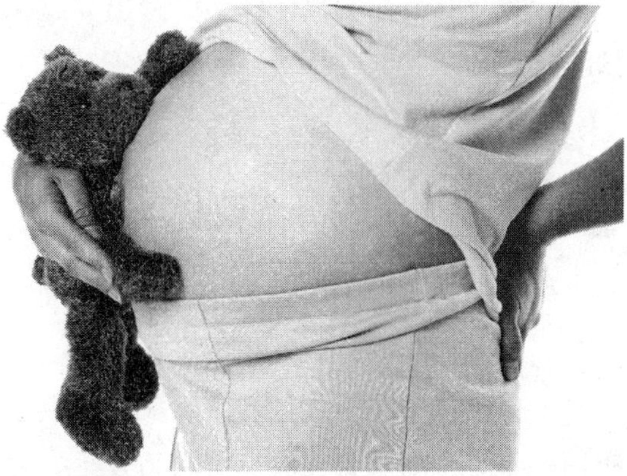

◎ 怀孕初期，皮下脂肪日益丰腴，汗和皮脂也比以前增多，一定要经常清洗，否则皮肤发痒，很容易得皮肤病。

作准备，正在练习做一呼一吸的类似呼吸运动呢！

这一周，你将发现宝宝可以睁开眼睛了，他的睫毛已经完全长出来了，他的脂肪还在累积，为出生后在妈妈子宫外的生活作准备。如果子宫外有长时间的亮光，他现在会把头转向光束。从现在开始应记录下每一次有规律的胎动，这时胎儿可能会用小手、小脚在你的肚子里又踢又打，有时还会让自己翻个身，把你的肚子顶得一会儿这里鼓起来，一会儿那里又鼓起来。也有的胎儿相对比较安静。胎儿的性格在此时已有所显现。

到这周末，孕中期就结束了。尽管胎儿的肺叶尚未发育完全，但是万一这个时候早产，胎儿在借助一些医疗设备的前提下，已经可以进行呼吸。胎宝宝的指甲已长至指尖，皮肤淡红，并变得光滑起来，皮下脂肪日渐增多，但由于皮肤的皱褶仍然很多，所以看起来依然酷似一位面容沧桑的老人。这时，迅速长大的胎宝宝的身体紧贴着准妈妈的子宫，能够在此自由自在地回转，然而一旦遇到强烈的声音刺激和震动，胎宝宝就会大惊失色，张开双臂似要抓住什么，做出非常惊愕的样子。

05 孕七月准妈妈生理变化

怀孕第25周的你由于宝宝越来越大而会觉得更加疲倦，腰腿痛也会更明显，肚子上、乳房上会出现一些暗红色的妊娠纹，脸上也有妊娠斑。有的孕妇还会觉得眼睛发干、发涩、怕光，这些都是正常现象，准妈妈不必过于担心。有些准妈妈会因血压升高或贫血加重而引发头痛和头晕，心理负担和精神因素也会造成头痛，所以要注意保持心情愉快。在这个阶段，随着胎儿的不断增大，准妈妈的身体越来越沉重，手脚也会出现酸痛的状况。因为血液供应增加，心、肺都要承担比以前更重的负担，甚至稍稍加快脚步都不得不大口喘气。除此之外，准妈妈的眼睛可能还会出现发干和遇光流泪的情况，这些都是正常的反应，不必过于担心。可以使用一些消除眼部疲劳、保持眼睛湿润的保健眼药水，以缓解不适。

怀孕第26周的你如果将手掌轻轻放在腹部的话，可以感觉到宝宝的活动了。此阶段寻求舒服的睡觉方式将是一个挑战，去卫生间、找水喝、吃零食以及宝宝的运动都使妈妈的睡眠支离破碎。所以准妈妈要努力获得充足的睡眠，白天有机会就打几个盹吧。有的准妈妈此时开始出现下肢水肿，注意不要长时间站立或行走，休息或睡觉时要把脚垫高。随着腹部增大，你的体态越来越臃肿，行动也变得笨拙，还会有更多的不适感，如腰背痛、盆腔压迫感、大腿痉挛和头痛等，个别准妈妈还会偶尔出现心律失常。不过，不必担心，这些不适症状将随妊娠结束而消失。

怀孕第27周的你可以感觉到宝宝运动的次数更多了，有的活动是因为宝宝在打嗝，这让你觉得胎动增多了。从本周开始，准妈妈的体重增长幅度会加大，你一定要注意饮

胎教圣经

◎ 夏天因为出汗较多，最好每天都洗澡。沐浴时，水不要太热，太热易使人疲劳；水也不要太凉，太凉会引起子宫收缩和出现蛋白尿。

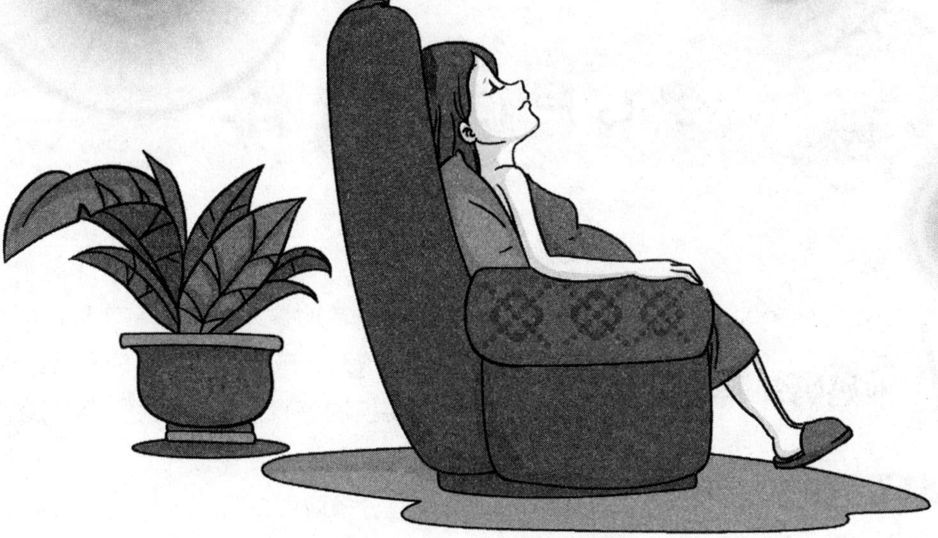

食的质量，怀孕肯定不是减肥的好时机。在这个阶段准妈妈的子宫接近了肋缘，因此有时候会感觉气短，这是正常的现象，不必担心。距离孕晚期越来越近了，适当地看些关于分娩的录像和参加些分娩课程可以帮助你减轻生产前的精神负担。小宝贝的胎动有时会让你吃惊，你的腹部可能会像波浪一样地动起来。这时由于肠蠕动减慢，直肠周围血管受压，使不少准妈妈出现便秘现象。现在母体负荷加重，身体重心偏移。有些准妈妈在这时会发现乳房胀痛的感觉加剧，乳房偶尔会分泌出少量乳汁，这是正常的。

第28周的你偶尔会觉得肚子一阵阵发硬、发紧，这是假宫缩，不必紧张。你需要注意的是避免走太远的路，不要站立的时间过长。有时间的话，认真地记录下每一次有规律的胎动。日渐增大的胎宝宝使准妈妈的肚子有了明显的沉重感，你的动作变得笨拙、迟缓，完全呈现出一副孕妇体态。由于身体新陈代谢消耗氧气量加大，活动后容易气喘吁吁，经常会给你带来诸多不舒服，比如稍微多走点路，就会感到腰痛和足跟痛；经常出现便秘和烧心感；升到上腹的子宫顶压迫膈肌和胃，使你因胃受到压迫饭量减少，不然就会觉得胸口上不来气，甚至需要肩来协助呼吸；夜里偶尔还会因增大的子宫挤住了腹部的大血管突然感觉神志昏迷。这一周的你乳房高高隆起，乳房、腹部以及大腿的皮肤上的一条条淡红色的花纹更为增多，并且，由于激素的作用，乳头周围、下腹、外阴部的颜色日渐加深，有的准妈妈的耳朵、额头或嘴周围也生出斑点。

◎ 洗澡的时间不要过长。洗的时间太长，会引起头晕，更易着凉感冒，还会使纤维组织变软。

第二节 孕七月行动安排

01 准妈妈营养与保健

营养饮食原则

这个阶段，准妈妈的食欲很好，体重增加加快，因此应注意在均衡饮食的基础上，减少高脂肪、高热量的食品，适量增加富含维生素的食物。大多数维生素在体内无法合成，必须通过食物补充，但在烹调过程中特别容易损失，所以吃蔬菜时要注意烹调方式，尽量急火快炒，能生吃的则可以生吃。很多常见的蔬菜中B族维生素的含量很高，是准妈妈进食的佳品，比如卷心菜、芦笋、西兰花、蘑菇等。

孕七月，准妈妈不宜多吃动物性脂肪，应减少盐的摄入量，日常饮食以清淡为佳，忌吃咸菜、咸蛋等盐分高的食品。水肿明显者要控制每日盐的摄取量，限制在2～4克之间。同时，要保证充足、均衡的营养，必须充分摄取蛋白质，适宜吃鱼、瘦肉、牛奶、鸡蛋、豆类等。忌用辛辣调料，多吃新鲜蔬菜和水果，适当补充钙元素。

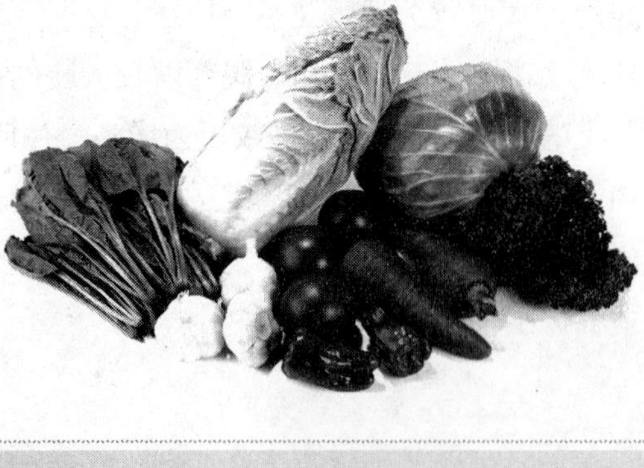

另外，要注意增加植物油的摄入量。此时，胎儿机体和大脑发育速度加快，对脂质及必需脂肪酸的需要增加，必须及时补充。因此，增加烹调所用植物油即豆油、花生油、菜籽油等的量，既可保证孕中期所需的脂质供给，又提供了丰富的必需脂肪酸。准妈妈还可吃些花生仁、核桃仁、葵花子仁、芝麻等油脂含量较高的食物，并控制每周体重的增加在350克左右，以不超过500克为宜。

妊娠7个月时常出现肢体水肿。因此，首先要少饮水，少吃盐；其次要选富含B族维生素、维生素C、维生素E的食物，增加食欲，促进消化，有利尿和改善代谢的作用；再者多吃水果，少吃或不吃不易消化的、油炸的、易胀气的食物（如白薯、土豆等），忌吸烟饮酒。

胎教圣经

◎ 洗澡时动作要轻缓，注意身体平衡，千万不要摔跤。

小白菜、菠菜、空心菜、韭菜、香椿等绿叶蔬菜中都含较多的B族维生素，准妈妈应该选择应季的新鲜蔬菜食用。B族维生素不仅参与体内多种物质代谢和生理反应，而且对缓解孕期紧张情绪、消除疲劳有益。继续关注自己的体重增加情况，如果体重增加过快，应控制高热量的饮食。注意饮食应低盐、高钙、高铁，以预防妊娠高血压和贫血。

这个时期准妈妈的基础代谢加强，所以要保持热能摄入与消耗的平衡，如果你每周体重增加少于400克，应适量增加热能的摄入，而每周体重增加超过550克的准妈妈应该减少热能摄入。准妈妈每天要注重饮水量，但也不是喝得越多越好，一般来说，每天喝1000～1500毫升即可。当然，随着季节、气候的不同，饮水量也不同，以不超过2000毫升为宜。

孕七月主打营养

DHA、EPA和脑磷脂、卵磷脂等物质合在一起，被称为“脑黄金”。脑黄金对于怀孕7个月的准妈妈来说，具有双重的重要意义。首先，脑黄金能预防早产，防止胎儿发育迟缓，增加婴儿出生时的体重。其次，此时的胎宝宝神经系统逐渐完善，全身组织尤其是大脑细胞发育速度比孕早期明显加快。而足够脑黄金的摄入，能保证胎儿大脑和视网膜的正常发育。

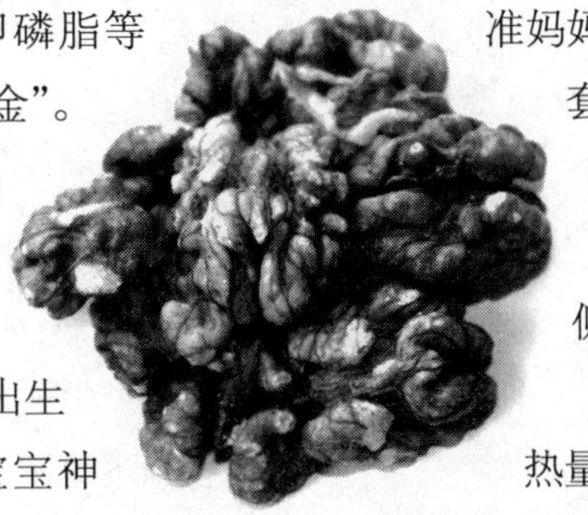

为补充足量的脑黄金，准妈妈可以交替地吃些富含DHA类的物质，如富含天然亚油酸、亚麻酸的核桃、松子、葵花子、杏仁、榛子、花生等坚果类食品，此外还包括海鱼、鱼油等。这些食物富含胎宝宝大脑细胞发育所必需的脂肪酸，有健脑益智的作用。

为了保证胎儿大脑和视网膜的正常发育，所以孕七月的主打营养是“脑黄金”。

孕七月准妈妈保健

孕七月，是孕中期的最后时期。准妈妈除了要在营养饮食上有所重视和注意之外，还要注意自身的保健工作，因为孕程与美丽是完全可以并行不悖的。

好睡眠才会有好气色。很多准妈妈的气色都不好，究其原因，多半是睡眠质量不高所致。由于心理上的不安和身体上的疲劳，还有睡姿上的限制等因素，你可能会经常失眠，加上肚子中宝贝的随时“骚扰”，一觉起来会让我们更显疲惫。为了保证睡眠良好，准妈妈应该在睡前彻底卸妆，勤换枕套、床单、被罩，在睡觉之前不要做剧烈活动或者令你感到兴奋和疲劳的事情，最好选择左侧卧位睡姿。

此外，准妈妈还应该控制高热量食物、盐、糖的摄取量，不宜过量进补，避免过分肥胖，合理营养以防止妊娠高血压等症；人多、拥挤的地方尽量不去，以免被传染上感冒或其他疾病，同时注意居家和在外的安全；每天保证半小时以上的运动，无论你是散步、做孕妇操还是进行其他

◎ 每天早上要用温水清洗乳头，以保持乳房的清洁。

慢节奏、柔缓的运动都可以；马上就进入孕晚期了，同时也进入糖尿病、贫血高发的危险期，所以要定期进行产前检查，及时发现高危因素，并根据相关的检测指标在医生的指导下进行防治；一些不利于血液循环的娱乐活动不要经常参与，最好禁绝。

02 正常对待下肢水肿

引起下肢水肿的原因

准妈妈中，有很大一部分在怀孕后期小腿会出现水肿现象，一般下午较明显一些，到夜里休息后又有所消退。对大多数准妈妈来说，下肢水肿是一种生理性水肿，产生的原因不外乎以下三点：

◆ 下肢血液回流受阻。妊娠后期，增大的子宫压迫下腔静脉，使下半身的血液回流受阻，静脉压升高，引起下肢水肿。

◆ 内分泌变化原因。怀孕后，内分泌功能发生变化，雌激素、醛固酮分泌增多，体内水、钠滞留较多，可引起水肿。

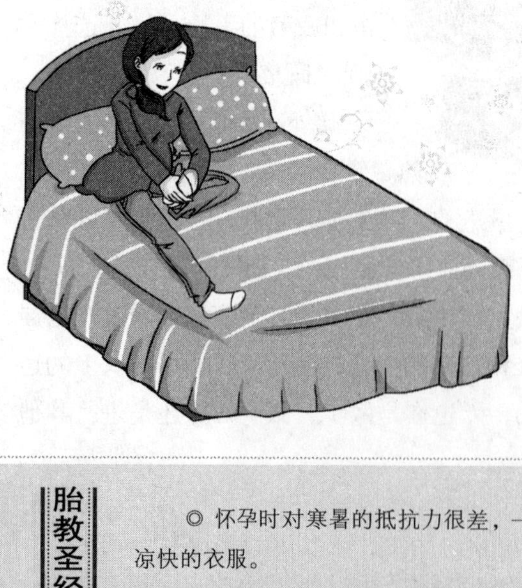

◆ 血液稀释。乳期血容量增加，但红细胞增加的幅度不如血浆增加幅度大，血浆蛋白则没什么增加，血液相对变稀，血浆胶体渗透压降低，水分移向组织间隙引起水肿。

下肢水肿的状况

准妈妈水肿可分为显性水肿与隐性水肿。显性水肿表现为皮肤紧而亮，弹性降低，手指按压呈凹陷，由踝部开始，向上发展到小腿、大腿甚至腹部。隐性水肿表现为体表无明显水肿，水分滞留在器官间隙和深部结缔组织中，体重增长很快，每周超过 0.5 千克。

怀孕后期多有下肢水肿，轻者只在脚背、踝关节处，以后可至膝关节、胫前区，严重者出现大腿、外阴及全身水肿。妊娠水肿症状较轻者，要多休息，睡眠时应抬高下肢。饮食中一定要注意控制盐分和水分的摄入量，以免加重水肿。孕晚期胎儿的营养需求达到了最高峰，这时你需要食用高蛋白食物，以补充血浆的蛋白含量，维持血浆胶体正常的渗透压。

如果准妈妈仅有小腿轻度水肿，无其他不适，属正常现象，一般不需要治疗。只要多休息，避免站立时间过长，适当做些抬高下肢的动作，少吃盐，水肿就会减轻甚至消退。但不可滥用利尿药物，因为利尿药会排钾，可能会造成血钾过低。如果水肿严重，延至大腿以上部分，体重增加较快，血压升高，伴有尿少、头晕或心慌，尿中出现蛋白尿等异常，则应警惕是否并发子痫前期，及时诊断治疗。

胎教圣经

◎ 怀孕时对寒暑的抵抗力很差，一定要注意保暖，寒冷时要比平常多穿一件；热了，要穿吸汗、凉快的衣服。

下肢水肿的缓解方法

◆ 平躺，把脚抬高。平躺后把脚稍稍抬高能够使血液更容易回到心脏，水肿也就比较容易消除了。

◆ 坐着的时候，把脚稍稍垫高。坐在椅子上的时候，可以把脚放到小台子上；坐在地板上的时候，就用坐垫等把脚垫高。

◆ 适当地做散步运动。借助小腿肌肉的收缩力可以使静脉血顺利地返回心脏。

◆ 游泳。游泳也是锻炼腿部的一种运动，会使静脉血更容易回到心脏。所以在得到医生的允许之后，就试着游泳吧！

◆ 注意饮食平衡。过多摄取盐分会引起水肿，怀孕期间要注意控制盐分的均衡摄入。

◆ 扶住东西上下运动。做这种运动时脚上下活动，会使用小腿的肌肉，从而有助于预防静脉瘤。肚子变大很容易失去平衡，所以一定要扶住柱子、墙壁或是桌子等东西。

◆ 按摩。通过按摩促进血液循环对于水肿的预防是很有效的。作按摩时的技巧是，从脚向小腿方向逐渐向上，从而有助于血液返回心脏。睡前进行按摩的话可以解除腿部酸痛，有助于睡眠，洗澡时按摩也是个不错的选择。这项任务最好让准爸爸代劳。

不容忽视的水肿症状

经过临床研究发现，差不多有2/3的准妈妈到接近分娩的时候都会有轻重不一的水肿。躺下休息或者一夜的睡眠，第二天早上，症状就会有所减轻或全部消失，这是正常的生理性水肿。如果通过休息和控制盐分的摄入后，水肿仍不消退，而且还有加重的迹象，就应该尽快到医院就诊。另外，出现以下一些症状时也应尽快到医院进行检查：

◆ 水肿出现在早晨，手指肿胀，戒指难以脱下。

◆ 体重在一周内增加500克以上。

◆ 感觉大腿外侧发麻、指尖刺痛或者没有感觉。

03 孕七月疾病与检查

疾病或不适

◆ 妊娠纹。准妈妈腹部皮肤开始伸张，开始出现妊娠纹。妊娠纹出现的时间因人而异，大多数准妈妈于妊娠晚期出现妊娠纹，主要是由于皮肤过度扩张，使得弹性纤维断裂而产生。如果你的皮肤弹性足够好，能抵抗皮肤张力的增大，不发生弹性纤维断裂，或你的皮肤没有过度扩张，皮肤没有到弹力纤维断裂的程度，那就不会产生妊娠纹。

◆ 子宫。子宫增大速度明显，其高度已达肋下，子宫压迫静脉使准妈妈出现水肿，子宫往上的压力可能造成消化不良，可采取少食多餐。

◆ 焦虑与紧张。即将进入孕晚期，日渐接近分娩时刻，准妈妈难免会产生一些紧张与焦虑，如对产痛的顾虑、对由于难产而必须接受手术的恐慌心理、对婴儿是否健康的怀疑心理、对婴儿性别的猜测等，这些心

◎ 到了怀孕后期，鞋子应宽大一些。因为在这期间，双脚会有轻微肿胀的趋势。

理变化使准妈妈变得依赖性比以前更强，对子宫内胎儿的活动更为关注。

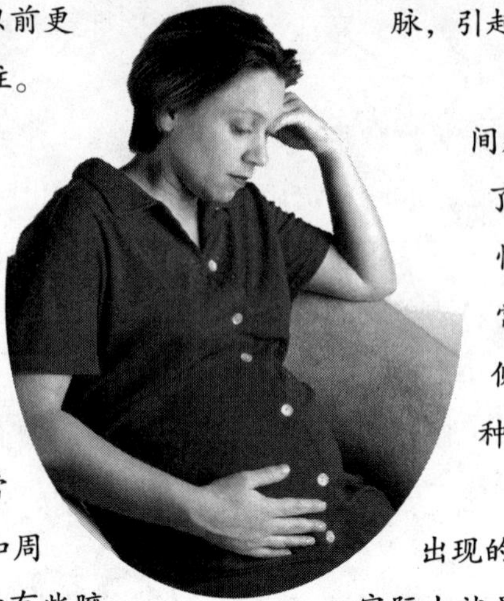

◆ 失眠。妊娠最后一阶段，大部分准妈妈是在不同程度的焦虑中度过的，甚至引起失眠。

◆ 出现水肿。随着子宫的增大，肚子越来越大，身体重心移到了腹部下方，准妈妈可能会出现腰酸、腰痛、腿时常发麻、坐下起来不灵活、手脚和周身有些发胀等情况，从外观上看有些臃肿。到了傍晚或晚上用手压脚踝时，可能会出现指压痕或明显的凹陷。这是由于增大的子宫压迫了下腔静脉，使血液回流受阻所致，属孕中、晚期正常现象。如果水肿比较明显，整个小腿或眼睑、手等都有明显的水肿，则有可能发生妊娠高血压疾病，要看医生。

孕七月检查

◆ 产前检查。妊娠7个月后每2周查1次，最后1个月每周查1次，如有异常，应及时处理并酌情增加复查次数。

对策：本次妊娠情况（有无头痛、头昏、眼花、恶心、呕吐、心慌、气短、水肿及阴道流血等）、过去的分娩史（有无难产及产后出血史、胎儿大小及存活情况）以及既往健康情况（如有无心脏病、高血压等）作为对本次妊娠及分娩处理的参考。

◆ 脚部、踝部的水肿。怀孕6个月以后，多数准妈妈都可能出现下肢水肿。这是由于怀孕期间随着胎儿不断增大的子宫压迫下腔静脉，引起血液回流，导致下肢水肿。

对策：很多准妈妈在怀孕期间发现自己的腿肥了，脚也大了一号。专家指出，女性在怀孕期间下肢出现水肿很正常，而休息和睡觉的时候左侧卧位可以帮准妈妈缓解这种情况。

◆ 胎儿打嗝。准妈妈腹部出现的阵发性跳动，不同于胎动，实际上就是胎儿在打嗝。胎儿打嗝的时间没有规律，每天1～5次不等，95%的胎儿的打嗝频率在3～5分钟之间，频率慢的每分钟少于10次，快的可达50次以上。

对策：胎儿打嗝是正常现象。宝宝在吞咽羊水，也是他在“练习”呼吸动作，不必担心。

◆ 血糖检测。原本并没有糖尿病的女性，于怀孕期间发生葡萄糖耐量异常时，就称为妊娠糖尿病，可能引起胎儿先天性畸形、新生儿血糖过低及呼吸窘迫综合征、死胎、羊水过多、早产、孕妇泌尿道感染、头痛等，不但影响胎儿发育，也危害准妈妈健康，因此怀孕期间检查是否有糖尿病是很重要的。

单纯妊娠糖尿病一般在分娩后6～12周恢复正常。妊娠期糖尿病患者分娩后2型糖尿病的发病风险较普通人群高7倍以上，后代将来发生肥胖、糖尿病等代谢综合征的风险也更高。

对策：轻微者可由营养师指导，先执行饮食控制和适度运动，之后如仍不能将血糖

胎教圣经

◎ 穿袜子时，要穿与裙子的颜色协调一致的，这样会显得身材修长。裙子的长短可以通过照镜子看看怎样的长度最合适。

控制达标，就要用胰岛素治疗。若空腹血糖值仍大于5.9毫摩尔/升（105毫克/分升），饭后2小时血糖值大于6.7毫摩尔/升（120毫克/分升），就应配合注射胰岛素，期望能将血糖值控制为：空腹3.4～5毫摩尔/升（60～90毫克/分升）（指禁食8小时所测之血糖值）、饭前3.4～5.9毫摩尔/升（60～105毫克/分升）、饭后1小时<7.8毫摩尔/升（140毫克/分升）、饭后2小时<6.7毫摩尔/升（120毫克/分升）。

◆ 妊娠高血压疾病：妊娠6个月左右可能发生，但多见于孕晚期7～8个月以后，是危及准妈妈和胎儿的死亡率较高的疾病。妊娠高血压疾病的病因不十分清楚，可能与母体耐受不了妊娠的负担而发生各种各样功能障碍有关，主要表现为水肿、高血压、蛋白尿3个症状。

对策：准妈妈产前要定期去医院检查，尤其是温度降低时要注意自己血压的变化，做到早发现、早干预。已查出有妊娠高血压疾病的准妈妈，在生完孩子后也要定期去医院心脏科和肾科随访，在医嘱下增减降压药，防止变成慢性的高血压。饮食方面，准妈妈应注意补充蛋白质、维生素、铁、钙及其他元素，适当减少脂肪和过多盐的摄入。

04 孕七月胎教功课

光照胎教

孕七月，胎宝宝初步形成的视觉皮质就能接受通过眼睛传达的信号，能够区分外部的明暗，并能间接体验准妈妈的视觉感受。胎儿的脑神经已经发达起来，具有了思维、感觉和记忆功能。此时，通过外界光照，可以促进胎儿视网膜光感受细胞的功能尽早完善。通过产前检查已经知道了胎儿头部的位置，每天选择固定时间，用手电筒通过腹壁照射胎儿头部。时间不要太长，每次5分钟。胎儿看到光线，会转头、眨眼。结束时，可以反复关闭、开启手电筒数次。准妈妈应注意把自身的感受详细地记录下来，如胎动的变化是增加还是减少，是大动还是小动，是肢体动还是躯体动。通过一段时间的训练和记录，准妈妈就可以总结一下胎宝宝对刺激建立的特定反应了。

一般来说，胎儿在妊娠8个月时才尝试睁开眼睛，这时他能看到的是母体内一片红色的光芒，橘黄的阴影下准妈妈体液在运动。

光照胎教最好从怀孕24周开始实施，早期可适度刺激。准妈妈每天可定时在胎儿觉

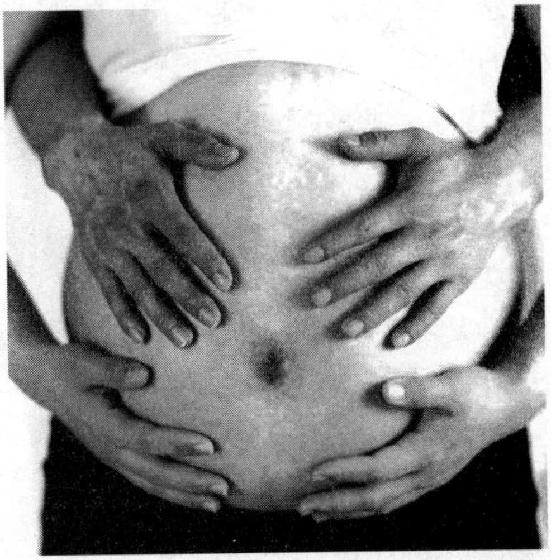

◎ 胸肌没有办法支撑日渐丰满的乳房，必须要选择合适的乳罩托住乳房，使其保持在原来的位置上。乳房下垂的原因是孕期没有佩戴合适的乳罩。胸肌不发达者更应注意乳罩的佩戴。晚上，为了使胸部肌肉不太紧张，依旧要戴上乳罩。最好买前开的乳罩，这样产后哺乳就方便了。

醒时用手电筒（弱光）作为光源，照在自己腹部胎头的方向，每次5分钟左右。为了让胎儿适应光的变化，结束前可连续关闭、开启手电筒数次，以利于胎儿的视觉健康发育。

宝宝的作息是在胎儿时期就可以训练的！在每天早晨起床前，用手电筒的微光一闪一灭地照射腹部，告诉他："好孩子，从小就要养成早起的好习惯哦！"在晚上看完电视后，同样用手电筒的微光一闪一灭地照射3次，告诉胎宝宝："现在是宝宝晚上学习知识的时间！"这样可以训练胎儿昼夜节律，即夜间睡眠，白天觉醒，促进胎儿视觉功能及大脑的健康发育。

言语胎教

语言刺激是听觉训练的一个主要内容。讲故事，是言语胎教最方便有效的一个方法。讲故事时，准妈妈应取一个自己感到舒服的姿势，精力要集中，吐字要清楚，声音要和缓，既要避免高声尖气喊叫，又要防止平淡无味照书念，而应以极大的兴趣绘声绘色地讲述故事的内容。准妈妈一定要把感情倾注于故事情节中去，通过语气声调的变化，将喜怒哀乐传递给胎儿，使胎儿受到感染，单调和毫无生气的声音是不能唤起胎儿感受的。

故事的内容宜轻快、和谐、短小，最好选择那些色彩丰富、富于幻想的故事。故事的主旨应该是歌颂勇敢、理想、幸福、友爱、聪明和智慧；那些容易引起恐惧、伤感以及使人感到压抑的故事，就不适宜讲给胎儿听。其实准爸爸妈妈可以自编，任意发挥故事内容。此外，准妈妈还可以给胎儿朗读一些轻快活泼的儿歌、诗歌以及顺口溜等。

准妈妈讲话的声音对胎宝宝有很好的情绪安抚作用，因此，准妈妈要多和胎宝宝说话，通过许多有趣的胎教游戏，增加与胎宝宝的互动。在日常生活中，准妈妈可以随时用温柔的声音向胎宝宝"介绍"亲朋好友，告诉他大家都很喜欢他。胎宝宝若经常听到准妈妈的声音，出生后，对妈妈所说的话会有安全感，准妈妈对胎宝宝的爱，可以通过声音，在孕期表达出来。言语胎教从来都需要准爸爸参与，准爸爸浑厚的低音更容易传达到子宫内部，久而久之对胎宝宝而言也是一种良好的语言刺激。

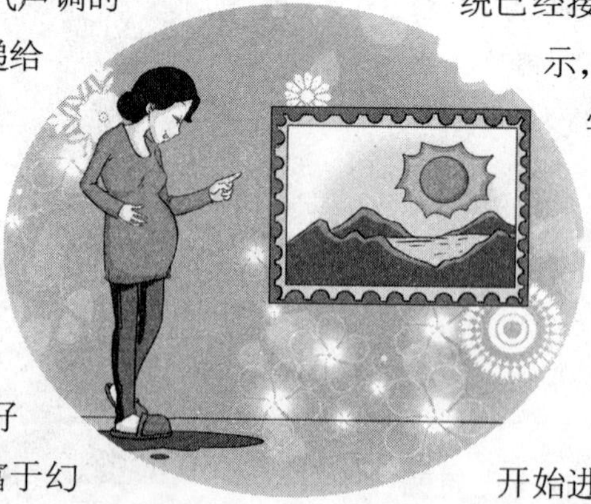

抚摸胎教

在这个时期，胎儿对声音感应的神经系统已经接近完成阶段。根据最新报告显示，7个月的胎儿已有进行"条件学习"的能力。事实上，在这个时期诞生的婴儿，多半都能顺利成长，其成熟已经到达相当高的程度，在胎教方面也就有了更高一层的要求。

抚摸胎教一般在3个月左右开始进行，最好定时，每次5～10分

◎ 找个亲近的姐妹聊天，说说私密话能很好地放松心情。

钟，这样可以使胎儿对时间建立起信息反应。抚摸胎教一直可以进行到妊娠结束。

操作方法：准妈妈本人或准爸爸用手在准妈妈的腹壁上轻轻地抚摸胎儿，胎儿可以感受抚摸的刺激，以促进胎儿感觉系统、神经系统及大脑的发育。抚摸顺序由头部开始，然后沿背部到臀部至肢体，要轻柔有序，并体会每次胎儿的反应情况。抚摸时要注意胎儿的反应，如果胎儿是轻轻地蠕动，说明胎儿很喜欢，可以继续进行；如果胎儿用力蹬腿，说明胎儿感觉到不舒服，那你就要停止抚摸。

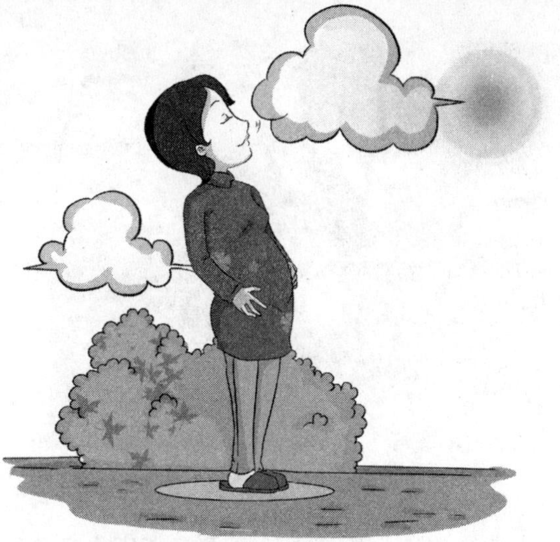

情绪胎教

怀胎10月，准妈妈同时担负着两个生命的新陈代谢和情绪起伏，实在不是件很轻松的事。而保持愉悦的心情则是对宝宝最好的胎教。胎儿期，如果准妈妈心情舒畅，孩子在儿童心理发展的情感、个性、智慧和能力等方面就是良好的。出生后宝宝的直觉力、想象力、空间感、创造力都比较好。千万不要小看肚子里的胎儿，他们完全能理解准妈妈的感情。准妈妈难过、悲伤、紧张的情绪都会通过神经系统分泌的激素随着血液进入胎儿体内，使宝宝产生与准妈妈一样的情绪特征。

建议年轻的准妈妈爸爸们，在繁忙的工作之余，尽量多地创造两人与腹中宝宝在一起的时间，多和宝宝说说话，告诉他你们有多爱他。你们一起讨论开心的话题时不妨也让宝宝加入进来。伴侣间尤其要有“退一步海阔天空，忍一时风平浪静”的相互体谅、相互谦让的精神，尽量给宝宝创造一个和谐的氛围。还有，工作忙碌的准妈妈，要时常与宝宝对话，告诉他你现在工作的重要性和必要性，得到宝宝的理解。这样的心理培养有利于宝宝情商的培养，有助于宝宝在未来竞争社会中的处世为人。

胎教的最大障碍是准妈妈心烦意乱、惶恐不安，因为胎儿可以感受到准妈妈的这种情绪，从而影响胎儿的接受能力。当情绪不够稳定的时候，可以调整一下呼吸方法。不仅在胎教前，而且要在每天早上起床时、中午休息前、晚上临睡时，各进行一次这样的呼吸。这样，妊娠期间动辄焦躁的精神状态可以得到改善。这种呼吸法对稳定情绪和集中注意力是行之有效的，能进一步提高胎教效果。

环境胎教

良好的环境不仅可以使准妈妈心情舒畅、身心放松，而且能促进胎儿的成长发育。

◎ 在晴朗的天气，和家人一起到风景优美的地方进行郊游能很好放松孕妇心情。

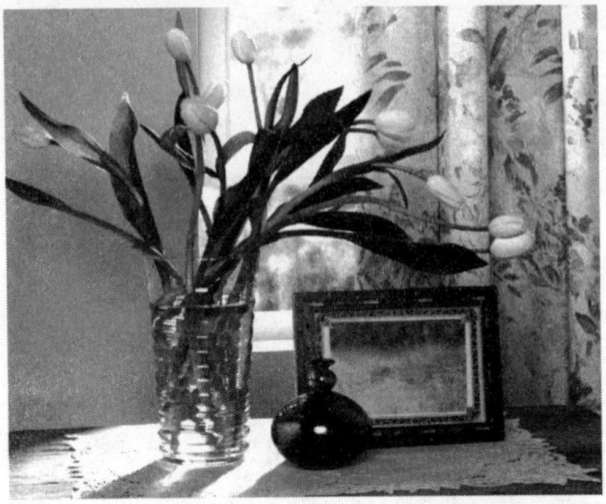

◆ 美化居室环境。居室环境对于准妈妈是非常重要的，最基本的要求是要使居室整洁雅观。可以在居室的墙壁上悬挂一些活泼可爱的婴幼儿画片或照片，他们可爱的形象会使准妈妈产生许多美好的遐想，形成良好的心理状态。悬挂一些景象壮观的油画也是有益的，它不仅能增加居室的自然色彩，而且能使人的视野开阔。可以在居室悬挂一些隽永的书法作品，时时欣赏，以陶冶性情。书法作品的内容常常是令人深思的名句，从中不仅能欣赏字体的美，更能感到有一种使人健康向上、给人以鼓舞和力量的作用在时时激励自己。可以对居室进行绿化装饰，而且应以轻松、温柔的格调为主，无论盆花、插花装饰，均以小型为佳，不宜大红大紫，花香也不宜太浓，准妈妈在被花朵装饰得温柔雅致的房屋里，一定会有舒适轻松的感觉，这有利于消除准妈妈的疲劳，增添情趣。在优美的居室里，准妈妈可以培养自己更广泛的兴趣，如自己种一些花草、喂养一些漂亮的小鱼等，这些都能够陶冶准妈妈的情操。

◆ 感受室外美丽风光。准妈妈如果一味地在屋里闷着，对自己身心和胎儿的生长都是不利的。所以，准妈妈要经常到空气清新、风景秀丽的地方游览，多看看美丽的花草，以调节情趣，这样可使自己心情舒畅，体内各系统功能处于最佳，使胎儿处于最佳的生长环境。

05 孕七月注意事项

孕七月应注意的生活细节：

◆ 准妈妈由于大腹便便，会重心不稳，眼睛无法看到脚部，特别是在上、下楼梯时必须十分小心，上、下楼梯的次数要尽量减少，尽可能利用电梯。

◆ 这段时间母体若受到外界过度的刺激，会有早产的危险，应该避免激烈运动，避免压迫腹部的姿势。

◆ 长时间站立或压迫下半身，很容易造成静脉曲张或足部水肿，应时常把脚抬高休息。若出现静脉曲张，应穿弹性袜来减轻症状。

◆ 在此时期出生的胎儿是发育不足的早产儿，为防万一，住院用品应及早准备齐全。

◆ 婴儿床、婴儿房等都应准备妥当。

◆ 准妈妈可以在此时去美容院换一款比较清爽的发型。

◆ 乳头经护理后仍有内陷，应与医生认真商谈，采取更为有效的措施。

◆ 再查一次血红蛋白，如果含量低加紧纠正。

◆ 血型 Rh 为阴性的准妈妈，还需检查丈夫的 Rh 血型。如果丈夫为 Rh 阳性，准

胎教圣经

◎ 准妈妈可以选择画画、剪报、打毛衣等方式来度过漫长的孕期，只要是自己喜爱的工作就一定能给自己带来快乐。

妈妈需去测查自己血液中Rh抗体效价。

◆ 睡眠或躺卧位时应取左侧卧位。多去户外进行散步运动。

◆ 注意饮食起居，不要每餐进食过多，尤其是不要太饥饿时才去吃东西。就餐时不要过于饱食，也不要一次喝入大量水或饮料。

◆ 有“烧心”感时，睡眠时在头部床脚下垫高15～20厘米，抬高上身的角度。这样，可有效减少胃液反流，垫高枕头的办法不可取，它不可能使整个上身抬高角度。

◆ 如果出现腰、腿部神经痛或膀胱刺激症，应格外注意下身保暖，特别是寒冷时节。贴身内裤应挑选覆盖式内裤，即裤腰能覆盖肚脐以下部分，保暖效果好。

◆ 使用腹带便于腹部保温，又可使身体稳定性增加，还能从下腹轻轻托起增大的腹部，阻止子宫脱垂，保护胎位。但一定要选用可随腹部增大而自行调节的腹带，不能有勒的感觉，以免影响胎宝宝的生长发育。

◆ 准妈妈心态要稳定，情绪不要大起大落。不要长久地看电视，甚至是跟着电视内容而喜与悲。若准妈妈感到有一些不适的症状，应赶快去看医生。

◆ 这段时间母体若受到外界过度的刺激会有早产的危险，应该避免剧烈运动，不宜有压迫腹部的姿势。拿重东西、向高处伸手、突然站起来等，都是应该避免的动作。

◆ 腿抽筋和静脉曲张的人，不要长时间站立，下半身不要系带子。时常把脚抬高休息，能避免这些问题。若出现静脉曲张，应穿着弹性袜来减轻症状。

◆ 饮食上依然要注意摄取均衡的营养，尤其是钙质、铁质含量丰富的食物更应多吃。为了不造成便秘，应在每天早上喝牛奶和水，并多吃水果和纤维素多的蔬菜。再有，产前检查时，一定要再作一次贫血检查。

◆ 准妈妈忌长时间坐车。进入孕中、晚期，准妈妈的身体、心理和生理都发生非常巨大的变化，而且其对环境的适应能力也大幅度地下降了，如果坐车的时间比较长，会引发许多不便、麻烦。所以，在孕晚期，如果准妈妈没有极为特殊的情况，最好不要长时间坐车。

◆ 禁忌吃过多水果。虽然水果和蔬菜一样，都富含维生素，但是水果中的纤维素成分并不高。如果你过多地吃水果，而忽视了蔬菜，就会直接减少纤维素的摄入量。此外，许多水果中都含糖，甚至有的含量还很高，这样准妈妈就会摄入过量的糖，可能引发妊娠糖尿病等疾病。

◆ 从这个月起，准妈妈不要再做过于沉重和激烈的工作和运动，应减少家务劳动，保证充足的高质量的睡眠。

◆ 准爸爸应该陪同妻子参加产前培训课程，了解有关分娩的正确知识；与妻子商量决定分娩的医院；多与妻子谈心，交流彼此的感觉，帮妻子克服心理上的恐慌和无助；帮妻子按摩，揉揉后背、肩，按摩腿和脚，减轻她的不适。

◎ 怀孕中期，孕妇的脸上会出现黄棕色斑点，一般来说，这些斑点在分娩后会渐渐消失的。但有些孕妇脸上的斑点不再褪去。防止出现这种斑点的最好办法是不要让脸在阳光下暴晒，外出活动时，一定要在脸上涂一些防晒的，或戴上一顶大檐帽子遮光。

★第十三章★ Chapter 13

孕中期小结

孕中期是最漫长和重要的，这个时期，你有许多要注意的工作，除了了解和掌握体内胎儿和你自身的状况以外，还要注意饮食和睡眠，提防腹痛和出血，及时处理不适症状。此外，你应该了解一下分娩知识，护理好自己的身心，适当的运动出行是不为过的。对了，你和老公憋了很久的两性生活，这一时期也可以适当进行喽！

第一节 胎儿和母体状况

01 胎儿和母体总状况

怀孕第4个月

胎宝宝：在15周后期，胎儿的身长约为16厘米，体重约120克。此时完全具备人的外形，由阴部的差异可辨认男女，皮肤开始长出胎毛，骨骼和肌肉日渐发达，手、足能做些微的活动，内脏大致已完成，心脏脉动活泼，可用超音波听诊器测出心音。

准妈妈：痛苦的孕吐及压迫感等不舒服的症状消失，身心安定，心情会比较舒畅，食欲也于此时开始增加。尿频与便秘现象渐

胎教圣经

◎ 为了使皮肤保持柔软和良好的弹性，应经常涂上一层优质的护肤香脂以润滑皮肤。油性皮肤要用蜜类化妆品，干性皮肤要用油脂和冷霜。

渐恢复正常，但分泌物仍然不减。这个阶段结束时，胎盘便已完成，流产的可能性已减少许多，可算进入安定期了。而子宫如小孩子头部般大小，已能由外表略看出大肚子的情形。基础体温下降，会持续到分娩时都保持低温状态。但仍须小心，此时乃胎盘完成的重要时期，最好保持身心的平静，以免动了胎气。

怀孕第5个月

胎宝宝：此时期结束时，胎儿的身长约为25厘米，体重在250～300克之间。头的大小约为身长的1/3，鼻和口的外形会逐渐明显，而且开始长头发与指甲。全身被胎毛覆盖，皮下脂肪也开始形成，皮肤呈红色、不透明。心脏的跳动也增强，力量加大，如果是女婴，则阴道发育成形。骨骼、肌肉进一步发育，手、足运动更活泼，母体开始感觉胎动。

准妈妈：子宫如成人头般大小，子宫底的高度位于耻骨上方15～18厘米处。肚子已使人一看起来便知道是一个标准的孕妇了。而且乳房与臀围变大，皮下脂肪增厚，体重增加，全身出现水肿现象。若前一个月还有轻微的孕吐情形，此时会完全消失，食欲依然不减，身心到达安定时期。此时微微可以感觉胎动，刚开始也许不太明显，但肠子会发生蠕动的声音，出现肚子不舒服等现象。这一时期，孕妇常感到口干舌燥、耳鸣，但不发烧，这些都是妊娠引起的体内变化，不是病态，分娩后均可自愈。

怀孕第6个月

胎宝宝：身长30厘米，体重600～750克。骨骼更结实，头发更长，眉毛及睫毛开始长出。脸形也更清晰，已十足是人的模样，但仍然很瘦，全身都是皱纹。皮脂腺开始具有分泌功能，并长出白色脂肪般的胎脂，覆盖在皮肤表面。而胃肠会吸收羊水，肾脏排泄尿液，已经完成出生的准备。万一此时流产，只要在保温箱内很好地护理，婴儿还能健康成长。此时已可利用听诊器听出胎儿的声音。

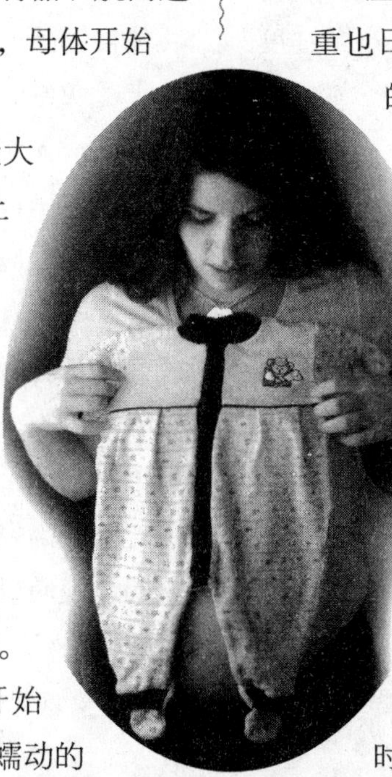

准妈妈：子宫更大，子宫底的高度为18～20厘米。肚子会越来越胀大、凸出，体重也日益大增，腰部变得更沉重，平时的动作也较为吃力、迟缓。乳房的发育更为旺盛，不但外形饱满，而且用力挤压时会有带黄的稀薄“初乳”流出，分泌物仍然大量增加。此时期，几乎所有的准妈妈都能感觉到胎动的现象。准妈妈肚子变大凸出后，身体的重心也随之改变，走路较不平稳，并且容易疲倦。尤其弯身向前或做其他不平常的姿势时，就会感觉腰痛，上下楼梯或爬上高处时，应特别注意安全。

◎ 准妈妈在夏天非常容易长湿疹和痱子，因此要讲究卫生，出汗后要马上擦干。应该多换内衣，内衣的料子要选吸汗性良好的。最好每天洗澡，以保持身体的清洁。如果你已经长了湿疹和痱子，要悉心调养，注意不要让疙瘩破溃和感染。

怀孕第 7 个月

胎宝宝：身长为 36～40 厘米，体重 1000～1200 克。上、下眼睑已形成，鼻孔开通，容貌可辨，但皮下脂肪尚未充足，皮肤呈暗红色且皱纹多，脸部会形同老人一般。脑部开始发达，并可自行控制身体的动作。男胎的睾丸还未降至阴囊内；女胎的大阴唇也尚未发育成熟。胎儿对体外生活的适应能力还没完全具备，若在此时出生，如营养不良会因早产而发育不良或死亡。

准妈妈：上腹部已明显凸出、胀大。腹部向前突出成线性弓形，并时常会有腰酸背痛的感觉。子宫的肌肉对各种刺激开始敏感，胎动亦渐趋频繁，偶尔会有收缩现象，乳房更加发达。由于大腹便便，身体会重心不稳，眼睛无法看到脚部，特别在上下楼梯时必须十分小心。这段时间母体若受到外界过度的刺激会有早产的危险，应该避免激烈的运动，不宜做出压迫腹部的姿势。长时间站立、压迫下半身，很容易造成静脉曲张或足部水肿，时常把脚抬高休息，比较能避免这些毛病，若出现静脉曲张，应穿着弹力袜来减轻症状。

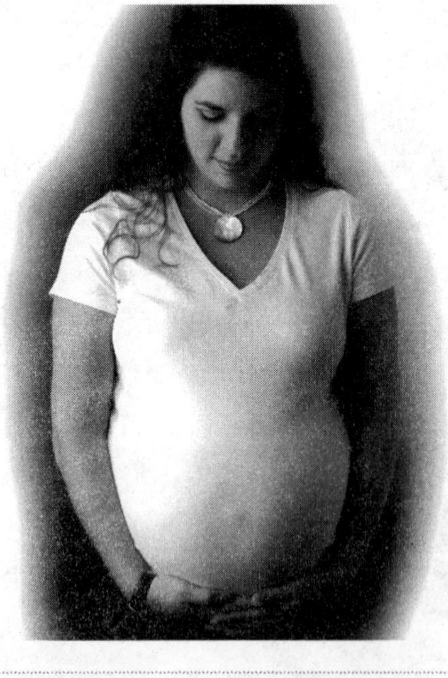

02 准妈妈营养与饮食

营养饮食原则

胎宝宝需从准妈妈身上汲取丰富营养，他的健康与聪明，虽然和遗传有关，但绝对没有营养重要，特别是对大脑发育。如果准妈妈营养不良，就会使胎宝宝的脑细胞增殖减慢甚或停止分化，形成的脑细胞数量仅是正常的 80%。得到充足营养的胎宝宝，出生后体格健壮、智商高，不然会发生身体和智力上的欠缺，而这种缺欠在小宝贝出生后，是难以或无法纠正或弥补的。因此，准妈妈一定要科学地摄取各种营养素，特别是有过严重早孕反应的准妈妈。饮食要多样化，不偏食，不挑嘴；食物宜偏淡，以防引起水肿或妊娠高血压疾病；每餐不宜太饱，应少食多餐，少吃刺激性食品；细嚼慢咽进食，既可增进食欲，又可促进营养素吸收，还对胎宝宝的牙齿发育大有益处。研究证明，胎宝宝的牙齿质量与准妈妈咀嚼节奏及咀嚼练习密切相关。

准妈妈的饮食原则上要多样化，多吃营养高、易消化吸收的食物。蛋白质是生命的

胎教圣经

◎ 怀孕后期，阴道分泌物增多，外阴部容易污染，所以，要每天清洗以保持清洁。由于局部充血，皮肤黏膜特别容易受伤，所以，洗澡时动作千万要轻缓，浴毕可使用爽身粉，保持身体舒适与清爽。在住院待产前就要事先洗好头，保持全身的清洁。

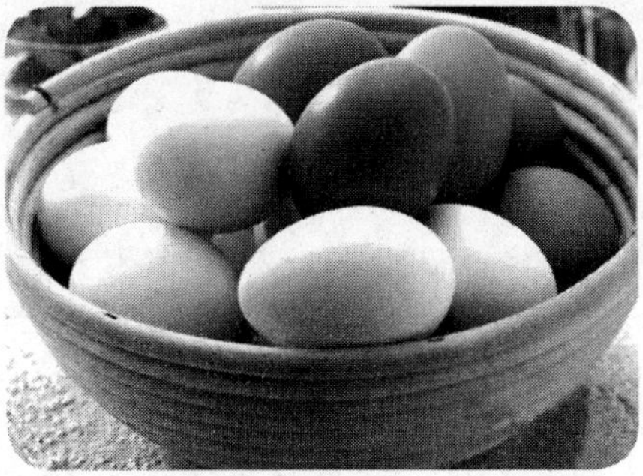

基本物质，占人体重的40%左右。胎儿发育、准妈妈子宫和乳腺增生等都需要大量蛋白质，所以准妈妈要多吃含蛋白质的食物，如鸡蛋、瘦肉、鱼、豆制品等；糖类主要用于供给能量，准妈妈代谢增强，能量消耗大，因此，大米、白面等糖类食物相应要增加；准妈妈对脂肪消耗量并不多，不要吃过多脂肪，防止肥胖，增加负担；平时要多吃蔬菜、水果，尤其是芹菜、白菜等长纤维菜类，有助于防止便秘。胎儿的骨骼、神经、造血器官发育需要大量铁、磷、钙和各种维生素，所以孕期要注意补充这些物质。除了饮食中多吃动物肝脏、豆类、菠菜、贝壳类水产品和牛奶外，可适当服些铁剂、钙片和B族维生素、维生素A、维生素C、维生素D等，以防治贫血和缺钙等。

孕中期饮食建议

怀孕中期是胎儿快速发育的重要阶段，准妈妈对于营养的摄取就需要多用点心了。饮食尽量做到均衡、不挑食，同时可多食蛋白质、蔬菜、水果、豆类制品、牛奶、无机盐等有益健康的食物。

◆ 钙质。特别是可以增加牛奶或奶制品、小鱼干、豆浆等食物，可以提供胎儿及准妈妈需要的钙质。

◆ 铁质。摄取适量的铁质，能预防准妈妈贫血的问题，以免间接造成胎儿体重太轻，所以怀孕中期开始建议多吃红肉(牛、猪、羊)、文蛤、内脏类（猪肝）、菠菜和黑芝麻等，皆含有丰富铁质。另外，多摄取含有维生素C的食物对于铁的吸收也有帮助。如果是严重缺铁的准妈妈，就需要增用铁剂，应由医生决定是口服或静脉滴注。

◆ 准妈妈孕中期应多吃健脑食品。妊娠5个月时，准妈妈下腹部隆起已很明显了，腹部有下坠、松弛之感，食物在胃里不易消化，可以将一日3餐分为4餐、5餐，即实行少食多餐的进餐方式。要争取吃些含铁多的猪、牛、鸡等的肝脏及海藻、绿色蔬菜，这样可以预防准妈妈贫血。

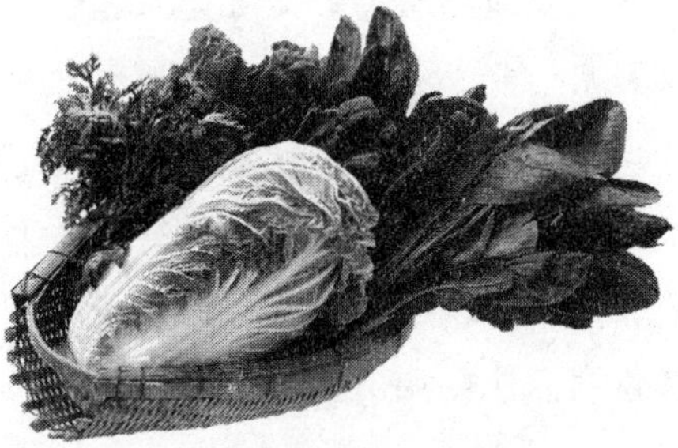

不过，从怀孕中期开始，准妈妈也需要进行适宜的体重控制，想吃什么就吃什么，会造成体重快速增加。过量的饮食往往只是让准妈妈本身发胖，并可能增加孕期糖尿病等的发生机会，反而影响胎儿的健康。

◆ 合理摄取营养。准妈妈的健康及营养状况对胎儿的生长发育极为重要。凡营养不良、显著贫血的准妈妈所分娩的新生儿的出

◎ 准妈妈每天都要梳理好头发，注意：梳要梳得适度，不要过分用力，头发要梳理得整齐，要用不易折断、拔掉头发的骨梳子或铁梳子。烫发、染发也要慎重。

生体重均较正常者为轻。故应保证准妈妈足够的营养，积极纠正贫血。对伴有胎盘功能减退、胎儿宫内生长迟缓的孕妇应给予高蛋白、高能量饮食，并补充足够的维生素和铁、钙元素。但是，摄取过多营养，会造成过度肥胖，而且会随着产期的接近，对胎儿的发育渐渐产生障碍。过度肥胖的准妈妈会患糖尿病或妊娠毒血症，影响胎儿健康。糖尿病和妊娠高血压疾病，均需尽早发现与治疗，才能生下健康的宝宝，这是需要特别注意的。

◆ 健脑食品。这个月是胎儿大脑开始形成的时期，准妈妈在这个时期应该多吃一些健脑的食品（如黑芝麻、开心果、核桃等），对胎儿脑的发育非常有利。营养学家研究，小米和玉米中蛋白质、脂肪、钙、胡萝卜素、维生素的含量是非常丰富的，是健脑和补脑的有益主食。而海产品可为人体提供易被吸收利用的钙、碘、磷、铁等无机盐和微量元素，对于大脑的生长、发育有着极高的效用。米和面在精制过程中，会使有益于大脑的成分丧失很多，剩下的基本就是糖类了，糖类在体内只能起到“燃料”作用。而大脑需要的是多种营养，所以久吃精白米和精白面不利于胎儿的大脑发育。黄油又名奶油，其实就是脂肪块。脂肪容易滞留在血管壁上，妨碍血液流动。大脑中有为数众多的毛细血管，通过这些毛细血管向脑组织输送营养成分，若脂肪使毛细血管不畅通，则会引起大脑营养不良，导致大脑正常发育受阻。另外，多吃水果对大脑的发育也有很大的好处，水果为脑细胞的合成提供了大量的维生素。

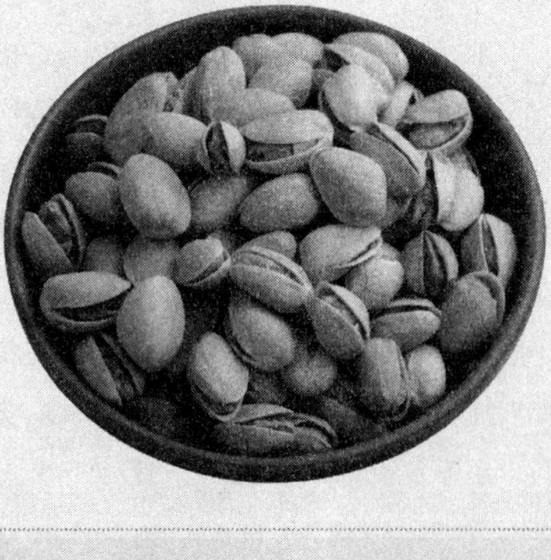

◆ 合理使用补品。人参、桂圆、鹿茸、蜂王浆等都属于补品，有些准妈妈为了胎儿大脑的发育，大量食用。其实，补品是不可滥用的，用多了往往会起到相反的作用，可能造成流产或死胎。准妈妈怀孕后身体出现一系列的生理变化，如内分泌旺盛、血流量增加、心脏负担加重、胃肠功能不好等，这也就是“阳常不足，阴常有余”的道理。特别是人参，准妈妈服用易导致气盛阴耗，阴虚火旺，会加重妊娠呕吐、水肿和高血压等。准妈妈妊娠后期原本就很容易出现水肿、高血压等症状，而人参有抗利尿的作用，会使钠潴留而减少排尿，导致羊水过多，这些都可以引起阴道流血、流产或死胎。有些准妈妈发生先兆流产就是因为服了人参、桂圆等补品引起的。桂圆也要少用或不用，就连鹿茸、鹿胎膏、鹿角胶等温热大补之品在怀孕期间也不宜使用。

另外，准妈妈在饮食中还要注意以下几方面：避免喝浓茶和含咖啡因、巧克力的饮料。这些饮料可加重食管肌肉的松弛；辛辣性食物、过冷或过热的食物也会刺激食道黏

胎教圣经

◎ 头发要短一些，服帖一些，这样你那略显沉重的体型就会显得轻松了许多。你可以把头发梳成一种使脑袋显得小巧玲珑、完全露出脖子的发型。怀孕后期，最好不要烫发。

膜，加重“烧心”感，应该少吃为宜；要多吃些含铁的食物，如猪、牛、鸡等的肝脏及海藻、绿色蔬菜，注意不要患贫血。

孕中期饮食5原则

◆ 孕中期准妈妈机体代谢加速，糖分利用增加，热量需要比孕早期明显增加。主食应该食用米饭、馒头等，副食为鱼、肉、蛋、牛奶、酸奶、豆制品、芝麻、花生、核桃等。

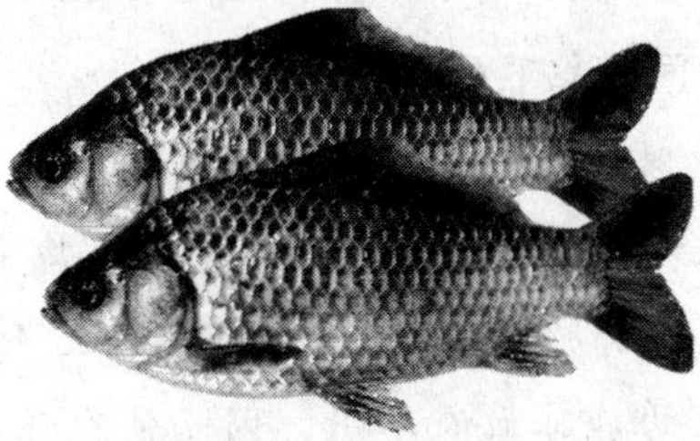

◆ 孕中期胎儿及母体对蛋白质的需要迅速增加，准妈妈应当摄入较多的蛋白质，动物蛋白和植物蛋白各占一半，如肉、鱼、蛋、奶、大豆及豆制品。

◆ 孕中期准妈妈应保证每天适量脂肪摄入，以补充生理需要，为分娩和产后哺乳作能量贮备。但要注意动植物脂肪的比例，要平衡摄入。

◆ 孕中期是贫血的易发期，因此准妈妈要多吃含铁质丰富的动物血、精肉、肝、蛋、深色蔬菜、水果和维生素C，以促进铁质的吸收。

◆ 孕中期准妈妈不要挑食、偏食，防止无机盐及微量元素的缺乏。要做到荤素搭配、合理营养，同时把好食物质量及烹调关。

03 孕期睡眠有讲究

影响睡眠的因素

很多准妈妈难以睡眠的首要原因在于，随着宝宝的日渐发育、准妈妈腹部的逐渐隆起，使得多年来养成的最佳睡眠姿势和习惯变得不再舒适，难以找到一个合适的姿势，睡眠的质量就开始打折扣了。

除此之外，还有一些影响准妈妈睡眠质量的因素：

◆ 疼痛和吃力。腹部变形和体重增加，使得你腰酸背疼，翻身吃力，容易苏醒。

◆ 尿频。由于怀孕，准妈妈的肾脏负担增加，比孕前多过滤30%～50%的血液，所以尿液也就多了起来。另外随着胎儿的生长，准妈妈的子宫变大，对膀胱的压力也会增大。所以，准妈妈的小便次数有所增多，不可避免地会影响准妈妈的睡眠。

◆ 心率加快。因为宝宝的存在，那就需要心脏加大排血量和搏击频率。心脏的工作量加大了，心率自然也就加快，使你感觉不适，夜间容易醒来。

◆ 呼吸短促。由于子宫增大，压迫肺部下方的横膈膜，使呼吸困难。与此同时，血液的增加导致氧气需求量大增，使呼吸频率加快，呼吸更深，导致你感觉不适，夜间易醒。

◆ 恶心与便秘。怀孕期间，整个消化系统都会受到影响。食量增大，消化速度却没有加快，有的甚至放慢，导致恶心、呕吐、

◎ 准妈妈要注意鞋子的式样，高跟鞋、拖鞋式的凉鞋、胶底鞋容易摔跤，对准妈妈都不合适。最好买专为孕妇设计的后跟低、底部有凹凸纹路、穿来平稳的鞋子。

便秘等现象，影响睡眠。

◆ 其他。如精神压力大、担忧过多、孕期多梦、胃灼热等，都会影响睡眠质量。

孕期的四大睡眠问题

◆ 难以入睡。造成孕期难入睡的主因，可能是准妈妈的担心与焦虑。怀孕前、中、后期都有不同的睡眠困扰，早期虽然不会被胎动踢醒，但却容易因为身体不适，如害喜、孕吐、频尿、担心宝宝健康而睡不着；到了怀孕中期，肚子开始变大，腰酸背痛、四肢不舒服等情况虽会陆续发生，不过却可说是怀孕期间最舒服的阶段；等到后期时，子宫已经愈撑愈大，经常顶到横膈膜，会让呼吸变喘，再加上胀气等肠胃不适现象频发，抽筋、打鼾等情况也会加重，更令睡不着、睡不好的情况加剧。

◆ 尿频。怀孕初期，体内会分泌较高的黄体素，使得准妈妈常有尿频现象，而后期，也会因为子宫压迫到膀胱造成尿频。根据统计，怀孕初期约有将近50%比率的准妈妈会被此问题所苦。而到了妊娠后期，更有高达八成以上的准妈妈白天、晚上都会经常跑厕所，更是影响准妈妈睡眠质量的主因。造成尿频的因素为子宫压迫到膀胱，才会使得上厕所的次数增加，当然也有些属于心理因素或者器官上的问题，比如有人容易紧张，以跑厕所来舒缓部分压力等。有其他感染性疾病所引起的膀胱尿道炎或肾盂炎，也容易造成尿频，因此，如果尿频的状况严重，且伴有发烧、腰痛、小便灼热等状况，请赶快到医院就诊，可别误以为是正常现象不处理，否则会对胎儿造成伤害。

◆ 睡眠时间不够。一般来说，每个人的睡眠需求不一，但仍以6～8小时为基准。由于准妈妈的荷尔蒙分泌，再加上身上又怀着宝宝，必然会增加许多体力的负荷，因此比怀孕前更容易累，从而使得所需的睡眠需求必定更高；再加上现代的准妈妈以职业妇女居多，白天工作忙，晚上还需应付家务，睡眠时间更显不足。

◆ 睡姿不舒服。许多专家都建议，怀孕末期最好采取左侧睡，以免子宫及胎儿压迫到下腹的静脉，造成血液回流不佳，使得回到心脏的静脉血液不足，因而使血压不够，而影响到准妈妈和宝宝的健康。不过，并非所有的准妈妈都能习惯左侧睡，因此专家建议，最好在初期就开始让自己习惯。

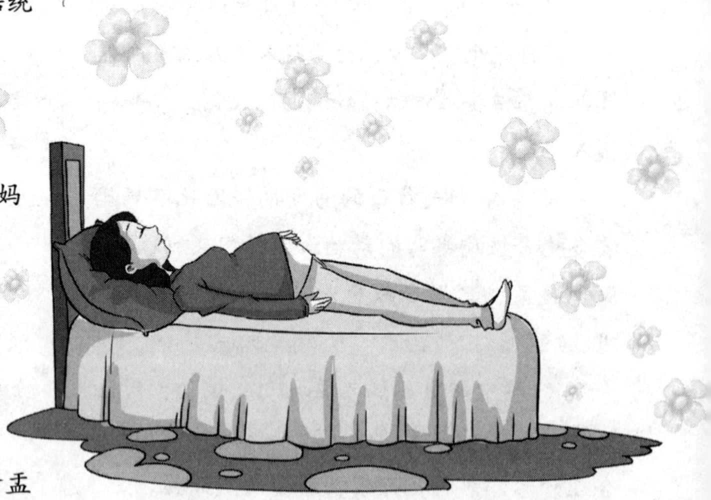

胎教圣经

◎ 粉底类的化妆品对皮肤是有伤害的，最好不要使用。

最佳的睡眠时间和姿势

◆ 睡眠时间。女性在怀孕以后，为了给胎儿创造一个良好的环境，一定要保证充足的睡眠时间。准妈妈的睡眠时间应比正常人多一些，每晚最少8～9小时，每日午间最少也要保证1～2小时的睡眠时间，但时间不宜过长。

◆ 孕早期睡姿。在孕早期，准妈妈睡眠的时候要呈侧卧位，将膝盖弯曲，这样，胎儿的重量就不会压到负责将血液自腿和脚向心脏汇流的大静脉上，保证血液循环畅通，从而减少心脏负担。不少医生建议准妈妈睡眠时应左侧卧位。这是因为肝脏在腹部的右侧，左侧卧位使子宫远离肝脏。左右侧交替，可缓解背部的压力。不过，由于孕早期子宫较小，睡姿不需要特别改变，维持平日舒服的姿势即可。但是初期的症状也不少，容易使睡眠中断，影响第二天的精神状态，因此，也需做些生活小改变，改善睡眠质量。

◆ 孕中期睡姿。怀孕中期几乎是最舒服的阶段，不过也有些准妈妈可能已经开始因为变大的腹部感到行动不便，甚至在睡觉时会有些许的压迫感发生，这时，建议逐步进行日常生活中的姿势调整。在怀孕7～9个月时，准妈妈很难做到仰卧睡眠。因为胎儿的重量会压到准妈妈的大静脉，阻止了血液从腿和脚流向心脏，使准妈妈从睡梦中醒来。医生会建议你借助于枕头保持侧卧位睡眠。有的准妈妈发现，将枕头放在腹部下方或夹在两腿中间比较舒服。将摞起来的枕头或叠

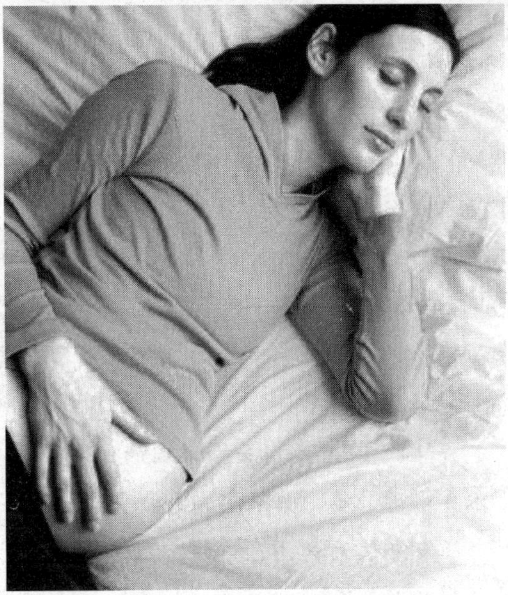

起来的薄被或毯子垫放在背后也会减轻腹部的压力，总之，一切以你身体感到舒适为原则。

◆ 孕晚期睡姿。孕晚期是睡眠质量最难控制的阶段，这时宝宝日渐成长，准妈妈不论何种姿势睡似乎都不舒服，不过，仍然以左侧睡较好，否则，仰躺容易压迫到脊椎，让脊椎产生酸痛感；且亦可能压迫到血管，阻碍血液回流，让准妈妈产生低血压现象；还有可能影响输送营养的胎盘功能，造成胎儿缺氧现象。睡姿可采半侧躺，在后背部垫个长枕，膝盖微微弯曲，后方垫小枕头，并在双脚中间放小枕头，也可使用专为准妈妈设计的长型枕头支撑肚子。

此外，如果你担心休息不好或夫妻的作息时间不一样的话，孕中期开始准妈妈可以与准爸爸分房间休息，只是短短几个月的时间，只要注意白天的交流，并不会影响夫妻的感情。

胎教圣经

◎ 体检时就不要化妆了，不要涂胭脂、眼影、口红、指甲油，因为孕妇的脸色与指甲的颜色往往是医生判断孕妇身体情况的指标。如果自然色被化妆品掩盖住，医生就很难作出正确的诊断了。

解决睡眠问题好方法

一般来说，在怀孕初期的时候，每天除了至少8小时的睡眠以外，最好也能够养成午睡1个小时的习惯。除此之外，试试下面这些方法，或许可以帮你轻松睡眠。

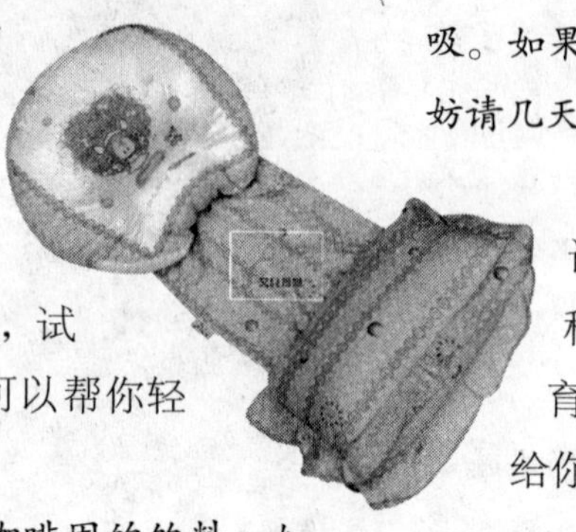

◆ 尽量避免饮用含咖啡因的饮料，如汽水、咖啡、茶。如果实在想喝，也请在早晨或下午午睡后饮用，这样，到晚上入睡时就没那么兴奋了。

◆ 临睡前不要喝过多的水或汤，以保证最佳睡眠。但要注意，准妈妈需要多喝水，所以你就要自己控制饮水时间，早晨、午后可以多喝一点，晚饭前就要开始控制了。不过，如果口渴的话，可以倒一小杯水慢慢啜饮。

◆ 养成有规律的睡眠习惯。除了睡觉和休闲看书躺在床上以外，其余时间尽量不要留恋床铺，尤其是早晨醒来以后，不要赖床。

◆ 睡觉前不要做剧烈运动。应该放松一下神经，比如泡15分钟的温水澡，让家人给你作一点肢体按摩等。

◆ 如果由于腿抽筋从睡梦中醒来，请用力将脚蹬到墙上或下床站立片刻，这会有助于缓解抽筋。如果频频出现抽筋现象，就是身体在提醒你该补钙了，你应该向医生咨询如何科学补钙。此外，牛奶、鸡蛋、豆制品也是安全的补钙食物。

◆ 多掌握一些放松心情的办法。比如看一本抒情的书、听一点背景音乐或是做深呼吸。如果是担心睡眠不足而睡不着的话，不妨请几天假，在家里放松一下。

如果经过以上的措施还是失眠的话，就要向你的医生求助了，如果产科医生无法给你有效的意见，有过生育经验的朋友或是心理医生应该可以给你帮助。

04 提防腹痛与出血

孕中期（一般在怀孕20～24周时），不少准妈妈在无任何诱因下会突然感觉下腹部持续性疼痛，到医院检查却没有晚期先兆流产的子宫收缩、阴道出血等症状。这就是怀孕中期常见的圆韧带疼痛。

怀孕后，子宫肌壁增厚，并随逐渐生长发育的胎儿、胎盘及羊水的增长而膨胀，宫底逐渐升高，升入腹腔。怀孕20～24周时，子宫增长的速度最快，圆韧带也随之伸展、变长、张力增加，圆韧带附着处的子宫壁受到牵引，而出现疼痛。妊娠晚期子宫底增长的速度渐趋缓慢，圆韧带伸展幅度变小，张力有所下降。加之机体对圆韧带附着点的牵引感逐渐适应，故圆韧带疼痛仅见于怀孕中期。

孕中期圆韧带疼痛的特点

◆ 无外伤史。

◆ 为持续性钝痛，不向腰部或大腿根部

胎教圣经

◎ 一般孩子的房间通常从窗帘、墙壁到桌子、地板都采用鲜艳、活泼、热闹的装饰，而在怀孕期，理想的孩子房间应是朴素和平静的浅色调，可能的话，最好是自然色，因为这样做能使人的注意力不至于分散，有利于胎教的顺利进行。

放射。

◆ 检查时压痛点在子宫两角的前下方，相当于子宫底至耻骨联合间的上1/3水平，左右对称，压痛明显，以左侧更显著，范围局限、固定，约镍币大小，用力压时可引起同侧圆韧带附着点疼痛。

◆ 无晚期先兆流产的子宫收缩、阴道出血等症状。

孕中期圆韧带疼痛为急性过程，不需特殊治疗，可卧床休息，影响休息时可用少量镇静剂。1周左右，疼痛会逐渐减轻、消失。孕期腹痛是准妈妈常见的身体反应，大多是生理性的，无须治疗，而有的则是病理性的，需要引起警惕，及时处理。

准妈妈可能遇到的腹痛症状

◆ 生理性腹痛。生理性腹痛的产生有以下几种原因：怀孕四五个月的时候，准妈妈的肚子突然大了起来，然后皮肤就有一种紧绷的感觉，运动后会感到腹部隐隐的牵拉痛。有些准妈妈因子宫增大不断刺激肋骨下缘，引起肋骨钝痛或因耻骨联合松弛分离而疼痛。这些情况属于怀孕后正常的生理反应，不需要特殊治疗。你需要做的是注意休息，也可以通过左侧卧位睡来缓解疼痛。

◆ 非妊娠原因的腹痛。孕期出现的一些疾病，也可引起准妈妈腹痛，但这些病与怀孕无直接相关的原因。一般人患急性阑尾炎时腹部压痛在右下腹，而准妈妈因为宝宝的存在，右腹部的压痛随妊娠月份的增加而逐步上移。如果孕前做过腹部手术，手术后发生的肠粘连往往是孕期引发肠梗阻的原因。发生肠梗阻缺乏典型症状，所以一旦感到腹痛并伴有呕吐、腹泻，应及早去医院检查。由于受到怀孕生理变化的影响，如果孕前有胆石症，稍有不慎便极易导致胆囊发炎。胆囊发炎时出现上腹疼痛、恶心、呕吐、发热，且疼痛会因饮食引起或加剧。准妈妈应注意细嚼慢咽，一餐不宜吃过饱，少吃脂肪含量多的食品。

◆ 病理性腹痛。主要有4种：①食管裂孔疝和反流性食管炎。在妊娠中、后期，因胎宝宝逐渐长大，腹控内压力也随之升高，若裂孔增宽，就可将胃的底部通过增宽的食管裂孔推入胸腔，医学上称之为“食管裂孔疝”。由于胃的上口松弛了，胃里的胃酸、气体、食物均可返流到食管或口腔中。胃酸刺激食管黏膜，就发生了反流性食管炎。这会引起

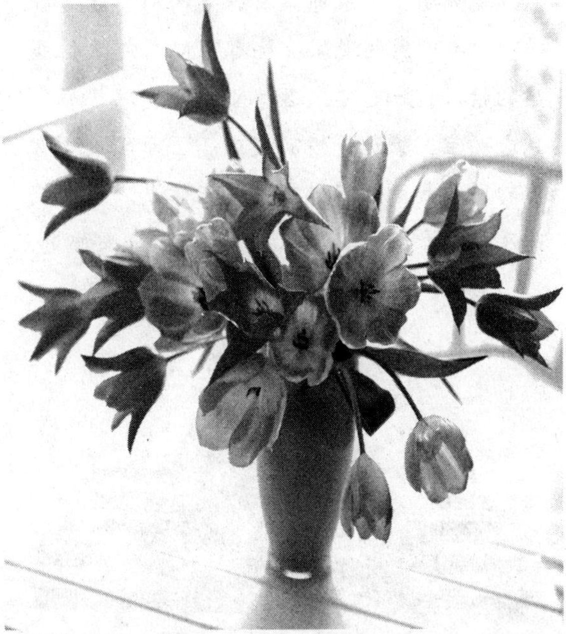

◎ 有时候，从播放的电视节目中传来的不够高雅的对话、笑语，或从收音机里传出的震耳的响声，都可能直接影响胎儿领会准妈妈的声音。

准妈妈腹痛。这种情况偶有发生。②晚期流产。晚期流产主要是指怀孕12周以后出现腹痛并伴有阴道流血的现象。晚期流产的过程类似于分娩，先是有一阵阵子宫收缩的腹痛，然后胎盘剥离出血，因此其状况要比早期流产严重些，但是一般晚期流产较少发生。③卵巢囊肿扭转。女性在怀孕时，常见的卵巢肿瘤有黄体囊肿、畸胎囊肿或者其他囊肿。只有很少的准妈妈，会在怀孕中发现自己的囊肿为恶性肿瘤。在怀孕早期、晚期或怀孕中期的早期，因为子宫及附属器官进入腹腔，所以，较易发生囊肿扭转的情况。当扭转发生时，动脉血仍可进入囊肿，但静脉血却无法离开囊肿，因而使囊肿肿胀，甚至坏死，导致准妈妈会出现间歇性的一侧的下腹痛，同时伴有恶心、呕吐和虚脱的感觉。④严重的子宫扭转。女性怀孕时，子宫若有子宫肌瘤、先天畸形，或卵巢有肿瘤而引起子宫扭转超过90°角的现象，就有可能引起急性腹痛的情况；严重时，还有可能引起准妈妈休克或胎宝宝窘迫等情况发生。至于轻度子宫扭转所引起的腹痛，可用卧床休息、服止痛药及改变准妈妈姿势来加以改善；如果严重，只得通过剖腹探查来矫正，若胎宝宝成熟时，亦可同时进行剖宫产。

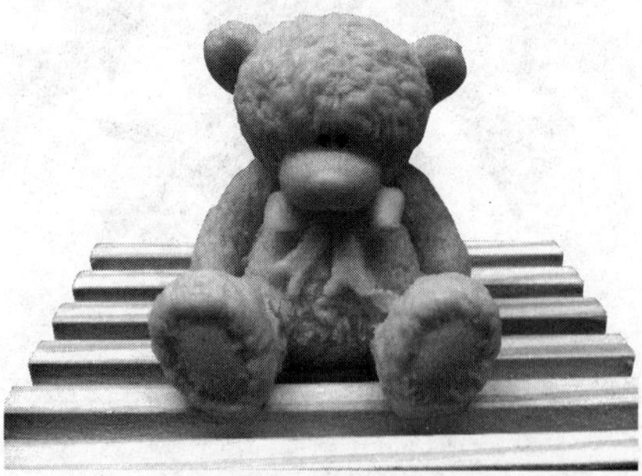

孕中期出血

◆ 孕中期出血的原因主要有：①子宫颈功能不全。子宫颈功能不全也叫宫颈内口功能不全或者宫颈内口松弛症。通常发生的原因可能是做过人工流产导致子宫颈受伤，或经产妇前一胎怀孕生产时，由于子宫颈受伤，且复原状况不佳，使得准妈妈再次怀孕至中期时子宫颈口便无法承受胎儿长大的压力，而发生流产。②葡萄胎。所谓葡萄胎就是水囊状胎块，是不正常的。胚胎没有正常地成长，反而和妊娠囊一起萎缩，而将来要发育成胎盘的绒毛组织过度增生，形成一个水肿、无血管的肿块。这些绒毛水肿形成的水泡，就像葡萄粒一样，充满着整个子宫腔，所以又名葡萄胎。

◆ 怀孕中、后期出血的判断症状：①前置胎盘。正常怀孕时，胎盘是附着在子宫壁的前壁、后壁或顶部，如果胎盘附着于子宫的部位过低，遮住了子宫颈内口，阻塞了胎儿先露部，即称为前置胎盘。曾做过流产手术、子宫肌瘤、子宫畸形、前胎剖宫产、曾接受子宫手术、有前置胎盘史、吸烟等人群多会发生。②早产。从怀孕4个月开始，子宫每天会不定时收缩几秒钟，医学上称为“无痛性收缩”，属正常现象。如果在怀孕37周以前子宫收缩的频率增加，下腹有强烈的下坠感或疼痛感、阴道出血、腰酸背痛等，这些都是早产的症状，要马上就医。年龄小于

18岁或大于38岁的孕妇、孕妇本身有某些疾病（如妊娠高血压疾病）、压力过大、前胎有早产史、多胞胎、有子宫肌瘤、双角子宫、吸烟、用药不当等人群易发生早产。③胎盘早期剥离。正常情况下，胎盘在胎儿产出后才剥离；胎儿娩出前，胎盘部分或完全地与子宫壁分离，则称为胎盘早期剥离。胎盘早期剥离是妊娠晚期的一种严重并发症，进展相当快，如果处理不及时，可能危及准妈妈和胎儿的生命。妊娠高血压疾病、高龄产妇、妊娠糖尿病、外力撞击、多胞胎、脐带过短、曾有胎盘早期剥离病史的人群易发生。

◆ 发生出血现象，一定要到医院检查出血的原因。一般有3种可能情况：①可能是早产的子宫收缩现象，导致子宫颈黏液与血液一起流出。②可能是前置胎盘造成出血，此种情况大多不会感到腹痛。③可能是胎盘早剥所引起的急性腹痛及出血，此种状况最危险。

05 孕中期不适与检查

孕中期可能出现的不适症状

◆ 眩晕。由于子宫需要较多的血液，当血液集中于下半身时必然发生此种状况，而且怀孕中自律神经系统相当迟钝，极易造成脑贫血的状态。请不要做剧烈的动作，尽可能安静休息，只要不过度劳累、睡眠充足、饮食平衡，即可预防发生。若要避免眩晕或站久头晕，可静静坐下，头部放低，短时间

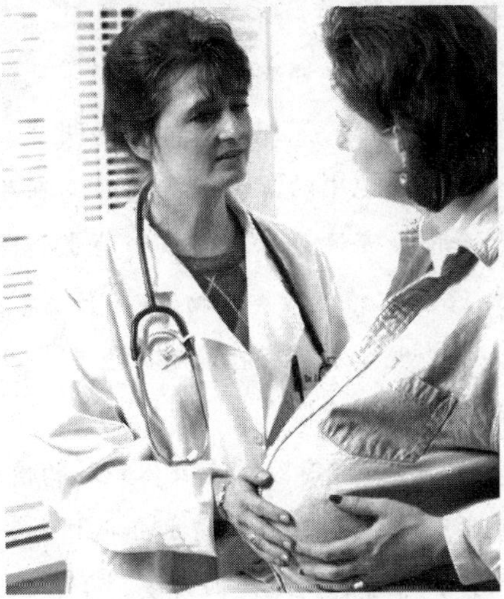

内即可恢复，但情况较严重时，须立即平卧休息。若感到眩晕时，应立即找安静场所，将头放低，等待恢复。

◆ 身体发痒、出疹。怀孕时，身体易产生瘙痒或长疹子的情形，平时肤质很好的人，会变得干燥，并有不易上妆的困扰。这是由于激素失调造成的敏感性肌肤，大多数的人均可于产后恢复。若情况严重时，可请医生检查治疗。预防方面，需注重肌肤的清洁保养。每日入浴，肥皂、化妆品、清洁剂等，最好为常用且刺激性小者，这样在怀孕时才可避免过敏。由于便秘也会造成上述的结果，所以多摄取维生素及饮食均衡都是良方。

◆ 小腿痉挛。怀孕中期至末期的夜晚，常因腿肚激烈抽筋而惊醒。这是由于此时期体重增加，对脚部的负荷变大所致。另外，钙的不足也会引起腿肚痉挛，所以须多吃牛奶、鱼、海藻等含钙量高的食物。紧急处理的方法是，用手按压整个腿肚，或一手按住膝盖，一手拉扯脚趾。

◎ 为了保持良好的情绪以利于胎教，孕妇在怀孕期间常常看伴有优美音乐的电视片，看那些表现美丽自然和动植物生态的节目，以及介绍世界各地优美风景的旅游纪录片是很有好处的。

◆ 黑斑、雀斑。怀孕后，首先乳头会渐渐变黑，此外，腹部中央、外阴部等处都有色素沉淀，脸上的黑斑、雀斑更加明显，这是由于皮肤细胞中的黑素沉淀所致，在生产后颜色会慢慢变淡，以后大多会消失。防止紫外线，多摄取维生素类食物，即可预防黑斑、雀斑，生活规律不熬夜也能有效控制发生上述情况。

◆ 水肿。怀孕时经常有身体水肿的情形，这是由于体重增加造成体内水分也增加，其中多数为脚部水肿，这是因为受到子宫压迫，下半身血液循环不良造成的。此时可坐下将腿伸直，或把脚部垫高。水肿和妊娠高血压疾病有密切的关系。若早上起床有水肿情形，并且体重一周内增加500克以上时，请到医院检查。

◆ 妊娠纹。身体上产生的紫红色线条称为妊娠纹，一般出现在下腹部、乳房、臂部、大腿上。这是由于乳房或腹部急速隆起，肌肤的伸展性失去平衡而导致，生产后此纹路会变淡，不必过于紧张。

孕中期需要的检查项目

◆ 13～16周：第2次产检／唐氏症筛检／施行羊膜穿刺。从第2次产检开始，准妈妈每次必须作基本的例行检查，包括称体重、量血压、问诊及听宝宝的胎心音等。准妈妈在16周以上，可抽血作唐氏症筛检（但以16～18周最佳），并看第1次产检的抽血报告。至于施行羊膜穿刺的周期，原则上是以16～20周开始进行，主要是看胎儿的染色体异常与否。有关体重的增加，以每周增加不超过500克为最理想状况。

◆ 17～20周：第3次产检／详细超声波检查。准妈妈在孕期20周作超声波检查，主要是看胎儿外观发育上是否有较大问题。医师会仔细量胎儿的头围、腹围，看大腿骨长度及检视脊柱是否有先天性异常。准妈妈在16周时，已可看出胎儿性别，但在20周时，准确率更高。至于最令准妈妈期待的首次胎动，第一胎在18～20周出现；第二胎则在16～18周会感觉到。此外，准妈妈在20周以后，会出现假性宫缩，大部分会在30分钟内缓解，但随着孕期周数的增加，出现的频率也会愈来愈高。

◆ 21～24周：第4次产检／妊娠糖尿病筛检。大部分妊娠糖尿病的筛检，是在孕期第24周作。先抽取准妈妈的血液样本，来作一项耐糖试验，此时准妈妈不需要禁食。喝下50克的糖水，等1小时后，再进行抽血，当结果出来后，若在7.8毫摩尔／升（140毫克／分升）以下，即属正常；指数若为7.8毫摩尔／升（140毫克／分升）以上，就要怀疑

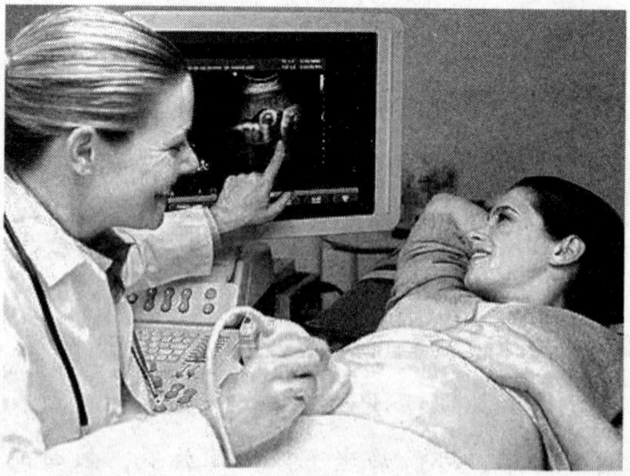

◎ 为了保证准妈妈良好的心情，准爸爸必须按时回家，否则会引起准妈妈的焦躁与不安。

是否有妊娠糖尿病，需要再回医院作第2次抽血。此次要先空腹8小时后，再进行抽血，然后喝下100克的糖水，1小时后抽1次血，2小时后再抽1次，3小时后再抽1次，总共要抽4次血。只要有2次以上指数高于标准值的话，即代表准妈妈有妊娠糖尿病。在治疗上，要采取饮食及注射胰岛素来控制，千万不可使用口服的降血糖药物来治疗，以免造成胎儿畸形。

◆ 25～28周：第5次产检／乙型肝炎抗原／梅毒血清试验／风疹。此阶段最重要的是为准妈妈抽血检查乙型肝炎，目的是要检视准妈妈本身是否带原或已感染到乙型肝炎，如果准妈妈的乙型肝炎两项检验皆呈阳性反应，一定要让小儿科医师知道，才能在准妈妈生下胎儿24小时内，为新生儿注射疫苗，以免让新生儿遭受感染。此外，要再次确认准妈妈前次所作的梅毒免疫原检查，是呈阳性还是阴性反应，如此方能在胎儿未出生前，即为准妈妈彻底治疗梅毒。至于风疹方面，准妈妈除了要抽血检验，还要看是否曾于怀孕前注射过风疹疫苗，一旦注射过，检验结果会呈阳性反应。在此特别提醒曾注射过风疹疫苗的女性，由于是将活菌注射于体内，所以，最好在注射后3～6个月内不要怀孕，因为可能会对胎儿造成一些不良影响。如果准妈妈担心的话，可事前作羊水筛检、四维彩超超声检查等，以降低胎儿畸形的可能性。

◆ 孕中期要坚持尿液检查。怀孕中期，准妈妈对尿液的检查应持之以恒，1个月至少1次。随着子宫的一天天增大，膀胱、直肠、输尿管受到压迫，尿液排出不畅，发生潴留，很容易有细菌生长、繁殖。这时的泌尿系统特别脆弱，容易感染疾病。经常检查尿液，能依据尿中出现的红细胞、脓细胞和蛋白等，诊断出体内有哪些不正常——如果有发热、腰痛、尿痛、排尿次数增多的症状，很可能是尿路感染。另外，要是有不适的感觉或尿液指标异常，对肾脏的检查不能疏忽，理由是妊娠高血压性肾病在年轻初产妇和高龄初产妇中发病都比较普遍，这是对准妈妈危害很严重的一种疾病，应及时发现，及早治疗。

孕中期产检注意事项

所谓孕中期就是怀孕12～28周期间，这个周期有几个非常重要的检查：

◆ 孕11～14周需要做B超，就是对胎儿颈部透明带（NT）进行检查。NT检查在近年逐步推广起来。NT如果增厚，可能代表胎儿有染色体疾病。

◆ 孕15～18周及不超过21周之间需要抽母体血作唐氏筛查的检查。这个唐筛是通过查母体血来查胎儿染色体疾病风险度的检查。并不能确定有还是没有患病，只是告知准妈妈所怀的胎儿患染色体疾病的风险度。

◆ 孕20～28周（22～26周最宜），这期间作四维彩超的检查，这是全面系统排查胎儿畸形的一个重要检查手段。

注意：孕中期具体的检查频率一般是4周查1次，如果有时候孕周不正常，可能医生会要求准妈妈2周来1次。

◎ 准爸爸要时时体谅准妈妈，在外出前要把准妈妈不适宜做的重活都做好。

第二节 孕中期行动安排

01 提前了解分娩知识

现代产妇多数只生一胎，初产妇居多，没有经验，一到临产，往往是全家慌乱，不知所措。怎样才能作好精神和物质上的准备，避免忙乱和意外事故发生呢？其实，在怀孕中、后期时段，准妈妈就有可能发生早产。因此，有必要提前了解一些分娩知识，做到心中大概有数。

什么是分娩

分娩，是指胎儿自母体中作为新的个体出现；特指胎儿脱离母体作为独自存在的个体的这段时期和过程。从规律性子宫收缩开始到胎儿胎盘娩出为止的全过程称为总产程。总产程在临床上分为3个阶段，即3个产程：第1产程，又称宫口开全期，从产妇出现间隔5～6分钟的规律性宫缩开始，到子宫颈口开全；第2产程，又称胎儿娩出期，从子宫颈口开全到胎儿娩出；第3产程，又称胎盘娩出期，指胎儿娩出到胎盘排出的过程。

临产的症状

◆ 子宫底下降。在分娩前数周，因胎头入盆，准妈妈会感觉上腹部轻松了一些，呼吸和胃口也明显好转，但小便次数增多，走路也不太舒服。这是子宫底下降的原因。

◆ 子宫收缩。分娩前数天，准妈妈会感到腹部一阵阵变硬，伴有轻度坠胀感，这就是子宫在收缩。这时的子宫收缩往往持续时间短，间隔时间长短不一，常常在夜间出现，清晨消失，宫口不会扩张。绝大多数的准妈妈在预产期前后2周内生产，当有规律地腹痛，且间隔时间越来越短，疼痛时间延长时，就预示着快临产了。

◆ 见红。分娩前24～48小时，从阴道排出少量血性黏液称见红，或破水，即子宫内的羊膜囊破裂，羊水流出，也是临产的可靠征象。见红可能持续几天，每天有少许排出；也可能一下子突然见红。如果见红量较多，超过平时月经量，应及时去医院与医生或助产士联系。

胎教圣经

◎ 由于还不能知道将来是生男还是生女，所以就用中间色的布和线来为未来的婴儿缝制和编织些小衣服、小袜子等。做这些事情，能使你获得一种即将成为妈妈的真情实感，“啊，我的孩子就要出世了”。你会感到对孩子的爱是那样的深沉，从而使母子之间的纽带连接得更加紧密。

分娩技巧小练习

◆ 呼吸技巧练习。①腹式呼吸：腹式呼吸可以增强腹部肌肉，用于分娩第一期的阵痛发作时，具有缓和痛苦的作用。具体方法：仰卧。两腿轻松分开，膝盖稍弯曲。双手拇指张开，其余4指并拢，放在下腹部。两手拇指约位于肚脐的正下方。深深吸气，使下腹部膨胀般鼓起。当腹部膨胀到最大限度时，再慢慢吐气，使下腹部恢复原状。如此反复“膨胀”、“吐气”。②胸式呼吸：宫缩接近时，用胸式呼吸法往胸里吸满八成的气，当宫缩最剧烈时，屏气3～4秒钟，向肛门方向用劲，边用劲边将吸入的气呼出。③短促的呼吸：是分娩第2期终了时，放松腹部，使胎儿头部缓缓露出所需要的呼吸法。

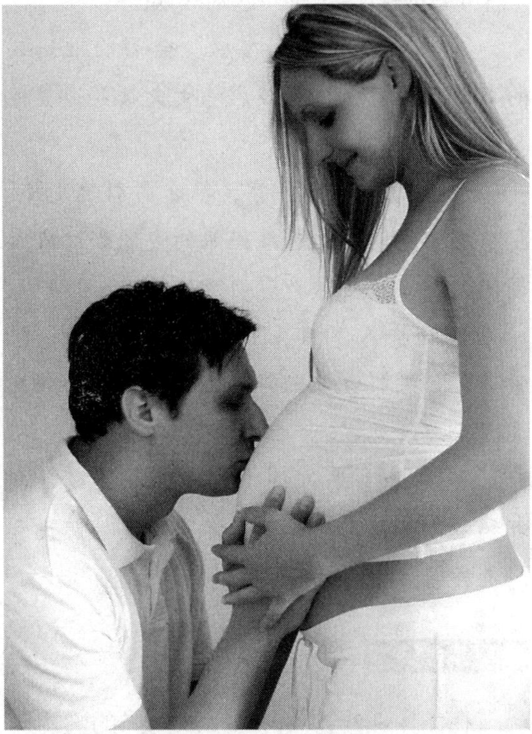

◆ 出力的练习。①第1阶段：均匀呼吸，不用力。在此阶段应注意有意识地锻炼腹式深呼吸。宫缩时，深吸气，吸气要深而慢，呼气时也要慢慢吐出；宫缩间歇期，最好闭眼休息，以养精蓄锐。②第2阶段：用尽全力，屏气使劲。宫口开全后，当宫缩开始时，临产准妈妈应双腿屈曲分开，两手抓住手柄，像解大便一样用力向下，时间越长越好，以增加腹压，促进胎儿娩出。宫缩间歇时，充分放松休息，下次宫缩时再用力。③第3阶段：再次用尽全力。此时，你还可按照第2阶段的屏气法用力，用尽全力，以加快胎盘的娩出，减少出血。

◆ 分娩练习。①尽量不要大声呻吟或大喊大叫，否则不仅不能减轻疼痛，反而可能引起过度换气，致使母体缺氧，胎儿脑、脐带、子宫、胎盘循环血量减少，继发碱血症等；还会过多消耗体力，使真正要用力时无力可使。②不要在第1产程就屏气用力，这会过早地消耗体力，而且过长时间屏气易导致呼吸性酸中毒。③不要在胎头即将娩出时，仍向下屏气用力，这样可能会使胎儿娩出过快，造成会阴部裂伤。

分娩事项小提示

分娩的顺利与否，与分娩过程中的产力、产道、胎儿以及产妇的心理状况有直接的关系，任何一个因素出现问题，就都有可能造成难产。

当发现产妇有临产迹象时，应立即拨打

对话胎教

◎ 怀孕20周，胎儿的听觉功能已经完全建立。准妈妈的说话声不但可以传递给胎儿，而且胸腔的振动对胎儿也有一定影响。因此，准妈妈要特别注意自已说话的音调、语气和用词，以便给胎儿一个良好的刺激印记。

急救电话，医生未到达前家人应尽快作好接生准备。首先让产妇立即平卧。迅速准备接生用具，接生者洗净双手后，站在产妇右侧，协助产妇分娩。胎儿出生后，用两把消毒钳将脐带剪断，清洁新生儿口、鼻等。

临近分娩，每个准妈妈都应该了解一些知识，放松紧张神经，不至于到生产时乱了阵脚。

02 准妈妈身心护理

着装选择

准妈妈的衣服应选用轻软透气、吸湿性能好的棉织品，不宜选用涤纶等化纤类织物。并注意衣服宽松肥大，不宜紧身，更不能把腰带束得过紧，以免使腹部受压，影响胎儿正常发育。宽松得体的孕妇服选用鲜艳的颜色，能让准妈妈身心愉悦。内衣一定要宽松，最好选择孕妇专用的，这样比较舒适和安全。外衣外裤尽量要宽松，在材质的选择上也要注意，一般来说棉质的，比较舒适透气。面料应选择柔软、吸汗、透气的质地。有的合成纤维面料由于加工时使用化学药剂处理，会对准妈妈的皮肤造成不适，应尽量少使用。另外，由于大多数人不可能买很多套孕妇装备用，所以应尽量购买好洗易洗的面料。高跟鞋尽量不要穿，以平底或者低跟鞋为主。选择鞋子要尽量宽松，不能挤脚，否则，容易引起脚、小腿等处的水肿。

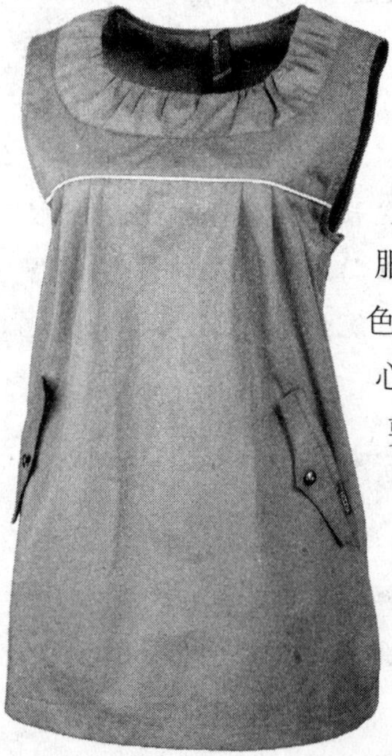

温馨小贴士

新买来的衣服一定要清洗并在阳光下暴晒之后再穿用，这样可以减少接触有害染料的机会，被细菌侵害的可能也会低得多。

准妈妈着装应避开这四大误区：

◆ 衣着灰暗令人委靡，会影响准妈妈的心情，同时也会间接影响丈夫及身边其他人的情绪。

◆ 妊娠末期凑合穿，很容易引起皮疹、皮肤感染等问题，对准妈妈的皮肤和健康都很不利。

◆ 为掩人耳目系腰带，这小小的一根腰带，如果将腹部勒得过紧，可能会给胎儿造成巨大的危害。

◆ 穿紧身牛仔裤，会增加准妈妈外阴部和腹部与裤子的摩擦，容易引起外阴炎和阴道炎等妇科疾病。

乳房护理

在第4～5个孕月时，准妈妈的乳房就

胎教圣经

◎ 对话胎教要求父母双方共同参与，因为男性的低音是比较容易传入子宫内的，久而久之，也不失为一种良性的声波刺激。

开始有稀薄的液体不断地分泌，乳晕的皮脂腺也开始分泌，很容易形成乳痂堵住乳腺管口。为了保证今后为小宝贝输送乳汁的乳腺管口通畅，使乳头的皮肤经得起小宝贝吸吮考验，从这个月起，准妈妈应开始对乳房进行细心呵护。

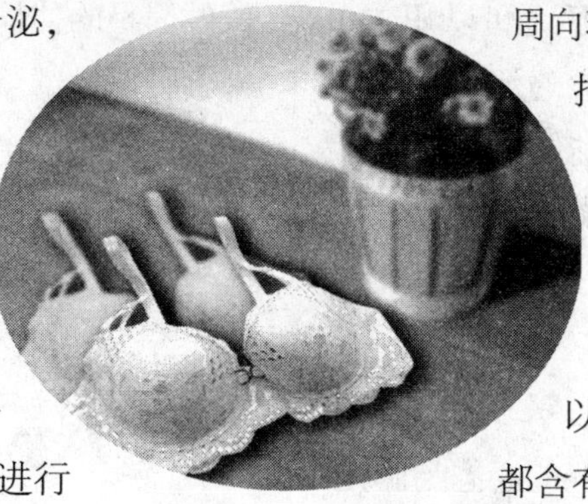

孕中期的乳房还不宜过度按摩，只是要建立护理乳房的观念。尤其乳头较短或凹陷者，应先给予拉拔式的按摩；至于乳房本身的按摩，可以在每天沐浴或睡觉前按摩 2～3 分钟。按摩时要尽量轻一点，过程中如果下腹部疼痛，就应该立刻停止。

每天用温皂水和清水清洗乳头和乳晕，除去乳痂，尤其是在产前 3 个月。每次清洗后在乳头和乳晕表面涂上一层油脂，或经常用干毛巾擦洗乳头，增加皮肤表皮的坚韧性。睡眠时最好取侧卧位或仰卧位。俯卧位容易使乳房受到挤压，使血液循环不通畅，不能保证促使乳腺发育的激素运送，从而影响乳腺发育。内陷乳头应尽早纠正，以防分娩后导致母乳喂养失败。最好不要戴乳罩，若担心乳房太大而下垂，选背带较宽、有大的杯形口、尺码不可太小的乳罩。

每次清洗乳晕和乳头后，用热毛巾敷盖乳房并用手轻轻地按住；将乳房擦净后撒一些爽身粉，并用涂有爽身粉的手指从乳房四周由内向外轻轻按摩；用手指腹在乳房周围以画圈方式轻轻按摩；轻轻按住乳房并从四周向乳头方向轻轻按摩；拇指和食指（示指）压住乳晕边缘，再用两指轻轻挤压。

乳房较小的准妈妈，孕期切不可使用丰乳霜；乳房较大的准妈妈，也绝不可以使用减肥霜。这两种用品中都含有一定的性激素，随意使用会影响乳腺的正常发育。准妈妈注意不要留长指甲，以防作乳头按摩时损伤皮肤，引起不必要的感染。

头发护理

怀孕后，由于荷尔蒙的变化，一般头发的生长速度会加快，显得比以前多且有光泽，但另一种可能是油性的发质变得更油，干性的发质变得更干、更脆，而且头发也掉得很多。如果皮肤十分敏感，为防止刺激头皮影响到胎儿，要选择适合自己发质且性质较温和的洗发水，最好不要突然换用其他品牌的洗发水，皮肤会不适应，造成过敏现象的发生。

洗头后，戴上吸水性强、透气性佳的干发帽，很快就可以弄干头发，淋浴后也能马上睡觉，还能防感冒，不过要注意选用抑菌又卫生、质地柔软的干发帽、干发巾；即便需要使用吹风机，只要调到冷风档即可，不要用吹风机紧贴着头皮吹头发。

无论是长发还是短发，无论是卷发还是直发，刚刚洗净的靓丽的头发总是能吸引所有人的目光。为了使头发每时每刻都像刚刚光顾过美发厅一样动人，应该使用柔和的保

◎ 准爸爸妈妈可以给胎儿起一个中性的乳名，如“平平”、“乐乐”等，经常呼唤之，使胎儿牢牢记住。如此，在婴儿出生后哭闹时再呼之乳名，他便会感到来到子宫外的崭新环境并不陌生，而有一种安全感，于是很快地安静下来。

胎教圣经

湿洗发露。在漂洗掉洗发露后，可以用250毫升的温水配上半个柠檬所榨的汁，或者是一汤勺果醋冲洗头发。果酸能够有效地去掉头发外的发垢，而使干了后的头发反射出更完美的光泽。

心情护理

在胚胎发育期内，准妈妈的心态与胎儿的生长发育关系密切。准妈妈的心态直接影响胎儿出生后的外表、生理功能、智力、情绪及行为等。准妈妈精神压力过大对自己和胎儿的伤害都很大：不仅会影响胎儿生长，还有可能会导致胎儿先天缺陷甚至导致流产，而且精神压力大的准妈妈生出来的孩子容易患心脏病或糖尿病；准妈妈精神压力过大也容易导致自己血压升高，出现胃肠神经症等。

良好的心态，融洽的感情，是准妈妈达到优孕、优生的重要因素。在夫妻感情融洽、家庭气氛和谐、心态良好的情况下，胎儿会安然舒适地在子宫内发育成长，生下的孩子就更健康、聪慧。为了孕育一个聪明、健康、活泼的孩子，准妈妈应对腹内胎儿有博大爱心，加强自身修养，学会自我心理调节，善于控制和缓解不健康情绪，不要去回忆以往那些不愉快的往事和想那些办不到的事，而多去想想好事、开心事。

准妈妈每日工作时间不应超过8小时，避免上夜班。积极参与准妈妈俱乐部活动，广交朋友，将自己置身于乐观向上的人群中，充分享受友情的欢乐。每天抽出半个钟头的时间，到附近草木茂盛的宁静小路上散散步、做做简易的体操，心情就会变得非常舒畅起来。可以尝试着改变一下自己的形象，如变一下发型，换一件衣服。还可买一些家居饰品，点缀家庭的同时，也让自己拥有一份良好的心境。

03 孕中期运动与出行

孕期运动好处多

怀孕时维持一定的运动，对胎儿和母体都有好处：准妈妈的血量增加，改善焦虑心情，生产产程会缩短，自然生产机会提高、胎儿窘迫概率降低。运动的准妈妈生的胎儿平均体重比不运动的准妈妈生的少310克左右（胎儿脂肪减少了），且运动的准妈妈所生的宝宝，运动神经元的发育比一般新生儿更快。总而言之，若想让生产更顺利，维持产后身材与体力，建议女性朋友们在怀孕前就开始培养运动习惯，并在怀孕过程中持之以恒，不只宝宝变得强壮，即使经历怀孕生产

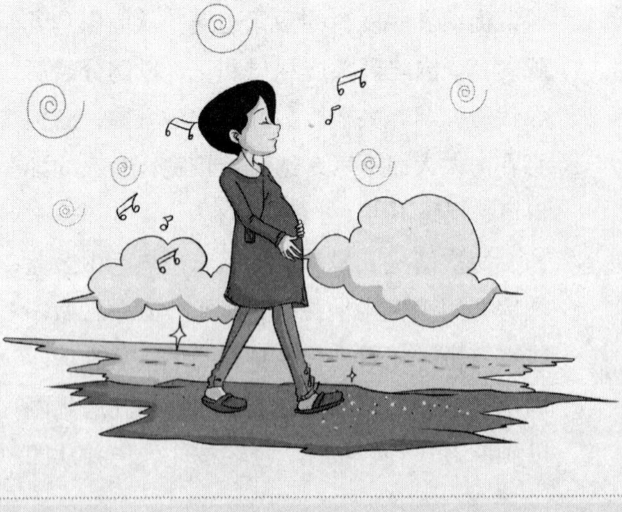

胎教圣经

◎ 对话的内容不宜太复杂，最好在一段时间内重复一两句话，以便使胎儿大脑皮质产生深刻的记忆。

的煎熬，一定依然是美丽动人的健康妈妈。

孕期进行快走、慢跑、自行车和游泳等有氧运动，能起到加强心肺功能而促进身体对氧气吸收的作用，因此对准妈妈及胎儿都有直接的益处。另外它还能加强血液循环，增加肌肉力量，消除背痛、腰痛，增加身体耐力而为分娩作准备；还能起到调节血压、血糖，控制体重过度增加等作用。

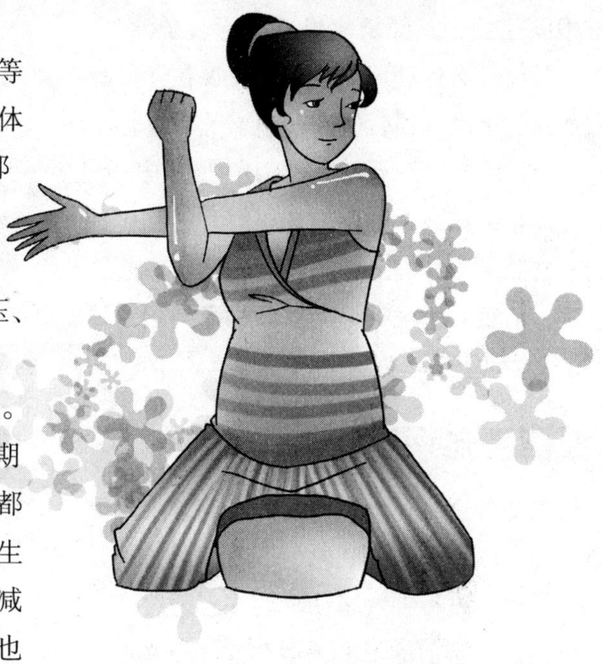

怀孕中期慢跑还可以抑制脂肪的产生。很多准妈妈都是吃饱了就睡觉，而且怀孕期间都是以少吃多餐最为普遍，吃的又大多都是大补的营养品，因此，很多准妈妈在临生产时都是超重的孕妇。慢跑就可以适当地减少这样的现象，减少准妈妈的负担，同时也可以让宝宝不因为准妈妈体内能量多而过分吸收，导致胖宝宝的出生。

孕期运动有原则

孕期运动的原则是，准妈妈必须根据自己的体质、平时锻炼习惯和孕期具体情况，因人而异，区别对待，切不可强求一致。准妈妈的运动，在孕期的不同阶段有不同要求。在怀孕初期，一般以步行和骑自行车为宜，怀孕中期（4～7个月）选择相对安全的运动，运动量可稍大些，但也不能过度，更不可参加竞赛。可根据个人的爱好选择一些力所能及的体育活动，如打乒乓球、羽毛球、慢跑等。孕妇运动时，控制运动量的大小，以稍感劳累为限。如果怀孕前没有运动习惯的准妈妈可以不要勉强自己去慢跑。同时应避免挤压和剧烈震动腹部，如急跑、跳跃、举重等剧烈运动要绝对禁止，以免引起早产或流产。

孕中期可适度地进行体育锻炼，游泳、做操、跳慢舞都是可行的运动项目。孕期游泳能增强心肺功能，而且水里浮力大，可以减轻关节的负荷，消除水肿，缓解静脉曲张，不易扭伤肌肉和关节。但是，游泳要选择卫生条件好、人少的室内游泳馆进行。下水前先做一下热身，让身体适应水的温度，游泳以无劳累感为佳。这样的运动有益于准妈妈的消化吸收和胎儿的成长发育。一定要根据自己的情况来做运动。除了游泳，还可以做一些轻微的活动，比如散散步、跳跳舞、做做健身球。孕中期的体重增加、身体失衡的情况准妈妈还未完全适应，这个时候切记不要做爬山、登高、蹦跳之类的平衡运动，以免发生意外。

如果怀孕前有运动习惯，怀孕时仍可维

◎ 对话可随时进行，每次时间不宜过长，一般以3～5分钟为宜。对话内容可灵活掌握，例如早上醒来以后，先抚摸一下胎儿，问声：“早上好，宝宝！”

持相同运动量，像是跳舞、慢跑、游泳等。但怀孕前没有运动习惯，就不建议在怀孕时增加新的运动项目，仅建议从事散步等轻松的活动，以免体力无法负担，增加受伤机会。有妊娠合并症或并发症的准妈妈，运动会受到一些限制，像高血压、多胞胎怀孕、心脏疾病、前置胎盘或有早产现象的准妈妈，均不适合运动。

孕期运动注意以下事项

准妈妈适当运动有利于自身与宝宝的健康，但女性在怀孕期间的生理改变会导致其韧带松弛，进行伸展运动时要注意适度，切不可按照怀孕前的习惯去运动。以下 9 点是准妈妈应注意的事项：

◆ 运动前应向医生咨询，了解何种运动适合自己。

◆ 运动时应穿着宽松的服装，如果下水游泳，应穿专门为孕妇设计的游泳衣。

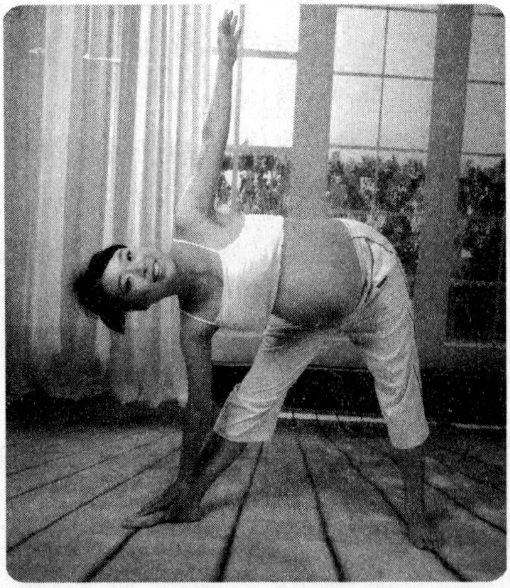

◆ 运动前和运动时要喝足够的水，运动中要注意多停顿休息。

◆ 不要在太热或太潮湿的环境里活动。

◆ 运动前后一定要进行热身和放松活动，尤其要注意活动韧带部位。

◆ 怀孕超过 4 个月后应避免仰卧姿势的运动，因为胎儿的重量会影响准妈妈血液循环。

◆ 运动时如何从仰卧到站立有讲究：应先侧卧，然后用一只手的肘部和另一只手支撑身体，慢慢转成坐姿后再站起。

◆ 运动时注意测量脉搏。准妈妈运动的强度应控制在每分钟脉搏 150 次以内。

◆ 千万不要从事剧烈的运动。准妈妈在运动时应始终保持可以正常说话的状态，如果本人呼吸出现困难，胎儿就可能缺氧。

准妈妈如果选择游泳，则一定要注意这些方面：

◆ 水温和游泳时间最好适中，水温一般要求在 29～31℃之间，低于 28℃会刺激子宫收缩，易引起早产；高于 32℃容易导致疲劳。游泳时间最好在上午 10 时到下午 2 时之间。

◆ 以下几种情况禁止准妈妈游泳：身孕未满 4 个月；有过流产、早产史；阴道出血、腹痛者；患有妊娠高血压疾病、心脏病者。

孕期出行不能太随便

春暖花开，草长莺飞，在这样明媚的日子里出游，能使人心情愉快。但是怀孕的负担让很多准妈妈们担忧，不得不慎重考虑。

胎教圣经

◎ 当孕妇在洗脸、刷牙过程中，闻见丈夫所做早饭的香味，可深吸几口气让胎儿也闻一闻，并问胎儿：“你爸爸做的早饭香不香？”

专家介绍，准妈妈在进入孕期后，还是可以选择一些较方便、安全的旅游景点作定点旅游的。适当地出游踏青，欣赏青山绿水，呼吸清新空气，可以让准妈妈感觉身心愉悦、放松。只要有所注意，准妈妈一样可以开开心心、安安全全地去旅行。

◆ 适宜出行的怀孕时间。怀孕早期由于胚胎发育不完全容易导致流产，孕晚期由于接近预产期容易引发早产，因此，在怀孕开始的前3个月与后2个月最好避免出国旅行或出远门，怀孕的第4～6个月为最佳旅游时机。

◆ 旅行方式的选择。由于准妈妈不能过度疲劳，要让身体有充分的休息，所以，行程紧凑的旅行团不适合准妈妈参加，而定点旅行、半自助式旅行方式则比较适合准妈妈。

◆ 出行前的准备工作很重要。①在出发前必须查明旅游地区的天气、交通、医疗与社会安全等状况，若认为没有把握，不去为宜。②准备些药品，准妈妈要考虑药物在怀孕期间的安全性，所以出发前，请教产检医生是非常重要的环节。③选择出行目的地时，不要去公共卫生条件差的地区，尤其是蚊、蝇、蟑螂、蜱、老鼠等滋生的地区，这对于准妈妈的危险性较高，所以避开传染病流行的地区是有必要的。④不要去海拔高的地方，因为那里氧气不足，准妈妈负担2个人的需要，需氧量大大增加，更容易出现缺氧的情况。⑤要注意选择游玩的项目，太刺激或危险性大的活动不能参与，如云霄飞车、海盗船、自由落体、高空弹跳等较刺激的游玩活动。那些速度快的冲浪、滑水最好能免则免，以免撞伤甚至流产。

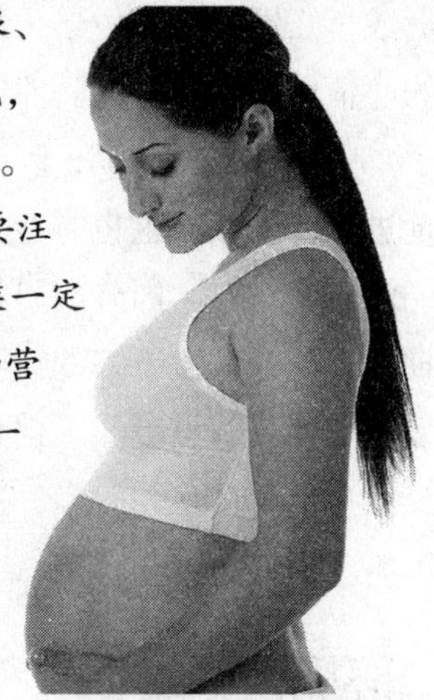

◆ 旅游途中要注意休息。任何时候一定要保证充足能量和营养，可随身携带一些富含营养的食品，如巧克力、牛肉干或肉松，以防路途中饥饿或旅馆饭菜营养供应不足。住的方面，尽量挑选卫生安全的旅馆，旅馆最好选在所要参观的名胜古迹、博物馆、美术馆等旅游场所的附近，可以获得充足的睡眠时间。

◆ 准妈妈出行一定要有人照顾，不宜单独出游。最好有丈夫、亲人或好友全程陪同。一方面当准妈妈身体不适的时候有人可以照顾，另一方面可以随时调整行程，不但降低旅游的风险，而且有了亲朋好友的陪伴，也可以彼此分享旅游当中的点点滴滴。

◆ 在你决定旅游出行并制订好旅途计划时，最好去医院请教医生，听听医生的建议，咨询一下你的身体状况是否适于出行旅游。

若能注意以上几点，相信准妈妈们都能顺利旅行。在快乐的出游中，准妈妈就可以自由自在放飞快乐的心情了！

04 适当性生活更和谐

孕中期（怀孕第4～7个月）胎盘已经

◎ 吃过早点，在车水马龙的上班途中，准妈妈不妨将自己小心行驶的心意也告诉胎儿："哦，宝宝，不要怕，我们靠右边慢慢走。"

形成，妊娠较稳定，早孕反应也过去了，你的心情开始变得舒畅。性器官分泌物也增多了，是性感高的时期，因此，孕中期可适度地进行性生活，这也有益于夫妻恩爱和胎儿的健康发育。国内外的研究表明：夫妻在孕期恩爱与共，生下来的孩子反应敏捷、语言发育早而且身体健康。但是要节制，还要注意性生活的体位与时间，避免造成对胎儿的影响。

性生活要有所节制

这个时期的子宫逐渐增大，胎膜里的羊水量增多，胎膜的张力逐渐增加，准妈妈的体重增多，而且身子笨拙，皮肤弹性下降。这个时期最重要的是维护子宫的稳定，保护胎儿的正常环境。如果性生活次数过多，用力比较大，压迫准妈妈腹部，胎膜就会早破。

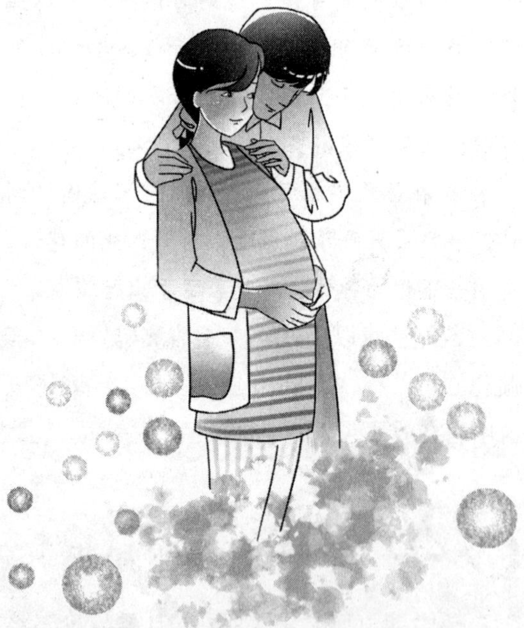

脐带就有可能从破口处脱落到阴道里甚至阴道外面。而脐带是胎儿的生命线，这种状况势必影响胎儿的营养和氧气，甚至会造成死亡，或者引起流产。即使胎膜不破，没有发生流产，也可能使子宫腔感染。重症感染能使胎儿死亡，轻度感染也会使胎儿智力和发育受到影响。

此时，肚子越来越显眼了，注意不要压迫腹部。而且由于性感高潮引起子宫收缩，有诱发流产的可能性，所以准妈妈本人自身的调节也是极其重要的。此外，丈夫也应注意不要刺激乳头。假如准妈妈对性生活仍然没有太大的兴趣，做丈夫的一定要尽量理解自己的妻子。

因此，怀孕中期，虽不严格限制性生活，也要有所节制。

孕中期性生活的注意事项

◆ 做好个人卫生。性交前要排尽尿液、清洁外阴和男性外生殖器，别忘记手同样需要清洗干净，以免引发细菌感染。

◆ 不能过于激烈。性交时老公不要插得太深，性交高潮时要慢慢地抽动，进行中不要频繁变换体位。在做爱过程中准妈妈如果有不适的感觉，比如腹部肿胀或疼痛等感觉，都可能是动作不够温柔造成的，此时应该暂时中断休息一会儿。

◆ 选择不压迫腹部的体位。一般主张动作轻柔不粗暴，不能压迫或撞击肚子，插入不宜过深，不要给子宫以直接的强烈刺激，频率不宜太快。一般来说可以采用女上位、

胎教圣经

◎ 下班时间快到时，丈夫来接了，当准妈妈见到已在单位门口等候的丈夫，则可以告诉胎儿："宝宝，你爸爸真好，又来接我们了。"

侧卧位、后侧位等姿势，因为这些性交体位对准妈妈的腹部不会产生压迫。

◆ 每次性交时间以不超过 10 分钟为度，怀孕后 4 ~ 7 个月间可每周 2 次性生活。准妈妈在性交后应立即排尿并洗净外阴，以防引起上行性泌尿系统感染和宫腔内感染。孕期过性生活最好使用避孕套或作体外排精，总之，以精液不入阴道为好。这是因为，男性精液中的前列腺素被阴道黏膜吸引后，可促使怀孕后的子宫发生强烈的收缩，不仅会引起孕妇腹痛，还易导致流产、早产。

◆ 如果准妈妈自己不愿同房，绝不可勉强，性生活不仅仅是指性交本身，还包括性爱抚等许多范围，因此在怀孕期间，夫妻双方一定要在感情上支持和身体上爱抚，共同度过这一生中的特殊时期。

慎重对待下列情况

◆ 有习惯性流产史者。在整个妊娠期间应绝对避免性交，甚至包括性语言、性刺激也最好不要使用。因为性兴奋也能诱发子宫强烈的收缩。

◆ 有早产史者。则应在上次早产的相应月份前 1 个月开始直至分娩的一段时期内，避免性生活。

◆ 确诊为低置胎盘或者重度妊娠高血压疾病的准妈妈。最好不要过性生活，以免引起产前大出血，诱发子痫（出现抽搐、昏迷）、早产和胎儿死亡。

◆ 胎膜早破后。不可再行性交，而应立即到医院诊治。

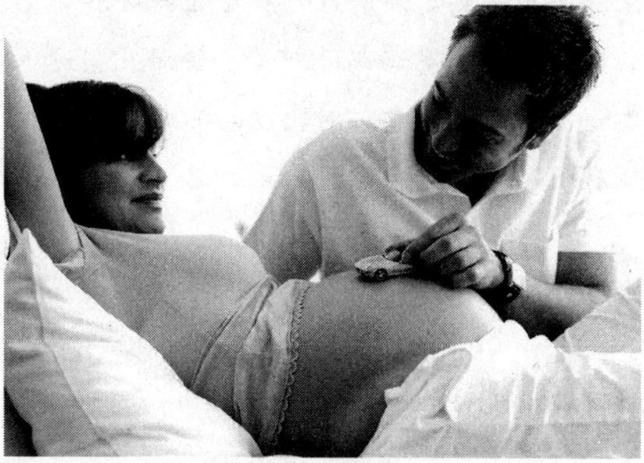

05 孕中期胎教功课

最有效的 4 种胎教

◆ 避免刺激。准妈妈尽量不看惊险刺激或恐怖的电视，不参加紧张的活动，多欣赏优美的音乐，阅读些有趣味的、活泼健康的文学作品，到风景秀丽的地方去散步，保持正常的生活规律，避免懒散的生活方式。

◆ 稳定情绪。准妈妈要精神愉快，情绪安定，遇事要自我控制，不要大喜、大悲、大怒，排除有害信息对情绪的干扰。妇女怀孕期间的情绪直接影响胎儿发育。

◆ 腹部按摩。准妈妈可以选择晚上临睡之前，把双手放在腹部，由上至下用手轻轻地抚摸胎儿，每次 5 分钟，同时可以轻轻地和胎宝宝聊聊天，让他听到你的声音。

◆ 听觉训练。选择一些优雅动听的音乐每天多播放几次给准妈妈听，既使人心情愉快，还可将美好的音乐感受传给胎儿。对于频率为 250 ~ 500 赫兹、强度为 70 分贝的音

◎ 日暮后由丈夫陪伴着妻子散步于路边街头、公园田间，可以把所见的景色悉心地讲述给胎儿，让胎儿也领略一下大自然的美好。

乐，胎儿听到后即会在母腹中出现安详舒展的蠕动。通过准妈妈的朗读，使胎儿接受人类语言声波的信息，对出生后孩子语言的发展有一定的促进作用。

孕四、五月胎教方案

胎宝宝在这个阶段中，神经系统、感觉系统开始变得发达，细小肌肉开始会动，头部可左右摆动，开始有吸吮手指的动作。此阶段的胎宝宝对抚触的敏感度和1岁孩子一样，同时，他对音乐或声音也会有所反应。因此，孕四月音乐胎教、言语胎教、运动胎教和情绪胎教都可以提上日程同时进行啦!

◆ 音乐胎教上日程。音乐的神奇之处就是能造成各种生理、心理效应。每个人在听自己喜欢的音乐时都能激起幻想，从而让心灵得到安慰或愉悦，这对胎宝宝也一样。准妈妈在听胎教音乐时，在感到心旷神怡的同时，音乐还激发神经系统，产生神经介质，并随着血液循环渐渐进入胎盘，直至送到胎宝宝大脑的相应部位，促进其大脑的发育。准妈妈现在可以有目的地放音乐给胎宝宝听了，听音乐时也可以轻轻地抚摸腹部，同时把音乐描述的场景讲给胎宝宝听。

◆ 言语胎教也要增多。可以轻声唱歌或者与胎宝宝对话，准妈妈也可以边翻看漂亮的婴儿画报，边把上面的故事讲给胎宝宝听，这些都会给他良好的刺激。

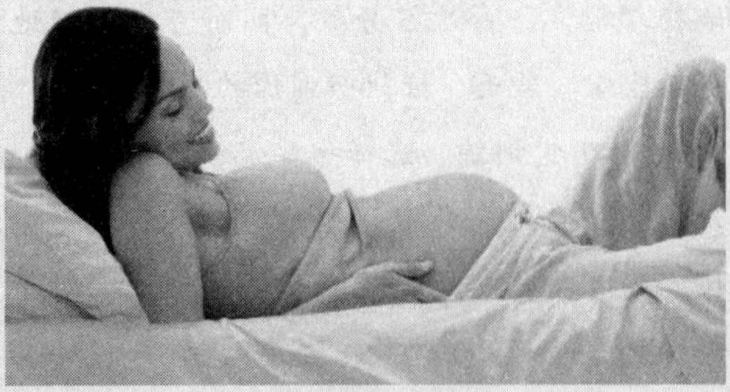

◆ 适当的运动胎教。到了第4个月，自然流产的危险性就很小了，准妈妈可适当加大运动量，以前擅长游泳的准妈妈可以重新游泳。另外，孕期体操、孕期瑜伽、散步都是不错的运动。

◆ 情绪胎教贯穿孕全程。准妈妈良好的情绪可以使胎宝宝获得足够的安全感，不安的情绪则会使胎宝宝感到焦躁不安。所以，在整个孕程中，你都不应忘记这一点，学习如何控制自我的情绪，以维持孕期平静、稳定的心情。

孕六、七月胎教方案

光照胎教是通过对胎儿进行刺激，训练胎儿视觉功能，帮助胎儿形成昼夜周期节律的胎教法。光照胎教法最好从孕24周开始实施，用手电筒即可，因为此时胎儿对光开始有反应。

胎儿的视觉较其他感觉功能发育缓慢。孕27周以后胎儿的大脑才能感知外界的视觉刺激；孕30周以前，胎儿还不能凝视光源；直到孕36周，胎儿对光照刺激才能产生应答反应。因此，从孕24周开始，每天定时在胎儿觉醒时用手电筒（弱光）作为光源，照射准妈妈腹壁胎头方向，每次5分钟左右，结束前可以连续关闭、开启手电筒数次，以利于胎儿的视觉健康发育。但切忌强光照射，同时照射时间也不能过长。

胎教圣经

◎ 在就寝以前可以由丈夫通过准妈妈的腹部轻轻地爱抚胎儿，同时告诉他：“宝宝，爸爸在叫你了，你听见了吗？”

胎教实施中，准妈妈应注意把自身的感受详细地记录下来，如胎动的变化是增加还是减少，是大动还是小动，是肢体动还是躯体动。通过一段时间的训练和记录，准妈妈可以总结一下胎儿对刺激是否建立起特定的反应或规律。不要在胎儿睡眠时施行胎教，这样会影响胎儿正常的生理周期，必须在有胎动的时候进行胎教。光照时可以配合对话，综合的良性刺激可能对胎儿更有益。

通过以上各种方法，综合地对胎儿进行教育、训练，沟通了信息，形成了父母与胎儿之间的相互结合，对于出生后婴儿的智力开发十分有利。

胎教功课小提示

胎教并非单纯指胎儿直接由准妈妈那儿接受教育，而主要是指准妈妈的心理状态对胎儿生长发育的影响，倡导通过调整准妈妈身体的内外环境，免除不良刺激对胎儿的影响，以使胎儿的身心发育更加健康、成熟。

最后指出一点，绝对不能认为只要进行了胎教，孩子就一定会成为神童。胎教只是将人生教育提早到胎儿期，而且只是通过开发胎儿感觉功能的潜力，为出生后早期教育奠定下良好基础。

06 孕中期注意事项

◆ 怀孕中期，是怀孕最稳定的时期，任何家事都可以做，不过准妈妈仍得衡量自己的身体情况，且动作要轻缓，肚子若有压迫感就要立即停止动作，坐下休息。

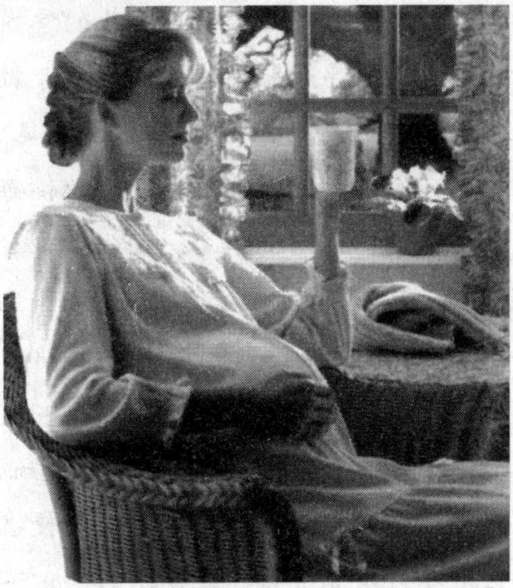

◆ 孕吐及压迫感等不舒服的症状消失，身心安定，但仍须小心。此时乃胎盘完成的重要时期，最好保持身心的平静，以免动了胎气。

◆ 为了使胎儿的发育良好，必须摄取充分的营养，蛋白质、钙、铁、维生素等营养素也要均衡，不可偏食。此时有可能出现妊娠贫血症，因此对铁质的吸收尤其重要。

◆ 准妈妈身体容易出汗，分泌物增多，容易受病菌感染，每天必须淋浴，并且勤换内衣裤。

◆ 准妈妈应充分吸收有关怀孕、分娩的各项知识。除了可消除怀孕期间的不安及恐惧外，也能有助于顺利分娩。此外，为了使生产较为轻松，最好开始做些孕妇体操，但应以体能负荷的范围为限，千万不可过分勉强。

◆ 怀孕后经常开车，不利于胎儿在子宫

◎ 当听到飞机飞行的声音时，告诉宝宝那是什么声音，也可以把妈妈正在做的事、看到的东西告诉宝宝。或者，准妈妈可以把自己一天的生活告诉宝宝，告诉他即将诞生的环境。

内的活动，时间长了就会影响胎儿的宫内发育，严重的还会导致胎位不正，以至于将来难产。另外，人在开车时注意力高度集中、精神紧张，血液集中在大脑，胎儿的供血也会受影响。加上与汽油的接触、吸入汽车尾气，都可能对胎儿有不良影响。因此，准妈妈进入孕中期以后最好不要自己驾车出门。

◆ 准妈妈的睡眠时间应比平常多一些，多1个小时左右。增加的这1个小时的睡眠时间最好加在午睡上。因为睡午觉可以使准妈妈神经放松、消除劳累、恢复活力，但不要刚吃饱就进入睡眠，睡眠时间长短因人而异。午睡时间虽然短，但也要脱下鞋子，把双脚架在一个坐垫上，抬高双腿，全身放松，好好休息。

◆ 孕中期应注意腹部的保温并预防腹部松弛，最好使用束腹、腹带或腹部防护套。乳房胀大，最好换穿较大尺码的乳罩。胎儿日渐加速发育，需要充分的营养，尤其是铁质不足时，极易造成母体贫血，严重时还会影响到胎儿的健康，因此准妈妈饮食应该多摄入铁元素。此时是怀孕期间最安定的时期，若要旅行或搬家宜趁此时机，但仍应避免过度劳累。

◆ 婴儿用品与分娩时的必要用品，差不多开始要列出清单并着手准备了。

◆ 准妈妈肚子变大凸出后，身体的重心也随之改变，走路较不平稳，并且容易疲倦。尤其弯身向前时或做其他不平常的姿势，就会感觉腰痛，上下楼梯或爬上高处时，应特别留意安全。

◆ 准妈妈饮食上应均衡摄取各类养分，以维持母体、胎儿的健康，尤其是铁、钙和蛋白质的需要量应该增加，但盐分必须特别节制。这段时期容易便秘，应该常吃富含膳食纤维的蔬果，牛奶是极有利于排便的一种饮料，应多饮用。但便秘严重时，最好请教医师如何改善。

◆ 为了产后授乳的顺利，此时应该注意乳头的护理问题。尤其是有平乳头与凹陷乳头的准妈妈，必须先行矫正。作一次贫血检查，如患贫血，应予以治疗。血型为Rh阴性的准妈妈，如果丈夫为阳性时，应检查准妈妈血液内有无抗体效价。

◆ 准爸爸应该与准妈妈一起共同阅读、讨论有关育婴方面的知识，在心理上准备迎接婴儿的诞生。

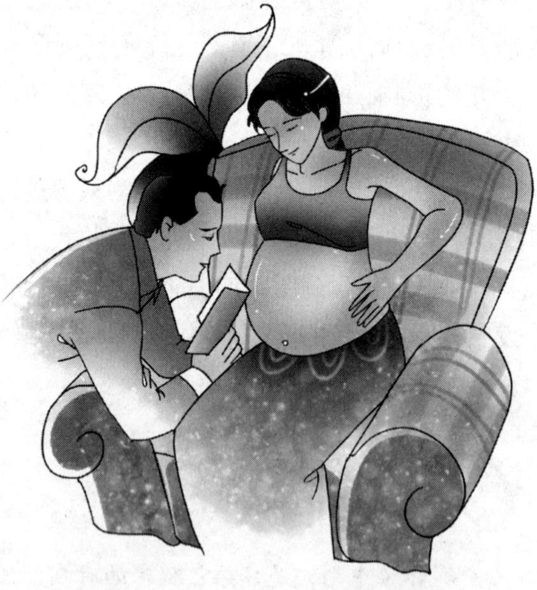

胎教圣经

◎ 准妈妈还可以把自己的希望告诉给宝宝，如希望在几月几日出生，希望宝宝要靠自己的力量生下来，希望宝宝出生以后每天都要快快乐乐的，晚上不能吵闹，一定要乖乖睡觉等。

专家问诊室 孕中期常见问题答疑

01 怀孕期间可以吃辣吗

吃辣对于准妈妈和宝宝并没有影响。辣椒中含有麻木神经的物质，会对宝宝的神经造成影响，所以准妈妈们在食用辣椒时，一定要注意不可以吃到让口腔发麻，适量地食用即可。在吃辣椒时，只要掌握口腔是否感到麻木的原则，准妈妈们就能安心吃辣了。

02 怀孕可以喝中药汤吗

汤药性温补，主要是让女性通经，缓解不适症状。依照中医说法，怀孕时期火气较大，此时喝中药汤恐有上火之疑虑。部分女性在怀孕前有服用中药汤调经的习惯，有时在怀孕初期因为不知道已经怀孕仍然服用，对胎儿并无不良影响，但怀孕后会有体质改变的现象，建议停喝中药汤。

03 准妈妈可以吃中成药吗

具有毒副作用的单味中草药，常以配方

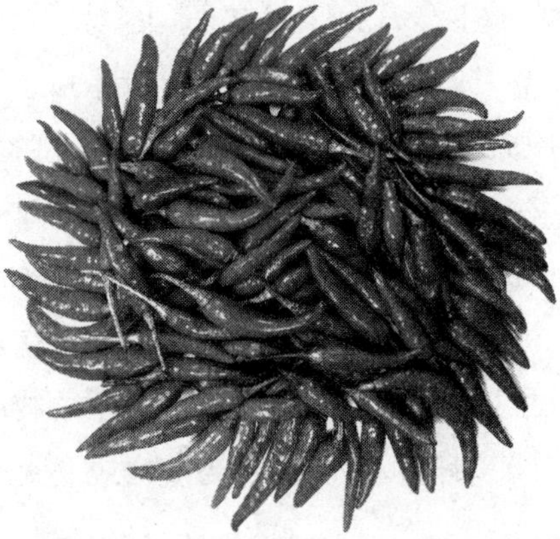

形式出现在中成药之中，服用时尤须慎重。应禁忌的中成药主要有牛黄解毒丸、牛黄清心丸、风湿药酒、跌打伤药等，甚至使用伤药的贴布都要谨慎，不宜用太久。临床上，只要医生辨证正确，用药得当，即使药物虽毒虽忌，亦可使病去胎安。所以准妈妈一旦生病，仍可以使用一些中成药，但病情好转即考虑停止，不再使用。

04 喝冷饮或吃冰品会引起子宫收缩吗

喝下冰冷的饮品，觉得肚子怪怪的时候，其实并不是因为冷饮或冰品造成宫缩，而是食品温度低，吃进肚子造成胃肠不适。有研

◎ 在宝宝即将出生时，准妈妈应告诉宝宝，大家都期待他的诞生，告诉他诞生后，有许多快乐的事情，已经为他准备好了睡觉的地方、衣服和玩具，告诉他不需要为即将来到这个世界感到任何不安。

究显示，当准妈妈的手触碰冰块时，子宫的血管会收缩，相对胎儿的血液循环就会不好，影响其成长。因此，准妈妈应该少吃冰淇淋、棒冰这些食品，至于冷饮，只要放在室温下，温度超过10℃以上即可。

05 吃木瓜和芦荟是否容易导致流产

木瓜中含有女性荷尔蒙，容易干扰准妈妈体内的荷尔蒙变化，尤其是青木瓜，准妈妈更应完全戒除，因为它不但对胎儿的稳定度有害，还有可能导致流产。在东南亚国家，当地居民还会用吃木瓜来避孕，可见木瓜对于生产是不利的。至于芦荟，目前有对动物进行过实验，研究发现芦荟对于动物会造成流产的结果，所以怀孕的准妈妈还是少吃为妙。

06 怀孕期间可以喝咖啡或茶吗

咖啡和茶以及软饮料这类的饮料都含有

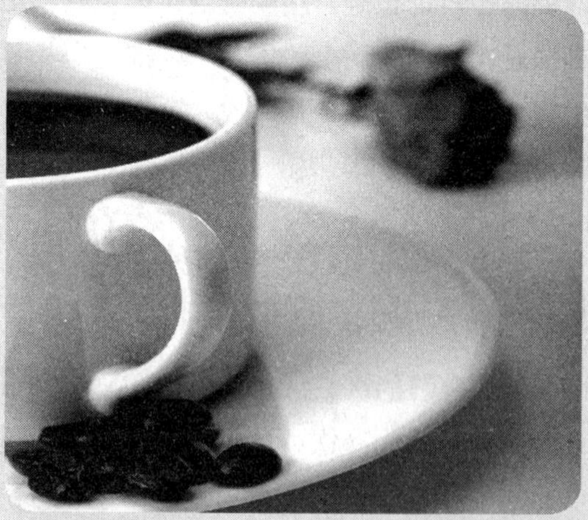

咖啡因，准妈妈在怀孕的最初3个月内要减少喝咖啡或茶的量，最好都不要喝。某些相关的研究指出，饮用过量的咖啡，会增加胎儿畸形、流产的概率，以及导致出生婴儿体重过轻等现象。同时其咖啡因的兴奋作用，亦容易造成胎儿心律不齐，孕妇心跳加快、排尿增加，无形中加重心、肾的负担，所以准妈妈还是三思而后行吧！

07 孕期要禁用复方甘草片吗

复方甘草片因使用方便、价格低廉，是人们常用的非处方镇咳药之一，然而长期服用该药的做法并不可取。复方甘草片组成物中的阿片，是一种容易使人体产生依赖性的药物，久服可能上瘾，一般最多连续服用5天必须停药。由于这种物质可以通过哺乳使婴儿也产生身体依赖性，所以孕期或哺乳期妇女最好选用其他镇咳药。此外，由于复方甘草片可以减少尿液的排出，因此排尿困难者不宜服用。在使用复方甘草片止咳的同时，应找出咳嗽的病因，在医生的指导下正确服药，如感染引起者可加服抗菌药物、过敏引起者可加服抗过敏药等。

08 初次怀孕有什么办法预防流产

最容易造成流产的情况大致有以下2种：一种情况是新婚初孕，准爸爸妈妈性欲比较旺盛，做爱时情绪亢奋，动作激烈，使准妈妈子宫强烈收缩而导致流产。同时，准妈妈

胎教圣经

◎ 准爸爸在早晨起床后应说“早上好”，出门时应说“我走了”，回家时应说“我回来了”，睡觉前应说“晚安，祝你做个好梦”等，至少一天要向胎儿打四五次招呼。

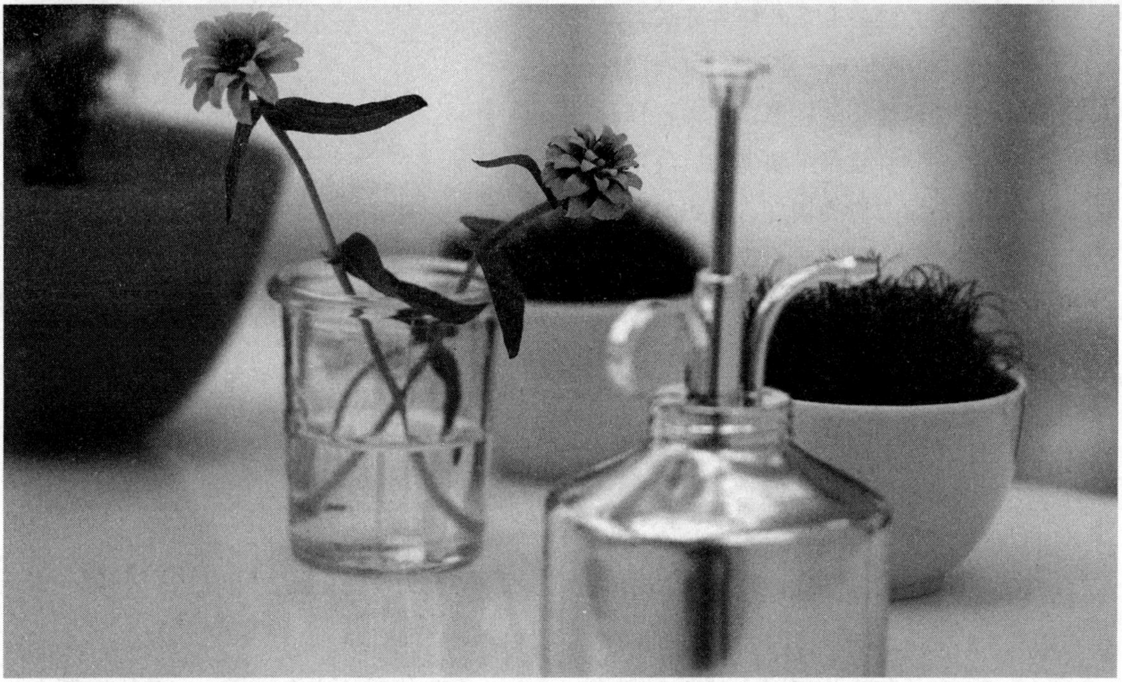

在强烈的性兴奋刺激下，体内雌激素分泌增多，孕激素分泌相应减少，也可能诱发先兆流产。另一种情况是准妈妈不注意保健，怀孕后过分劳累，睡眠不足，再加上上班时吃饭随便对付，晚上回家后又没有精力进行调剂，长期饮食不周，这种超负荷而又营养不足就很可能造成流产。

为了防止流产，准妈妈怀孕之后首先要注意补充维生素与无机盐，保证营养均衡。其次要正确处理工作和生活的关系，做到劳逸结合，善于缓解工作压力和情绪；做到有规律起居，养成良好的生活习惯，讲究卫生，节制性生活；要按时进行孕期检查，如果原有内科疾病，应按医生要求积极治疗；如果有黄体期过短或分泌不足，最好及时补充黄体酮。

09 准妈妈该怎样选择着装

孕妇服的选择应以不妨碍胎儿的生长发育为原则，以宽大舒适、透气良好、吸汗力强、防暑保暖与穿脱方便为原则，结合个人的爱好选择衣服的颜色和款式：①色彩明艳的衣服穿起来显得精神振奋，有利于母体和胎儿的身心健康。②款式宜选用穿在身上能够很美地体现胸部线条，使隆起的腹部显得不太突出的样式，如上小下大的“A”字形，或者上面再加些皱褶，下摆宽大，能够很好地显示立体感。裤子要偏肥些，尤其是腰部，最好不要选三角形、有松紧带的紧身内裤。③面料宜选用纯棉或丝绸织品，内衣必须选用纯棉。不管你喜欢什么样式的孕服，不要

◎ 当准爸爸进行胎教时，准妈妈应用心倾听，遇见没听懂的问题要及时询问。

只看漂不漂亮，关键要看穿着舒不舒服。

孕期应选购鞋跟较低、穿着舒适的便鞋；你需要戴能起托付作用的乳罩，尽量选择含棉质较多的产品，并且背带要宽点，乳罩窝要深些。随着妊娠月份的增加，准妈妈腹部逐渐增大，如果腹肌较紧，腹部无明显下垂，则不需要打腹带。

10 怀孕期间可以熬夜吗

生活作息正常，有助于全身各器官和系统的衡定状态，进而给胎儿提供稳定的成长环境。经常性熬夜会影响准妈妈本身的生理和心理健康，较不利于胎儿的成长。另外，怀孕期间子宫越来越大，逐渐会压迫下腔静脉，使下半身静脉回流不佳，容易造成下肢及会阴部静脉曲张与痔疮。经常性的熬夜、减少平躺（最好左侧卧）的睡眠时间，会使上述症状更加严重。

11 怀孕期间如何避免接触有害物质

孕中期后，胎儿各器官的神经系统开始进入分化形成时期，由于对外环境的刺激反应比较敏感，如果受到严重的毒性侵害，就有可能造成流产或胚胎停止发育。为此准妈妈不要轻易使用药物，同时要尽量避免接触有害物质。特别是爱美的准妈妈更要注意，化妆时尽量化淡妆，而染发、烫发是绝对禁止的！

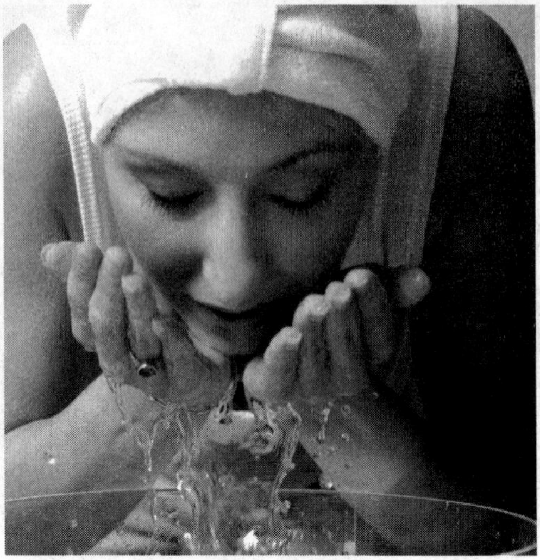

12 准妈妈怎样美容才算安全

没有绝对的安全，只有相对的注意。俗话说“一千个观众心中有一千个哈姆雷特”，同样，一千个准妈妈便有一千种美容方法。没有哪一种美容方法能够完全适用于所有的准妈妈，因此，准妈妈除了注意以下美容要点以外，可以根据自己的情况向美容师咨询具体美容建议：做到仔细和勤洗脸和手，注意防晒，不要浓妆艳抹，可以选用一些润肤霜，不要使用口红，干性皮肤最好不要使用香皂，最好不要涂指甲或染发、烫发。此外，保持营养均衡、睡眠充足、身体清洁、心情愉悦不仅是宝宝成长的基础，也是准妈妈美容的重点。

13 怀孕以后可以去探病或扫墓吗

从科学的角度来解析，准妈妈最好不要

胎教圣经

◎ 准爸爸进行胎教时，要让准妈妈看到自己的面部表情，不要离准妈妈的腹部太近，最好是50厘米左右的距离。

去探病，因为医院里有很多的病菌，最容易被感染。为了母体和胎儿的健康着想，准妈妈最好不要去探病，也不要去产房。古人的用意是科学性、知识性的，但是为了让人信服，演变为以禁忌、告诫的方式达到效果。

怀孕期间，准妈妈可以去扫墓，但能免则免，如果非常必要的话，一定要注意路况是否崎岖不平，如果是在山路容易跌倒的状况下，走路时一定要小心，旁人也要注意搀扶，随时提供协助。

14 怀孕以后可以参加喜宴或丧礼吗

婚丧场面，容易影响人的情绪，准妈妈最重要的是保持心情愉快，让胎儿在稳定的状态下成长。倘若是丧礼的场合，难免会被感染到哀伤的情绪，心情低落。另外，有的婚丧场合在户外举行，需要长时间地站立，夏天气温高，容易中暑、受病菌感染，冬天容易得风寒。因此准妈妈还是多注意休息，人多且杂的婚丧场所还是尽量别去得好。

15 我和老公做爱，会不会有什么影响呀

如果没有出血就不会有什么影响，怀孕3个月后可以适当做爱但不要过于频繁和过重、过深。

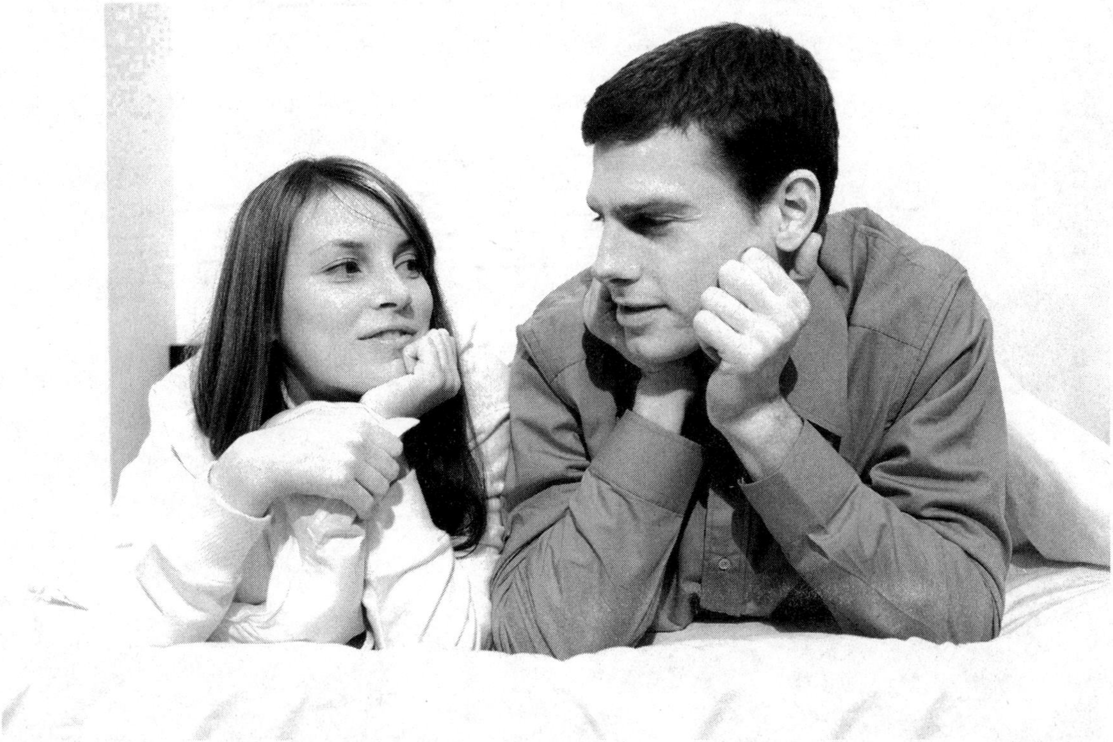

◎ 和胎儿对话时一下子发出很大的声音是不行的，这样会使胎儿受到惊吓，所以应以平静的、亲切的、柔和的语调开始，随着对话内容的展开再逐渐提高声调，尽量使胎儿对这声音产生安全和信赖感。

小星星

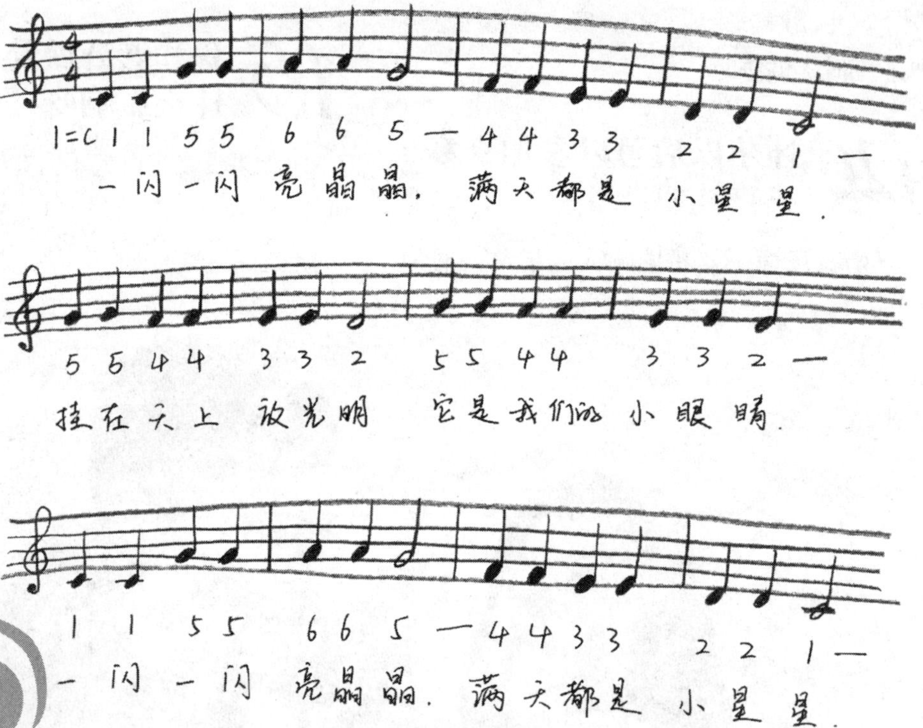
1=C 1 1 5 5 6 6 5 — 4 4 3 3 2 2 1 —
一闪一闪 亮晶晶，满天都是 小星星.
5 5 4 4 3 3 2 5 5 4 4 3 3 2 —
挂在天上 放光明 它是我们的 小眼睛.
1 1 5 5 6 6 5 — 4 4 3 3 2 2 1 —
一闪 一闪 亮晶晶. 满天都是 小星星.

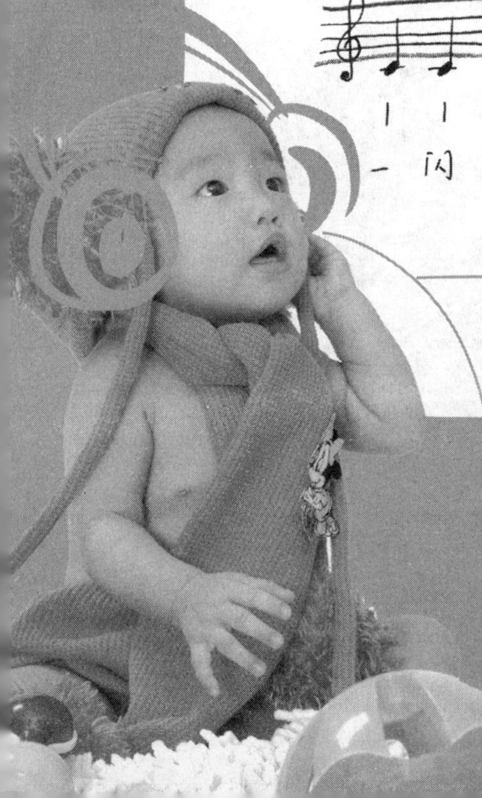

新年好
Happy New Year

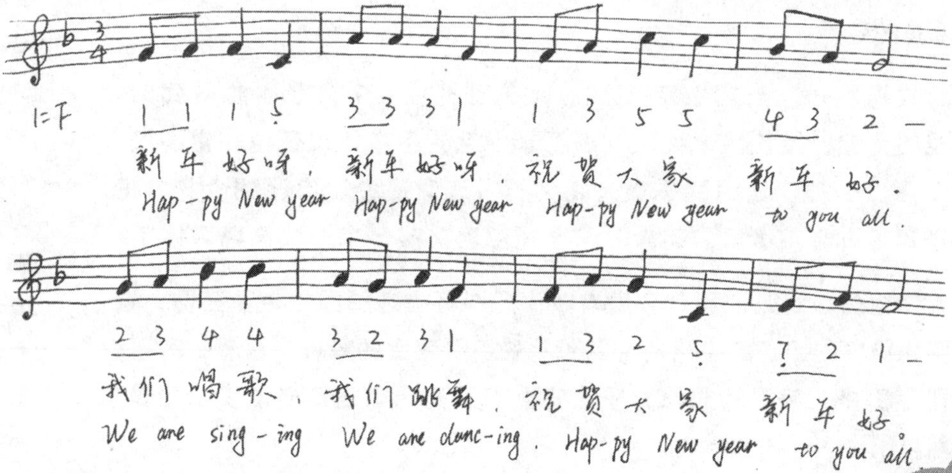

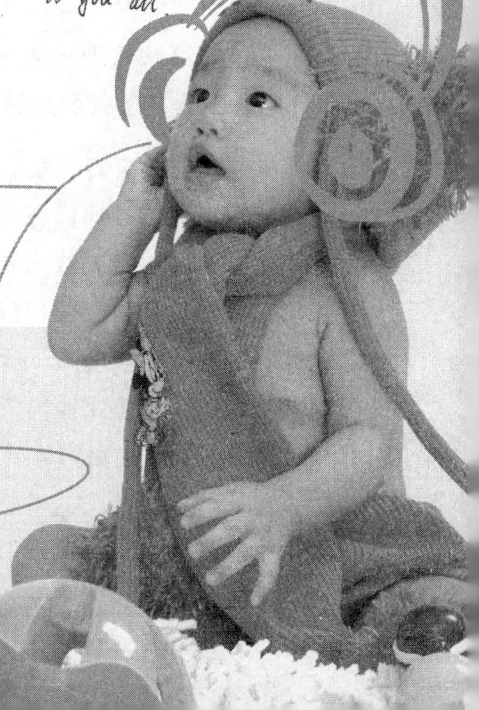

调皮的小宝贝

天气真的开始暖和了，终于甩掉了厚重的外套，一件薄衫足以让我和宝宝感觉舒适。

每天早晨我都会透过窗户欣赏着春的脚步，尽管多数尘土飞扬、烟雾缭绕，但在我的眼中阳光始终那么光彩夺目，桃花依旧艳丽多姿。也许这个世界有太多的变化莫测，但我希望肚子里的宝宝能够更多地体会生活的美好与人生的真谛。

时间过得真快，一晃宝宝在我的肚子里已经7个月了，此时此刻，我身体里的宝宝已经长出了头发、眉毛、睫毛，小家伙现在也非常调皮，他会用小手、小脚在我的肚子里又踢又打，有时还会让自己翻个身，把我的肚子顶得一会儿这里鼓起来，一会儿那里又鼓起来，我已经习惯了。

每天晚饭后，我照旧和老公出去散步，围着小区的园地走了三圈，看着周围跑来跑去的邻家的小孩子，我想象着自己宝宝的模样，看着、想着，不禁停下了脚步，痴痴地想象孩子出生之后我们一家三口去散步的情景，真的好期待啊！

我喜欢每天早上给宝宝哼唱一些快乐的歌曲，在心灵感应的作用下，他也总是能够闻歌起舞，呵呵，多希望这份感觉能更持久一些。

大概宝宝们在肚子里的时光也是最快乐的，不必看清世界的纷纷扰扰，只需享受和准妈妈在一起的美好时光。我还不知道自己怀的是女宝宝还是男宝宝，也没有找人看过，但在我的眼里生男生女都不重要，重要的是在未来的生活里宝宝可以健康、快乐、聪明、勇敢地成长，毕竟他们会如同我们一样经历童年、少年、青年、中年、老年，作为父母有责任教育和保护他们，更要让他们在生活中磨炼坚强的意志，呵呵。忽然想的有点多了，赶紧收回来，做好眼前事！

我可爱的宝宝，你要在肚子里面乖乖的呀，很多和你一样的宝宝也都在憧憬着这个世界的美好，你们是幸福的，更是妈妈们的希望，所以每一分每一秒我们彼此都不要错过，加油，亲亲宝宝！

宝贝，7个月对你来说是个里程碑，因为你现在已经是个大孩子了。从生理角度讲，如果你现在出来都已经具备了独立生存的能力，当然希望你不要那么着急，妈妈肚子里面虽然挤了点，但还是很安全、很舒服的，你还是安心待够时间吧。

孩子，妈妈能为你做的事情有很多很多，很多东西是我能给予你的，许多东西又是需要你自己去努力获得的：我能给予你生命，但不能替你生活；我能教你许多东西，但不能强迫你学习；我能指导你如何做人，但不能为你所有的行为负责；我能告诉你怎样分辨是非，但不能替你作出选择；我能告诉你真挚的友谊是什么，但不能替你选择朋友；我能对你谈人生的真谛，但不能替你赢得声誉；我能告诉你如何生活得更有意义，但不能给你永恒的生命；我能尽自己最大的努力给予你最好的东西，但不能给予你前程和事业。孩子，我能为你做很多，因为我爱你；但是，你要明白，即使我愿意永远和你在一起，还是要由你自己作出那些重要的决定。为此，我只求灿烂的阳光永远照亮你的人生之路。

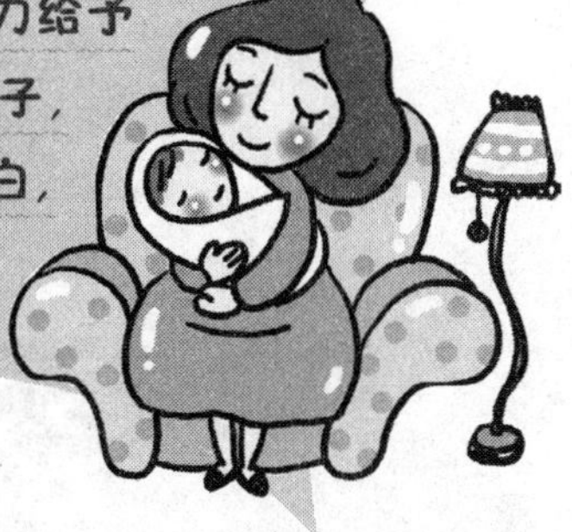

编者按语

孕中期是整个怀孕过程中的相对平稳期，但也是宝宝健康成长与发育的关键期。此时，准妈妈一定不要粗心大意，在合理摄取各种营养的同时，一定要做好胎教工作。

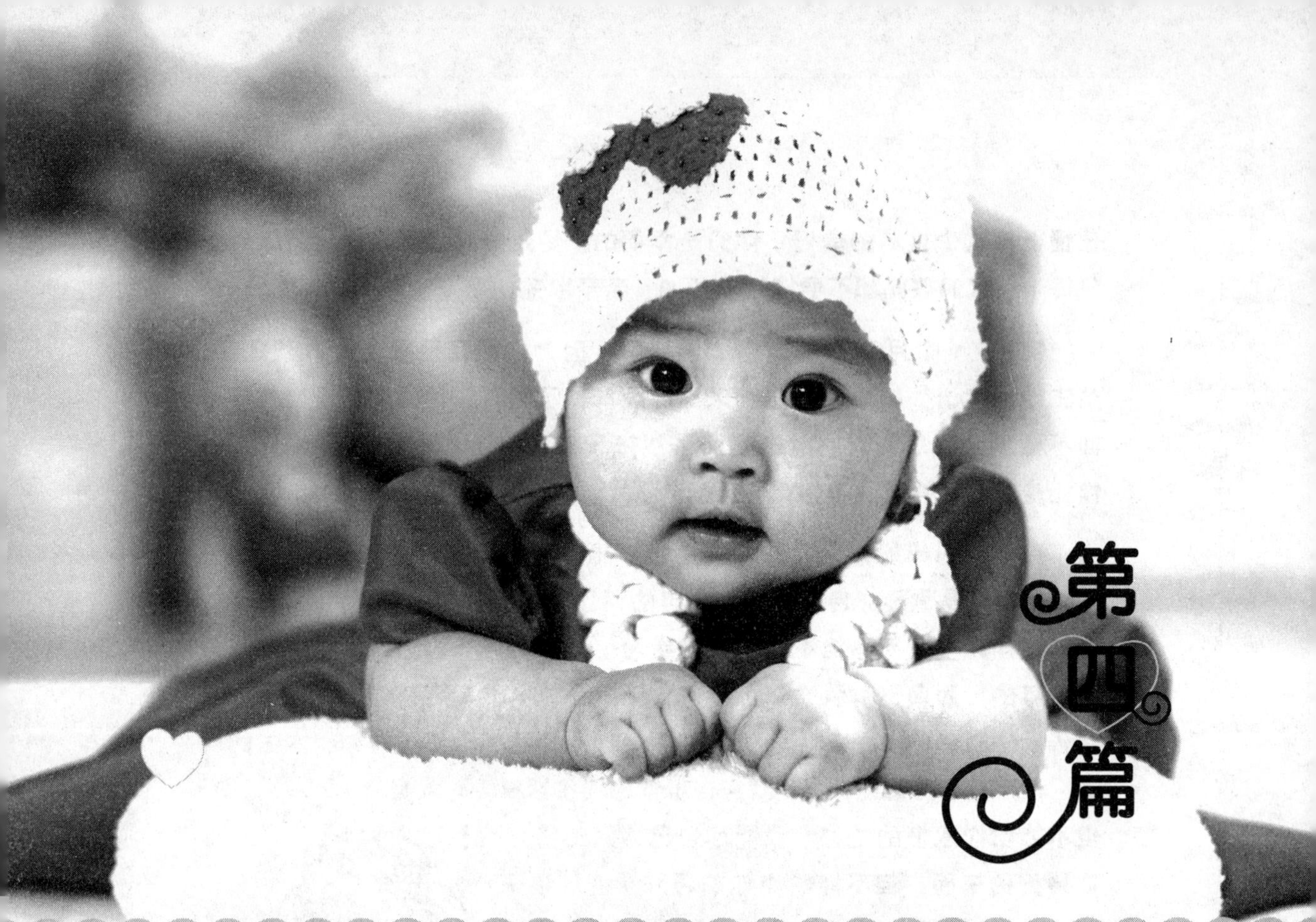

孕晚期

恭喜你，坚强的准妈妈，你已经顺利地走完了孕早期和孕中期。现在，你离分娩的日子越来越近了，你肚子里的小家伙估计都快等不及了，他想见自己妈妈的心情就像你此时想见他一样迫切。不过，可千万不要着急，孕晚期这最后的三个月可不能有丝毫的闪失哦！耐心一步步来，你会听到宝宝呱呱坠地那瞬间绝妙的声音的！

★第十四章★ Chapter 14

怀孕第8月

怀孕第8月是孕晚期的第1个月，再过两个多月，你就可以迎接宝宝的降生啦！兴奋归兴奋，该注意的事项可不能有丝毫的马虎哦。这一月，你除了继续关注胎儿和你自身的状况以外，还要保持健康合理的饮食，做好保健工作，出现不适或疾病要及时检查和治疗。这段时间，你可能会经常做一些与胎儿有关的梦，有好的，也有坏的，这便是胎梦。

第一节 胎儿和母体状况

01 第29周胎儿发育状况

怀孕第29周时，宝宝发育继续进行，对外界的刺激反应也更为明显，宝宝的头部随着大脑的发育而增大。现在胎儿顶臀长（坐高）26～27厘米，身长38～43厘米，体重1200～1300克，他的肌肉和肺正在继续发育，胎儿皮下脂肪也初步形成，看上去显得圆润了些，不再像个小老头了；手指甲也已经很清晰。和过去相比，宝宝看上去胖了很多，这是因为他的皮下脂肪已初步形成。现在，

◎ 准爸爸与胎儿对话的关键不是传递知识，而是让胎儿熟悉他的声音，从而使胎儿产生一种安全感，这是因为胎儿一天24小时接触的都是准妈妈的声音，对低沉的男性声音是很不熟悉的。

宝宝的大脑中正在生成着数十亿神经元细胞。由于脑波运动，胎儿甚至能够做梦了。

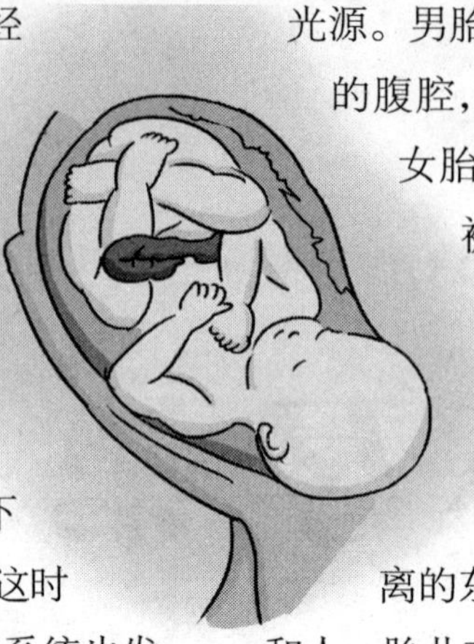

这一周，胎儿可以自己在妈妈的肚子里变换体位，有时头朝上，有时头朝下，还没有固定下来，大多数胎儿最后都会因头部较重，而自然头朝下就位。为了容纳大脑的发育，宝宝这时大脑发育迅速，头也在增大，听觉系统也发育完成，宝宝此时对外界刺激反应也更为明显。如果你在这时候给宝宝放些音乐，宝宝会对不同的音乐作出不同的反应。

这一周，你的小宝宝如果是男孩，他的睾丸已经从腹中降下来；如果是女孩，你可以看到宝宝突起的小阴唇。此时如果有光亮透过妈妈子宫壁照射进来，胎儿就会睁开眼睛并把头转向光源，这说明胎儿的视觉发育已相当完善。

02 第30周胎儿发育状况

怀孕第30周时，胎儿顶臀长约27厘米，身长约42厘米，重1500克左右。胎儿头部还在增大，而且这时大脑发育非常迅速。大脑和神经系统已经发达到一定的程度，皮下脂肪继续增长。胎儿现在在0.85升羊水里漂浮，有足够的空间移动，因此不必担心他现在是否处于一个奇怪的胎位上。

这一周，胎儿的眼睛可以开闭自如，大概能够看到子宫中的景象，还能辨认和跟踪光源。男胎儿的睾丸这时正在从肾脏附近的腹腔，沿腹沟向阴囊下降的过程中，女胎儿的阴蒂已凸现出来，但并未被小阴唇所覆盖，那要等到出生前的最后几周。但是可不能期待出生后的宝宝一开始就是个“火眼金睛”，通常宝宝在刚出生的时候只能看到很近距离的东西，逐渐才能看到远处的物体和人。胎儿在子宫中被羊水所包围，随着胎儿的增长，胎动逐渐地减少。

这一周，距分娩还有10周。迅速长大的胎儿紧贴着妈妈的子宫壁，随着空间越来越小，小家伙的各种小动作会慢慢减少，但身体能够回转；头部还在增大，大脑发育非常迅速，大脑和神经系统已发达到了一定程度，一旦遇到强烈的声音刺激和震动，胎儿就会大惊失色，做出非常惊愕的样子，张开双臂好像要抓住什么；几乎大多数胎宝宝此时对声音都有了反应，眼睛也可以自由开闭，能辨认和跟踪光源。重要的变化是小宝贝的头部要逐步下降，进入骨盆。

这一周，如果胎宝宝提前来到这个世界，能够生存的希望会很大——尽管如此，我们仍要尽量避免这种情况的发生，早产儿毕竟不如足月儿健康。

03 第31周胎儿发育状况

怀孕第31周时，你的小宝宝即将经历一个发育的高峰。这时胎儿的肺部和消化系

胎教圣经

◎ 在胎儿5个月以后，准爸爸必须时刻意识到胎儿在倾听自己的声音，并通过准妈妈的腹壁在确认准爸爸的身影。

统已基本发育完成，身长增长减慢而体重迅速增加。现在宝宝大概身长44厘米，顶臀长28厘米左右，重1700克。胎儿身体和四肢继续长大，直到和头部的比例相当。

这一周，宝宝的皮下脂肪更加丰富了，皱纹减少，看起来更像一个婴儿了。这时候，宝宝的各个器官继续发育完善，肺和胃肠接近成熟，可以有呼吸能力和分泌消化液。胎儿喝进去的羊水，经过膀胱排泄在羊水中，这是在为出生后的小便功能进行锻炼。他还将在皮下积蓄一层脂肪，为出生作准备。胎儿在最近几周积蓄的脂肪层还会使他的胳膊和腿都变得丰满起来。

这一周，因为胎宝贝越来越大，活动的空间减少，手脚不能自由地伸展了。所以这一周你会明显发现胎动越来越少了，但只要偶尔能感到小宝贝在你腹中的活动，就说明胎宝贝发育很好。因为宝宝这时候生长的速度很快，在最后的几周中可能会增重很多。孕检的时候医生可能会告诉你，胎宝贝的头在慢慢往骨盆方向下降。你可能又开始像孕早期一样频繁地去厕所，因为子宫的不断增大，膀胱被挤得更小了。

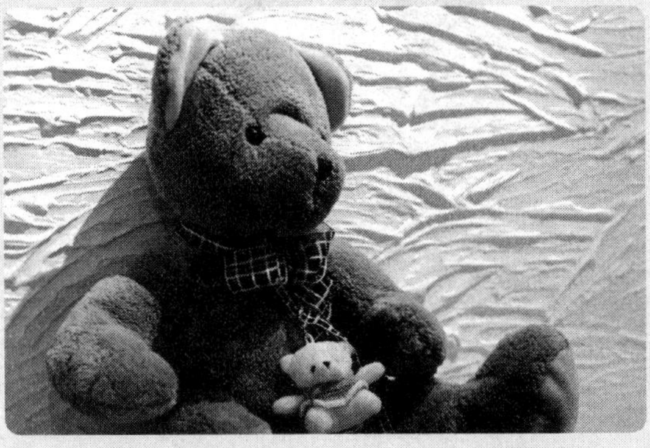

现在，宝宝的眼睛开始有颜色了，但出生后6～9个月才会显出真正的颜色，这是因为眼睛里的色素需要见光才会显出真正的颜色。他的眼皮常常在活跃时睁开，在睡觉时闭上。

04 第32周胎儿发育状况

怀孕第32周时，你的小宝宝身长为44～48厘米，体重约为2000克，头围在30厘米左右。羊水量增加速度减缓，胎儿生长迅速。他的手指甲和脚指甲已经完全长出来了。有些宝宝已经长了满头的头发，有些只长出了淡淡的绒毛。他的眼睛能区分光亮与黑暗。

这一周，小家伙的皮下脂肪已较前大为增加，皱纹减少，身体开始变得圆润。胎儿的呼吸系统、消化系统发育已近成熟。有的胎儿头部已开始降入骨盆。他的内脏器官正在发育成熟，脚指甲全部长出，头发仍在生长。虽然他继续坚持练习睁眼、闭眼，但每天有90%～95%的时间是在睡眠中度过的。此时宝宝的各个器官继续发育完善，肺和胃肠功能已接近成熟，已具备呼吸能力，能分泌消化液。宝宝的“呼吸课程”继续促进肺的进一步发育成熟。胎儿喝进的羊水，经膀胱排泄在羊水中，这是即将形成的小便功能。

这一周，如果你的宝宝是男孩，他的睾丸可能已经从腹腔进入阴囊，但是有的宝宝可能会在出生后当天才进入阴囊；如果是女孩，她的大阴唇明显地隆起，左右紧贴，这

◎ 适合准爸爸进行胎教的内容，首先是关于科学、机械等方面的知识，这并不是说准妈妈在这些方面不行，而是说，通常男性比女性接触此类事物更多一些。如果准妈妈比准爸爸在这方面更精通的话，那么，准妈妈来教也是完全可以的。

说明宝宝的生殖器发育接近成熟。胎儿的各个器官继续发育完善，肺和胃肠功能已接近成熟，已具备呼吸能力，能分泌消化液。

到这周末，胎宝宝已没有自由活动的余地了，胎位相对稳定，身体蜷曲，因头重自然朝下，此为正常胎位。腹壁紧的初产妇此时胎头开始入骨盆。此时胎儿面部胎毛开始脱落，皮肤呈深红色，胎脂较多，有皱褶；以脑为主的神经系统及肺、胃、肾等脏器的发育近于成熟；听力增强，对外界强烈的音响有反应。若此时早产，精心护理的新生儿是可以存活的。胎宝宝的指甲已长至指尖；皮肤淡红，并变得光滑起来；皮下脂肪日渐增多，但由于皮肤的皱褶仍然很多，所以看起来依然酷似一位面目沧桑的老人。

05 孕八月准妈妈生理变化

怀孕第29周的你会偶尔觉得肚子一阵阵发硬发紧，这是假宫缩，不必紧张。你现在的子宫底高度约25厘米，子宫持续变大，压迫下肢血流循环，这造成你便秘、痔疮、静脉曲张等症状；如果是血压较低的准妈妈，会容易头晕甚至是晕倒；胎盘位置较低的准妈妈可能会发生阴道出血现象。发生这些状况一定要及时向医生咨询解决方法。准妈妈的内脏被增大的子宫挤压，便秘、背部不适、腿肿及呼吸的状况可能会恶化。如果躺久了，可能会出现头晕、心慌、出汗等症状，这就是仰卧综合征，出现这个症状的时候改换左侧卧位就可缓解了。最后3个孕月，大约有20%的准妈妈会发生鼻子通气不畅或鼻出血的情况。这种情况不一定是得了感冒，大多是内分泌系统分泌的多种激素刺激鼻黏膜，使鼻黏膜血管充血肿胀引起的。一旦分娩，鼻塞和鼻出血随之消失，不会留下后遗症。

怀孕第30周的你子宫已上升到横膈膜，因此准妈妈会感到呼吸困难，喘不上气来，吃饭后胃部不适等。这些都是正常现象，不必担心。随着胎儿头部开始下降，进入骨盆，你的不舒适的感觉也会逐渐减轻。孕晚期白带会越来越多，护理不恰当就可能引起外阴炎和阴道炎，导致胎宝宝在出生经过阴道时被感染。因此，日常生活中要注意保持外阴清洁卫生。外阴出现瘙痒，白带增多，颜色及性状也发生了变化，并有不好的味道，不要使用碱性大的肥皂清洗外阴，要赶快去看医生，按医生指导护理。

怀孕第31周的你会感到呼吸越发的困

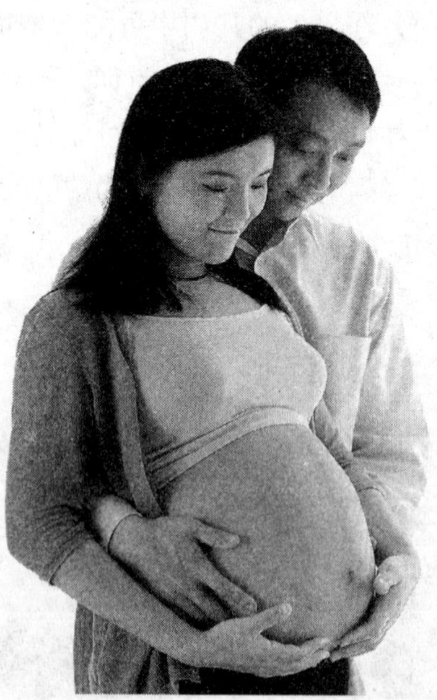

胎教圣经

◎ 有关政治、历史等话题，也适合由准爸爸来教。准爸爸的话题越是能唤起准妈妈的好奇心，胎教的效果就会越大。

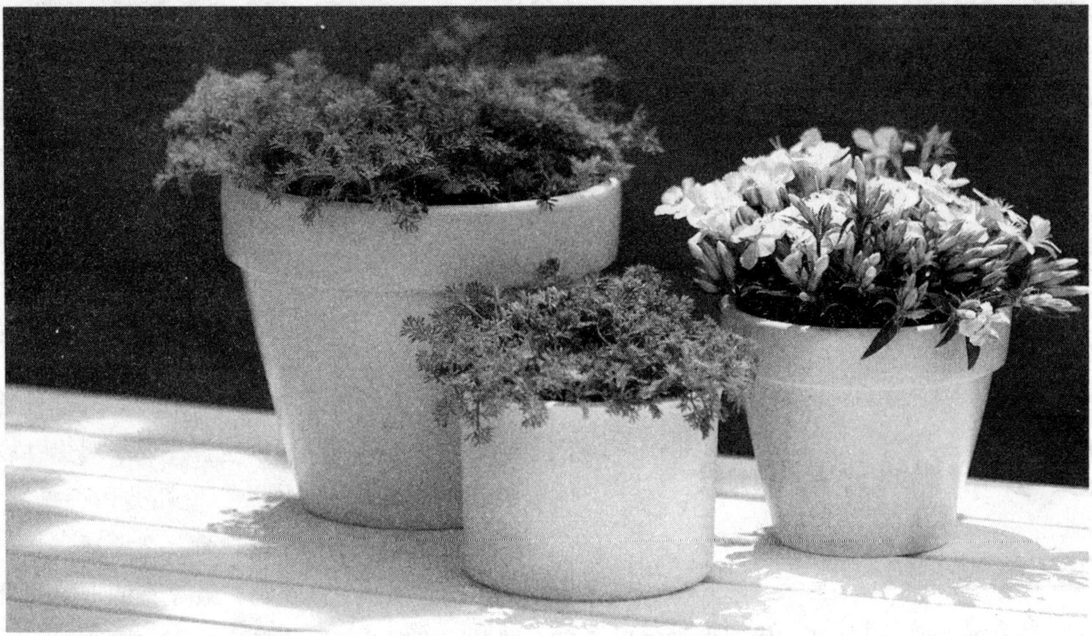

难,喘不上气来。子宫底已上升到了横膈膜处,吃下食物后也总是觉得胃里不舒服,因此也影响了食欲。这时最好少吃多餐,以减轻胃部的不适。虽然存在许多不适,但是别着急,情况很快会有所缓解。从现在开始,很多孕妇觉得睡眠更加不好,胎动频繁,特别是肚子大了,起、卧、翻身都有些困难,好像怎么躺都不舒服。这时你的乳头周围、下腹及外阴部的颜色越来越深,有些孕妇身上的妊娠纹和脸上的妊娠斑也更为明显了。有些准妈妈会出现心悸或呼吸困难的现象。而子宫对胃部的压迫,使准妈妈很容易有饱胀感,每次进食的量有所减少,但是饿得快,刚吃完一会儿又得加餐。

怀孕第32周的你感觉尿意频繁,这是由于胎儿头下降,压迫膀胱的缘故。沉重的腹部会让准妈妈不愿意走动,你的行动有些笨拙,有时,一不留意便引起腰部外伤,很容易使腰椎间盘突出。你还会感到很疲劳,休息不好,行动更加不方便,这些都是正常的现象。但是,为了在生产时候更加轻松些,你还是要进行适当的活动。从这时开始,准妈妈到了孕程中最为烦恼的时候,因为子宫继续在往上长大,子宫底高达至28~30厘米,已经升到心口窝。因此,心脏被挤得不能像以往那样自由自在地活动,胃被挤得消化液分泌减少,而且,越来越沉重的子宫压在膀胱上。这一切,使得准妈妈常常感到喘不过气来,并且心跳加快,食欲开始减退,尿频更加明显了,甚至好多地方还长出静脉瘤。由于腹部还在向前挺进,加之身体变得更为沉重,所以食欲因胃部不适也有所下降。阴道分泌物增多,排尿次数也增多了,要注意外阴的清洁。

◎ 准爸爸要以准妈妈接触少的事物,或是对准妈妈来说陌生的新知识为内容来进行对话,这样,可以通过引发准妈妈的兴趣来唤起胎儿对知识的好奇心。

第二节 孕八月行动安排

01 准妈妈营养与饮食

营养饮食原则

在这个时期，母体基础代谢率增到最高峰。应尽量补充营养，实行一日多餐，均衡摄取各种营养素，防止肥胖和发育迟缓。

孕八月应保证热量的供给，除需大量葡萄糖供给胎儿迅速生长和体内糖原、脂肪储存外，还需要一定量的脂肪酸，尤其是亚油酸。此时也是大脑增殖高峰，大脑皮质增殖迅速，丰富的亚油酸可满足大脑发育所需。准妈妈可通过植物油进行补充，玉米、花生、芝麻等果实也含亚油酸。

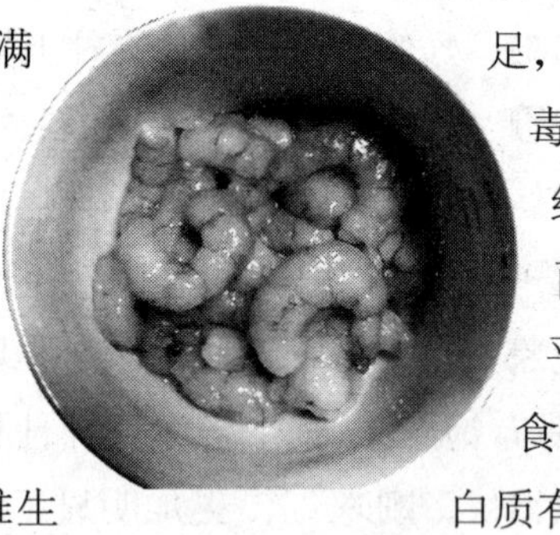

孕晚期胎儿的营养需求达到了最高峰，你需要摄入大量的蛋白质、B族维生素、叶酸、维生素C、铁质和钙质，每天大约需要200毫克的钙用于胎儿的骨骼发育。这时胎儿的骨骼、肌肉和肺部发育正日趋成熟。

准妈妈所吃的食物品种应多样化，荤素搭配、粗细粮搭配、主副食搭配，且这种搭配要恰当。副食品可以选择牛奶、鸡蛋、豆类制品、禽类、瘦肉类、鱼虾类和蔬果类。总而言之，准妈妈不能挑食，还要适当补充铁，防止贫血；补充钙、磷等有助于胎儿骨骼及脑组织发育，补充钙质可经常吃些牛奶、豆制品、蛋黄、虾米、海带和小虾皮等，也可以吃些骨头汤。

孕八月主打营养

怀孕第8个月，胎儿开始在肝脏和皮下储存糖原及脂肪。此时如果糖类摄入不足，将造成蛋白质缺乏或酮症酸中毒，所以孕八月应保证热量的供给，增加主粮的摄入，如大米、面粉等。一般来说，准妈妈每天平均需要进食400克左右的谷类食品，这对保证热量供给、节省蛋白质有着重要意义。另外在米、面主食之外，要增加一些粗粮，如小米、玉米、燕麦片等。

在本月，为了减少胎膜早破的危害，还应增加铜的摄入量。近年来随着对微量元素

胎教圣经

◎ 准爸爸胎教的内容、主题不需要特别规定，既可以讲当天的工作，也可以根据自己的爱好、兴趣或知识范围随意制订每天的课程。

的重视和检测方法的改进，发现胎膜早破产妇的血清铜值均低于正常破膜的产妇。这说明胎膜早破可能与血清铜缺乏有关。铜在胶原纤维的胶原和弹性蛋白的成熟过程中起关键作用，而胶原和弹性蛋白又为胎膜提供了特殊的弹性与可塑性。如果铜元素水平低就极易导致胎膜变薄，脆性增加，弹性和韧性降低，从而发生胎膜早破。人体内的铜通常以食物摄入为主。含铜量高的食物有肝、猪肉、豆类、海产类、贝壳类水产品、蔬菜（芝麻、荠菜、菠菜、大白菜、芋头、茄子、油菜）、水果等。如果准妈妈不偏食，多吃上述食物是不会发生铜缺乏症的，也就可以减少发生胎膜早破的机会。

为了维持身体热量需求和减少胎膜早破的危害，孕八月的主打营养是糖类和铜。

胎儿大脑发育必需的营养素

这个月是胎儿大脑增殖高峰，除需要大量葡萄糖供胎儿迅速生长和体内糖原、脂肪储存外，还需要有一定量的脂肪酸，尤其是丰富的亚油酸可满足大脑发育所需。

胎儿大脑发育必需的营养素：

◆ 脂肪。来源主要是日常生活中食用的豆油、菜籽油、花生油、芝麻油等植物油和猪油、牛油、羊油等动物油，还有核桃仁、鱼、虾、动物内脏等。

◆ 蛋白质有动物蛋白，如肉、鱼、蛋等，植物蛋白主要是豆制品。另外还有维生素C、钙、葡萄糖、B族维生素、维生素A、维生

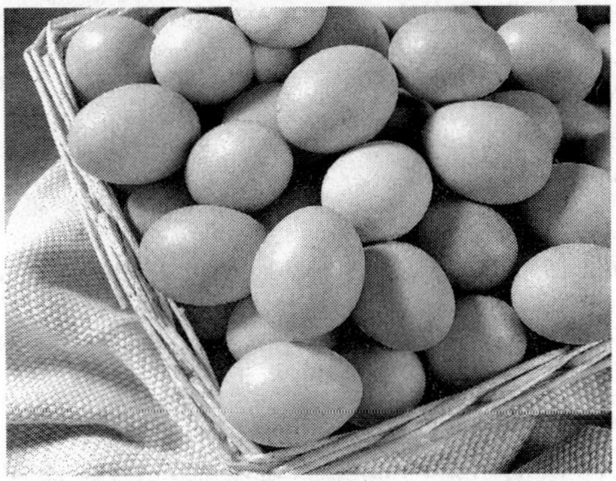

素E、碘。妊娠晚期应适当补充铁元素。

孕晚期，胎儿的体重增加很快，如果营养跟不上，准妈妈往往会出现贫血、水肿、高血压等并发症。这一时期准妈妈营养增加总量为孕前的20%～40%。

准妈妈营养补充小提示

◆ 孕晚期胎儿的牙齿钙化速度加快，准妈妈可吃富含钙、磷的食物。富含钙的食品有牛奶、蛋黄、海带、虾皮、银耳、豆制品，富含磷的食品有瘦肉、肝脏、奶类、蛋黄、虾皮、大豆、花生等。

◆ 进入孕晚期，你会感到呼吸困难，子宫底已上升到横膈膜处，进食后总是觉得胃里不舒服，影响了食欲。这时最好少吃多餐，以减轻胃部的不适。

◆ 准妈妈应注意合理地饮食，每周测量1～2次体重，把体重控制在正常的增长范围内。如果体重增长过快，准妈妈就应根据医生的建议适当控制饮食，少吃含淀粉和脂肪的食物，多吃蛋白质、维生素含量高的食物。

◆ 孕晚期，准妈妈不要摄入过多糖类，也就是不要吃太多主食，以免胎儿过大，影

响分娩。多吃些优质蛋白质，如鱼、虾类的食物。另外，要吃新鲜的蔬菜和水果，补充各种维生素和微量元素。

◆ 进入孕八月，准妈妈会因身体笨重而行动不便。子宫此时已经占据了大半个腹部，胃部被挤压，饭量受到影响，因而常有吃不饱的感觉。在这个时期，母体基础代谢率增至最高峰，而且胎儿生长速度也达到最高峰。你应该尽量补足因胃容量减小而减少的营养，实行一日多餐，均衡摄取各种营养素，防止胎儿发育迟缓。

◆ 为了防止出现妊娠高血压综合征，在饮食中要少放食盐。同时，饮食不可毫无节制，应该把体重的增加限制在每周350克以下。

02 孕八月疾病与检查

准妈妈需要面对的疾病或不适

这一时期很容易患妊娠高血压疾病，如在早晨醒来时，水肿未退，或一周内体重增加500克以上时，就应该尽快到医院检查。平时应多休息，不可过度劳累，并且节制水分与盐分（为了减轻水肿和妊娠高血压疾病）的摄取量。此外，准妈妈注意严防感染流行性感冒。

◆ 鼻子出血。准妈妈经常鼻出血是因为体内大量的雌激素使鼻黏膜肿胀，局部毛细血管扩张充血，易于破损出血。另外上鼻中隔的前下方本来就血管丰富，并且位置比较浅，容易受到损伤。

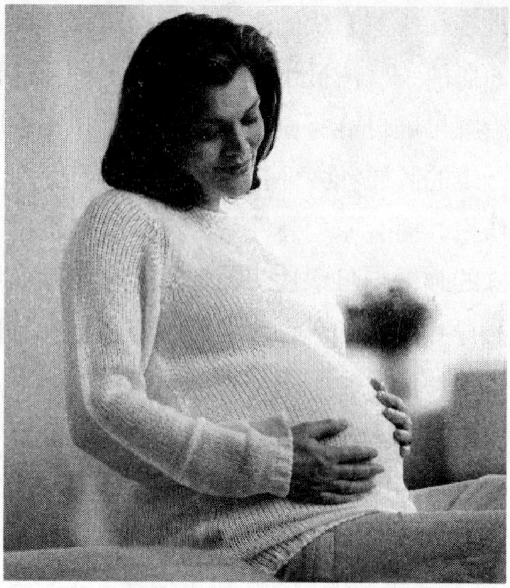

◆ 妊娠瘙痒症。准妈妈因为生理状况的改变，皮肤会比较敏感，容易发生妊娠瘙痒症，同时怀孕后胆汁容易淤积，再加上干燥的天气，会使皮肤瘙痒恶化。

◆ 双手十指关节肿胀疼痛。不少准妈妈在怀孕30周的时候双手开始水肿，十指关节肿胀疼痛，尤其是早上起床后更为严重。如果出现此种情况，要看是生理性的，还是病理性的。

◆ B超显示胎位不正。通常，在怀孕7个月前发现的胎位不正，只要加强观察即可。因为在妊娠30周前，胎儿相对子宫来说还小，而且母亲宫内羊水较多，胎儿有活动的余地，会自行纠正胎位，在怀孕30周后大多能自然转为头位。然而一般而言，若在妊娠30～34周还是胎位不正时，就需要矫正了。

◆ 出现假性宫缩。到了怀孕最后期，子宫收缩会令准妈妈感到很不舒服，这称为“假性阵痛”。假性宫缩是真正分娩前连续许多天

胎教圣经

◎ 凡是准爸爸能用自己的语言说明其形状、性质的事物都可以作为题材。胎教的事物和内容只有准爸爸自己首先掌握了以后，然后再用简单的语言传授给胎儿才能够奏效。

的宫缩，发生频繁，没有剧疼，不规律，间隔时间也长。这时候的宫缩，很难与进入待产的真正阵痛区分，有时候必须到医院检查与进一步观察才能知道。出现假性宫缩一定要引起重视，宫缩频繁很可能会引起早产。准妈妈应注意卧床休息，或服用沙丁胺醇（舒喘灵）缓解，严重的要点滴硫酸镁。

◆ 手脚水肿越来越严重。进入31周以来，有些准妈妈会出现明显手脚水肿，特别到了晚上，肿得更厉害，用手轻轻抚摸都疼。下肢肿胀是因为子宫到晚期胀大，压迫了血管，使下肢淤血，就容易肿胀。生理性的水肿，一般来说休息以后，或者把下肢抬高，到早上起来水肿就可以消失了。如果是病理性的话，就要进行治疗了。

◆ 外阴炎。到了孕晚期，准妈妈的白带会越来越多，这是子宫颈、子宫内膜的腺体分泌所致。如果护理不当，可能引起外阴炎，导致胎儿在出生经过阴道时被感染。因此你要格外注意外阴卫生护理，每天用温开水清洗外阴两次，勤换内裤，洗净后在日光下晾晒消毒。

◆ 睡眠质量下降。孕晚期不少准妈妈开始为睡眠苦恼，有睡眠障碍的准妈妈不易顺产。准妈妈如果夜间睡眠少于6小时的话，产程会较长，而且剖宫产概率为正常人的4.5倍。睡眠严重障碍的准妈妈产程更长，剖宫产概率为正常人的5.2倍。

孕八月检查项目

进入孕晚期，准妈妈应该作第4次产前检查了。此次产前检查除了进行以前几次检查的内容之外，应增加胎儿位置的检查，包括3个内容：

◆ 胎产式：胎儿身体长轴与母体长轴的关系，两轴平行者称为直产式，两轴垂直者称为横产式。

◆ 胎先露：最先进入骨盆入口的胎儿部分称为胎先露，直产式有头先露及臀先露，横产式有肩先露。

◆ 胎方位：胎儿先露部的指示点与母体骨盆的关系称为胎方位，简称胎位。

根据指示点与母体骨盆左、右、前、后、横的关系而有不同的胎位。胎产式以直产式多见，横产式少见。胎先露以头先露多见，臀先露少见。这是因为胎儿头重脚轻，子宫腔上宽下窄的缘故。胎位以枕左前多见。在各种胎

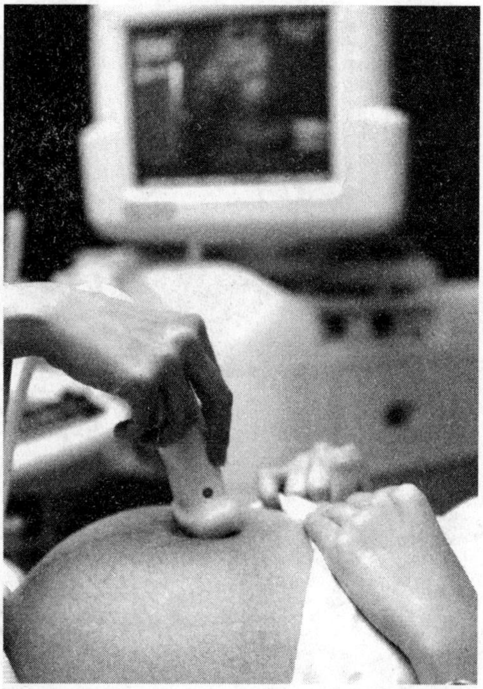

◎ 不要用书本上那种机械式的语言，要抓住本质，用通俗易懂的话对胎儿讲。

位中，枕前位是正常的胎位，其他都属于异常胎位。胎位异常是造成难产的重要原因。

到了妊娠32周，准妈妈应该于此时去医院接受第5次产前检查。此次产前检查除了常规地完成前几次检查的项目外，还应该注意心理疏导及建议节制房事，确切地说，即作好心理、生理上的防护准备，以预防早产。

在此次检查中，医生会要求你注意无痛性阴道流血，因为妊娠晚期的无痛性阴道流血是前置胎盘的典型症状。正常妊娠时，胎盘附着于子宫的前壁、后壁或者侧壁。如果胎盘部分或者全部附着于子宫下段，或者覆盖在子宫颈内口上，医学上称为前置胎盘。这种病是妊娠晚期出血的重要原因之一，是围生期危及母儿生命的严重并发症。

03 胎梦是什么

如何看待胎梦

因为目前妇产科或精神科等相关领域，尚未有人对于胎梦作出正式回应，在没有言论和著作的情况下，准妈妈们大多都是在网站讨论区上得知“胎梦”，然后开始互相交换胎梦的经验。至于准妈妈或家人做到与胎儿有关的梦到底有何征兆或意义，其实这可以解释成做梦者在睡眠状态下某种心理活动的延续，表示他们想达成某种愿望，如想要男孩或女孩、希望孩子是什么样的人等，因此，准妈妈没有必要把胎梦看得过于神秘。

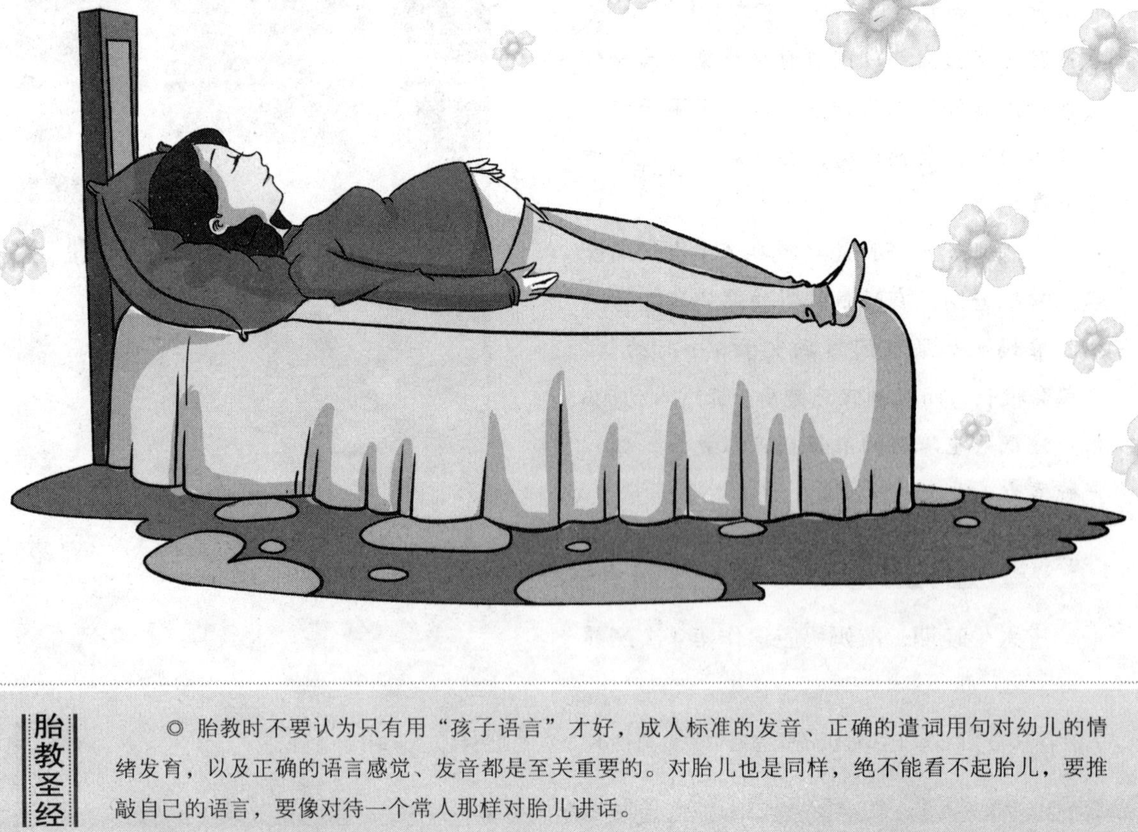

胎教圣经

◎ 胎教时不要认为只有用“孩子语言”才好，成人标准的发音、正确的遣词用句对幼儿的情绪发育，以及正确的语言感觉、发音都是至关重要的。对胎儿也是同样，绝不能看不起胎儿，要推敲自己的语言，要像对待一个常人那样对胎儿讲话。

怎样解读胎梦

胎梦并没有一定的解释方法，也没有科学的根据来解释。

大部分人把胎梦分成四大类：动物的胎梦、植物蔬果的胎梦、大自然的胎梦和金银珠宝等有价物品的胎梦。每一种梦中的事物都有一定的象征意义。

诸如此类的对于梦中的情境或出现物体的解释，就是一般人所谓的“解梦”。孕期的梦，尤其在怀孕后期，常常很逼真，又有些恐怖，这完全是正常的现象。这些梦可能是你的潜意识应对你在孕期以及成为人母之前的不安和担心的一种途径，所以准妈妈不必害怕。

对待胎梦请用平常心

你可能做一个很恐怖的梦，在梦中，你扔下宝宝使其无人看管，宝宝丢了，或者你连一些最简单的事情，比如给宝宝拍嗝都做不好，这些梦境可能暗示着你对自己将来能不能胜任妈妈的角色而感到害怕；梦见自己逃跑、从高处掉下来或被困在屋子里，可能暗示你担心孩子会让你失去自由，成为你的羁绊。其他经常出现的梦可能反映了你对自己形象的变化、夫妻关系的调整、宝宝将来的长相，以及你是否真正准备好了做妈妈等方面的担心。

所以对待胎梦，我们要有一颗平常心。

04 孕八月胎教功课

胎教功课有哪些

这一个月的胎教功课主要有：

◆ 游戏胎教。准妈妈继续与胎宝宝玩踢肚游戏。当准妈妈轻拍肚皮两下，宝宝就会在拍的地方回踢两下。这样的互动，实在有趣！

◆ 音乐胎教。除了可以选择悦耳舒服的音乐之外，有些专业医师认为莫扎特的曲子因为比较类似母亲的心跳声，可以给胎宝宝安全感，是对胎教有帮助的音乐。比如我们熟悉的《小星星》，便是莫扎特的作品。只要是能让准妈妈感到舒服、愉快的音乐，就是适合准妈妈的胎教音乐。可以在每天起床后，开启轻柔的音乐，以愉悦的心情迎接新的一天。

◆ 阅读胎教。准妈妈可以选择简单、有韵律的童话故事书，甚至是自己编的故事内容讲给胎宝宝听。讲故事时，口气与音调应不紧不慢，也可以与准爸爸分角色朗读。多看些令人轻松愉悦的图文书，给准妈妈自身视觉以好的享受，对胎宝宝也是很好的陶冶。

◆ 芳香胎教。准妈妈也可以尝试一下芳香精油，稀释后涂抹于身上，搭配轻柔的音乐，以达到全身舒缓的目的。不过需要注意的是，精油的选择应以茶树、洋甘菊等清淡香气的为主，尽量不要使用薄荷、茴香等呛鼻刺激的精油，以免胎宝宝有抵触情绪。

胎教圣经

◎ 在对话开始的时候，准爸爸可以用安慰的语言和促使胎儿形成自我意识的语言对胎儿讲话。例如“在妈妈肚子里舒服吗？你没有朋友一定寂寞吧。从今以后，我就是你说话的伙伴，我会告诉你外界一切美好的事物的”等。

孕八月抚摸胎教

抚摸胎儿是胎教的一种形式。抚摸胎教是准妈妈本人或准爸爸用手在准妈妈的腹壁上轻轻地抚摸胎儿，胎儿可以感受抚摸的刺激，以促进胎儿感觉系统、神经系统及大脑的发育。抚摸胎教一般在5个月左右开始进行，孕八月的抚摸胎教主要为了培养胎儿的性格、学习算术和图形记忆的能力。

◆ 性格培养：性格是儿童心理发展的一个重要组成部分，它在人生的发展中起到了举足轻重的作用。人的性格早在胎儿期已经基本形成。因此，在怀孕期注意胎儿性格方面的培养就显得非常必要。胎儿性格的形成离不开生活环境的影响，母亲的子宫是胎儿的第一个环境，小生命在这个环境里的感受将直接影响到胎儿性格的形成和发展。父母为了让未来的宝宝具有一种良好的性格，应切切实实地做到尽量为腹内的小生命创造一个充满温暖、慈爱、优美的生活环境，使胎儿拥有一个健康美好的精神世界，促其性格的良好发展。

◆ 学算术和图形：在与胎儿对话、讲故事、教文字的基础上，再深一步进行“教胎儿学算术和图形”的胎教法。

抚摸胎教的方法与前面所讲的大体一样，准妈妈只需对胎儿进行亲切的抚摸、触动即可。这样可以激发胎儿在母体中运动的积极性，感受母亲的爱抚。

◆ 抚摸法。自胎动起，准妈妈在休息、睡觉前，将身体平躺、放松，双手捧住胎儿，做来回抚摸状（一般10分钟左右）。

◆ 轻压、慢推法。可用手指做轻压胎儿随后放松的动作，到妊娠后期，还可采用轻缓推动胎儿的动作。一开始或许胎儿因受压、受推不太习惯，一旦胎儿熟悉了母亲的手法后，也就会接受这种爱抚，主动地配合运动。这时，如果再伴之以母亲轻柔的说话声，效果会更好（动作要轻缓适度，时间不能过长，一般不超过10分钟）。

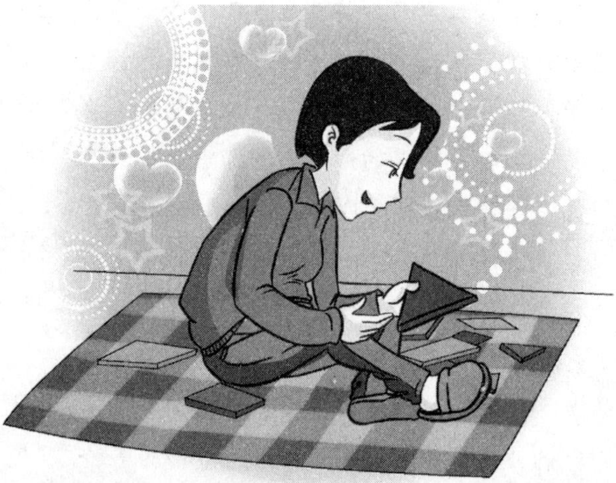

注意这些胎教雷区

总结胎教禁忌，主要有以下几点：

◆ 坏情绪。准妈妈的情绪对胎宝宝的发育有重要作用。准妈妈情绪稳定、心情舒畅有利于胎宝宝出生后好性情的形成。而准妈妈如果在职场中你争我斗，在生活中斤斤计较，大喜大悲、情绪不定，母体内的激素分泌就会异常，从而对胎宝宝的发育造成危害。因此，准妈妈要格外注意情绪的调节，使自

胎教圣经

◎ 在对话结束时，准爸爸可以对宝宝说“你说得很好。你是一个很聪明的孩子，但愿我对你讲的一切都能对你将来的人生有用”等。

己心情舒畅，对一切充满希望。

◆ 粗言暴行。在语言胎教时，准妈妈可以用中等音量对肚皮下的胎宝宝说悄悄话，或朗诵诗歌、哼唱儿歌、讲故事等，这些都会给胎宝宝以良性的刺激。而经常大声、粗暴地讲话，或是与他人动怒、争吵，会造成宫内缺氧，使胎宝宝烦躁不安。这样等胎宝宝出生以后，他很可能会十分神经质，甚至对语言有一种反感和敌视态度。另外，有些大大咧咧的准妈妈喜欢看电影，甚至不排除战争片、警匪片、恐怖片这类刺激性的片子，这也是胎宝宝极不喜欢的。

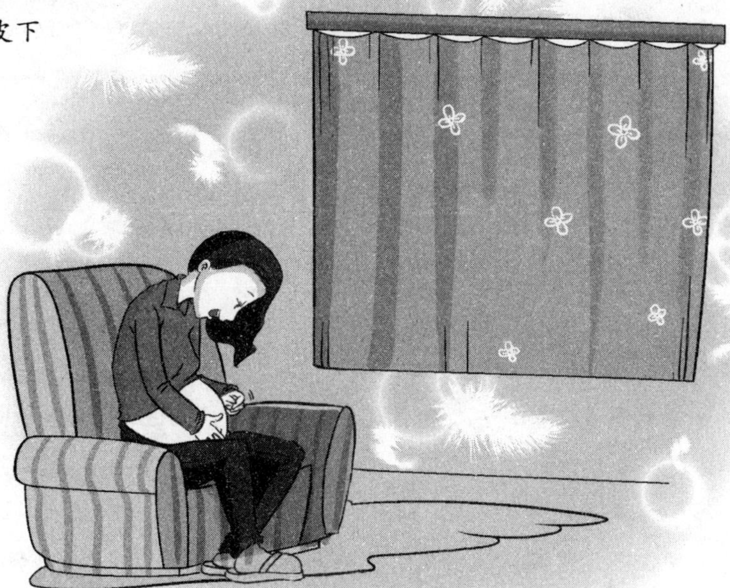

◆ 噪声污染。噪声会使准妈妈内分泌功能紊乱，如果严重的话会使垂体分泌的缩宫素（催产素）过量，引起子宫强烈收缩，导致流产或早产。因此，噪声对胎宝宝的严重影响准妈妈绝不可轻视，要警惕身边的噪声，远离噪声源，不要听震耳欲聋的刺激性音乐。

◆ 不合时宜的胎教。胎宝宝的绝大部分时间都是在睡眠中度过的，因为睡眠是让胎宝宝迅速生长发育的方式，有些准爸爸准妈妈在胎宝宝睡得正香的时候就给其强烈的胎教是不正确的。胎宝宝在持续地运动时才表明他处于清醒状态，因此，准妈妈要了解胎宝宝的活动规律，选择时机进行“教育”，每次最好别超过20分钟。而且，胎教要有情感交融，在胎教过程中，准妈妈应集中精力，完全投入，与胎宝宝共同体验，才能达到更好的效果。

05 孕八月注意事项

孕八月的注意事项主要有以下几点：

◆ 从现在起，每2周作一次产前检查。最好测查血型，以防意外时可立即配血、输血。

◆ 凡O型血的准妈妈都应在分娩前测定血清血型抗体浓度，如果浓度高需服用减少或中和抗体的中药，避免或减轻胎宝宝出

◎ 当准爸爸进行胎教时，准妈妈一定要积极响应，可以把自己当成宝宝的角色与丈夫进行对话。

生后溶血。

◆ 每天早晨起床后，先喝一杯凉开水再吃好早餐，这样有助于预防便秘。

◆ 每天晚上入睡前作5分钟的乳房按摩，疏通乳腺管为哺乳作准备。

◆ 枕头不宜太高，这样易使颈胸处弯曲过大，不仅不利于呼吸，还压迫小宝贝。

◆ 只要天气允许，每天出去散散步。外出时尽可能避开强烈日光直晒，最好戴上遮阳帽或撑上遮阳伞，以防色素斑加重。

◆ 为减轻胃部胀满感，每次不要进食太多，进餐次数可增加。

◆ 准备一个人体秤经常测查体重。如果腿部水肿在早晨起床后还未消失，应马上去告诉医生。

◆ 准妈妈要选择含纤维多的食物，如粗粮、豆芽、韭菜、草莓、梅子、梨等，还要选择含亚油酸较多的食物，如坚果等。

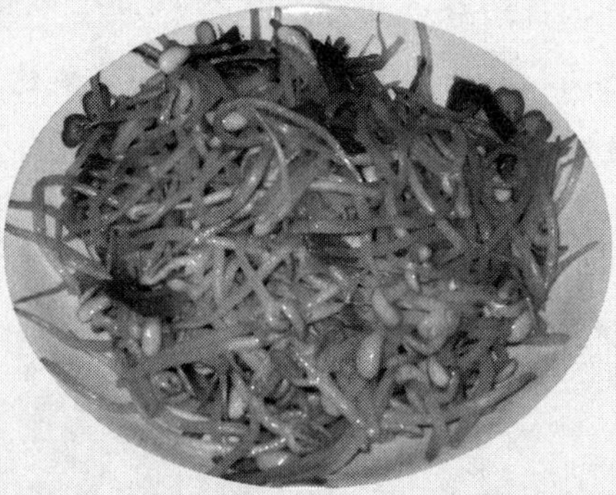

◆ 妊娠晚期不宜久站。长时间站立可使背部肌肉负担过重，造成腰肌疲劳而发生腰背痛，故应避免久站。可适当活动腰背部，增加脊柱的柔韧性可减轻腰痛。

◆ 别涂口红。爱美的准妈妈这个时候可别涂口红哦，口红中油脂成分能吸附空气中各种危害人体的重金属微量元素，还能吸附大肠杆菌等微生物，对胎儿发育造成影响。

◆ 到了孕晚期，准妈妈可能会感觉特别容易疲倦，这是由睡眠不足造成的。随着月份增加，却变得睡不着，晚上躺在床上辗转反侧，怎么躺都觉得不舒坦，有时刚睡着，不是腿抽筋了就是要解小便，醒了后再也睡不着。这种现象让不少准妈妈发愁，对于由于妊娠引起的非病态睡眠不好，是可以通过调节改善睡眠质量的。

◆ 进入孕晚期，准妈妈由于身体变得笨拙，就会减少活动，其实这对孕妇和宝宝都没有好处。要勤到户外走动，呼吸新鲜空气，不要在家中静养。同时，准妈妈可以选择并坚持一种运动，这样既能增强抵抗力，又有助于保持一份良好的心情，可以尝试做做孕妇保健操。

◆ 现在要多加注意了，不能做剧烈运动，防止引起阴道出血。前置胎盘多发生在生孩子过多、过密和多次做人工流产或子宫内膜有损伤以及患有子宫肌瘤的准妈妈身上，此类准妈妈临产时一般应做剖宫产。

◆ 怀孕期间，准妈妈的情绪容易波动较大，保持稳定的情绪对准妈妈和胎儿都很重要。急躁、不安、紧张等负面情绪，不仅对胎儿不好，还会对准妈妈造成身心压力。

◆ 此时期很容易患妊娠高血压疾病。如果在早晨醒来时，水肿未退，或一周内体重

胎教圣经

爱抚胎教

◎ 婴幼儿的天性是需要爱抚。胎儿受到准妈妈双手轻轻地抚摩之后，亦会引起一定的条件反射，从而激发胎儿活动的积极性，形成良好的触觉刺激，通过反射性躯体蠕动，以促进大脑功能的协调发育。

增加500克以上时，就应该尽快到医院作诊查。平时应多休息，不可过度劳累，并且节制水分与盐分的摄取量。此外，严防感染流行性感冒。

◆ 应该开始准备分娩，练习分娩时的呼吸法、按摩法、压迫法及使力方法等分娩的辅助动作。8个孕月出生的新生儿，可在保温箱内喂养，由医院特殊护理。这类早产儿的死亡率达1/3。而且，为数不少的早产儿其身体发育，就是到了入学年龄也达不到正常儿童的标准。

◆ 进入孕晚期，准妈妈行动愈加不方便，睡眠质量不好，食欲会有所下降，缺乏耐心，心情容易变得急躁。准爸爸面对妻子的这种种变化，应该宽容对待妻子的抱怨和牢骚，保证妻子的睡眠与休息时间，并鼓励她做适当的运动；节制性生活，为避免引起早产，后期应该禁止房事；转移妻子的不安和焦虑，与她一起为宝宝起名字，探讨未来宝宝的可爱模样，调动妻子的母爱情绪。

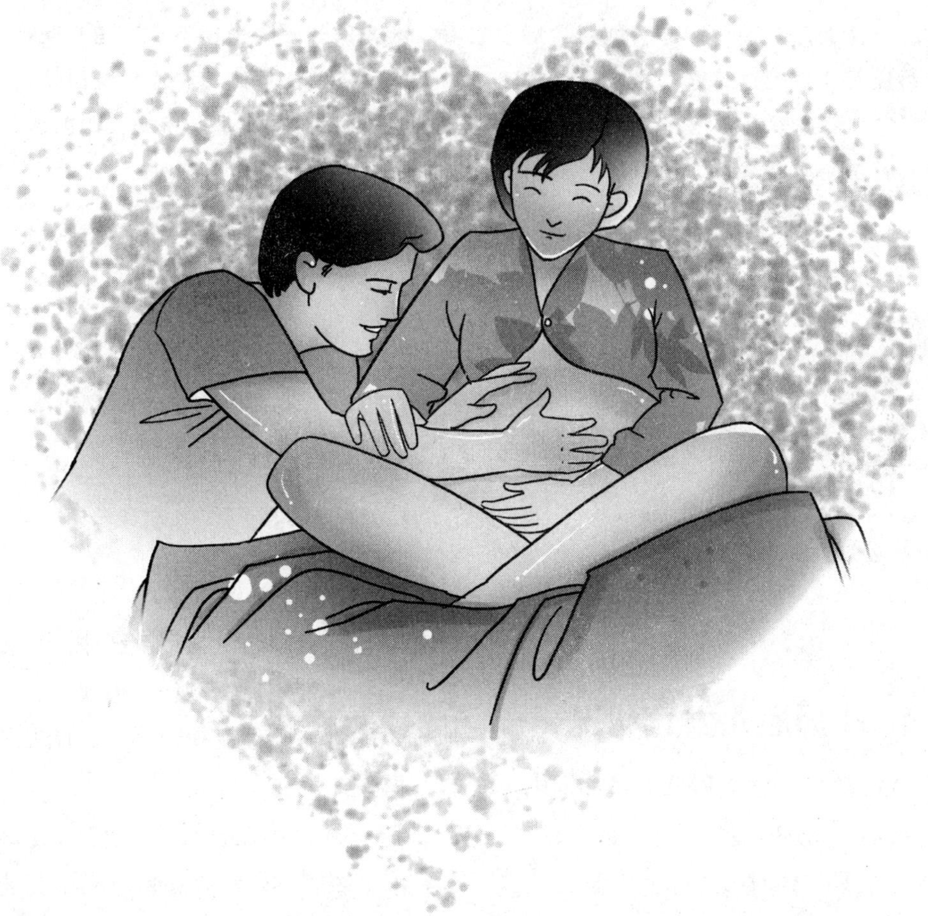

◎ 通常在怀孕第4个月时，就能明显感觉到胎动，而到了怀孕的第6个月，胎儿踢脚、翻跟头、扭转身体的动作要明显频繁得多，这个时候，是实施爱抚肚皮胎教法的最佳时机。

★第十五章★ Chapter 15

怀孕第9月

怀孕第9个月了，再过一个月就要见到宝宝啦！准妈妈你一定兴奋不已了吧？呵呵，别急，这个月还有很多工作等着你去做呢！首先，你还需像往常注意胎儿和你自身的状况；其次，你还要合理安排营养和饮食，做好保健工作，及时应对出现的不适与疾病，如前置胎盘；最后，孕九月的胎教功课和注意事项可不能忽视。加油哦，胜利就在前方啦！

第一节 胎儿和母体状况

01 第33周胎儿发育状况

怀孕第33周时，胎儿的呼吸系统和消化系统发育已经接近成熟。你应当注意宝宝头的位置，胎位正常与否直接关系到你是否能够正常分娩。宝宝现在的头骨很软，每块头骨之间有空隙，这是为宝宝在生产时候头部能够顺利通过阴道作准备。但是宝宝身体其他部位的骨骼已经变得很结实，胎儿的皮肤也不再又红又皱了。

这一周，小家伙体重大约已有2000克了，身长约为48厘米。准妈妈子宫里的空间已显得很拥挤，胎儿的活动余地也小多

胎教圣经

◎"爱抚肚皮胎教法"，是让你和丈夫通过轻轻拍抚肚皮或聆听肚皮里的声音等亲密动作，达到你与丈夫、胎儿三方的互动与情感交流。

了。这时胎儿皮下脂肪已较前大为增加，皱纹减少，身体开始变得圆润。胎儿的呼吸系统、消化系统发育已近成熟。有的胎儿头部已开始降入骨盆。有的胎儿已经长出了一头胎发，也有的头发稀少，不过这并不意味着将来宝宝头发就一定浓密或者稀疏，所以不必太在意。胎儿的指甲已长到指尖，但一般不会超过指尖。

这一周，小家伙的样子已经和出生时很接近了。大多数宝宝的胎位应该已经是头位了，即头在下，臀部在上。并且宝宝的头可能在今后的6周里下沉至骨盆并开始压入子宫颈。这个姿势不仅为出生作准备，还可以使血流至他正在发育的脑部。如果是个男孩，他的睾丸很可能已经从腹腔降入了阴囊，但是也有的胎儿的一个或两个睾丸在出生后当天才降入阴囊，绝大多数的男孩都会是正常的。如果是个女孩，她的大阴唇已明显隆起，左右紧贴。这都说明胎儿的生殖器官发育也已近成熟。

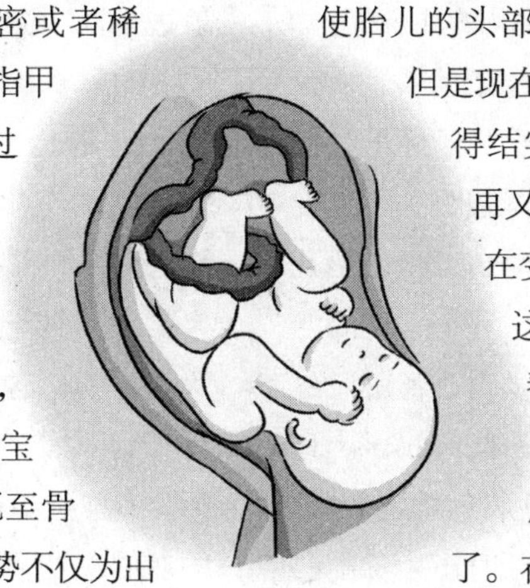

02 第34周胎儿发育状况

怀孕第34周时，胎宝宝从头到臀部长约32厘米，重约2300克。宝宝的免疫系统正在发育以抵御轻微的感染。他的手指末端非常小，但指甲非常锋利。

这一周，你的宝宝由于太大，已经不能漂浮在羊水里了，他的运动较以前缓慢。他可能已经停留在头向下的位置，但是有3%～4%的胎儿臀部或腿会朝向子宫颈，即臀先露。

这一周，胎儿的头骨还很柔软，而且每块头骨之间还留有空间，这是为了在分娩时使胎儿的头部能够顺利通过狭窄的产道。但是现在身体其他部分的骨骼已经变得结实起来，胎儿的皮肤也已不再又红又皱了。胎儿的脂肪层正在变厚，让胎儿看上去更丰满。这些脂肪层在宝宝出生后会帮助他保持体温。他的中枢神经系统正在发育，但是肺部现在已经发育得很成熟了。在这个阶段出生的宝宝99%都能够在子宫外成活，而且大多数不会出现与早产相关的长期的严重问题。

到这一周，胎儿应该已经为分娩作好了准备，将身体转为头位，即头朝下的姿势，头部已经进入骨盆。如果胎儿是臀位（即臀部向下）或是有其他姿势的胎位不正，医生都会采取措施进行纠正。胎儿的头骨现在还很柔软，而且每块头骨之间还留有空间，这是为了在分娩时使胎儿的头部能够顺利通过狭窄的产道。

03 第35周胎儿发育状况

怀孕第35周时，胎儿的体重可能超过2500克，身长约45厘米。他在妈妈的肚子里越长越胖，皮下脂肪开始增加，这将在他

◎ 根据国外的研究，婴儿如果很少被触摸、爱抚，很容易出现心理疾患，并且生长、发育迟缓。所以，如果从胎儿期便经常充满爱意地触摸、按摩胎儿，将能有效促进婴儿养成良好的性格和迅捷的反应能力。

出生后起到调节体温的作用，皮肤皱纹减少，颜色呈玫瑰色。到本周末，胎儿内脏及性器官发育完全，已具备呼吸和吸吮的能力，且听力也已经充分发育。妈妈应多和宝宝说说话，放些令人轻松愉快的音乐。实验证明细而高的音调更能吸引胎儿或婴儿的注意。

这一周，你的宝宝变得越来越大了，因为你的子宫空间越来越小，胎儿已经不是在羊水里漂浮着，也不太可能再翻跟头了。但是空间更小并不代表他的活动会减少，胎儿活动的频率应该跟以前一样。现在，你的宝宝已经完成了大部分的身体发育，肾脏已经完全发育，肝脏也能够代谢一些废物了。在接下来的几周内，他的体重还将继续增加。

绝大多数的胎儿如果在此时出生都能够成活，而且大多也不会发生什么大的问题，尽管胎儿的中枢神经系统尚未完全发育成熟，但是现在他的肺部发育已基本完成，存活的可能性为99%。

04 第36周胎儿发育状况

怀孕第36周时，胎儿大约已有2800克重，身长为46～50厘米。这周胎儿的指甲又长长了，可能会超过指尖。两个肾脏已发育完全，他的肝脏也已能够处理一些代谢废物。

这一周，覆盖胎儿全身的绒毛和在羊水中保护胎儿皮肤的胎脂也开始脱落。胎儿现在会吞咽这些脱落的物质和其他分泌物了，它们将积聚在宝宝的肠道里，直到他出生。这种黑色的混合物叫做胎粪，它将成为宝宝出生后的第一团粪便。

这一周，每当胎儿在你腹中活动时，他的手肘、小脚丫和头部可能会清楚地在你的腹部突现出来，这是因为此时的子宫壁和腹壁已变得很薄了，而且因会有更多的光亮透射进子宫，这会使胎儿逐步建立起自己每日的活动周期。

到本周末，你的宝宝就足月了（在37～42周出生的宝宝即为足月宝宝，在37周前出生的宝宝为早产儿，在42周后出生的宝宝为过期产儿）。胎儿现在的姿势很可能是头冲下的，这是顺产的最理想姿势，但是如果等到下周，你的宝宝还没有把头转下来的话，有些医生可能会建议你做胎位外倒转术。即在B超监测下，在你的腹部外面通过手法推动胎儿，来改变胎儿的体位。

到本周末，子宫内的羊水比例减少，胎儿所占的体积增加，现在的胎儿已是当初胎芽体积的1000倍。

05 孕九月准妈妈生理变化

怀孕第33周的你体重大约以每周500克的速度增长，增加的重量几乎有一半是长在了胎儿身上。这主要是因为胎儿在出生前的最后七八周内体重猛增。由于胎头下降，压迫膀胱，你现在会感到尿意频繁。你还会感到骨盆和耻骨联合处酸疼不适（有的准妈妈还会感到手指和脚趾的关节胀痛），腰痛加重。这些现象标志着胎儿在逐渐下降，全身的关节和韧带逐渐松弛，是在为分娩作身体上的

胎教圣经

◎ 准妈妈对胎儿的抚触，不仅能传达她对胎儿的关爱，还能使准妈妈本身处在一种身心放松的状态，达到安抚胎儿与舒缓准妈妈情绪的双重功效。

准备。这一时期，准妈妈不规则宫缩的次数开始增多，腹部经常阵发性地变硬变紧。产妇此时手、脚、腿等都会出现水肿，因此要注意水的摄入量。对于水肿情况严重的孕妇，要及时到医院看医生。

怀孕第 34 周的你可能会发现你的脚、脸、手肿得更厉害了，脚踝部更是肿得老高，特别是在温暖的季节或是在每天的傍晚，肿胀程度会有所加重。即使如此，这时也不要限制水分的摄入量，因为母体和胎儿都需要大量的水分；相反，令人惊奇的是，摄入的水分越多，反而越能帮助你排出体内的水分。但是如果某一天你发现自己的手或脸突然肿胀得厉害起来，那就一定要去看医生了。这时你可不要一个人再走太远的路，如果你需要什么可以让你的丈夫陪你一起去，或是帮你去买。如果你是初产妇，那么这时胎儿头部大多已降临骨盆，紧压在子宫的颈口。而经产妇的胎儿入盆时间会较晚一些，有的产妇在分娩前胎儿才会入盆。

怀孕第 35 周的你要尤其注意胎动情况。胎儿活动包括呼吸、心跳等生命活动，以及四肢、躯干等肌肉活动，它是胎儿安危的重要指征。如果发现胎动出现异常时，应及时去医院就诊。由于胎儿增大，并且逐渐下降，相当多的准妈妈此时会觉得腹坠腰酸，骨盆后部附近的肌肉和韧带变得麻木，甚至有一种牵拉式的疼痛，使行动变得更为艰难。在有的准妈妈身上这种现象可能逐渐加重，并将持续到分娩以后，有的甚至更长，如果实在难以忍受，可以请求医生的帮助。你最近可能会感觉有一点儿累，这很正常，不妨让自己放慢节奏，为生产那天保存些体力吧。

怀孕第 36 周的你体重的增长已达到最高峰，已增重 11～13 千克。你的肚子已相当沉重，肚子大得连肚脐都膨突出来，起居坐卧颇为费力。这时上下楼梯和洗澡时一定要注意安全，防止滑倒。同时做家务时也一定要注意动作轻缓，不要过猛，尽量不要做弯腰和下蹲动作，更不能做有危险的攀高动作。如必须外出，要有人陪同，并选择安全的交通工具，尤其不要乘坐颠簸大、时间长的车子。如果你的宝宝已经向下进入骨盆，你可能会发现自己胃灼热的情况会有所好转，呼吸也会变得更容易了。36 周的时候，准妈妈会感到下腹部坠胀，这主要是由于胎宝宝在准妈妈腹部的位置在逐渐下降。前一阵子的呼吸困难和胃部不适等症状在本阶段开始缓解，但是随着体重的增加，你的行动越来越不方便，有的准妈妈甚至会随时有宝宝要出来的感觉。另外有些准妈妈还会经常有尿意，这些都是正常现象，不必担心。

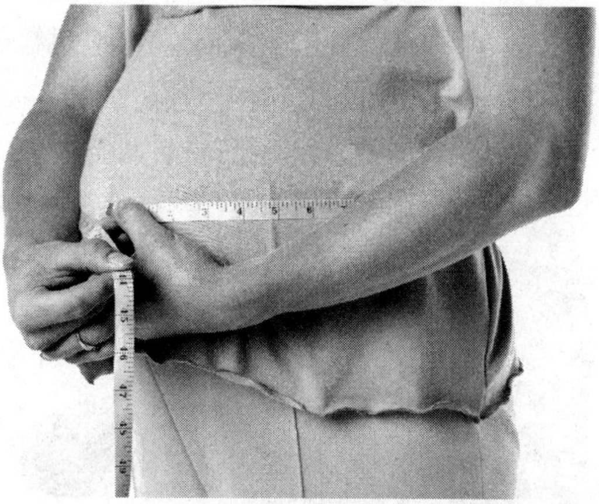

◎ 胎儿的每次胎动，都会带给你一种莫名的兴奋。只要胎儿在动，你就可以用手轻轻地、充满爱意地抚摸的肚皮，让胎儿感受到你对他的关爱。

第二节 孕九月行动安排

01 准妈妈营养与保健

营养饮食原则

孕九月，准妈妈一方面主要是为分娩作准备，为自身提供足够的能量，另一方面还要保证胎儿的营养需求。此时，你的胃部仍会有挤压感，所以每餐可能进食不多，不能充分摄取维生素和足够的铁、钙，这时，可以适当加餐以保证营养的总量。

这段时期，胎儿肝脏以每天5毫克的速度储存铁，直到存储量可达300～400毫克。此时铁摄入不足，可影响胎儿体内铁的存储，产后易患缺铁性贫血。妊娠全过程都需要补充钙，但胎儿体内的钙一半以上是在怀孕期最后两个月储存的。如9个孕月里钙的摄入量不足，胎儿就要动用母体骨骼中的钙，致使准妈妈发生软骨病。

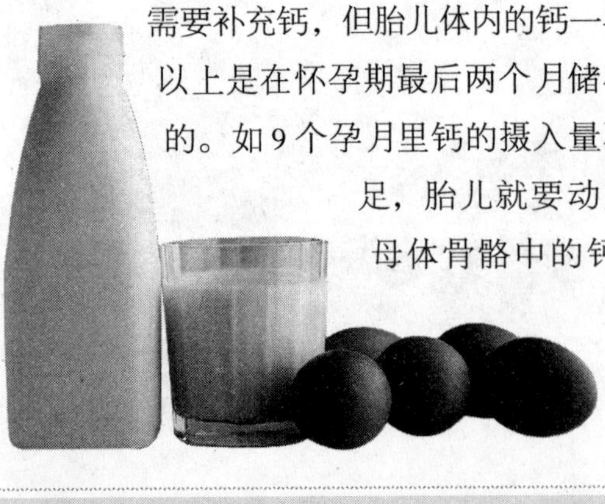

此外，在孕九月里，你应继续控制食盐的摄取量，以减轻水肿的不适。由于准妈妈的胃部容纳食物的空间不多，所以不要一次性地大量饮水，以免影响进食。准妈妈特别要注意加强最后3个月内的营养，切忌偏食，并注意膳食内所含的营养素的合理搭配。

孕九月主打营养

这一个月里，你必须补充维生素和足够的铁、钙。充足的水溶性维生素，以维生素B_1（硫胺素）最为重要。如果维生素B_1不足，易引起呕吐、倦怠、体乏，还可影响分娩时子宫收缩，使产程延长，分娩困难。维生素B_1可以从肉类、谷物、豆制品中摄取。出生宝宝体重的70%在这段时期增加，同时他们身体的2/3的蛋白质、几乎所有的脂肪、4/5的铁、2/3的钙和磷都在这一时期获取。在继续以前一样原则的同时，注意蛋白质、钙、铁的摄入，减少一些谷类的摄入量，满足宝宝成长的需要，热量不要增加过多，以免发胖。

孕后期，逐渐增大的胎宝宝给准妈妈带来负担，使准妈妈很容易发生便秘。由于便秘，

◎ 抚摩胎儿之前，准妈妈应排空小便。

又可发生内外痔。为了缓解便秘带来的痛苦，准妈妈应该注意摄取足量的膳食纤维，以促进肠道蠕动。全麦面包、芹菜、胡萝卜、白薯、土豆、豆芽、菜花等多种新鲜蔬菜水果中都含有丰富的膳食纤维。为了避免分娩困难和防止便秘，促进肠道蠕动，准妈妈还应该适当进行户外运动，并养成每日定时排便的习惯。

孕九月的主打营养是维生素、铁、钙和膳食纤维。

孕九月的营养任务

孕9月，宝宝的神经开始发育出起保护作用的髓鞘，发育过程将持续到他出生以后。髓鞘发育依赖于维生素 B_{12}，这种维生素几乎只存在于动物制品中，所以要保证吃一些精瘦肉或家禽，吃足够的低脂肪奶制品。

维生素K是血液正常凝结所必需的营养物质，食物中的含量非常丰富，肠内细菌也可以制造，但是因为它可以溶解于脂肪，难以进入胎儿的血液中。因此新生儿特别容易出血，脑部或脊柱出血将造成脑性麻痹。有些妇产科医师习惯为新生儿注射维生素K。不幸的是，大量的合成维生素K具有毒性，这种预防措施并不可取。为了让胎儿有足够的维生素K，在怀孕的最后一个月，应多吃维生素K含量丰富的食物，如新鲜的肝脏、煮熟的绿色蔬菜、新鲜的酸奶等。

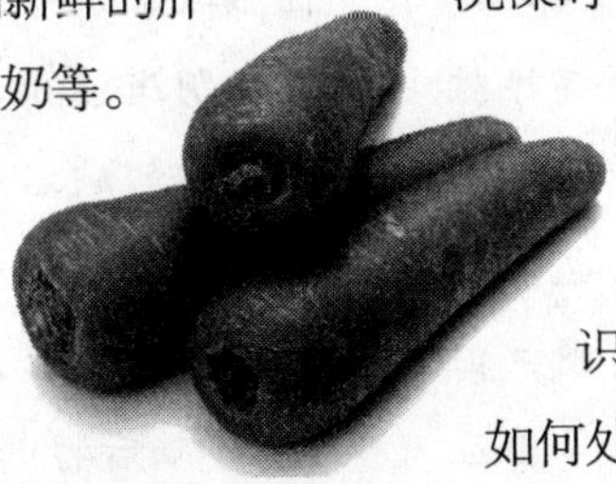

如果你吃素，那么就要补充维生素，吃强化早餐麦片，保证吸收足够的维生素 B_{12}。维生素K对血液凝结很

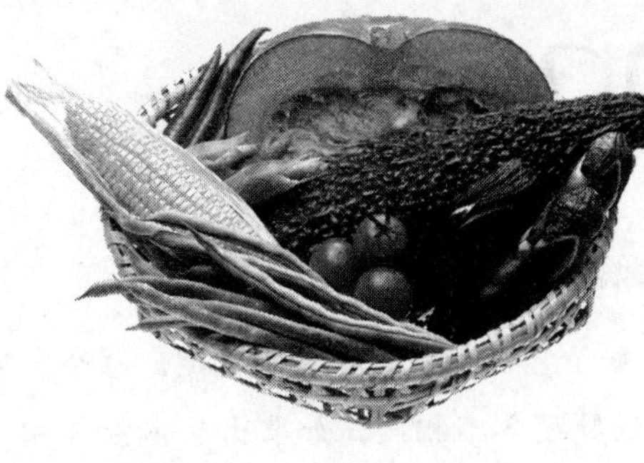

重要，对怀孕的妈妈尤其重要。肝、蛋、花生油、花菜、卷心菜、番茄、椰菜、甘蓝、菠菜、香瓜、青豆、强化早餐麦片和全麦面包都对你很有好处呢。

孕九月保健工作要到位

日益临近的分娩会使你感到忐忑不安甚至有些紧张，和丈夫、朋友或自己的妈妈聊一聊，也许可以稍稍缓解一下自己内心的压力。

如果你在晚间睡眠不好，可以在双腿间和后背上放一个枕头。如果还不行，你还可以在脑袋后面垫上几个枕头，半躺着睡觉（或者睡在躺椅上）。如果你频繁地跑厕所影响到你的睡眠，你可以在下午晚些时候或晚上少喝水。沉重的腹部使你更加懒于行动，更易疲惫，但还是要适当活动。

这时你的肚子已相当沉重，上下楼梯和洗澡时一定要注意安全，防止滑倒。同时做家务时也一定要注意动作轻缓，不要过猛，更不能做有危险的动作。这时你还应该了解有关临产征兆的知识，了解什么是宫缩、见红、破水，该如何处理等，因为现在你随时有可能临产。

◎ 抚摩胎儿时，准妈妈应避免情绪不佳，保持稳定、轻松、愉快、平和的心态。

02 孕九月疾病与检查

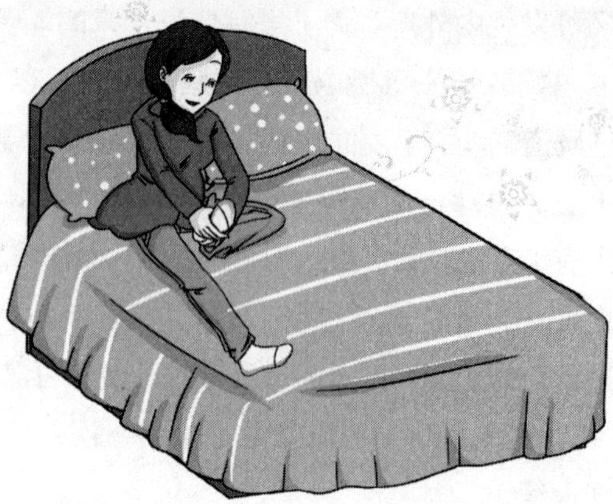

准妈妈需应对的不适症状

◆ 子宫内生长迟滞。孕晚期，每个宝宝的高矮胖瘦各不相同，如果出生体重与相同妊娠周数的宝宝比较，达不到最轻的10%以上，即属子宫内胎儿生长迟滞。子宫内生长迟滞的胎儿，在生产过程中较易并发胎儿窘迫及胎便早现，新生儿则有体温过低、血糖过低、血钙过低等问题。造成子宫内胎儿生长迟滞的原因，除小部分源于父母亲本身比较瘦小的体质影响外，还有可能因为母体疾病、多胞胎或胎儿异常、胎盘功能不足等病变导致的。

◆ 妊娠瘙痒性荨麻疹性丘疹及斑块。这一时期，你可能还会注意到你腹部出现了发痒的红斑或条纹，它们甚至会延伸到你的大腿和臀部，这种情况叫做妊娠瘙痒性荨麻疹性丘疹及斑块。这虽然对你的身体不会带来伤害，但为了保险起见，你应该让医生作一下诊断。如果你感到全身发痒，即使你没有出现皮疹，也应该去医院就诊，因为这可能是肝脏出现问题的征兆。一种叫肝内胆汁淤积症的疾病会对你及你的孩子产生不良影响。

◆ 出现子宫无痛性收缩。子宫无痛性收缩从妊娠12周就开始出现，这种收缩在腹部检查中可以感觉到，有时准妈妈自己也能感觉到。准妈妈们会觉得腹部一阵阵发硬，但是无疼痛感觉。这种情况不必紧张，只要注意适当休息即可。

◆ 出现频繁抽筋。半数以上的准妈妈在孕期尤其在晚上睡觉时会发生腿部抽筋，这是因为孕妇在孕期中体重逐渐增加，双腿负担加重，腿部的肌肉经常处于疲劳状态；另外，怀孕后，对钙的需要量明显增加，如果钙及维生素D含量不足或缺乏日照，会加重钙的缺乏，从而增加了肌肉及神经的兴奋性。夜间需钙水平比日间要低，故小腿抽筋常在夜间发作。

◆ 耻骨疼痛加剧。过去偶尔出现的耻骨疼痛，现在就可能频繁出现了，准妈妈们不要着急，这是孕晚期的常见现象，不必过于恐慌。如果是轻微疼痛，可以通过休息和其他一些方法来减轻疼痛。但是当剧烈疼痛时，要到医院检查。

◆ 破水。破水就是包裹着胎儿的羊膜腔自然破裂，导致羊水流出，通常会有一股热流从阴道流出，或是有湿润的感觉。在生产阵痛前的破水是早期破水，早期破水可能会引起细菌感染或是脐带脱垂。破水之后，不管在什么场合，都应立即平躺，防止羊水流出。平躺后打电话叫救护车，在去医院的途中，

◎ 进行抚摩胎教时，室内环境要舒适，保持空气新鲜、温度适宜。

必须始终保持平卧。如果阴道排出棕色或绿色柏油样物质（胎粪），要告诉医生，因为这是胎儿肠腔被挤压造成的结果，常常意味着胎儿受压或发生危险。

◆ 见红。见红是因子宫收缩，宝宝的头开始下坠入盆，胎膜和子宫壁逐渐分离摩擦引起血管破裂而出血。一般为粉红色或是褐色的黏稠液体，或是分泌物中带有血丝。通常见红在阵痛前的24小时出现，但也有在分娩几天前甚至1周前就反复出现见红现象。如果只是淡淡的血丝，量也不多，准妈妈可以留在家里观察。如果流出鲜血，超过生理期的出血量，或者伴有腹痛的感觉，就要马上入院就诊。

◆ 阵痛。准妈妈感到宫缩先不要慌忙进医院，先监测一下宫缩的间隔时间，如果不规律或是形成规律但间隔很长，那么离分娩还有一段时间，可以自己在家休息，等阵痛达到至少10分钟一次的时候再入院待产。不过最好有家人陪伴，防止突发情况。

认识胎心监护

正常的胎儿心率随着子宫内环境的不同时刻发生变化。胎心率的变化是中枢神经系统正常调节功能的表现，也是胎儿在子宫内状态良好的表现。胎心监护的使命是尽早发现胎儿异常，在其尚未遭受不可逆性损伤时，采取有效措施，及时分娩，避免发生重大损伤。

胎心监护是通过绑在准妈妈身上的两个探头进行的，一个绑在子宫顶端，是压力感受器，其主要作用是了解有无宫缩及宫缩的强度；另一个放置在胎儿的胸部或背部，主要进行胎心的测量。仪器的屏幕上有胎心和宫缩的相应图形显示，准妈妈可以清楚地看到自己宝宝的心跳。此外，还有一个按钮，当准妈妈感觉到胎动时可以按压此按钮，机器会自动将胎动记录下来。胎心监护仪将胎心的每个心动周期计算出来的心跳数，依次描记在图纸上以显示胎心基线变异。胎心过快或过慢都是有问题的表现，但是一般性的伴随胎动的胎心过快不能说明胎儿出现了什么问题，往往是胎心过慢的风险更大，提示胎儿在宫内的储备减少，面临缺血缺氧的危险，需要医生及时予以处理。

可以通过监测胎动和胎心率来反映胎儿在母体内的状况，在怀孕35周后准妈妈每周去医院产检时，都要进行胎心监护。但这样

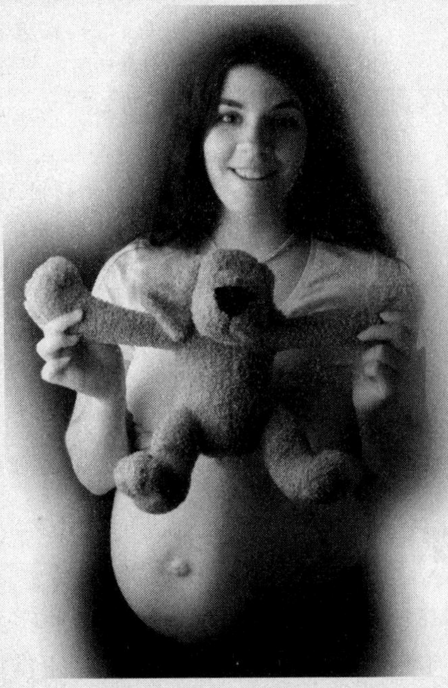

◎ 准妈妈仰卧在床上，头不要垫得太高，全身放松，呼吸匀称，心平气和，面部呈微笑状，双手轻放在腹部，也可将上半身垫高，采取半仰姿势。不论采取什么姿势，但一定要感到舒适。

只能在特定时段监测而不能按照需要监测，所以还需要准妈妈养成每天自行监测胎动的习惯。

进行胎心监护前应该注意以下几点：

◆ 在作监护30分钟到1小时前吃一些食物，比如巧克力。

◆ 最好选择一天当中胎动最为频繁的时间进行，避免不必要的重复。

◆ 选择一个舒服的姿势进行监护，避免平卧位。

如果作监护的过程中宝宝不愿意动，他极有可能是睡着了，可以轻轻摇晃你的腹部把他唤醒。如果胎心监护的效果不是非常满意，那么监护会持续地作下去，作40分钟或者1小时是非常有可能的，请准妈妈不要太过着急。

孕九月检查项目表

检查项目	检查时间	检查内容	检查目的
常规检查	每周1次	测量体重、宫高、腹围、心率、血压、胎心，定期测量血、尿常规等项目	常规检查
胎心监护	怀孕35周后孕妇每周去医院产检时，都要进行胎心监测	胎心监护是通过绑在准妈妈身上的两个探头进行的，一个绑在子宫顶端，是压力感受器，其主要作用是了解有无宫缩及宫缩的强度；另一个放置在胎儿的胸部或背部，进行胎心的测量。仪器的屏幕上有胎心和宫缩的相应图形显示，准妈妈可以清楚地看到自己宝宝的心跳。另外还有一个按钮，当准妈妈感觉到胎动时可以按压此按钮，机器会自动将胎动记录下来	胎心监护的使命是尽早发现胎儿异常，在胎儿尚未遭受不可逆性损伤时，采取有效的急救措施，使新生儿及时娩出，避免发生影响其终生的损伤
无应激试验	每周1次	通常情况，准妈妈选取一个自己最舒服的姿势，比如半卧位或是坐位，胎心监护进行20分钟，如果20分钟内胎动次数超过3次，每次胎动时胎心加速超过15次/分，并且没有太过频繁的宫缩出现，那么我们认为这是一个非常好的结果	证明宝宝在子宫内非常健康

03 从容应对前置胎盘

什么是前置胎盘

胎盘是一个饼状的器官，它通过脐带和你的宝宝相连，并向宝宝输送营养，正常情况下，胎盘应该附着在子宫的底部附近。如果医生告诉你有前置胎盘，那就意味着你的胎盘在子宫内的位置过低，可能接近或者覆盖了宫颈口。

所谓前置胎盘，是指怀孕28周以后，胎盘附着于子宫下段，其下缘甚至达到或遮盖住子宫颈的内口，位置低于胎先露部。依程

胎教圣经

◎ 准妈妈双手从上至下、从左至右，轻柔缓慢地抚摩胎儿。反复10次后，用食指或中指轻轻抚压胎儿，然后放松。

度可分为完全性前置胎盘、边缘性前置胎盘和低位胎盘三种。

胎盘完全覆盖宫腔下部的宫颈口时，医学上称为“完全性前置胎盘”或“全部性前置胎盘”；如果胎盘正好盖住宫颈口的边缘，则称为“边缘性前置胎盘”（也有医生称之为“部分性前置胎盘”）；而如果胎盘的边缘距宫颈口 2 厘米以内，但没有到达宫颈口的边缘，则被称为“低位胎盘”。一般情况下，你在怀孕中期作 B 超检查时，医生会检查胎盘的位置。

前置胎盘有何后果

前置胎盘最常见的症状为无痛性的阴道出血，常在夜晚睡觉时突然出现，出血量或多或少，常会反复发生，一般无腹痛，但是对准妈妈会产生危害。怀孕时发生前置胎盘不仅增加了你孕期发生严重出血的风险，分娩过程中和产后的出血机会也会增加。

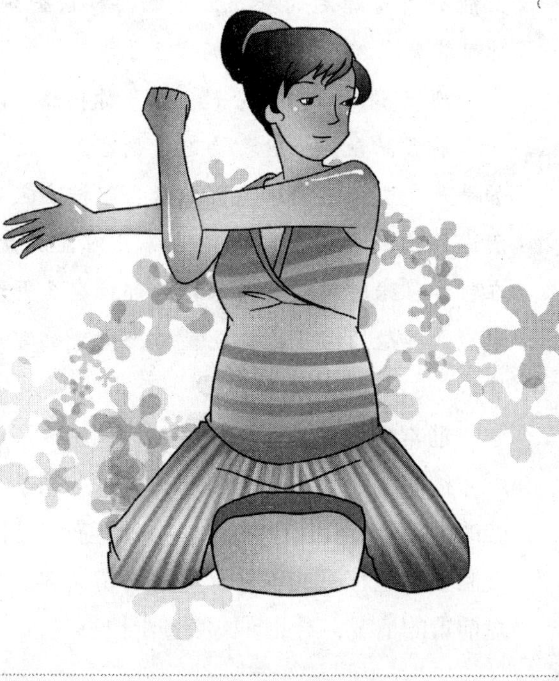

◆ 出血。出血来自胎盘的开放性血窦，准妈妈产前、产时、产后均可能发生大出血，过多出血会导致产妇休克甚至死亡。

◆ 感染。由于反复出血，加上胎盘剥离面又靠近宫颈内口，因此容易发生感染。

◆ 胎盘植入。由于胎盘附着的子宫下段蜕膜发育不良，胎盘可植入肌层，加上子宫下段收缩不良，容易导致非常严重的出血，有时可能需要为止血而进行子宫切除术，并需要输血。出血过多还有可能造成胎宝宝缺血、缺氧。但因前置胎盘出血发生较早时，为挽救产妇的生命，容易造成宝宝早产。

此外，有前置胎盘的准妈妈，生出宝宝的体重可能会偏低，多数是因为宝宝分娩的时间较早，也有可能是因为准妈妈有前置胎盘，宝宝出现宫内生长受限的风险稍高。

哪些人最易发生前置胎盘

大多数患有前置胎盘的女性都没有明显的危险因素。但如果存在以下情况中的任何一种，那么你就会更有可能发生前置胎盘：

◆ 你在前次怀孕时患有前置胎盘。

◆ 你此次怀的是双胞胎或多胞胎。

◆ 你以前做过剖宫产手术，而且手术次数越多，危险越大。

◆ 你以前做过其他的子宫手术（如宫腔的诊刮术或者子宫肌瘤剔除术、人工流产刮宫术等）。

◆ 你的子宫内膜有炎症。

◎ 准妈妈可以在腹部松弛的情况下，用一个手指轻轻按一下胎儿再抬起，来帮助胎儿做体操。

◆ 你生的孩子越多，年龄越大，患有前置胎盘的危险也就越大。

◆ 你吸烟或者吸毒。

如何应对前置胎盘

如何应对前置胎盘，取决于你处于孕期的哪个阶段。

◆ 如果是怀孕中期B超检查时发现你有前置胎盘，大可不必紧张，因为随着孕期的推进，胎盘有可能会逐渐远离宫颈口的位置，而不再成为一个问题。只有10%的准妈妈在宝宝快要分娩的时候还有前置胎盘。

◆ 如果在怀孕晚期发现有前置胎盘，胎盘依旧有离开宫颈口的可能（发现得越晚，可能性就越小）。医生一般会告诉你在孕晚期(怀孕最后3个月）刚开始的时候要复查B超，检查胎盘位置。如果再次作B超检查时，发现你的胎盘仍然覆盖或接近宫颈口，你将会处于医生的严密观察之下，包括定期对你进行B超检查，注意你有没有阴道出血。

◆ 如果你有出血现象或者出现宫缩，就需要住院了。医生会根据你的怀孕时间、出血的严重程度以及你和你的宝宝的情况，进行下一步处理。如果你已经接近足月，医生会立即采取剖宫产手术把宝宝娩出。如果你发生严重的出血，或者宝宝状况不好，即使这时宝宝还没足月，也要立即将宝宝娩出。一般这时候你还需要输些血。

◆ 如果出血停止，你和宝宝的情况都很稳定，医生可能会允许你回家。但如果你再次出血，就需要立即回到医院。如果你和宝宝能够维持稳定的状态，不需要提前分娩，你可能会在37周时接受剖宫产手术。

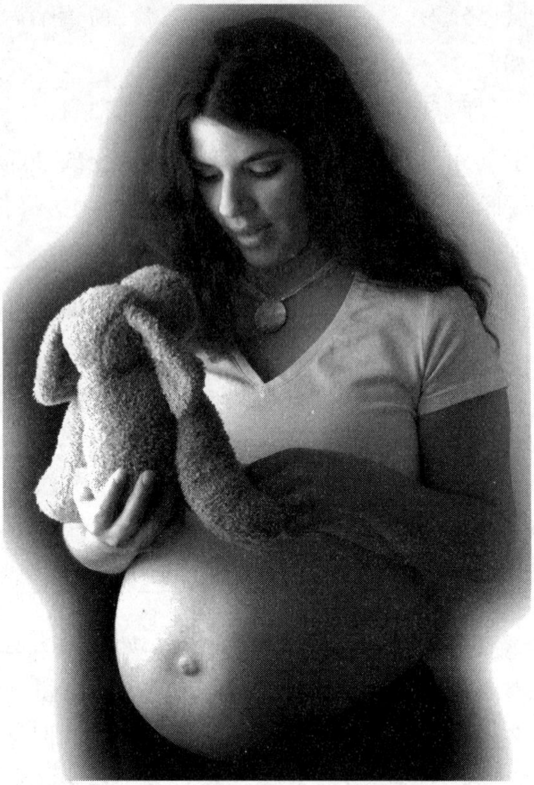

◆ 无论什么时候分娩，只要你仍然被诊断有前置胎盘，一般都要进行剖宫产。因为如果是完全性前置胎盘，胎盘会阻挡宝宝从阴道娩出的通道。即使是边缘性前置胎盘，在宫口扩张时胎盘附着宫颈的部位也会大量出血。多数情况下，你还是需要接受剖宫产手术。

通常情况下，前置胎盘宜在怀孕28周过后才诊断，因为在妊娠早期胎盘常占据子宫腔的大部分，而且在怀孕34周前还有可能出现胎盘向上移行的现象。早期B超会提示胎盘前置的情况，对此你不必过于担心。

胎教圣经

◎ 准妈妈抚摸胎儿帮其做体操时，有时胎儿会立即有轻微胎动以示反应；有时则要过一阵子，甚至做了几天后才会有反应，这时准妈妈一定要有耐心，一定要坚持。

04 孕九月胎教功课

准妈妈的情绪调试

怀孕9个月，距预产期越来越近，准妈妈一方面会为宝宝即将出世感到兴奋和愉快，另一方面又对分娩怀有紧张的心理。面对这一现实，怎样让准妈妈始终保持一种平和、欢乐的心态，直接关系到胎儿的健康成长。从胎教的角度千万不能不闻不问，一定要倍加关注。

◆ 产前的心理准备。分娩前的心理准备远远胜过学习各种知识及练习，许多准爸爸妈妈们没有意识到他们面对的问题，因此一旦面对这些问题便显得茫然无助。如果在医生的指导下作过妊娠和分娩相关的心理准备的话，他们便得到了更大范围的心理保护。

◆ 产程中的心理支持。产痛是分娩过程中备受注意的焦点。在进行长时间的分娩心理准备时，应该让准妈妈真正了解产痛的意义，消除对母子的负面影响，并让准妈妈在分娩过程中得到充分的体验，有利于调整随后的母子关系。

◆ 产后的心理支持。母子关系是“二合一”的关系，宝宝作为一个成熟的个体，准妈妈必须保护孩子免受过分的外部和内部的压力。新生儿散发出的起始的幼稚情感，如高兴或不高兴，只有在得到母亲的接受后，其情感才能发展。

孕九月的音乐胎教

预产期越来越近，准妈妈不免会感到焦虑和紧张，主要是担心自己和胎宝宝出现各种不适，以及分娩前的恐惧。这个时期的胎教，准爸爸的角色特别重要，应加强对妻子的呵护，注意妻子的情绪，和她一起学习分娩知识。

音乐对于陶冶情操、和谐生活、加强修养、增进健康以及激发想象力等方面都具有很好的作用。人们常把适合母亲和胎儿听的音乐称为胎教音乐。胎教音乐对于促进准妈妈和胎儿的身心健康具有不可低估的影响。胎教音乐主要分为两种：

◆ 准妈妈自我欣赏，条件可以不限。准妈妈可以戴着耳机听，也可以不戴耳机听；可以休息的时候听，也可以边做其他事边听，还可以一边听一边唱等。准妈妈可根据各自的环境随意安排。总之，要尽可能地多抽一些时间欣赏胎教音乐，让轻柔悦耳的音乐充满所处的空间。随着音乐的节奏

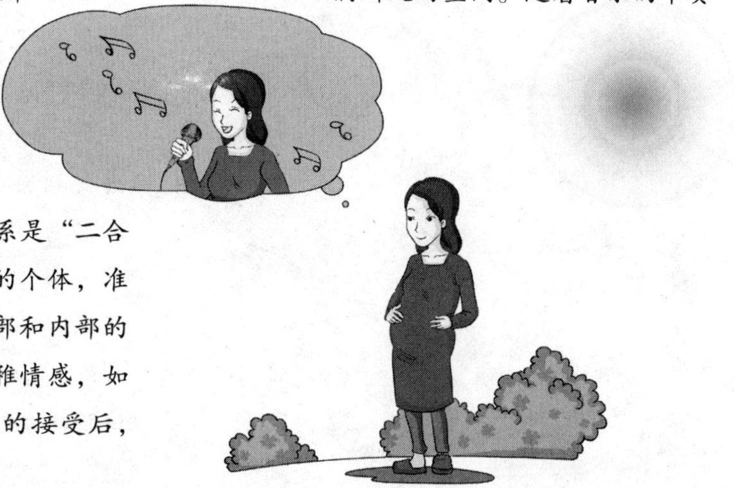

◎ 准妈妈帮胎儿做抚摩体操适宜早晨和晚上做，每次时间不要太长，5～10分钟即可。

还可以想象着腹中的胎儿欢快迷人的脸庞和体态，在潜意识中与胎儿进行感情交流。久而久之，准妈妈将感到这是一种妙不可言的艺术享受。

◆ 直接听给胎儿。胎儿在4个月时就已经具有听力，从这时起，可将录音机放在距离孕妇腹壁2厘米处播放，每天定时听几次，要循序渐进，开始时间可以短一些，以后逐渐增加，但不宜过长，以5～10分钟为宜。音量适中，不可过大也不宜过小。当然，如果准妈妈能亲自给胎儿唱歌则能收到更为令人满意的效果。一方面，准妈妈在自己的歌声中陶冶性情，获得了良好的胎教心境；另一方面，准妈妈在唱歌时产生的物理振动，和谐而又愉快，使胎儿从中得到感情上和感觉上的双重满足，而这一点是任何形式的音乐所无法取代的。

总之，准妈妈在工作之余，不妨经常哼唱一些自己喜爱的歌曲，把自己愉快的信息通过歌声传递给胎儿，使胎儿分享喜悦的心情。唱的时候尽量使声音往上腹部集中，把字咬清楚，唱得甜甜的，胎儿一定会十分喜欢。

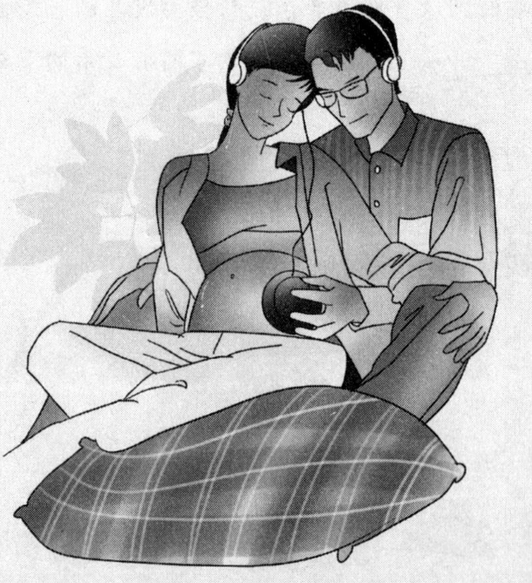

可以进行的其他胎教

◆ 抚摸胎教。抚摸胎儿是胎教的一种形式。怀孕9个月后准妈妈可以轻轻地抚摸胎儿的头部，有规律地来回抚摸宝宝的背部，也可以轻轻地抚摸孩子的四肢。当胎儿可以感受到抚摸的刺激后，会促使宝宝作出相应的反应。

◆ 光照胎教。这个阶段如果准妈妈用强光照射腹部，胎宝宝会为了避免受到光线的刺激而将脸转到一旁，或闭上眼睛；若改为弱光，胎宝宝则会好奇地眨眨眼，还会将头部转向光源位置。只要是不太刺激的光线，都可以给予胎宝宝脑部适度的良性刺激。准妈妈也可以利用晴朗的天气，外出散步时，穿梭在阳光与树荫中，让胎宝宝感受到光线强弱的对比。

◆ 美学胎教。经常欣赏艺术作品可以提高人的感受力。准妈妈可以带着肚子里的小宝宝，一同欣赏美丽的事物、艺术作品，在感受到美的同时，也将美无形中传达给了宝宝。

◆ 言语胎教。准爸爸和准妈妈每天都要跟肚子里的宝宝说说话，早上起床打招呼，不时地把看到的东西分享给宝宝等。这不仅是言语胎教的重点，也是建立亲子关系的关键。

胎教圣经

◎ 准妈妈可以在一个安静的场所，采取一种最舒服的姿势，每天花10分钟，不听音乐，不说话，集中精力用手的抚摸和宝宝进行独特的情感交流。

05 孕九月注意事项

◆ 了解孕晚期早产的预防和应对。进入孕晚期，准妈妈除了时刻注意自己身体的变化外，还要开始学习必要的分娩知识，最好能了解些早产的预防和应对方法，在没有医生的情况下能自己作简单处理。准爸爸最好和准妈妈一起学习。

◆ 注意孕晚期出血。在怀孕后期，准妈妈不能再进行性生活了，尤其是那些前置胎盘和胎盘早期剥离的准妈妈，以防引起早产。不论在何种情况下，一发现阴道出血，要马上去医院，因为这很可能是早产的先兆。

◆ 胎儿监测确保平安。34周的宝宝虽然已经基本发育成熟，但跟足月的宝宝比起来身体的功能还是有差距的，要尽量避免因外界刺激造成早产，因此准妈妈要多注意宝宝的活动情况，每天都要数胎动，定期到医院作胎儿监测也是必要的。

◆ 预防早产。预防早产，应在孕前就与医生密切配合，找出导致早产的危险因素，孕期定期进行产前检查，评估是否有早产倾向，以便尽早发现问题采取应对措施。如患有生殖道感染疾病，应及时诊治。准妈妈要尽量避免劳累和外来刺激，保持良好的生活状态，时刻关注自己的健康。

◆ 多和宝宝说说话。此时的宝宝在妈妈肚子里是头朝下的，而且活动空间越来越小，准妈妈此时除了尽量避免大幅度活动外，不要忘了与胎儿进行语言交流，告诉宝宝他很

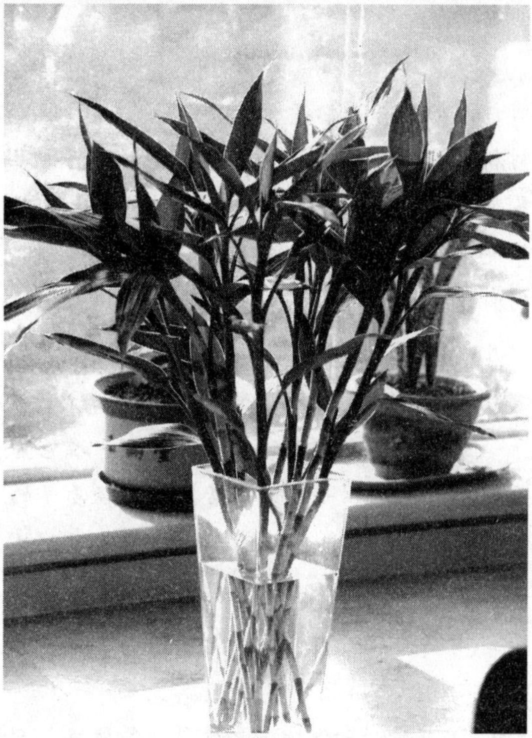

安全，让宝宝在妈妈的肚子里度过最后一段温暖的时光。

◆ 学会正确数胎动。每日数胎动3次，可以在早、中、晚各计1小时数胎动次数，然后将3小时的胎动次数相加乘以4，即可代表12小时的胎动次数。如果12小时的胎动次数在30次左右为正常，少于20次，往往表示胎儿可能出现危险。

◆ 准爸爸应该鼓励准妈妈自然分娩。近年来选择剖宫产的准妈妈数量上升了近1倍，主要由于准妈妈及其家人的分娩担忧和个别医师的诱导。其实，顺产的宝宝身体比剖宫产的宝宝健康，产妇的身体恢复也快。所以，为了宝宝和准妈妈的身体健康，准爸爸要多鼓励准妈妈选择自然分娩，要让妻子知道，

◎ 准妈妈躺在床上，准爸爸对胎儿的抚触，可以让胎儿充分感受到家的温暖。

其实顺产并不难。

◆ 作好分娩前的准备。你需要提前准备好住院的物品，包括入院押金、所需的证件材料、生活用品等放到随手可得的地方；准备好出生后宝宝的衣服、被褥、尿布、奶瓶等物品。在住院分娩前洗洗澡，更换衣服。同时，你应该将一直坚持喝的孕妇奶粉改为婴儿1段奶粉，以便一旦小宝宝在出生以后需要喝奶粉能尽快适应奶粉的口味。

◆ 准爸爸的准备。在这一时期，准爸爸更应该主动承担一些家务活，以减轻妻子的体力负担。这样，一方面可以减少妻子妊娠期的疲劳，使妻子心情愉快；另一方面也可亲自体验平素妻子从事家务劳动的辛苦，使夫妻之间的感情更加融洽。

◆ 选择好分娩医院和坐月子的地点。应当在接近预产期时，与丈夫商量选择去哪家医院生产。采用何种方式分娩，医生会根据你的具体情况来决定。

◆ 准妈妈起居。为了储备体力准备分娩，准妈妈要保证足够的睡眠和休养。最好穿后跟低而平衡的鞋以保持平衡。此时不可任意刺激子宫，且因早产的可能性，最好能抑制性生活。进食不要一次太多，以少量多餐为佳，并摄取易消化且营养成分高的食物。

◆ 准妈妈营养注意。准妈妈特别要注意加强最后3个月内的营养，切忌偏食，并注意膳食内所含的营养素的合理搭配。

◆ 每周产检别忘记。现在你需要每周作一次产前检查了。你会发现胎儿动得少了，你应该请教医生，如何正确监测胎心和胎动。如果医生发现胎儿较小，会建议你作一次胎心监护，了解胎儿在子宫中的状况，也会建议你增加营养；如果胎儿已经很大，医生可能会让你适当控制饮食，避免胎儿过大给你的分娩造成困难。

◆ 准爸爸的护妻守则。此时你们的宝宝发育已经基本成熟，在为出生作最后的准备了。准妈妈的肚子已经相当沉重，准爸爸要做好保护工作哦：每天陪妻子散步、爬楼梯，为分娩作准备；与妻子一起学习有关分娩、产后护理及新生儿的知识，作好科学育儿的准备；提前为妻子准备好分娩的必需用品；送妻子一些礼物，给妻子增添喜悦，增强她的信心。

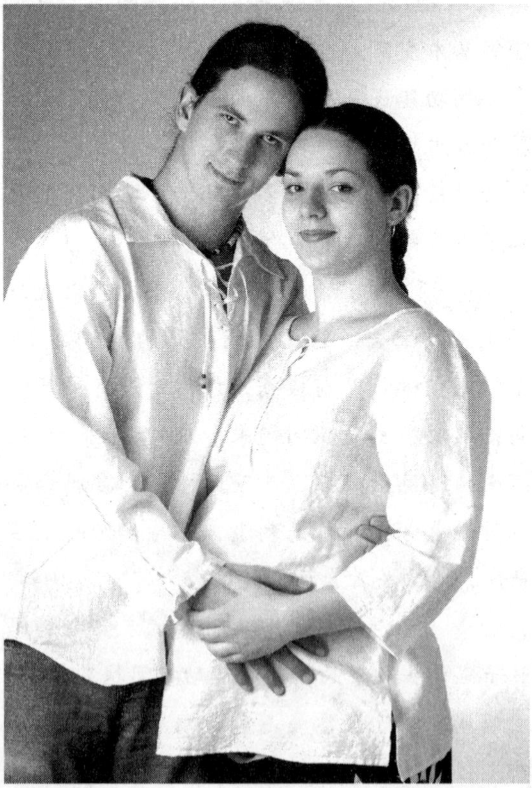

胎教圣经

◎ 早晨醒来时，可以问腹中的宝宝“你醒了吗？如果你醒了，就踢一踢妈妈作为回答”，并用手抚摩肚子，有些宝宝会回答。

★第十六章★ Chapter 16 ▸▸▸

怀孕第10月

怀孕第10个月啦！这意味着你的宝宝已经发育完全，小家伙随时都有可能降临人间！40周的美妙孕程在这个月便要宣告结束了，这对于你——准妈妈来说，可相当于完成了一份壮举。胜利往往产生于再坚持一会儿的努力当中，再坚持一下，这个月的营养和保健工作依然不能放松，疾病与检查更应该重视，注意事项也别忽略。迎接小天使，你准备好了吗？

第一节 胎儿和母体状况

01 第37周胎儿发育状况

怀孕第37周时，你的宝宝重约3000克，身长约51厘米。到这周末他就可以称为足月儿了（38～40周的新生儿都称为足月儿），这意味着宝宝现在已经发育完全，为他在子宫外的生活作好了准备。你的宝宝随时可能降临人间，你们母子很快就要见面了哦！

这一周，胎儿的肺和其他呼吸器官都已经发育成熟。一般在这周，胎儿能够继续转动并使头转到下方。如果胎位不正，自动转

◎ 在实行爱抚肚皮胎教法的时候，一定要充满爱意，千万不要心不在焉，也不要用力拍打、按压肚子，以免造成腹部疼痛、子宫收缩，从而引发早产。

为头位的机会就很少了，若医生也无法纠正，那么很可能会建议你准备剖宫产，以保证母子平安。

这一周，你的小宝宝仍然在生长，小家伙的头发已经长得又长又密了，宝宝在出生后随着营养的补充，头发会自然变得浓密光亮。宝宝的身体发育基本完成，是个健康的小宝宝了！

进入了第37周，意味你已进入了怀孕的最后阶段。胎儿体内的脂肪增加到约8%，到出生时约15%。如果现在宝宝依然胎位不正，那么他转为头位的可能性已经很小了。宝宝现在正在练习呼吸，因为空间太小，他已经无法做运动了。他在子宫内的时间越长，就有越多的时间愉快地在安静的子宫里发育他的脑部。如果你的宝宝是男孩，他的睾丸将会下垂成为阴囊。

02 第38周胎儿发育状况

怀孕第38周时，你的宝宝重约3200克，身长也有52厘米左右了。胎儿的头发有1～3厘米长，有的胎儿头发又黑又多，有的胎儿头发很短，有的胎儿头发有些发黄；如果父母中某一方头发是自来卷的话，你的胎儿也很可能是个小卷毛头。除了营养因素外，遗传因素也是重要原因之一。胎儿的头发这时已经长得很长而且比较浓密，当然也有一些胎儿一点头发都没长。

这一周，胎儿的抓握已经很有力了，很快你就会在他的小手抓住你的手指时注意到这一点！他的器官已经完全发育，并各就其位，他的肺部和大脑已经足以发挥功能了，但是它们将在宝宝的整个童年时期继续发育。

本周宝宝的头已完全入盆，头部在盆内摇摆，被周围的骨盆骨架保护着。这样宝宝就有更多的空间放自己的小胳膊、小腿和小屁股了。宝宝的各个器官发育完全并已各就各位，脑和肺部也开始了工作，并会在出生后继续发育成熟。你还会发现，胎儿身上覆盖着的一层细细的绒毛和大部分白色的胎脂逐渐脱落，皮肤皱纹逐渐消失。这些分泌物会被胎儿随着羊水一起吞进肚子里，在肠道中，渐渐变成黑色的胎便，在胎儿出生后一两天内排出体外。

到本周，胎儿已经完全发育好了，胎儿的心、肺、肝为首的循环、呼吸、消化器官等已全部形成，已经具备了在母体外独立生存的能力。新生儿并不是一张白纸哦，他从一出生就具备了几十种原始反射。

这一周，宝宝的指甲已经长到了手指和脚趾的末端，头发长到了2厘米左右。胎儿身上原来的一层细细的绒毛和大部分白色的胎脂逐渐脱落，这些物质及其他分泌物也被胎儿随着羊水一起吞进肚子，变成胎便。

03 第39周胎儿发育状况

怀孕第39周时，你的宝宝身长53厘米左右，体重3200～3400克。现在出生的宝宝是足月儿。随着现在营养给予的提高，宝宝出生时体重越来越重，有的宝宝出生时体

胎教圣经

◎ 当胎儿踢肚子时，准妈妈轻轻拍打被踢的部位，然后等待第二次踢肚。一般在一两分钟后，胎儿会再踢，这时候再轻拍几下，接着停下来。如果你拍的地方改变了，胎儿会向你改变的地方再踢，此时要注意改拍的位置离原胎动的位置不要过远。这种游戏可每天进行2次，每次数分钟。

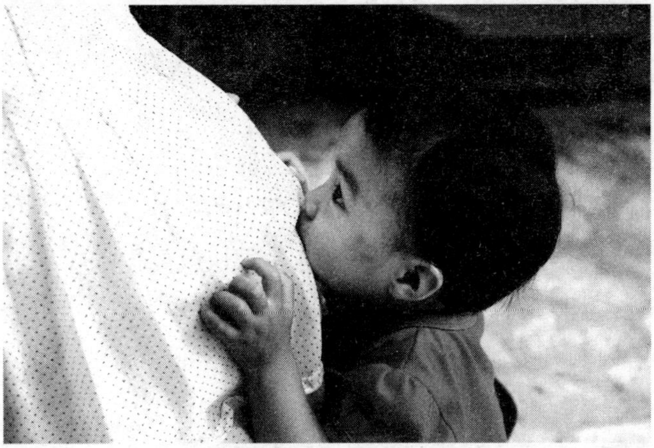

重可以达到4000克以上。通常情况下，男孩出生时的体重会比女孩重一些。

这一周，胎儿的体积几乎占据了整个子宫。胎儿的所有器官已发育成熟，尤其是肺，宝宝在出生后几个小时内才能建立起正常的呼吸模式。胎儿的肌肉还在继续生长，这些脂肪储备将会有助于宝宝出生后的体温调节。他的外层皮肤正在脱落，取而代之的是下面的新皮肤。胎儿的头部已固定在骨盆中，他更多地将会向下运动，压迫你的子宫颈，想把头伸到这个世界上来。

小家伙的皮下脂肪现在还在继续增长，身体各部分器官已发育完成，其中肺部是最后一个成熟的器官，在宝宝出生后几个小时内他才能建立起正常的呼吸模式。

宝宝在本周的活动越来越少了，似乎安静了很多，这难免加重你的担忧，这都是正常现象，不必担心。宝宝活动减少的原因主要是因为胎儿的头部已经固定在骨盆中。

04 第40周胎儿发育状况

怀孕第40周时，胎宝宝的平均体重在3000～4000克，男孩往往比女孩稍微重一点儿，身长有50多厘米。胎儿内脏和神经系统功能已经健全，手脚肌肉发达，富有活力，脑细胞的发育基本定型。胎儿的胸部会变得更凸出，由于肝在血红细胞生产中的特殊作用，胎儿的肝会自然变大。胎儿的感觉器官和神经系统可对母体内外的各种刺激作出反应，能敏锐地感知母亲的思考，并感知母亲的心情、情绪以及对自己的态度。你的宝宝应该跟以前一样活跃，如果胎动有所减少，那可能是出现问题的信号，所以如果你觉得他的活动变慢了，应该立即去医院就诊。

到这一周，小家伙已经是个成熟的胎儿了，随时可以出生！此时胎儿的腹部要比头部稍微大些，脂肪的比例非常大，占胎儿体重的15%左右，身体内的所有器官和系统都已发育成熟，是一个新鲜的小生命啦！胎儿的重要生命线胎盘正在老化，传输营养物质的效率在逐渐降低，直到胎儿娩出即完成使命。

现在，胎儿所处的羊水环境也有所变化，原来的羊水是清澈透明的，现在由于胎儿身体表面绒毛和胎脂的脱落及其他分泌物的产生，原来清澈透明的羊水变得有些浑浊，呈乳白色。别指望刚生出来的宝宝像洋娃娃那么可爱，新生儿头部通常都是暂时的畸形（通过产道时挤压所致），浑身覆盖着胎脂和血液，还可能肤色不匀，有胎记或皮疹等，这些异

◎ 准妈妈每晚睡觉前先排空膀胱，平卧床上，放松腹部，用双手由上至下、从右向左，轻轻地抚摩胎儿，就像在抚摩出生后的婴儿那样，每次持续5～10分钟。

常都是正常的。宝宝在出生呼吸到第一口气时，会激发心脏和动脉的结构迅速产生变化，从而使血液输送到肺部。

这一周，你生命中那个重大时刻就要来临了。十月怀胎，一朝分娩，所有的辛苦等待即将结束，期待已久的小生命很快就要投入你温暖的怀抱中。怀孕40周是宝宝降生的时候。大多数宝宝会在这周和妈妈见面，但这并不绝对，提前3周或推迟2周都是正常的。据统计，真正能准确地在预产期出生的婴儿只有5%。如果宝宝比预产期推后2周依然没有要出生的迹象，要到医院咨询医生，因为胎儿过熟，有时也会有危险。

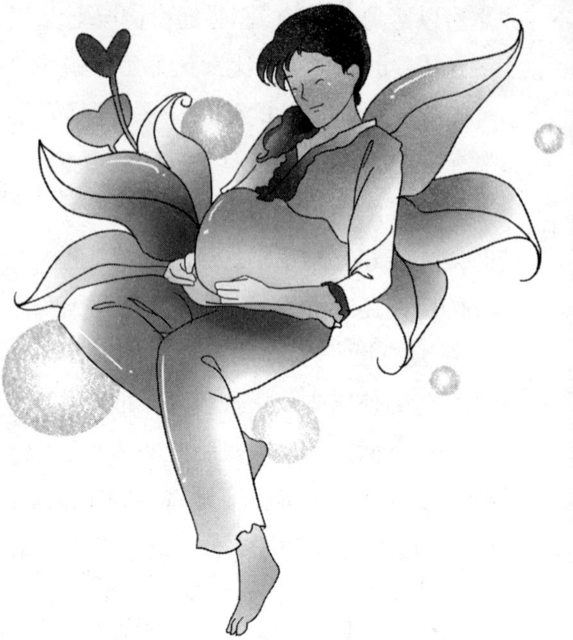

05 孕十月准妈妈生理变化

怀孕第37周的你感觉下腹部的压力越来越大，突出的肚子逐渐下坠，这就是通常所说的胎儿开始入盆，即胎头降入骨盆，是在为分娩作准备。子宫底的位置逐渐下降，这样你的肺部和胃部都会觉得松快一些，呼吸和进食也比前一段时间舒畅了，食欲因此也有所好转，吃了食物后胃里也不会那么难受了。但是行动却日益艰难。由于胎头下降牵拉宫颈，有的准妈妈会觉得胎儿好像就要掉出来似的。而且膀胱受到压力，使你总有便意，不得不一次次往厕所跑。阴道分泌物也更多了，要注意保持身体清洁，特别要注意阴道分泌物是否正常，有没有血性分泌物，如果其中带有血迹，就应该马上去医院检查。

怀孕第38周的你会感到上腹部的闷胀感有所缓解，食欲变得逐渐好起来。随着日子越来越近，你可能会越来越紧张和焦急，既盼望宝宝早日降生，同时又对分娩感到恐惧。你需要做的就是充分休息，适当活动，密切注意自己身体的变化。这段时间也许是你最后一次能跷起脚来放松放松，接下来很长一段时间内都不会有了。准妈妈可能又开始经历腿部水肿，这是怀孕必经之路，尤其是在末期。尽管如此，如果是额外的手、脸水肿或是突发的严重的脚部、脚踝水肿，你还是最好去咨询一下健康管理师，这很可能是患上妊娠高血压疾病了。由于宝宝进入骨盆，膀胱受到挤压，准妈妈不得不增加去卫生间的次数。在真正的子宫收缩之前，准妈妈会经历假阵痛收缩。

怀孕第39周的你子宫已经充满了骨盆和腹部大部分空间，你的活动会更加不便，

胎教圣经

◎ 孕妇可以在腹部明显地触摸或轻拍胎儿的头、背和肢体，使胎儿在子宫内“散步”、做“宫内体操”。这样反复地锻炼，可以使胎儿建立起有效的条件反射，并增强肢体肌肉的力量。经过锻炼的胎儿出生后肢体的肌肉强健，抬头、翻身、坐、爬、行走等动作都学会得比较早。

你也许会产生许多不舒服的感觉和思想负担。准妈妈在这几周中会感觉很紧张、心情烦躁焦急等，这都是正常现象。同时，在这几周中身体会越来越感到沉重，因此要注意小心活动，避免长期站立，洗澡的时候避免滑倒等。临产前，准妈妈的依赖性增加，被动性加强，行为幼稚，要求别人关心自己，主观感觉异常的体验明显增多，对体内的胎儿活动尤其关注。临近分娩，多数准妈妈会产生再也不希望怀孕的想法。说实在的，女人生孩子最怕的是分娩过程。要做妈妈，就必须闯过这道难关。只有经过了产时的阵痛，你才能懂得女人的真正含义。

这一周，准妈妈的宫高增加到 30 ~ 34 厘米，胎儿位置向下降，腹部凸出部分有稍减的感觉，同时胃及心脏的压迫感减轻。但胎儿下降后，膀胱及直肠的压迫感却增强，腰疼、脚跟疼等不适症状会比较明显。有的准妈妈还会出现下腹部轻微胀痛，常在夜间出现，清晨消失；或上腹部较前舒适，但又发生尿频；或阴道分泌物中有少量血液（即见红），都预示准妈妈不久就要临产。你是不是感觉下腹部压力越来越大，突出的肚子逐渐下坠？这就是胎头降入骨盆，是在为分娩作准备。好好休息，密切注意自己身体的变化，随时作好临产的准备。

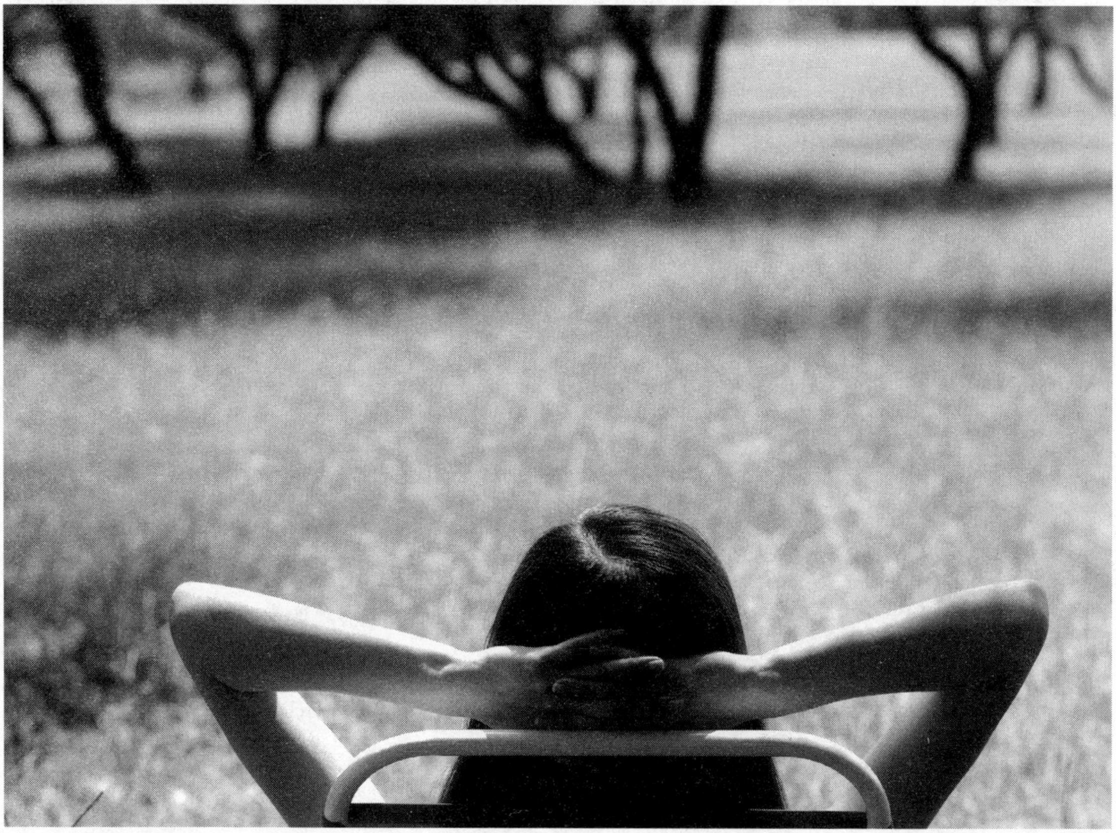

◎ 一旦胎儿出现踢蹬不安时，便应立即停止刺激，并轻轻抚摩之，以免发生意外。

第二节 孕十月行动安排

01 准妈妈营养与保健

孕十月营养饮食原则

进入冲刺阶段了，准妈妈的胃部不适之感会有所减轻，食欲随之增加，因而各种营养的摄取应该不成问题。在这个月应该限制脂肪和糖类等热量的摄入，以免胎儿过大，影响顺利分娩。为了储备分娩时消耗的热量，你应该多吃富含蛋白质的食品。在这个月里，由于胎儿的生长发育已经基本成熟，如果你还在服用钙剂和鱼肝油的话，应该停止服用，以免加重代谢负担。为了储备分娩时消耗的能量，你应该多吃富含蛋白质、糖类等能量较高的食品。最好一日多餐，还要注意食物口味清淡、易于消化。这个阶段应该吃一些制作精细、易于消化、营养丰富、有补益作用的菜肴，为你的临产积聚能量。

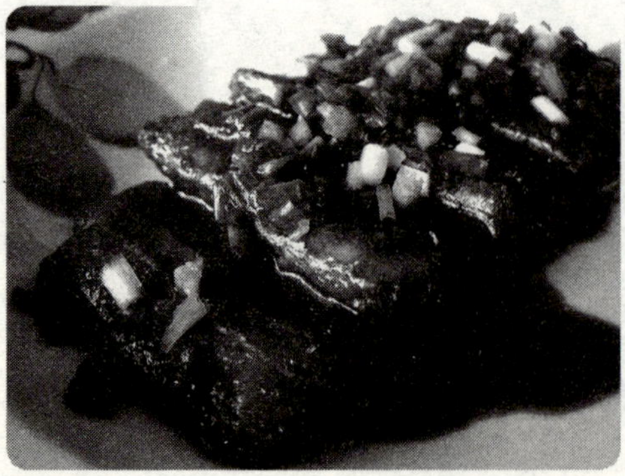

这时候，很多准妈妈都会觉得消化系统慢了下来，感到便秘。如果你开始感到不舒服，那就多喝水、多吃含纤维食品。依然要记得保证充足的食物供给，食量不要过多，以避免宝宝过度增长。膳食方面应当增加动物性食物和大豆类食物，以补充需要增加的优质蛋白质。比如主食中要包括玉米等粗、杂粮食物，主、副食要搭配食用。豆油、菜籽油等植物油和核桃仁等坚果有利于宝宝脑发育，要多食用。此外，海鱼含有DHA物质，可多选食。每日保证足量的奶类，适当选用动物肝脏和全血，多吃些新鲜蔬菜和水果。临产前宫缩疼痛，出汗多，体力消耗大，应保证自己吃好、睡好。多吃水果和易消化又能产生热量的食品，如大米粥、小米粥、面条、豆浆、蛋羹、红枣汤等富有营养的食品。

这一月，准妈妈应坚持的饮食原则是少吃多餐。越是快临产了，就越应该多吃些含铁质的蔬菜（如菠菜、紫菜、芹菜、海带、

胎教圣经

音乐胎教

◎ 准妈妈通过欣赏音乐，可调节情绪，产生宁静、舒适的感觉，使胎儿也很快安静下来，声波可以直接通过准妈妈的腹壁传导给胎儿的听觉系统。

黑木耳等）和新鲜的水果。这样可以补充各种微量元素和对身体有益的物质。因为准妈妈胃肠受到压迫，可能会有便秘或腹泻的症状，所以，一定要增加进餐的次数，每次少吃一些，而且应吃一些容易消化的食物。

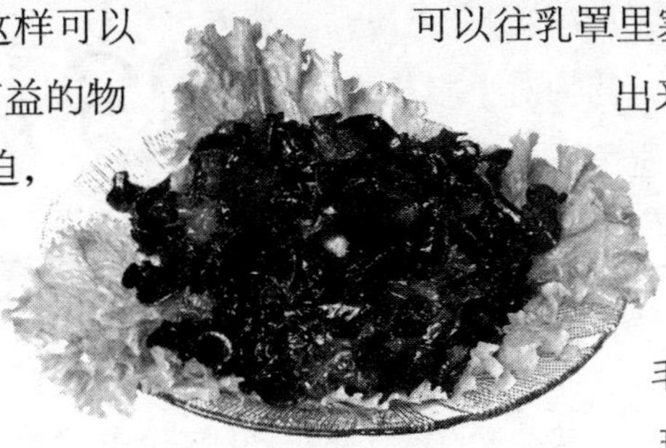

孕十月主打营养

最后一个月里，必须补充各类维生素和足够的铁、钙、充足的水溶性维生素，尤其以硫胺素最为重要。如果维生素 B_1 不足，易引起准妈妈呕吐、倦怠、体乏，还可影响分娩时子宫收缩，使产程延长，分娩困难。维生素 B_1 在海鱼中的含量比较高。

为了避免产程延长，导致分娩困难，孕十月的主打营养是维生素 B_1。

孕十月保健事项

进入孕晚期，胎儿在母腹中的位置在不断下降，下腹坠胀，不规则宫缩频率增加。准妈妈会不断地想上厕所，便次增加，阴道分泌物也更多了，要注意保持身体清洁。现在最重要的是要充分休息，迎接随时可能来临的分娩。现在应该适当活动，充分休息，密切关注自己身体变化，即临产征兆的出现，随时作好入院准备。

买一个合适的哺乳乳罩戴到医院去。它能够很好地支撑你日渐丰满的胸部，让你感觉更舒适些。你的乳房现在可能比孕前变大许多，到你哺乳的时候会再增加1～2号。你可以往乳罩里塞一些哺乳衬垫来吸收溢出来的乳汁，也可以涂一些羊毛脂膏来对付触痛、敏感的乳头。如果你对羊毛过敏，就不要使用羊毛脂了。

现在需要注意的是要避免胎膜早破，即通常所说的早破水。正常情况下只有当宫缩真正开始，宫颈不断扩张，包裹在胎儿和羊水外面的卵膜才会在不断增加的压力下破裂，流出大量羊水，胎儿也将随之降生。提前破水是指还未真正开始分娩胎膜就破了，阴道中的细菌会侵入子宫，给胎儿带来危险。因此要特别注意，孕期的最后阶段一定要避免夫妻生活，避免对子宫的任何压力。

02 孕十月疾病与检查

脚部肿胀很正常

脚部肿胀在最后几周是很正常的，但是如果你注意到手部和脸部出现肿胀、体重突然增加、持续或剧烈的头痛、视物不清或眼前出现斑点、上腹部疼痛等症状时，要立即去医院就诊，因为这些都是一种被称为子痫前期这一严重疾病的前兆。

血压升高找医生

如果你发现自己血压偏高，一定要去看医生，不要任意服用孕前服用的降压药物，

◎ 音乐胎教要考虑对胎儿的听神经和大脑有无损伤的频响范围，正确的音乐频响范围应为500～1500赫兹，音乐磁带必须经过医学检测。

以免造成不必要的危险。在怀孕的最后阶段，虽然胎儿的情况已经稳定，药物对于胎儿的影响不大，但你仍然需要避免感染病菌，吃药总是最后的选择。

检查工作别忘记

在孕晚期，每周一次的产检，医生会对你的腹部进行检查，以确定宝宝的发育和胎位。医生会检查胎儿是否已经入盆，估计何时入盆，胎位是否正常并且是否已经固定等。如果此时胎位尚不正常，那么胎儿自动转为头位的机会就很少了；如果医生也无法纠正，那么很可能会建议你采取剖宫产，以保证你和宝宝的安全。产前检查除了监测胎儿的成长外，可以看到胎盘的功能是否正常，要正确认识胎盘功能和用途、前置胎盘对母婴有何危害。医生通过产前检查，来决定你的分娩方式。

在未生产前，最好让医生进行胎心监护、B超检查，了解羊水以及胎儿在子宫内的状况。如果超过41周还未有分娩迹象，准妈妈应该住院催产了，因为逾期过久，胎儿在宫内将面临缺氧危险。

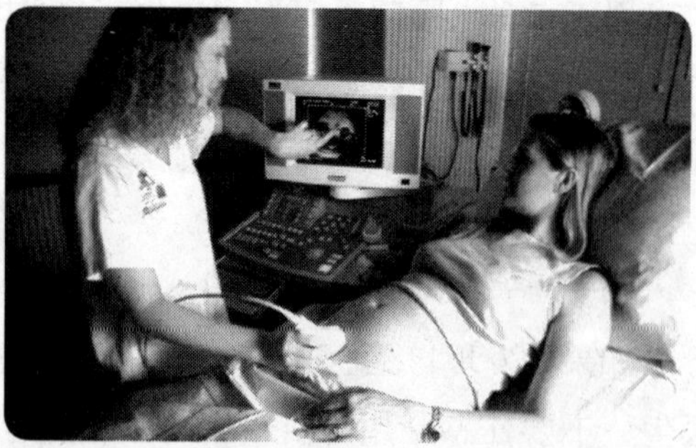

03 预防产前胎盘早剥

认识胎盘早剥及危害

胎盘早剥是指在怀孕20周后或分娩期，正常位置的胎盘于胎儿娩出前，全部或部分从子宫壁剥离的现象。胎盘早剥除了与妊娠高血压疾病有关外，腹部在孕晚期受到强烈撞击，或不慎摔倒、粗暴性交、脐带绕颈等因素，都可导致胎盘从子宫壁早期脱落。根据病情的轻重分为轻型和重型；根据是否有阴道流血分为显性、隐性和混合性三种。

胎盘早剥主要表现为腹痛、阴道流血，其出血的程度要重于阴道流血量，对准妈妈和胎儿都有较大的危险：

◆ 对于胎儿，由于胎盘是胎儿在子宫内生命维系的所在，故发生胎盘早期剥离超过1/3就会引起宝宝缺氧，造成胎儿窘迫、死胎。

◆ 对于准妈妈，除出血直接引起的贫血、休克之外，还可发生弥散性血管内凝血（DIC）、羊水栓塞、急性肾衰竭等并发症，都会危及到准妈妈的生命安全。

胎盘早剥的临床表现

◆ 轻型胎盘早剥以外出血为主，胎盘剥离面通常不超过胎盘的1/3，多见于分娩期。主要症状为阴道流血，出血量一般较多，色暗红，可伴有轻度腹痛或腹痛不明显，贫血体征不显著。若发生于分娩期则产程进展较快。

◎ 胎教音乐的节奏要求平缓、流畅，最好不要带歌词。

◆ 重型胎盘早剥以内出血为主，胎盘剥离面超过胎盘的1/3，同时有较大的胎盘后血肿，多见于重度妊娠高血压疾病。主要症状为突然发生的持续性腹痛和（或）腰酸、腰痛，其程度因剥离面大小及胎盘后积血多少而不同，积血越多疼痛越剧烈。严重时可出现恶心、呕吐，以至面色苍白、出汗、脉弱及血压下降等休克征象。可无阴道流血或仅有少量阴道流血，贫血程度与外出血量不相符。

胎盘早剥的并发症

◆ DIC与凝血功能障碍重型胎盘早剥，特别是胎死宫内的患者可能发生DIC与凝血功能障碍。临床表现为皮下、黏膜或注射部位出血，子宫出血不凝或仅有较软的凝血块，有时还可发生尿血、咳血及呕血等现象。

◆ 产后出血胎盘早剥对子宫肌层的影响及发生DIC而致的凝血功能障碍，发生产后出血的可能性大并且严重。

◆ 急性肾衰竭重型胎盘早剥大多伴有妊高征，在此基础上加上失血过多、休克时间长及DIC等因素，均严重影响肾的血流量，造成双侧肾皮质或肾小管缺血坏死，出现急性肾衰竭。

学会预防胎盘早剥

◆ 预防妊娠高血压疾病。妊娠中、晚期容易发生妊娠高血压疾病。准妈妈一旦出现高血压、水肿和蛋白尿症状，应积极去医院及早治疗。

◆ 妊娠晚期突然腹痛要当心。在怀孕过程中，特别是孕晚期，出现突发性腹痛和阴道流血应马上去医院。一旦确定胎盘早剥应迅速终止妊娠，争取在胎盘早剥6小时内结束分娩。

◆ 孕期注意安全，特别是孕晚期。准妈妈孕期行走要小心，特别是上下阶梯时。不要去拥挤场合，避免坐公交车，也不要开车，以免摔倒或使腹部受到撞击和挤压。

◆ 按时作产前检查。产前检查可及早发现异常，如果出现胎盘早剥，通过超声波检查和分娩监视装置就可早期发现，尽快采取相应对策。

胎盘早剥治疗措施

◆ 纠正休克。患者入院时，情况危重、处于休克状态者，应积极补充血容量，纠正休克，尽快改善患者状况。输血必须及时，尽量输新鲜血，既能补充血容量，又可补充凝血因子。

◆ 及时终止妊娠，胎盘早剥危及母亲和胎儿的生命安全。胎儿未娩出前，胎盘可能继续剥离，难以控制出血，持续时间越长，病情越严重，并发凝血功能障碍等合并症的可能性也越大。因此，一旦确诊，必须及时终止妊娠。终止妊娠的方法根据胎次、早剥的严重程度、胎儿宫内状况及宫口开大等情况而定：①经阴道分娩：经产妇一般情况较好，出血以显性为主，宫口已开大，估计短时间内能迅速分娩者，可经阴道分娩。②剖宫产：重型胎盘早剥，特别是初产妇不能在短时间

◎ 从妊娠24周开始，每天可进行1～2次音乐胎教，每次12分钟左右。

内结束分娩者；胎盘早剥虽属轻型，但有胎儿窘迫征象，需抢救胎儿者；重型胎盘早剥，胎儿已死，产妇病情恶化，处于危险之中又不能立即分娩者；破膜引产后，产程无进展者，均应及时行剖宫产术。

◆ 防止产后出血。胎盘早剥患者容易发生产后出血，故在分娩后应及时应用子宫收缩剂如缩宫素（催产素）、麦角新碱等，并按摩子宫。若经各种措施仍不能控制出血，子宫收缩不佳时，须及时做子宫切除术。若大量出血且无凝血块，应考虑为凝血功能障碍，并及时处理，如输新鲜血、纤维蛋白原、新鲜血浆、肝素、抗纤溶剂等。

◆ 预防肾衰竭。在处理过程中，应随时注意尿量，若每小时尿量少于30毫升，应及时补充血容量；少于17毫升或无尿时，应考虑有肾衰竭的可能，可用20%甘露醇250毫升快速静脉滴注，或呋塞米（速尿）40毫克静脉推注，必要时可重复使用，一般多能于1～2日内恢复。经处理尿量在短期内不见增加，血尿素氮、肌酐、血钾等明显增高，二氧化碳结合力下降，提示肾衰竭情况严重，出现尿毒症，此时应进行透析疗法，以抢救产妇生命。

04 孕十月胎教功课

音乐胎教和对话胎教

到现在，给宝宝听音乐仍是每天进行的胎教内容，每天5分钟。仍是在感觉胎宝宝蠕动时与他亲切地聊聊天，这不仅对胎宝宝

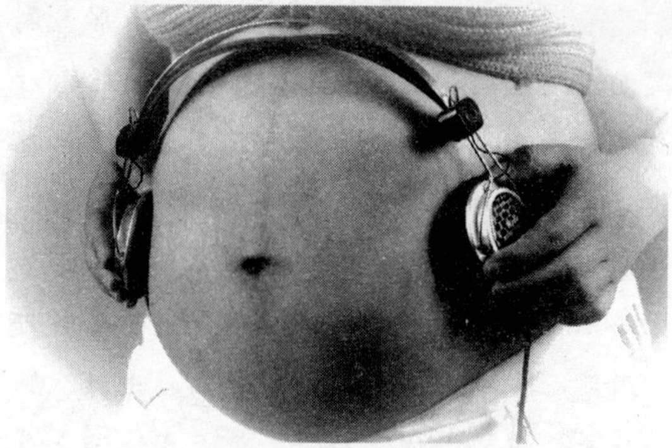

有益，更能有效缓解准妈妈的担心与焦虑。

准爸爸和准妈妈在宝宝活跃时用手轻轻抚摸胎宝宝或轻轻拍打胎宝宝，还可以边触摸边说话，加深胎宝宝和准爸爸妈妈的感情。通过准妈妈肚皮抚摸胎宝宝，形成触觉上的刺激，促进胎宝宝感觉神经和大脑的发育。

情绪胎教

越接近最后时刻，准妈妈越是紧张，所以建议准妈妈多与过来人分享、交流，再清点一下宝宝的物品，分散一下自己的注意力。写字、画画都是让自己心神安宁的方法。

准爸爸在最后一个月也要多抚摸胎宝宝，让母子两人都感受到准爸爸不间断的、浓厚的爱意。

胎教成功的秘诀

胎教成功的秘诀是，相信胎儿的能力和对胎儿倾心的爱与耐心。要想胎教成功，以下三项一定要做好：

◆ 积极参加胎教。准备要孩子前，就应该有很好的胎教意识，学习如何进行孕期保健，如何进行胎教，生活中要注意哪些事项。

◎ 音乐胎教应选择在胎儿觉醒时进行，一般固定在晚上临睡前比较合适。

胎教的各种内容都是围绕一个目的，即输入良性信息，确保胎儿生存的内外环境良好，使胎儿健康成长。一切胎教内容都应当在胎儿清醒时进行，而拔苗助长式施教，将适得其反。

◆ 安全分娩。胎儿分娩时，一定要积极配合争取顺产，尽量不采用剖宫产。因不少准妈妈错误地认为剖宫产好，常常由于不配合而造成难产。

◆ 参加早教。出生后要不失时机地进行全方位的感觉教育。对0~3个月婴儿的教育课应在孕期学习，以免孩子出生后手忙脚乱。

此时不可以放弃胎教

“瓜熟蒂落”是世间常理，到了怀胎十月，就面临分娩。在这万事俱备的时刻，只等待一朝分娩了。胎儿马上就要降世和妈妈见面，这是多么令人喜悦、使人振奋的事情啊！可随着产期的临近，准妈妈也往往越发心里不安，有许多这样那样的忧虑。这时准妈妈应该知道，只要胎儿在没有降生以前，你肩负的养胎、护胎与胎教的任务就还没有完成，一定要精神振奋，全身心地演完养胎、护胎与教育胎儿的最后一幕。

孕十月妈妈的情绪调试

对于分娩，不少准妈妈感到恐惧，犹如大难临头，烦躁不安，惊慌甚至无所适从。这种情绪既容易消耗体力，造成宫缩无力、产程延长，也对胎儿的情绪带来了较大的刺激。其实，生育过程几乎是每位女性的本能，是一种十分正常的自然生理过程，是每位母亲终生难忘的幸福时刻。

在分娩过程中，母体产道产生的阻力和子宫收缩帮助胎儿前进的动力相互作用，给产妇带来一些不适是十分自然的现象，不用害怕、紧张。母亲的承受能力、勇敢心理也会传递给婴儿，是胎儿性格形成的最早期的教育。产妇此时心中应尽量做到心理放松，全身就会放松，配合医生的指导，为孩子的顺利出生创造条件。

即将临产，对于分娩的恐惧，也会给胎儿的情绪带来较大的刺激，一定要调整好心态。只要胎儿在没有降生以前，胎教的任务就没有完成。一定要振奋精神，全身心地演完胎教课堂的最后一幕。在心里祈求平安和顺产时，你可以对他说：“我的宝宝，妈妈好盼望这一天。你一定很想和妈妈见面了，是吗？”“爸爸妈妈为了迎接你的到来，已经等了10个月。”充满爱的交流可以促进母子、父子之间情感的建立和心灵的沟通。

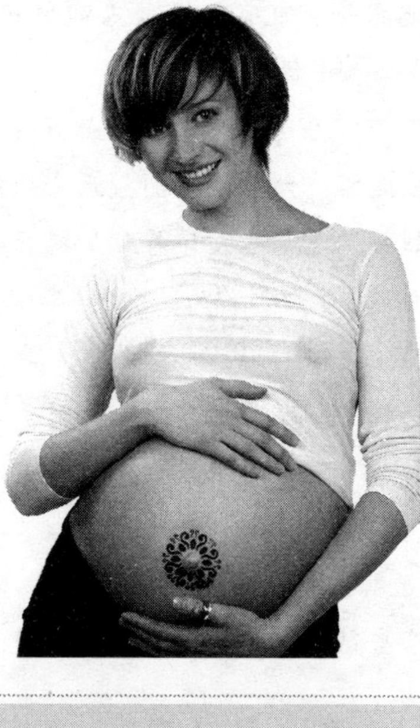

◎ 音乐胎教可以通过收录机直接播放，准妈妈应距离音箱1.5~2米，音响的强度可在65~70分贝左右，不可将收录机直接放在准妈妈的腹壁上，不要有低音炮和鼓的声音，悠扬一些的声音较好。

05 孕十月注意事项

◆ 护理好你的乳房。妈妈的乳房既是宝宝取之不尽、用之不竭的粮仓，又是女性健康美丽的风向标。每位准妈妈都应在孕期重视呵护乳房，这样才能在分娩后成功进行母乳喂养。

◆ 听听过来人的经验。分娩到底是怎么回事，你可以向自己的母亲、婆婆或身边的朋友好好取经。你可能会从这些妈妈口中听到恐惧与痛苦，或者是美丽的童话，一些小天使那么心疼妈妈，几乎没使妈妈注意就钻出来了。虽然每个女人都有自己独特的经历，但你可以相信自己的智慧，相信自己掌握了更多过关的武器。

◆ 和丈夫商量由谁来照顾你的月子。女人生产后正是难堪与幸福交织的时候，需要人照顾，家里有老人的好说，有时间的话忙前忙后地照顾。可家里没老人能帮忙的话，就需要找个人手帮忙了。

◆ 别忘了留影纪念。这可是难得而短暂的时光，提醒广大准妈妈们，无论你是夏天穿着孕妇裙，还是冬天穿着背带裤裹得严严实实，都别忘了留影作为纪念啊！

◆ 不要憋尿。进入孕晚期，胎头下降会压迫到膀胱，容易有尿意，此时千万不可以因为行动不便就憋尿，这样容易造成尿道感染。

◆ 了解医护程序帮助安心待产。准妈妈被推进产房待产之后，将度过一段漫长的等待时间。除了准妈妈本身以及陪产的丈夫要作好长期的准备之外，了解待产时医疗上的所需程序，也能帮助准妈妈清楚地知道每个步骤的作用，并能确实配合医护人员进行分娩。

◆ 善待自己。这段时间过得是否舒适，心境极其重要。注意身体变化的同时，还要注意自己的情绪。听听舒缓的音乐，或者告诉自己，我多棒啊！避免无谓的口角以及不要接触消极的人。只要合情合理，想做什么，就做什么。

◆ 学会控制疼痛。想象和呼吸，这是自然分娩中都会提到的两种疼痛控制窍门。分娩时，想象着和宝宝说话。每次阵痛来临时，说："小东西,很快你就会出来了。""我很坚强，不会很疼，疼痛会带来新生命。"尽量让自己放松，配合着呼吸一起来。

◆ 准爸爸多鼓励自然分娩。分娩是一个特殊的生理过程，产妇与胎儿都有能力主动参与并完成自然的分娩过程，不必要的剖宫产反而会增加母婴的危险性，作为孩子的爸爸，你一定要鼓励妻子尽可能自己生下宝宝，不光用嘴说，更要用实际行动表示你对妻子自然分娩的支持。孩子出生后还有更艰巨的任务呢，慢慢学，勤于磨炼吧！

◆ 注意及时停止工作。究竟什么时候停止正常工作好呢？这要因人而异。一般来说，孕妇健康状况良好，一切正常，所从事工作又比较轻松，可以到预产期前两周左右再停止工作，有些身体、工作条件好的孕妇即使工作到出现临产征兆也不为晚。

胎教圣经

◎ 胎教传声器直接放在孕妇的腹壁胎头相应的部位，音量的大小可根据成人隔着手掌听到的传声器中的音响强度，就相当于胎儿在腹内听到的音响强度。传声器应经过卫生部门鉴定能保护胎儿的耳膜。

◆ 学会击退痔疮。痔疮通常出现在妊娠后期28～36周，特别是分娩前1周会有便秘出现，造成局部静脉曲张而形成痔疮，给准妈妈带来不少的麻烦。

◆ 作好去医院分娩的准备：如准妈妈的生活洗漱用品、宝宝的必需用品、住院押金等，以便在任何时候能尽快赶到医院。尚未临产的准妈妈，无任何异常的情况下，要求提前住院，易给自己带来心理恐慌，增加难产因素。

◆ 准妈妈在孕晚期应尽量避免乘车出行，36周以上的准妈妈最好不要乘坐飞机，万一在车上或飞机上发生早产、流产等意外，将会给准妈妈及胎儿带来生命危险。

◆ 职业准妈妈要学会请产假。对上班族准妈妈来说，首先要面对的是处理产假与工作的关系，因为只有事先作好职场上的准备，才能让产假无后顾之忧。

◆ 慎重对待催产针。有人认为，请接生员打催产针可以让孩子快点生下来。催产针是指产科医生常用的缩宫素（催产素），它能增强子宫收缩，如应用恰当，确有催生作用；但使用不恰当时，对产妇和胎儿都不利。

◆ 时刻准备着。本周，你随时都有可能分娩，所以，你和你的家人都要清楚了解分娩前的征兆，作好分娩前的必要准备。你可以提前练习分娩时的科学呼吸方法和分娩时的用力方法，以辅助分娩和减轻分娩时的痛苦。

◆ 准妈妈注意起居。这时你进入最后一个孕月，因随时都有可能破水、阵痛而分娩，应该避免独自外出或长时间在外。此时适当的运动仍不可缺少，但不可过度，以免消耗太多的精力而妨碍分娩，营养、睡眠和休养也必须充足。若发生破水或出血等分娩征兆，就不能再行入浴。作好临产前的准备，尤其是心理准备和物质准备。

◆ 准爸爸护妻守则。通常最后一个月，准妈妈会觉得时间变得漫长，很着急要跟肚子里的宝宝见面，这时的宝宝已经开始落入盆腔，准妈妈会感到比较舒服。准爸爸需要陪妻子作最后一次产检，了解一下病房、产房的环境，联系医生；为妻子的分娩与宝宝的顺利出生作好准备，确认分娩时的联系方式和交通工具的安排；多给妻子鼓励和勇气，放松妻子的紧张情绪；为妻子作好出院准备：布置好清洁舒适的房间，检查宝宝的用品是否齐全，备足一切生活用品及营养品等。

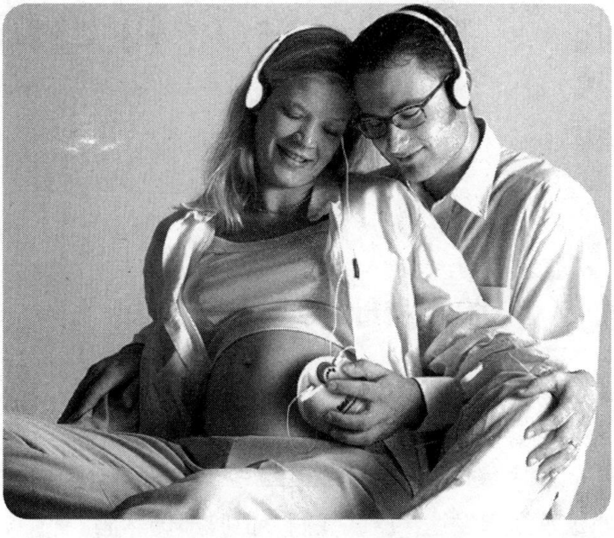

◎ 胎儿对低音比较敏感，因此准妈妈或准爸爸低唱时要把声音降低，日久天长，胎儿会对父母的声音产生记忆。

★第十七章★ Chapter 17

孕晚期小结

孕晚期是怀孕的最后3个月，在这段时间，胎儿随时可能降生，一不小心，会让你的整个孕程前功尽弃了，所以你可不能有丝毫的懈怠哦！这一时期你需要注意的事情除了掌握你和胎儿的状况以外，还要注意日常饮食，了解胎位知识，注意控制体重，认识剖宫产。当然，为防意外，你还是最好也了解一下早产和难产知识，以及引产和催生。

第一节 胎儿和母体状况

01 胎儿和母体总状况

怀孕第8个月

胎宝宝：胎儿身体发育已经基本完成，小家伙肌肉发达，皮肤红润，但脸部仍然满布皱纹。神经系统开始发达，对体外强烈的声音会有所反应。胎儿的动作会更活泼、力量更大，甚至有时会用力踢母亲的腹部。此时胎儿的头部朝下，才是正常的胎位。身长为41～44厘米，体重1600～1800克。胎儿大致上已具备生活于子宫外的能力。

准妈妈：下腹部更加凸出，子宫底高

胎教圣经

◎ 给准妈妈与胎儿听的音乐以宁静为原则，选委婉柔美、轻松活泼、充满诗情画意的乐曲。

27～29 厘米。内脏全部往上推挤，心、肺受到压迫，有时会感到呼吸困难，胃部也会受到挤压，因而食欲缺乏。腰部及其他各部位会感到酸痛，下肢水肿、静脉曲张明显，此外，还会出现其他各种症状等，此时可谓第二度孕吐出现的痛苦时期。腹部皮肤紧绷，皮下组织出现断裂现象，紫红色的妊娠纹随处可见。下腹部、乳头四周及外阴部等处的皮肤因黑色素沉淀而呈现黑色，妊娠性褐斑也会非常明显。这些是孕期皮肤的生理改变，很正常。心理方面则会再度陷于神经过敏的状态，往往难以成眠。

怀孕第 9 个月

胎宝宝：此时胎儿身长为 45～48 厘米，体重 2400～2700 克。可见完整的皮下脂肪，身体圆滚滚，相当可爱。脸、胸、腹、手、足的胎毛逐渐稀疏，皮肤呈光泽的粉红色，皱纹消失。此时脸部已和婴儿非常接近，而指甲也长至指尖处。男婴的睾丸下降至阴囊中，女婴的大阴唇开始发达，内脏功能完全具备，肺部功能调整完成，可适应子宫外的生活。胎儿动作激烈，胎动有时会吓母亲一跳。9 个孕月出生的婴儿，个头长得很小，但体内功能已相当完善，只要小心护理，仍能够很快地健康成长。

准妈妈：肚子越来越大，子宫底高 30～32 厘米，升至俞突与脐部的正中部位。子宫胀大，导致胃、肺与心脏备受压迫，所以会感觉心口闷热、不想进食，心跳、气喘加剧，并且呼吸困难。有时腹部会发硬、发紧，此时应采取平躺的休息方法。分泌物依然增加，排尿次数也增多，而且尿后仍会有尿意。

怀孕第 10 个月

胎宝宝：胎儿身长 50～51 厘米，体重 2900～3400 克。皮下脂肪继续增厚，体形圆润，皮肤没有皱纹且呈现光泽的淡红色。骨骼结实，头盖骨变硬，指甲越过指尖继续向外长，头发长出 2～3 厘米。内脏、肌肉、神经等非常发达，已完全具备生活在母体之外的条件。胎儿的身体约头的 4 倍长，头部在正常状况下是嵌于母体骨盆之内，活动力比较受限。

准妈妈：子宫底高 33～35 厘米。胎儿位置向下降，腹部凸出部分有稍减的感觉，同时胃及心脏的压迫感减轻，食欲也日渐恢复正常。但是胎儿下降后，膀胱及大肠的压迫感却增强，尿频、便秘的情形更加严重。此外，下肢也有难以行动的感觉。身体的分娩准备已经成熟，子宫和阴道趋于软化，容易伸缩，分泌物增加，以方便胎儿通过产道。而且子宫收缩频繁，开始出现分娩的征兆。

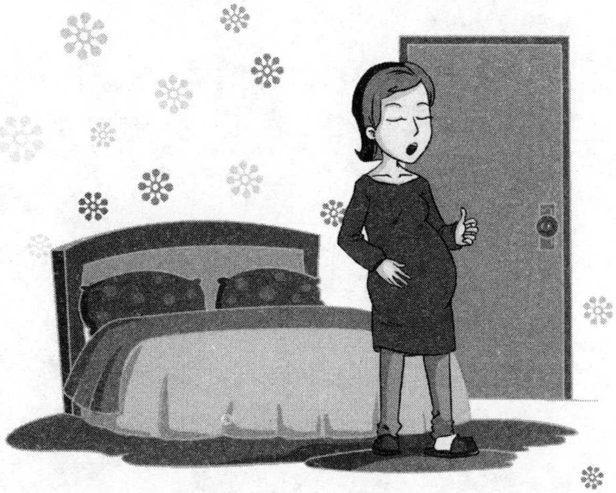

◎ 一般来说，一首曲子、一盘带子要反复听，待基本听熟后，再更换其他的比较好。

02 孕晚期营养与饮食

营养饮食原则

准妈妈临产前3个月，为怀孕晚期，或叫围生期。在此期间胎儿发育迅速，需要更多的营养。同时准妈妈还要为分娩和产后积蓄体力，打好身体基础，所以准妈妈的食欲明显增强，此时应特别重视营养的补充。

胎儿脑部的发育有两个高峰，第一个高峰在妊娠26周左右，第二个高峰在接近预产期时，这两次高峰也是胎儿脑组织中神经和神经胶质分化速度最快的时期，这时如果准妈妈摄入的热量和蛋白质不足，将使胎儿脑细胞分化缓慢，最终使脑细胞总数较少。此外，人类胎盘在妊娠34～36周间滋养层上皮细胞最多，以后不再增多。此时，准妈妈如果摄入热量和蛋白质不足，胎盘滋养层上皮细胞数量就会减少，主要是游离绒毛数减少，使绒毛间隙的总面积减少，妨碍了对胎儿氧和营养的供应。

孕晚期，准妈妈应根据自身生理需要及晚期胎儿生长发育的特点，科学地调节饮食，合理加强营养。科学饮食要遵循两个原则：

◆ 要吃饱，吃好，营养丰富，合理调配，同时多吃富含膳食纤维的食品。

◆ 饮食要有规律，避免饿一顿、饱一顿，特别是早餐，要保质保量。

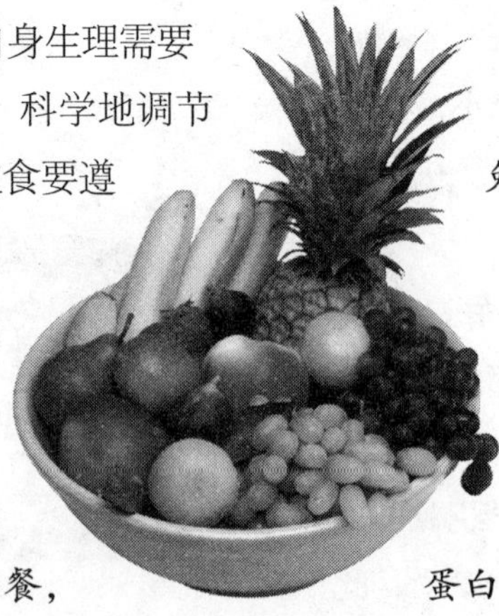

准妈妈不要过多摄入糖类，也就是不要吃太多主食。可以多吃一些优质蛋白，比如鱼、虾类的食物，还要吃新鲜的蔬菜和水果，补充各种维生素和微量元素。特别注意增加蛋白质的摄入，比如菜肴中增加瘦肉类和大豆类食物，适当减少饱和脂肪和糖类的摄入，以免胎儿过大，影响分娩。

孕晚期食谱

孕晚期是胎儿生长最快阶段。这时，除满足胎儿生长发育所需要的营养素外，准妈妈和胎儿的体内还需要储存一些营养素，因此对营养素的需求量增加。

◆ 为了保证胎儿生长发育的需要，要增加每日进餐的次数和进食量，以使膳食中各种营养素和能量能满足准妈妈和胎儿的营养需要。

◆ 选择食物时最好保证食物感官性状良好，色、香、味俱全，根据准妈妈的营养需要并照顾饮食习惯，最好易于消化和吸收。尽量少吃过咸的食物，不宜大量饮水，预防妊娠高血压疾病的发生。还要注意少吃含能量高的食物，避免过于肥胖，导致胎儿过大。

◆ 要养成合理的膳食习惯。一般说来，只要准妈妈不偏食，食物的选配得当，只需适当增加一些副食的种类和数量，基本上可以满足营养需要。这时供给充足的蛋白质、磷脂和维生素可使脑细胞的数

胎教圣经

◎ 在决定更换曲目或磁带时，应注意不要过于频繁。这样才能在胎儿的头脑中留下印象，起到促进胎儿大脑和智力发展的作用。

目增多，有利于胎儿智力发育。

◆ 准妈妈这段时期体重的增长约为初生时的70%，食量明显增加，应多吃些含蛋白质、无机盐和维生素丰富的食物，如牛奶、鸡蛋、动物肝脏、鱼类、豆制品、新鲜蔬菜和水果。此外，还要多吃些含铁、维生素B_{12}和叶酸丰富的食物，如动物血、肝、虾米、黑木耳、蘑菇、芝麻、菜花等，既可防治准妈妈本身贫血，又可预防胎儿出生后缺铁性贫血的发生。

◆ 准妈妈应根据本身的情况调配饮食，尽量做到让膳食多样化，尽力扩大营养素的来源，保证营养和热量的供给。在产前检查时，孕妇可以请教医生，了解胎儿发育是否良好，偏大或偏小，同时结合自己身体的胖瘦、是否有妊娠糖尿病、工作量大小，以及家庭经济状况等，综合考虑，制订出一个适当的食谱。

孕晚期营养需要

◆ 摄入充足的维生素。孕晚期需要充足的水溶性维生素，尤其是维生素B_1，如果缺乏则容易引起呕吐、倦怠等症状，并导致分娩时子宫收缩乏力，延缓产程，所以准妈妈要多吃富含维生素B_1的粗粮。

◆ 应增加蛋白质的摄入。孕晚期是蛋白质在准妈妈体内储存相对较多的时期，其中胎儿约存留170克，母体存留约为375克，这要求孕晚期膳食蛋白质供给比未孕时每日增加25克，应多摄入动物性食物和大豆类食物。

◆ 供给充足的必需脂肪酸。孕晚期是胎儿大脑细胞发育的高峰期，需要补充充足的

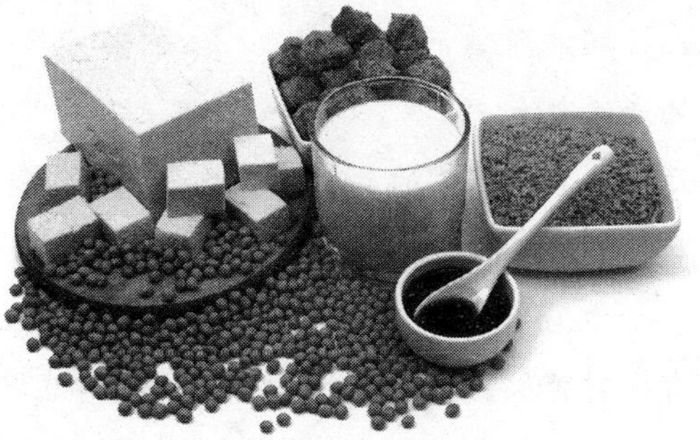

必需脂肪酸，以满足胎儿大脑发育所需。准妈妈可多吃海鱼。

◆ 增加钙和铁的摄入。胎儿体内的钙一半以上是在孕晚期储存的，准妈妈应每日摄入1500毫克的钙，同时补充适量的维生素D。胎儿的肝脏在孕晚期以每天5毫克的速度储存铁，直至出生时达到300～400毫克的铁质。准妈妈应每天摄入铁28毫克，可多吃动物肝脏等。

◆ 热能。孕晚期准妈妈的热能供给量与孕中期相同，不需要补充过多，尤其在孕晚期最后1个月，要适当限制饱和脂肪和糖类的摄入，以免胎儿过大，影响顺利分娩。

◆ 孕晚期除正餐外，要添加零食和夜餐，如牛奶、饼干、核桃仁、水果等食品，夜餐应选择容易消化的食品。

孕晚期准妈妈科学饮食

◆ 孕晚期营养需求。①要多吃含无机盐丰富的食物，特别是含铁和钙丰富的食物。②要增加蛋白质的摄入，以防止产后出血，增加泌乳量。③要补充必需的脂肪酸和

◎ 一般来说，做到每天坚持听音乐，而且每次听都是在准妈妈兴致最高、心情最好的时候，效果就会很好。准妈妈可在休息时听，也可边做家务或边吃饭边欣赏。

DHA，DHA是胎儿大脑、眼睛发育和维持正常功能所需的营养素，人体内不能合成，必须从食物中获得。④要吃含有丰富维生素、无机盐和纤维素的食物，多吃蔬菜水果，有助于防治便秘。

◆ 孕晚期适宜准妈妈的食品。①多吃含有丰富胶原蛋白的食品，有助于增加皮肤的弹性。②多吃鲫鱼、鲤鱼、萝卜和冬瓜等食物，有助于缓解水肿症状。③多吃核桃、芝麻和花生等含不饱和脂肪酸丰富的食物，以及鸡肉、鱼肉等易于消化吸收且含丰富蛋白质的食物。④多选用芹菜和莴苣等含有丰富的维生素和无机盐的食物。⑤多吃一些富含碘的食物，如海带和鱿鱼等。

◆ 孕晚期饮食注意。①适当增加豆类和蛋白质，如豆腐和豆浆等。②多食用海产品，如海带、紫菜。③注意控制盐分和水分的摄入量，以免发生水肿，从而促发子痫前期等。④选择体积小、营养价值高的食物，如动物性食品。⑤减少营养价值低而体积大的食物，如土豆、红薯等。⑥一些含能量高的食物，如糖、蜂蜜等甜食宜少吃，以防止食欲降低，影响其他营养素的摄入量。⑦有水肿的准妈妈，食盐量每日应限制在5克以下。⑧动物内脏和坚果类也是不错的食品。

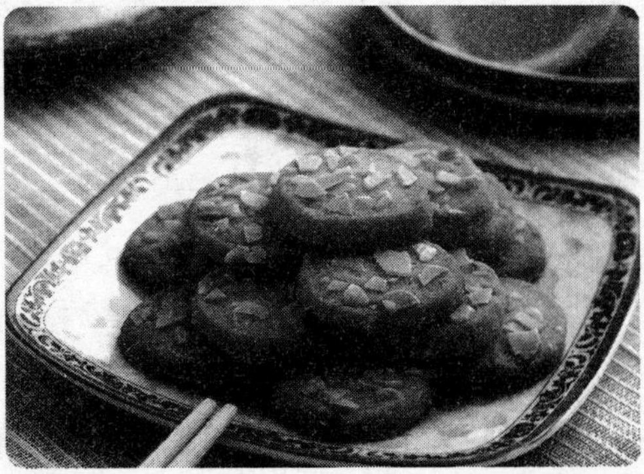

◆ 孕晚期饮食禁忌。①忌食过咸、过甜或油腻的食物。过咸的食物可引起或加重水肿，过甜或过于油腻的食物可致肥胖。准妈妈食用的菜和汤中一定要少加盐，并且注意限制摄入含盐分较多的食品。②忌食刺激性食物，如浓茶、咖啡、酒及辛辣调味品等，特别是怀孕7个月以后，这些刺激性食物易导致大便干燥，会出现或加重痔疮。③忌食苋菜等寒凉、对子宫有刺激作用的食物。④忌食霉变的食物。⑤慎食大补食品。

03 准妈妈体重要控制

孕期体重增长的规律

◆ 不增反降的孕早期（0~3个月）。准妈妈的体形并没有太大的转变，但胸部会开始有些发胀。大部分准妈妈的体重增长仅为1000~1500克，也有一些准妈妈因为孕吐或其他原因体重不增反降，这些都是正常的。准妈妈正处于孕吐反应期，这时不用过分地控制体重，饮食方面也只要能吃下去就可以，但也不要吃得过多，尤其是油炸等高热量的食物。剧烈的运动一定要禁止，这段时间不可以通过运动来控制体重，注意休息才是这段时间的重点。

◆ 稳步上升的孕中期（4~6个月）。准妈妈的肚子已经略微隆起，尤其是很瘦的准妈妈，通常会在怀孕5个月时腹部突然挺起，

◎ 准妈妈还可以随着音乐哼哼唱唱，让柔和美妙的音乐充满生活空间。

尽显美丽孕味。胸部逐渐增大，腰身也会渐渐变粗。这时期的体重一般是每两周增加1千克左右，这是控制体重的关键期。准妈妈饮食要讲究营养均衡，而不是一味地乱吃、多吃，此外更不要忘记运动，不要整天懒懒的，小心体重悄悄爬上来，小心并发症会紧随其后。简单的家务还是可以试着做做的，让自己的身体更加灵活，为分娩作好充足准备。

◆ 增长迅速的孕晚期（7~9个月）。60%的多余体重都是孕晚期疯长的结果。这段时间，准妈妈即使没吃什么东西体重也会上升很快，胸部及腹部急速增大，并出现水肿，直至生产前增加5~6千克。有些准妈妈会出现胃灼痛、消化不良、腿部抽筋等情况，这些都是正常现象，不必过于担忧。此外，因为胎宝宝的身体重要零件都已长成，准妈妈饮食上要讲究“少而精”。称体重是每天必做的功课，最好在饭前称，这可以有效提醒准妈妈好好控制体重。这段时期，准妈妈的体重增长应控制在每周500克左右。

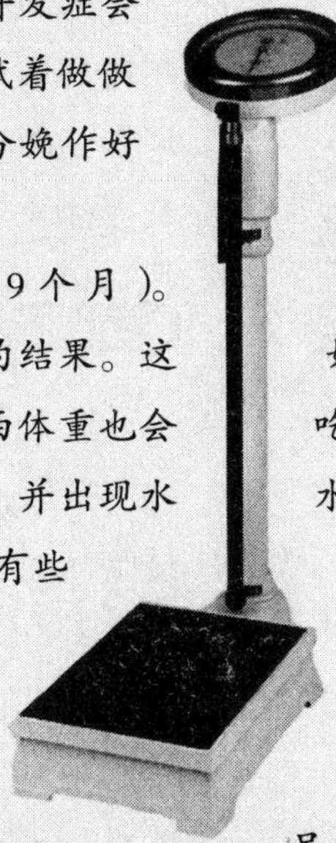

准妈妈体重失控的原因

◆ 担心宝宝营养，本着“一人吃，两人补”的原则度过孕期。许多准妈妈总是担心胎儿营养不够，一顿狂吃不说，更有连营养滋补品都要擅自加量，其实，这是不对的。食物不在吃得多少，而要吃对。

◆ 不了解体重管理的重要性，认为体重管理无所谓。有些准妈妈会认为体重管理没什么大不了，过胖也不会影响到宝宝，而导致孕期体重出现过胖的现象。而过瘦的准妈妈则认为可以轻松恢复到孕前状态也没什么不好，这都是不对的。

◆ 嗜睡，并缺乏运动。由于受荷尔蒙的影响，准妈妈有时会出现嗜睡的现象，加上怀孕后被家人宠了起来，家务也很少做，又很少去运动，导致体重慢慢上升。

◆ 不知道如何控制体重。部分准妈妈知道控制体重的好处，但偏偏自己是一吃就胖的类型，这类准妈妈夸张称自己“喝水都能长肉”。她们看着自己体重增加却无力控制，头痛之外，便任由其发展。

◆ 努力了，但还是没有控制住。孕期一直在努力控制体重，但是还是没能控制住。一方面本身就属于肥胖型，另一方面下的努力不够，加上嗜睡、运动不够等，使得体重容易反弹。

◆ 饮食习惯不好，喜欢吃高热量的食物。这类准妈妈喜欢高热量的食物，即使是孕前很瘦，也难以保证她不出现体重猛增的现象。

孕期体重增长过快有危险

孕期准妈妈如果不控制体重，导致体重增长过快的话，会产生危险：

◆ 妊娠高血压疾病。怀孕期间如果体重增加过速，特别是在怀孕5个月之后，如每两周体重增加超过1000克时，容易发生妊娠高血压疾病。这是一种血管的病变，准妈妈会出现高血压、水肿或是蛋白尿的临床病症，

◎ 准妈妈的歌唱不但能使胎儿获得感情上的满足，而且唱歌时有节奏的轻轻的物理振动可使宝宝产生一种感觉上的满足。

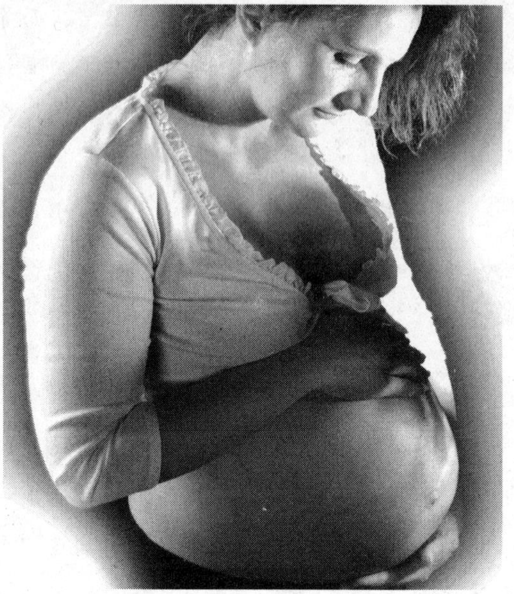

进而会影响到胎儿的成长与氧气的获得，常常会造成胎儿生长迟滞、胎盘早期剥落甚至胎死腹中等严重情况。因此，体重增长过快是准妈妈妊娠高血压疾病的发病信号之一。

◆ 难产。如果准妈妈不加节制地进食，胎儿容易长得壮硕，但物极必反，如果胎儿的体重经超声波度量超过4000克时就是巨婴了。巨婴可能导致胎头大小与骨盆大小不对称的情况，不利产程进展中胎头的下降和胎头进入骨盆腔的角度，因此会延长产程的进度，阻碍产程的进展，从而引起难产，危害胎儿与母亲的性命。当这些“大”宝宝经过产道时，也比较容易造成产道严重的裂伤，导致产妇出血量过多。

◆ 妊娠糖尿病。对一些带有糖尿病基因的准妈妈或是特别爱吃甜食的准妈妈而言，怀孕过程中的生理反应会导致血液中的血糖呈现钝化的现象。因此，稍不注意饮食，血液中的血糖值就会直线上升，使得妊娠糖尿病突然出现，从而导致巨婴症、胎死腹中、畸胎、新生儿血糖过低等严重合并症的发生。

◆ 产后肥胖。正常生产过后，产妇的体重往往并不会立即恢复到产前的状态，依旧会留下3~5千克的重量在身上。如果在怀孕期间，妈妈体重的增加又是“超水准”的，那么可想而知，妈妈很难再恢复到孕前的苗条身材啦。

孕期体重增长过慢也有危险

胎儿所赖以生长的养分，是由妈妈从食物中摄取，经过消化后，再由血液运送，通过胎盘经由脐带输送而来的。因此，如果怀孕期间妈妈缺乏健康的饮食，营养摄取不足，体重增加不够，就可能会发生以下的合并症：

◆ 贫血。怀孕期间母体除了应付自身营养需要外，还得供应胎儿生长发育所需要的营养，因此没有充足的营养供给，可能会造成母体营养不良，导致贫血的发生，影响胎儿正常的成长与发育。

◆ 胎儿宫内发育迟缓。原本体重就偏轻的准妈妈，怀孕期间又缺乏适当的营养，如果在妊娠28周之后体重就不再增加，母体供给胎儿的养分自然会不够，胎儿的生长和发育会因其而减缓甚至于停顿。胎儿体重小于相应月份，为胎儿宫内发育迟缓。这样的胎儿出生后就是我们平时所说的低体重胎儿。

◆ 胎儿死亡。胎儿期及新生儿时期体重过轻、营养不良、抵抗力低下，会使得婴儿对于感染性疾病和寄生虫疾病的抵抗力减弱，

◎ 挑选好乐曲，熟悉其内容，理解其中内涵和社会背景。

很容易地就被病菌打败，因而较体重正常的婴儿患各种疾病的可能性大，死亡率也高。

学会应对孕期体重增长

准妈妈孕期体重该如何增加，整个怀孕期间又该如何摄取营养，要有一定的标准和较为严格的执行计划。

◆ 依体重指标来增加体重。整个孕期体重的增加要视个人孕前的体重而定，而孕前体重正常与否是以BMI（体质指数）来衡量的。BMI（体质指数）的计算方法是以孕前体重（千克）除以身高（米）的平方。举例来说，如果孕前体重是55千克，身高是1.65米，那么BMI ＝ 55÷1.65÷1.65=20.2，BMI就是20.2。正常女性的BMI是19.5～24。

◆ 孕期不同，增重不同。一般来说，正常孕妇在孕早期每月增加体重0.5千克左右，有些准妈妈由于有妊娠反应，恶心、呕吐、食欲缺乏，还会出现体重下降的情况，这也不必过于担心；在孕中期体重每周增加0.25～0.35千克，4个月体重一共增加4千克左右；在孕晚期体重每周增加0.5千克左右，一共增加6千克左右。

体重类别	BMI范围	体重增加范围	备注
适中	19.5～24	11～13千克	最多可增加16千克
过轻	小于18.5	11～18千克	小于19.5，即可称为体重过轻
过重	24～27	7～11千克	大于27.7千克，最好不要超过7千克

孕期体重管理七大准则

◆ 根据BMI计算出自己孕期体重增加的范围。每个人增加的体重是不一样的，所以准妈妈一定要先根据BMI计算出自己孕期体重增加的范围，这样可以更合理地控制体重。

◆ 每天称两次体重，掌握体重走向。建议准妈妈每天称两次体重，最好是早晨一次，晚上一次，并将每天的数据记录下来，细心的准妈妈还可以把每天吃的食物、数量记录下来，这样更容易清楚地掌握。

◆ 以主食为中心，少食多餐。有些准妈妈为了控制体重而放弃主食，认为主食热量过高，而是每天用零食来填饱肚子，其实这种想法是错误的，这样更容易使体重增加。

◆ 健康饮食，不吃高热量食品。即使是怀孕后口味改变，特别喜欢吃油炸的食物，

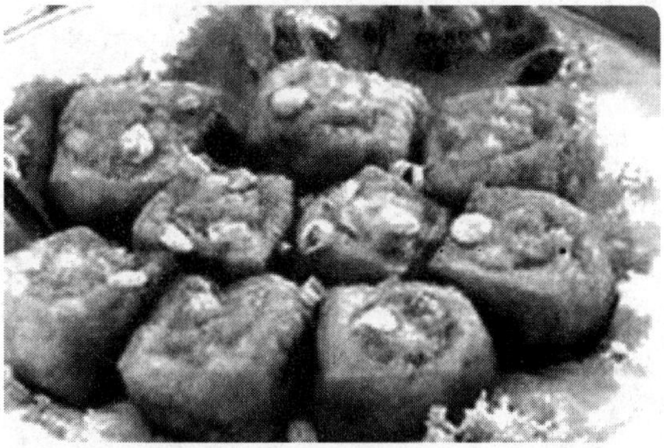

◎ 欣赏前，肌肉放松，保持精神愉快、心情舒畅，并告诉宝宝现在一起听音乐啦。

也要适可而止。油炸食品不但不健康，而且属于高热量食物，很容易被吸收而转为脂肪。

◆ 每天坚持散步1小时，并创造锻炼的机会。散步是最休闲，也是最有效的消耗热量、帮助消化的方法，尤其是晚餐胃口比较好的准妈妈，要坚持散步。而且忙碌了一天，出去散步还可以缓解疲劳，增进和准爸爸的交流。

◆ 放松，不要积累压力。生活中难免会有一些不愉快的事情，所以准妈妈要学会放松自己，及时释放不开心的情绪。压力积聚，反而对宝宝不好，要寻找适合自己的情绪出口。

◆ 规律的生活作息，避免晚睡晚起。规律的生活作息是必需的，即使休息在家也不能晚睡晚起，这样很容易使体重增加，而且你的作息很容易影响到宝宝，小心他也是个小野猫，那产后你的生活将更加难过了。

04 了解胎位知识

进入孕晚期，准妈妈该作她的第4次产前检查了。此次产检除了进行以前几次检查的内容外，应增加胎儿位置的检查，包括3个内容：

◆ 胎产式：胎儿身体长轴与母体长轴的关系，两轴平行者称为直产式，两轴垂直者称为横产式。

◆ 胎先露：最先进入骨盆入口的胎儿部分称为胎先露，直产式有头先露及臀先露，横产式有肩先露。

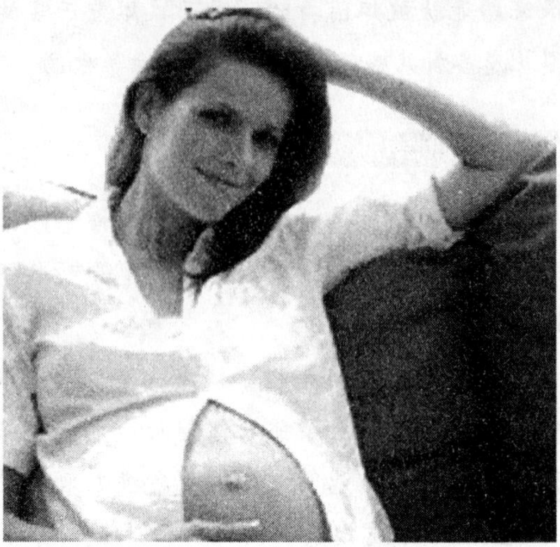

◆ 胎方位：胎儿先露部的指示点与母体骨盆的关系称为胎方位，即胎儿在子宫内的位置，简称胎位。

胎儿出生前在子宫里的姿势非常重要，这关系到准妈妈能否顺产。胎儿是浸泡在羊水中的，由于胎儿头部比胎体重，所以多是头下臀上的姿势。

正常胎位

正常胎位，即“枕骨前位”（胎头的枕骨靠近产妇骨盆的前半部），是最能顺利分娩的头位正常姿势。为了沿着准妈妈骨盆腔轴达到顺利自然的阴道分娩，其头部的姿势会尽量俯往胸前，让胎头的后枕骨在前，才能较快速通过产道而生出来。正常生产过程：

◆ 胎头固定：胎儿头部最大的直径衔接到妈妈骨盆的入口的过程即胎头固定。

◆ 下降：在产痛前后，胎儿都有下降的现象，不过在胎头固定后会更加显著。

◆ 俯屈：当下降中的胎儿头部碰上骨盆

的结构，胎头就开始俯屈；胎儿的下巴更紧贴胸廓，与骨盆衔接的经线也变小，有利于胎儿的下降。

◆ 内转：在整个产程中，这是最重要的，也是最必须的，在头部下降之后才发生。

◆ 仰伸：内转之后，胎儿的头部受骶骨影响无法后退，附近肌肉收缩顶住脸部，头部只好从抗力最少的产道仰伸出来，开始是枕骨，紧接着是脸部和下巴。

◆ 外转：胎儿的头部由于仰伸的结果，而到了外阴的外部。

◆ 胎儿生出。

胎位异常

正常的胎位应该是胎头俯屈，枕骨在前，分娩时头部最先伸入骨盆，这种胎位分娩一般比较顺利。不过，有些胎儿虽然也是头部朝下，但胎头由俯屈变为仰伸或枕骨在后方，就属于胎位异常了。至于臀位、后位等，都是胎位不正。这些不正常的胎位，等于在准妈妈本来就很有限的分娩通道中又设置了障碍，容易导致难产。

胎位异常一般指妊振30周后，胎儿在子宫体内的位置不正，较长见于腹壁松弛的孕妇和经产妇。胎位异常包括臀位、横位、枕后位、颜面位等。以臀位多见，而横位危害母婴最剧。由于胎位异常将给分娩带来程度不同的困难和危险，故早期纠正胎位，对难产的预防有着重要的意义。

胎位异常的情况主要有以下几种：

◆ 枕后位、枕横位。①原因：骨盆异常、胎头俯屈不良、子宫收缩乏力、头盆不称。②分娩表现：临产后胎头衔接较晚及俯屈不良，因枕后位的胎先露部不易紧贴子宫下段及宫颈内口，常导致协调性宫缩乏力及宫口扩张缓慢。③影响：导致继发性宫缩乏力，延长产程。

◆ 颜面位。①原因：骨盆狭窄、头盆不称、脐带过短或绕颈使胎头俯屈困难。②分娩表现：胎头极度仰伸，入盆受阻，胎体伸直，宫底位置较高。③影响：引起宫缩乏力，致使产程延长，胎儿面部受压变形，颜面皮肤青紫、肿胀，尤以口唇为著。

◆ 额位。①原因：骨盆狭小、子宫形状异常、腹壁太松或羊水过多，胎儿在子宫里不受约束。②对母儿的影响：额位只有在分娩时才能发现，如果阴道分娩容易引起胎儿头部水肿、母亲会阴撕裂。此胎位只要胎儿不是太大，一般可以经阴道分娩。

胎位异常对于母体的影响包括：会导致产程延长；容易发生软产道损伤；常需手术助产，增加出血及感染机会；产程延长时软组织有可能因被压过久而缺血水肿，造成生殖道瘘。胎位异常对于胎儿的影响包括：由于产程延长及手术助产，胎儿受损伤的机会随之增多，胎儿窘迫是胎儿及新生儿死亡的重要诱因。

治疗措施

胎位异常分娩者对自身及胎儿都有很大的威胁，是造成难产和围生儿死亡的重要原因之一。因此，早期发现异常胎位，及时给

◎ 欣赏音乐时准妈妈应采取半卧姿态，最好坐在沙发或躺椅上，不要长时间躺下，以免增大的子宫压迫下腔静脉，导致胎儿缺氧。

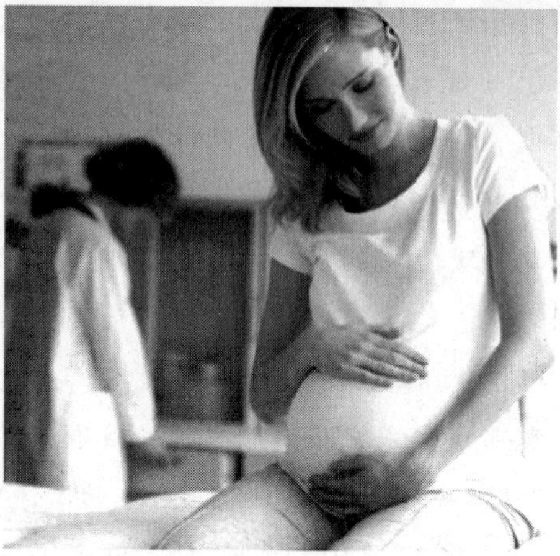

予矫正，可降低难产发生率，从而也降低了围生期孕妇及胎儿死亡率。准妈妈要及时去医院进行孕期检查，医生通过检查来确定胎位是否异常。在妊娠7个月以前，胎位异常还可能转正。如果妊娠8个月，胎位仍未转正，就需要矫正胎位了。常用的胎位矫正方法有：

◆ 胸膝卧位。即准妈妈保持头低臀高姿势。做胸膝卧位前应自解小便，松解裤带。孕妇可跪在硬板床上，胸部垫一个枕头，将两手前臂上屈，头部放在床上转向一侧，臀部与大腿成直角。可每日2～3次，每次10～15分钟，5～7天为一疗程，一周后复查。这是一种借胎儿重心的改变，增加胎儿转为头位的机会。优点是不需要任何条件和设备，只要在家坚持练就行；缺点是练习时孕妇可能出现腰酸、头晕、恶心等现象，常不能坚持。

◆ 艾灸至阴穴。这是一种中医纠正胎位的方法。准妈妈平卧或采取正坐的姿势，松解裤带。同时由医生灸双侧至阴穴（足小趾端外侧），每日1～2次，每次15分钟，5次为一疗程，一周后复查。这一方法操作简便，无痛苦，经济，准妈妈也可学着自行灸治。

◆ 纠正异常胎位的一种简便方法是饮水疗法。准妈妈连续3天饮加白糖的凉开水，每杯200毫升，每小时饮一次（每天总量为2000毫升），纠正胎位异常的成功率可达70%。此法亦可治疗羊水过少。

◆ 外倒转术。用以上方法纠正胎位无效者，一般可在妊娠30周以后，到医院由医生通过手推等方法倒转胎儿，此法需要专业技术，准妈妈不可在家自行做。应该注意的是，无论采用哪种方法纠正胎位异常，都必须以羊水量正常为先决条件。因此，在纠正胎位之前，可借助B超监测羊水量是否正常。

注意事项

◆ 纠正胎位异常的最佳时间：妊娠28周以前，由于羊水相对较多，胎宝宝又比较小，在子宫内活动范围较大，所以位置不容易固定。妊娠32周以后，宝宝生长迅速，羊水相对减少，此时胎宝宝的姿势和位置相对固定。所以，在怀孕32周以后，如果宝宝还是胎位异常就基本上等于确定了，当然也不排除极少数胎宝宝意外情况。所以胎位异常最合适的纠正时间为怀孕30～32周之间。

◆ 胎位不正在许多女性怀孕期间都曾经出现过，但绝大部分人到了妊娠末期都能够自行纠正，准妈妈大可不必为此焦虑。为防止胎位异常，准妈妈不宜久坐久卧，要增加诸如散步、揉腹、转腰等轻柔的活动；忌寒凉性及胀气性食品，如西瓜、山芋、豆类等。

胎教圣经

◎ 由于胎儿的听觉器官发育是在胎龄26周时才逐步接近完善的，胎儿26周后，可将听筒（专门给胎宝宝用的耳机）直接放在准妈妈腹部，让声波传给胎儿，但要注意不能按压腹部。

05 提前认识剖宫产

剖宫产就是剖开腹壁及子宫，取出胎儿。若病例选择得当，施术及时，不但可挽救母亲和宝宝生命，而且能使母亲和胎儿保持正常的生产性能和继续繁殖后代的能力，否则不仅不能收到预期效果，且可造成远期的不良影响，故施术前必须慎重考虑。剖宫产是一个重要的手术助产方法。

剖宫产的优点是不必经历分娩阵痛、产道不会裂伤、没有难产的忧虑；缺点是可能会有大出血或麻醉的危险，比较容易产生血栓造成生命危险或术后伤口感染化脓等。

自然产与剖宫产这两种生产方式各有其优缺点。一般来说，自然生产对大部分的准妈妈而言，相对比较安全且伤害性较小，应为首选。但是在一些特定的适应证之下，有些妈妈则需要接受剖宫生产，甚至是在已经开始阵痛之后，才改为剖宫产。

剖宫产的适应证

一般来说，剖宫产的适应证包括了下列几种：

◆ 胎儿窘迫。胎儿窘迫可以发生在妊娠的各个时期，特别是后期及阵痛之后。胎儿窘迫的原因很多，例如脐带绕颈、胎盘功能不良、吸入胎便，或是产妇本身有高血压、糖尿病、子痫前症等并发症。大部分的胎儿窘迫可通过胎儿监视器看到胎儿心跳不好，或是在超声波下显示胎儿血流有不良变化，如果经过医师紧急处理后仍未改善，则应该施行剖宫产迅速将胎儿取出，防止发生生命危险。

◆ 产程迟滞。产程迟滞是指产程延长，在产科学上有很明确的定义及分类。通常宫颈扩张的时间因人而异，但初产妇的宫颈扩张时间平均比经产妇长，需14～16小时，超过20小时称为产程迟滞。遇到这种情况的产妇最辛苦，因为阵痛已经持续了一段时间，才不得已改为剖宫产，等于是产前阵痛和术后痛都必须经历，共痛了两次。一般产程迟滞可以根据分娩的异常分为3种：潜伏期延长、活跃期延长、活跃期停滞。通常造成产程迟滞的原因，有可能是子宫收缩力量的异常、胎儿身体或胎位或胎向异常、母亲产道异常等。如果有明显的产程迟滞情况发生，却仍然勉强选择经阴道分娩，可能会对胎儿

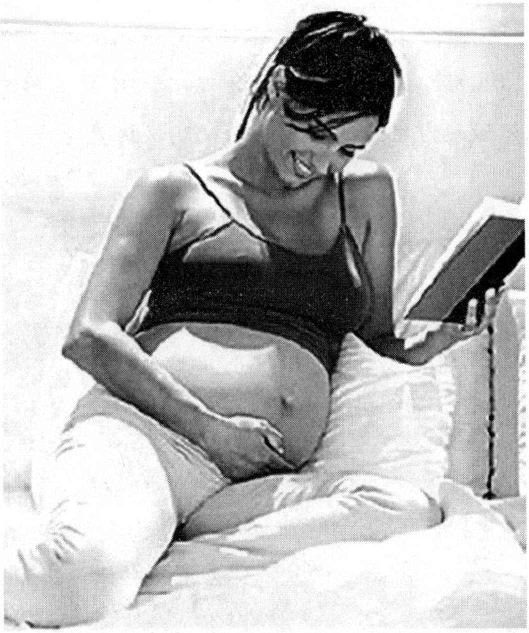

◎ 准妈妈可以随着播放的胎教音乐哼哼，也可以自己给宝宝唱，如摇篮曲，每唱完一句，稍停顿，使胎儿有跟唱的时间，唱的声音不能太大。

或母体造成伤害，因而必须实施剖宫产手术。

◆ 骨盆狭窄或胎头与骨盆腔不对称。产妇如果有骨盆结构上的异常，比如小儿麻痹患者、有骨盆骨折病史、身材过于娇小或侏儒症患者，由于骨盆出口异常无法让胎儿顺利通过，故应该采取剖宫产。胎头与骨盆腔不对称是相对性的，也就是说即使产妇本身的骨盆腔无异常也不狭窄，但因为胎儿的头太大，无法顺利通过产道，也必须实行剖宫产。

◆ 胎位不正。初产妇胎位不正时，应以剖宫产为宜。一般而言，初产妇若在足月时已经确认胎位不正，可事先安排剖宫产的时间；但如果是阵痛开始后才发现胎位不正，可能要直接安排紧急手术。不过，若是属于臀位的胎位不正，并且产妇本身有阴道生产的意愿，仍然可以利用各种助产方法尝试，但臀位阴道分娩还是具有较高的危险性，因此要和主治医师讨论其优缺点才可施行。

◆ 多胞胎。如果产妇怀的是双胞胎，且胎儿胎位都是正常的，可以尝试自然生产；但若是三胞胎或更多胎的，建议优先考虑剖

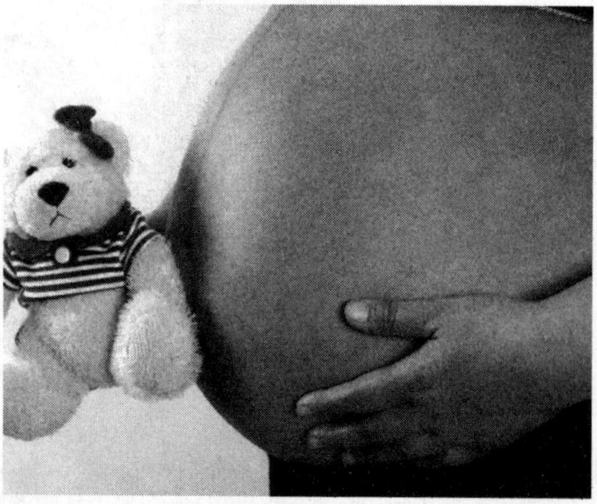

宫产。

◆ 前胎剖宫生产。这是目前国内常见的适应证，约占30%，有许多产妇都是第一胎剖宫产后，再次分娩也会选择剖宫产。一般来说，一次的前胎剖宫产后，的确会增加近1%的子宫破裂机会。若是直式的子宫剖开方式，则子宫破裂的机会则会增加4倍左右，因此，多数妇产科医师及产妇会在前胎剖宫产的前提下，在进入产程之前安排好手术时间。

◆ 胎盘因素。胎盘的位置及变化与生产方式也有关系，比如胎盘位置太低，挡住了子宫颈的开口，前置胎盘或是胎盘过早与子宫壁剥离而造成大出血或胎儿窘迫等，都是剖宫产的可能原因。

◆ 子宫曾经历过手术。此种情形就类似前胎剖宫生产，由于子宫壁上面有手术所留下的瘢痕组织，这些瘢痕组织的确会增加子宫在阵痛时破裂的危险概率，因此大多会安排剖宫产。

◆ 母体不适合阴道生产。如果母体本身有重大疾病，比如子痫前期或严重的内科疾病（心脏病等），经医师评估无法进行阴道生产者，也需要选择剖宫产。

◆ 胎儿过大。巨大儿的定义为胎儿体重等于或超过4千克。产前检查时，如果产科医师评估胎儿体重可能大于4千克，能以自然生产方式娩出的机会很小时，也可以安排剖宫产，以避免发生难产。若准妈妈前一胎是因为胎位不正、胎儿窘迫、胎儿过大等原因，在不得已的情况下接受横式的剖宫产，而这一胎宝宝并不大且胎位正常，同时也没有其

胎教圣经

◎ 胎儿长到6个月后，胎儿的听力就发育得接近成人了。准妈妈可以选择半躺在躺椅上或者床上听音乐。

他剖宫产的适应证，最重要的是产妇本身有很强的意愿要尝试自然生产，在这些条件的配合下，建议可与产科医师充分讨论自然产的安全性及危险性，经评估后确认可行，就可以尝试阴道生产。不过，若产妇本身的意愿不高或前一胎是因为产程迟滞、骨盆狭窄等原因而剖宫产，或是已经剖宫产两次以上，建议就不要勉强采取自然生产的方式。

剖宫产手术

◆ 术前准备。手术前准妈妈要保持愉快、平静的心情，避免过分的紧张和焦虑，待产时可以通过听音乐、看休闲读物或和其他准妈妈进行交流来放松精神，也可和准爸爸一起重温孕期的每一个美好瞬间。

◆ 术式。①切开腹壁。②拉出子宫。③切开子宫。④拉出胎儿。⑤剥离胎衣。⑥缝合子宫。⑦缝合腹壁。

◆ 手术适宜的人群：①准妈妈的骨盆明显狭小或畸形。②阴道、软产道、盆腔、宫颈出现特殊病变或畸形。③胎位有异常，如横位、臀位。④产前出血。⑤子宫有瘢痕或先兆子宫破裂。⑥妊娠合并症或并发症病情严重。⑦前置胎盘。⑧做过生殖器修补。⑨ 35 岁以上的高龄初产妇，同时诊断出妊娠合并症者。⑩胎儿巨大（即胎儿体重超过 4 千克），或出现宫内缺氧、脐带脱垂等。

并发症及术后护理

◆ 出血。多半是缝针刺破血管或结扎脱落引起，对于这种出血要重新进行结扎，对缝合后针孔或缝合部分渗血的病状，可局部滴注肾上腺素止血。

◆ 休克。手术期间发生休克的原因可能是拉出胎儿后腹内压骤然下降及大出血等引起。一旦出现休克征兆（如昏迷、呼吸浅快、结膜苍白、耳鼻发凉等）应采取紧急救治措施。

◆ 产后 6 小时以内。术后回到病房的妈妈需要头偏向一侧、去枕平卧。有时护士会在产妇的腹部放置一个沙袋，这样做是为了减少腹部伤口的渗血。宝宝饿了，护士会把他抱给妈妈，妈妈一定要将这最珍贵的初乳喂给宝宝。宝宝的吸吮还可以促进子宫收缩，减少子宫出血，使伤口尽快复原。在术后 6 小时内应当禁食。这是因为手术容易使肠子受刺激而使肠道功能受到抑制，肠蠕动减慢，肠腔内有积气，因此，术后会有腹胀感。

◆ 产后第一天（6 小时以后）。产妇产后平卧 6 小时以后就可以枕枕头了，这时最好采用侧卧位，可以将被子或毯子垫在背后，使身体和床成 20°～30° 角，这样可以减轻身体移动时对伤口的震动和牵拉痛，会觉得舒服一些。麻药劲过了以后，大多数产妇会

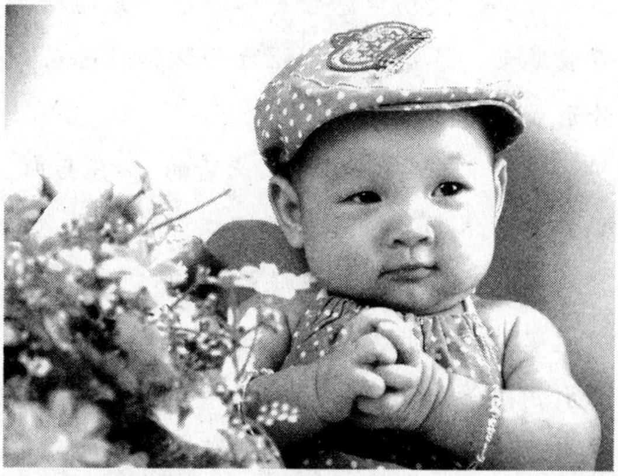

◎ 在孕晚期应选择既柔和而又充满希望的乐曲，如《梦幻曲》《让世界充满爱》《我将来到人间》《水上音乐》等。

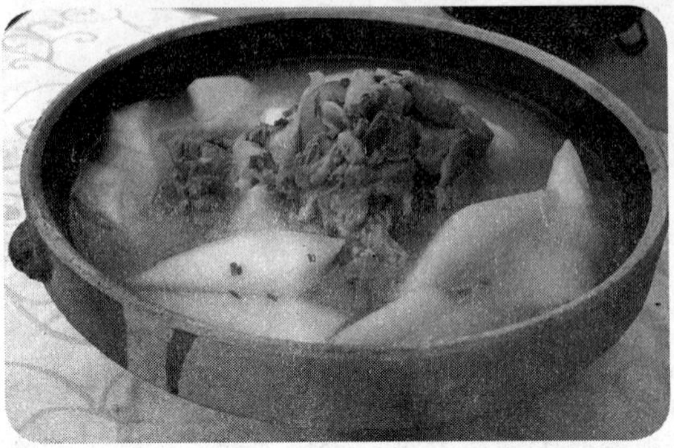

感觉腹部伤口疼痛，这时可以请医生开些处方药，或者可以使用阵痛泵缓解痛苦。剖宫产6小时后可以饮用一些排气类的汤，如萝卜汤等，以增强肠蠕动，促进排气，减少腹胀，同时也可以补充体内的水分。但是，一些容易发酵产气多的食物，如黄豆、豆浆、淀粉类食物，应该少吃或不吃，以防腹胀更加严重。此时特别需要注意保暖以及各种管道的畅通情况；勤换卫生巾，保持清洁；腹部的沙袋需放置8小时；12小时后，产妇在家人或护士的帮助下可以改变体位，翻翻身、动动腿。术后知觉恢复后，就应该进行肢体活动，24小时后应该练习翻身、坐起，并下床慢慢活动，条件允许还应该下地走一走，运动能够促进血液循环，使伤口愈合更加迅速，并能增强胃肠蠕动，尽早排气，还可预防肠粘连及血栓形成而引起其他部位的栓塞。

◆ 产后第一个星期。产后的3~5天内，妈妈的身体还是很虚弱，伤口仍然疼痛，年轻的妈妈会有便秘和肿胀的感觉，这是麻醉所引起的，因此大量饮水是非常必要的。最好引用热茶和不低于室内温度的水，这些都能促进肠子的蠕动。剖宫产后，由于疼痛致使腹部不敢用力，大小便不能及时排泄，容易造成尿潴留和大便秘结。因此更应该按正常的作息，养成习惯，及时大小便。剖宫产的妈妈一般是5~7天出院。在出院之前，年轻的妈妈需要找好能够帮助她分担家务劳动、做饭和带孩子的帮手。

◆ 分娩后两个月内。现在宝宝是年轻母亲的一切。这个时候，不要提举任何比自己的宝宝更重的东西，而随着宝宝在一天天地长高、增重，妈妈的力量也在逐渐增强。分娩两个月左右可以尝试走楼梯了，一天之中上、下一层楼足够了，刚开始的时候甚至要比这个运动量还小。在产后的头两三个星期不要自己开车。踩离合器、刹车和油门此时对新妈妈来说还是一件费劲的事情，在遇到紧急情况的时候，很可能不能作出迅速的反应。可以开始做一些运动骨盆的体操了，这是非常简单但效果很好的练习：妈妈们先尝试收缩阴道的肌肉，然后尝试着上提阴道，数到第10下的时候，再放松。

剖宫产优缺点

◆ 优点：①由于某种原因，不可能从阴道分娩时，施行剖宫产可以挽救母婴的生命。阴道分娩无法达成，或经阴道分娩可能对产妇或新生儿（胎儿）有危险时，就需要剖宫产。②剖宫产的手术指征明确，麻醉和手术一般都很顺利。③如果施行选择性剖宫产，于宫缩尚未开始前就已施行手术，可以免去母亲遭受阵痛之苦。④腹腔内如有其他疾病时，也可一并处理，如合并卵巢肿瘤或浆膜下子

胎教圣经

◎ 早晨起床后，最安全有效的胎教音乐：柴可夫斯基的《睡美人》中的《波兰舞曲》《如歌的行板》《小进行曲》；莫扎特的圣乐曲《春的序曲》；舒伯特的《音乐瞬间》的第3首。

宫肌瘤，均可同时切除。⑤做结扎手术也很方便。⑥对已有不宜保留子宫的情况，如严重感染、不全子宫破裂、多发性子宫肌瘤等，亦可同时切除子宫。⑦由于近年剖宫产术安全性的提高，许多妊娠并发病和妊娠合并症的中止妊娠，临床医生选择了剖宫产术，减少了并发病和合并症对母儿的影响。

◆ 缺点：①剖宫产手术对母体的精神上和肉体上都是个创伤，手术有相应的危险性，最好谨慎选择。②手术时麻醉意外虽然极少发生，但有可能发生。③手术时可能发生大出血及副损伤，损伤腹内其他器官，术后也可能发生泌尿、心血管、呼吸等系统的合并症。④手术中即或平安无事，但术后有可能发生子宫切口愈合不良，晚期产后流血，腹壁窦道形成，切口长期不愈合，肠粘连或子宫内膜异位症等。⑤术后子宫及全身的恢复都比自然分娩慢。⑥再次妊娠和分娩时，有可能从原子宫切口处裂开，而发生子宫破裂，如果原切口愈合不良，分娩时亦需再次剖腹，故造成远期不良影响。⑦剖宫产的新生儿，有可能发生呼吸窘迫综合征。⑧剖宫产的新生儿由于没有经过产道的挤压和产道细菌，直接接触外界，天生免疫力会较之自然生产的婴儿较差。

◆ 剖宫产还会产生六大副作用：①虽然极少数人才会发生麻醉过敏或因呕吐而发生吸入性肺炎等问题，但一旦发生就有可能危及产妇的生命危险。②日后可能造成膀胱、腹壁、子宫壁粘连的后遗症。③剖腹伤口因个人体质不同，有的人会留下瘢痕。④发生感染、大出血的概率较自然产高。⑤胎儿因为没有经过产道的挤压，肺部功能较自然产的婴儿弱。⑥术后恢复时间较自然产长，住院时间较久，如果是自费剖宫产，要花费一笔不少的费用。

给准妈妈的一点建议

剖宫产产妇需要一段时间的恢复期，在这一时间，医生及家人应协助她做到如下几点：

◆ 大量饮水。产后的3～5天内，产妇的身体还是很虚弱，伤口仍然疼痛，有的会有便秘和肿胀的感觉，这是麻醉所引起的，因此大量饮水是非常必要的。最好引用热茶和不低于室内温度的水，这些都能促进肠子的蠕动。

◆ 饮食。当产妇排气后，饮食可由流质改为半流质，食物宜富有营养且容易消化。可以选择蛋汤、米粥、面条等，然后依产妇体质，饮食再逐渐恢复到正常。这个阶段千万不要急于喝一些油腻的下奶汤，例如鸡汤、肉汤等。

◆ 及时排便。剖宫产后，由于疼痛致使腹部不敢用力，大小便不能及时排泄，容易造成尿滞留和大便秘结。因此更应该按正常的作息，养成习惯，及时大小便。

◆ 心理恢复。剖宫产后身体的恢复因人而异，除了身体上的伤口之外，心灵上也有创伤。要学会客观地对待剖宫产。

◎ 早晨起床后，最安全有效的胎教音乐：贝多芬的第六号交响曲《田园》；约翰·施特劳斯的《蓝色多瑙河》；格里格《培尔·金特》中的《晨景》《索尔维格之歌》《阿拉伯舞曲》《安妮特拉之舞》。

06 这些情况要注意

对于怀孕期的一些不正常信号，准妈妈一定要多加小心。例如：

◆ 阵发性腹胀。怀孕37周前，每3～4分钟腹胀一次，伴有少量阴道流血，提示先兆流产，需要安胎治疗。

◆ 子宫增长过缓。当子宫增长速度达不到孕周应有的高度时，说明胎儿在子宫内发育迟缓，胎儿容易在宫内死亡。

◆ 水肿。妊娠晚期出现头痛伴眼花、头晕、胸闷、血压升高的情况时，是重度妊娠高血压疾病的表现，提示母子处于危险状态。

◆ 妊娠剧吐。孕期晨吐可发展为妊娠剧吐，表现为滴水不进，一吃就吐，且延续到妊娠3个月以后。此症可导致孕妇体内水电解质紊乱、肝脏受损害，出现黄疸，会影响胎儿生长，需住院治疗。

◆ 胎动减少。正常胎动每小时3～5次。如12小时胎动少于10次，是胎儿宫内缺氧的信号，如不及时去医院治疗，胎儿在3～4天后将有死亡的危险。

◆ 过期妊娠。超过预产期14天尚未分娩的为过期妊娠。过期妊娠胎儿的死亡率、难产率及新生儿期的发病率均高于足月儿，所以，当预产期超过10天，就应及时请医生采取措施。

◆ 不良生育史。有习惯性流产、胎儿畸形、新生儿黄疸等病史的女性，再次妊娠会遇到许多问题，最好在医生的指导下怀孕。

◆ 妊娠合并症。准妈妈如患有心脏病、肝炎、慢性肾炎、原发性血小板减少性紫癜等，整个孕期对母体的健康和胎儿的存活都将是一个威胁，应加强监护和治疗。

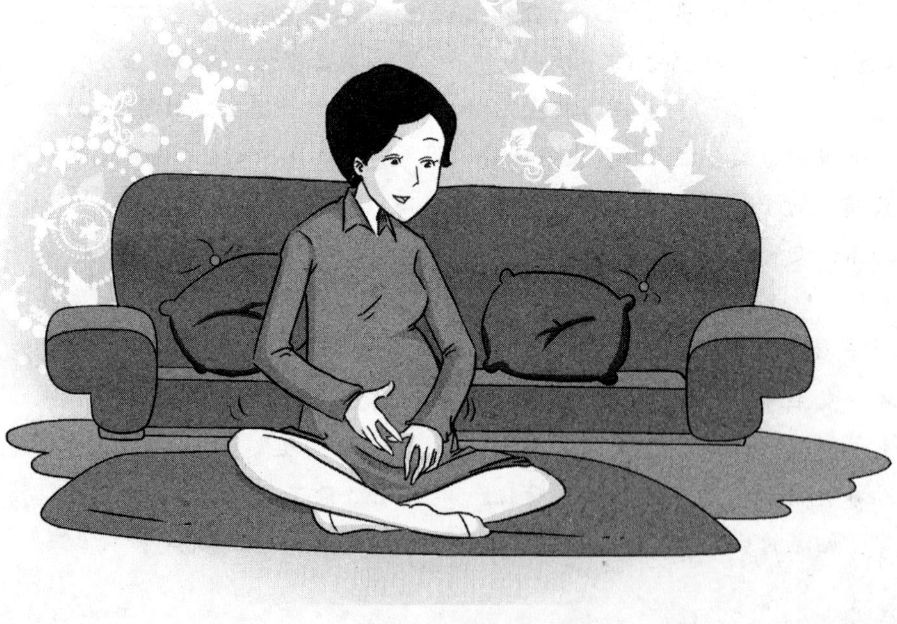

胎教圣经

◎ 休息的时候，最安全有效的胎教音乐：柴可夫斯基的芭蕾舞曲《天鹅湖》；维瓦尔第的《金翅雀协奏曲》；克莱斯勒的《伦敦德里小调》《天使小夜曲》《罗曼史》《爱的悲伤》《十四行诗》《幻想曲》。

第二节 孕晚期行动安排

01 认识引产与催生

什么是引产和催生？什么情况下需要引产或催生？引产和催生需要注意什么？引产和催生有什么后果？让我们慢慢来认识！

什么是引产，什么是催生

引产和催生都是以人工方法终止妊娠的手段。引产一般指孕中期引产，即女性因避孕失败造成计划外怀孕，或因全身性疾病（如严重心脏病、重度贫血、肾功能不全等）而不宜继续妊娠，或胎儿有先天性疾病、畸形等原因，在怀孕第13～27周末时需要用人工的方法终止妊娠。引产是为了母体和胎儿的安全，以人为的方法诱发子宫收缩，促使准妈妈分娩的方法，因此有人把引产比喻为“强扭瓜”。

催生也叫晚期妊娠引产，即怀孕28周以后，胎儿有了宫外存活的可能，运用药物或器械等手段促使分娩发生，以争取阴道分娩，减少剖宫产等手术助产的发生。其目的在于预防过期妊娠，使胎儿脱离不良宫内环境，减除或缓解母亲严重并发症。

哪些情况需要引产或催生

◆ 引产。一般说来，以下情况应考虑引产：①患各种疾病，不宜继续妊娠者。②产前诊断发现胎儿存在严重遗传性疾病，或发育有缺陷者。③妊娠中期误服对胎儿生长发育肯定有不良影响的药物的。④中期妊娠死胎或过期流产。⑤母儿血型不合。⑥其他不宜妊娠的原因，如因社会、暴力、伦理等原因。

◆ 催生。催生则应从母婴两方面认真地加以考虑。

准妈妈方面：①患有某些内科疾病不宜继续妊娠，如慢性肾炎、肾盂肾炎屡次发作、糖尿病、慢性高血压等。②患妊娠高血压疾病：轻、中度妊娠高血压疾病胎儿已成熟，重度妊娠高血压疾病经药物保守治疗效果不佳或恶化，子痫控制后24小时无临产征兆者。③妊娠已达41周以上，即妊娠超过预产期1周以上。

胎宝宝方面：①胎儿畸形，胎死宫内。②绒毛膜羊膜炎，继续妊娠可能造成胎儿宫内感染的。③胎盘功能减退，胎盘早剥必须

◎ 休息的时候，最安全有效的胎教音乐：莫扎特的《小夜曲》；托斯蒂的《小夜曲》；古诺的《小夜曲》；威尔第的《弄臣》中的《女人善变》《美女如云》；海顿的《小夜曲》。

立即终止妊娠，或部分性前置胎盘反复出血，而妊娠已近足月，胎儿出生后可存活者。④胎儿宫内环境不良，继续妊娠可能对胎儿造成危害，甚至胎死宫内，宫外环境相对较宫内环境更有利于新生儿存活。⑤胎膜早破后，估计胎儿已成熟，24小时还未临产者。

此外，还要考虑社会因素（非医学原因），如远离医院，有急产可能，以及因精神因素等估计将来分娩困难等。

哪些情况不宜作引产或催生

下列情况，我们一般不主张作引产或催生：①患有严重心、肝、肾、肺及血液病。②生殖器炎症，如阴道炎、宫颈重度糜烂、盆腔炎。③瘢痕子宫。④妊娠期间反复有阴道出血。⑤多种疾病的急性阶段，当天体温超过37.5℃。⑥3天内有性交史，须先行阴道冲洗3天，再进行引产或催生。

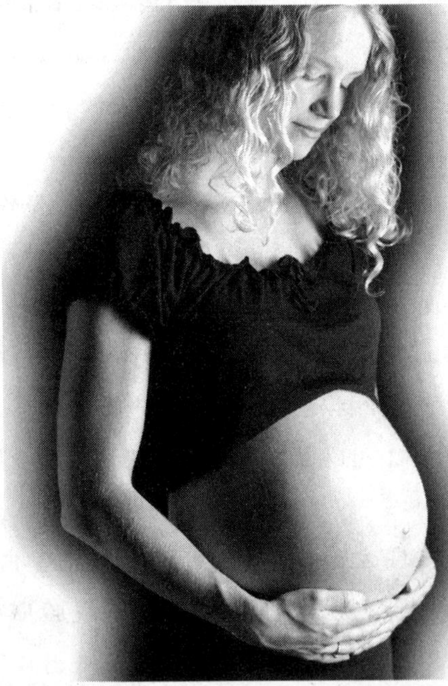

同时，根据催生本身的特点，不适于阴道分娩者也不适于催生。

引产和催生的方法及影响

◆ 引产。引产的方法大致可分为药物性人工引产和机械性引产两大类。目前主要采用利凡诺（依沙吖啶）引产。利凡诺为黄色结晶粉末，有较强的杀菌作用。利凡诺对母体肝、肾功能及心肌有一定毒性，尤其对胎儿的心、肝、肾损害严重而致死。因此，它能造成胎死宫内而被母体排出。其给药方法有两种：羊膜腔内注射法和宫腔内给药法。利凡诺引产术后很少并发感染，虽有低热及中性白细胞计数增多，但均为药物反应所致。其他药物引产还有使用抗孕酮类药物——米非司酮，使用时只需口服，无宫腔操作，无机械刺激，对初产妇、经产妇都是一种安全、有效、实用的引产方法，值得推广。

◆ 催生。目前用的最广泛的催生方法是静脉点滴缩宫素（催产素），其原理就是向体内注入催产素，促进子宫提前收缩。静脉点滴缩宫素是一种人工催生的方法，会不可避免地增加产妇和胎儿的风险。这是因为人工注入缩宫素引起的宫缩开始要比正常宫缩的开始更强烈，是没有分娩力量至逐渐加强的过程。过量的缩宫素可能引起胎盘早剥，甚至子宫破裂。如果发生这些情况，胎儿氧的供应可能完全中断，可能引起新生儿缺氧窒息，影响新生儿大脑功能发育障碍，可导致小儿智力异常。因此如果不能立刻进行有效

胎教圣经

◎ 休息的时候，最安全有效的胎教音乐：史特拉汶斯基的《普钦奈拉》中的《小夜曲》；亨利·曼西尼的电影《蒂凡尼的早餐》中的插曲《月亮河》；贝多芬的《悲怆奏鸣曲》第二乐章《如歌的行板》。

阴道分娩，则必须进行紧急剖宫产。缩宫素对母亲的其他副作用还包括低血压、心率加快、精神紧张和水肿；对小儿的影响还包括新生儿黄疸。

孕中期妊娠引产并发症

中期妊娠引产的方法比较多，但因孕周较长、胎儿较大，在引产中及引产后易出现以下并发症：

◆ 引产后出血。胎儿娩出后出血量达400毫升以上，称之为中期引产后出血。如果短时间内大量出血，病人会发生休克而危及生命。出血的原因主要有：①分娩后子宫收缩无力，这是引产后出血最常见的原因。②胎盘前置或胎盘部分早剥而引起的出血。③凝血功能障碍，如准妈妈患出血性疾病、重症病毒性肝炎等均可引起出血。

◆ 产道损伤。在引产过程中由于宫缩较强，宫颈口小及弹性差，往往易出现产道损伤，如后穹窿、宫颈口裂伤及阴道裂伤等。此时应清楚暴露裂伤部位，立即缝合，可以达到止血的目的。还有另一种严重的损伤即子宫破裂，引起的原因很多，如引产前未明确胎位或胎儿畸形，使分娩中胎儿下降受阻，但又不能从阴道娩出，最后导致子宫破裂；曾有人工流产术穿孔史，人工流产次数太多等，子宫壁上面有陈旧淤痕，再次分娩时，由于强烈的子宫收缩，也容易发生子宫破裂；在引产时滥用缩宫素（催产素），由于剂量过大，造成子宫强烈收缩，使子宫颈口不能扩张开大，也可能发生子宫破裂。

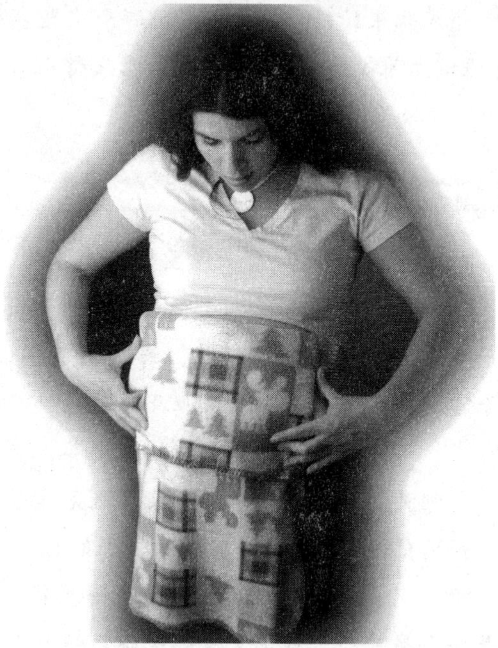

◆ 羊水栓塞。这是在钳刮术及中期引产中比较凶险的一种并发症。引产中由于宫颈管逐渐展开，宫口开大，部分血管开放，强而有力的子宫收缩使宫腔内压力增高，胎膜破裂，于是部分或大部分羊水涌入血管内。此时患者有呼吸困难、咳嗽、颜面青紫、烦躁不安、寒战、呕吐、出冷汗、胸闷，甚至抽搐等反应，检查时血压下降、脉搏增快、肺部啰音。如不及时抢救，就会发生阴道大出血，血液不凝固，少尿以至无尿，进而危及生命。

◆ 感染。在引产过程中或引产2周之内，产妇发热，体温高达38℃以上，伴寒战，尤其在引产后持续高热24小时以上不降，即为并发感染。并发感染时，患者有持续性下腹部疼痛，阴道流脓性或脓血性分泌物，有臭味，严重者可出现血压下降、脉搏细速、腹部拒按并有压痛及反跳痛。引起感染的原因通常

◎ 胎动明显时，最安全有效的胎教音乐：德沃夏克的《诙谐曲》；勃拉姆斯的《第五号匈牙利舞曲》《圆舞曲（作品39之15）》。

是腹部皮肤未清洗干净；患者隐瞒私自坠胎史；医院无菌操作不严；引产后胎盘残留在宫腔内时间较长等。

引产前后的注意事项

◆ 准妈妈在引产前一定要禁房事1周，洗澡，尤其是下腹部及阴部更应清洗干净；引产后如有阴道出血、发热，应查明原因，清除宫腔内的残留组织以止血及避免感染源的存在。一旦出现发热，要作细菌培养，并予以大剂量的抗生素以控制感染，避免盆腔炎、腹膜炎或败血症等严重并发症的发生。

◆ 不论是引产还是流产，对于女性来说都是一个痛苦的过程，女性的生殖系统都会受到比较大的创伤。所以，引产后要全面补充营养，注意卫生，更不能同房（要等到子宫完全恢复以后，最迟42天最长3个月以后），否则容易感染发生炎症。

◆ 引产后的女性相当于生了一次孩子，不可过早参加体力劳动，否则，易落下“子宫脱垂”的病根。引产后要多吃些营养丰富的食品，以及新鲜蔬菜和水果。半个月之内，应多吃些鸡肉、猪瘦肉、蛋类、奶类和豆类、豆类制品等。忌食刺激性食品，如辣椒、酒等。此外，引产后更重要的是保证足够的铁质，以预防流产后贫血的发生。补养的时间以半月为宜，平时身体虚弱、体质差、失血多者，可酌情适当延长补养时间。

◆ 一般来说引产后最好要等1年后再怀孕为好，如有特殊情况，至少也要等到半年后再怀孕。在手术过程中，子宫内膜会受到不同程度的损伤，术后需要有一个恢复过程，如过早地再次怀孕，子宫内膜尚未彻底恢复，难以维持受精卵着床和发育，因而容易引起流产。流产后的妇女身体比较虚弱，需要一段时间才能恢复正常，如果怀孕过早往往因体力不足、营养欠佳而使胎儿发育不良或造成自然流产。

02 早产、难产怎么办

每一位准妈妈都希望自己的小宝宝能按时来到这个世界。但是，有的小宝宝尚未足月，就提前来报到了。这种现象，在医学上称为早产。

认识早产是什么

◆ 早产定义。早产是指在满28～37孕周之间（196 ～ 258天）的分娩。文献报道，早产占分娩数的5%～15%，早产儿死亡率国内为12.7%～20.8%。早产儿即使存活，亦多有神经智力发育缺陷。近年来由于早产儿治疗

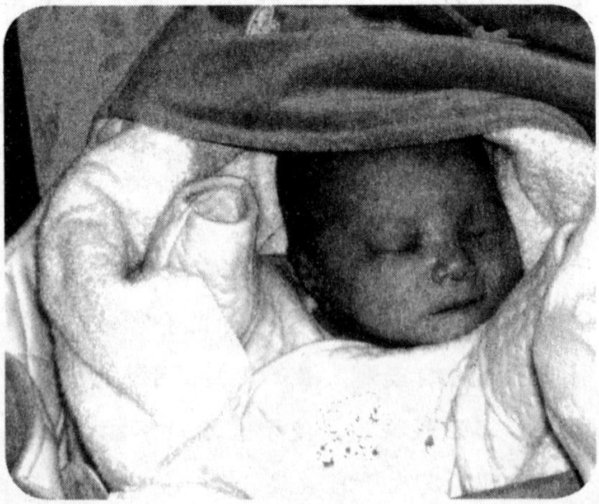

学及监护手段的进步，其生存率明显提高，伤残率下降。

◆ 早产征兆。如有未满孕周见红并伴有规律宫缩、持续性下腹痛、下背酸痛、阴道有温水样的东西流出等异常情况出现，应及时与医生取得联系，尽早去医院接受检查。

◆ 并发疾病。由于早产儿各器官系统尚未发育成熟，生活力差，容易导致疾病，如肺部疾病、颅内出血、感染、硬肿症等，可留有智力障碍或神经系统的后遗症。早产是新生儿出生后最常见的死亡及致病原因之一。因此，防止早产是降低围生儿死亡率和提高新生儿素质的主要措施之一。

导致早产的原因

◆ 准妈妈方面：①子宫过度膨胀：双胎或多胎妊娠，羊水过多可使宫腔内压力升高，提早临产而发生早产。②子宫颈口关闭不全：妊娠期，子宫峡部延伸而形成子宫下段的过程中，因张力改变或感染因素以致胎膜破裂，发生胎膜早破而致早产。③合并急性或慢性疾病：如病毒性肝炎、急性肾炎、急性阑尾炎、病毒性肺炎、高热、风疹等急性疾病；心脏病、糖尿病、严重贫血、甲状腺功能亢进、高血压病、无症状菌尿等慢性疾病。④合并子宫畸形（如双角子宫、纵隔子宫）、子宫颈松弛、子宫肌瘤。⑤妊娠合并症：妊娠合并慢性肾炎、妊娠合并心脏病、妊娠合并肝炎及妊娠合并系统性红斑狼疮等。⑥妊娠并发症：前置胎盘、胎盘早期剥离、妊娠高血压疾病、妊娠肝内胆汁淤积症。⑦吸烟、吸毒、酒精中毒、重度营养不良。⑧其他如长途旅行、气候变换、居住高原地带、家庭迁移、情绪剧烈波动等精神体力负担；腹部直接撞击、创伤、性交或手术操作刺激等。

◆ 胎宝宝方面：①前置胎盘和胎盘早期剥离。②羊水过多或过少、多胎妊娠。③胎儿畸形、胎死宫内、胎位异常。④胎膜早破、绒毛膜羊膜炎。

此外，心理负担也可能导致早产。人的情绪与大脑皮质、边缘系统和植物神经关系密切。情绪的变化会引起生理上的变化，而准妈妈的心理状态对胎儿的影响更为敏感。准妈妈的情绪过于悲伤或恐惧，会使血液中增加有害神经系统和心血管系统的化学物质，引起肾上腺激素分泌过多，可能会导致胎儿早产，甚至胎死腹中。

如何预防早产

预防早产，准妈妈应在孕前就与医生密切配合，找出导致早产的危险因素；怀孕期间定期进行产前检查，评估是否有早产倾向，以便尽早发现问题，采取应对措施。

◆ 治疗生殖道感染。患有生殖道感染疾病时，应该及时请医生诊治。

◆ 避免劳累和外来刺激。孕晚期最好不要长途旅行，避免路途颠簸劳累；不要到人多拥挤的地方去，以免碰到腹部；走路，特别是上、下台阶时，一定要注意走稳；不要长时间持续站立或下蹲；在孕晚期，须禁止性生活。

◎ 用餐时，最安全有效的胎教音乐：柴可夫斯基的《胡桃夹子》中的《花的圆舞曲》；亨德尔的《弥赛亚》中的《哈里路亚》。

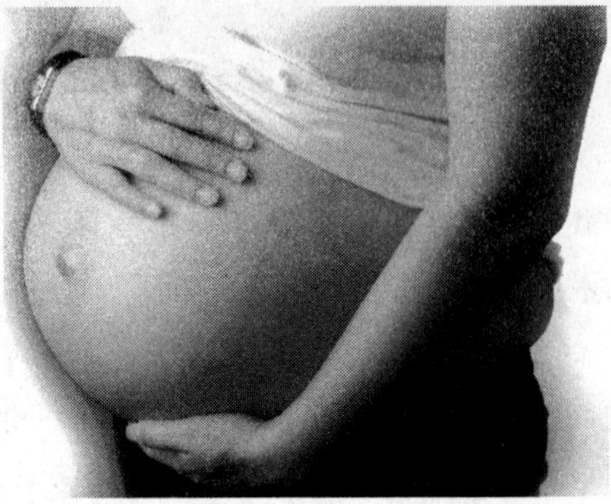

◆ 保持良好生活状态。怀孕期间，准妈妈要注意改善生活环境，减轻劳动强度，增加休息时间；准妈妈心理压力越大，早产发生率越高，特别是紧张、焦虑和抑郁与早产关系密切。因此，准妈妈一定要保持心境平和，消除紧张情绪，避免不良精神刺激；要摄取合理的充分的营养，孕晚期应多卧床休息，并采取左侧卧位，减少宫腔内向宫颈口的压力。

◆ 关注自己的健康。如果准妈妈患有心脏病、肾病、糖尿病、高血压等合并症，应积极配合医生治疗；有妊娠高血压疾病、双胞胎或多胎妊娠、前置胎盘、羊水过多症等情况的准妈妈，一定要遵医嘱，积极做好自己孕期的保健工作，及时发现异常，并尽早就医。

◆ 必要时的处理。前次妊娠因子宫颈松弛而早产者，再次怀孕时，应于孕16～20周（在前次早产孕周之前）施行子宫颈环扎术。

预防早产的关键是要及早诊断和治疗。当出现以下3种情况之一时，准妈妈应立即去医院检查：

◆ 下腹部变硬。在孕晚期，如果下腹部反复变软、变硬且肌肉也有变硬、发胀的感觉，至少每10分钟有1次宫缩持续30秒以上，伴宫颈管缩短，即为先兆早产，尽早到医院检查。

◆ 阴道出血。少量出血是临产的先兆之一，但有时宫颈炎症、前置胎盘及胎盘早剥时均会出现阴道出血。这时出血量较多，应立即去医院检查。

◆ 破水。温水样的液体流出，就是早期破水，但一般情况下是破水后阵痛马上开始，此时可把臀部垫高，最好平卧，马上送医院。

难产是什么

难产，医学术语叫做“异常分娩”，就是分娩时胎儿不易产出，不能顺利地把孩子生下来。

分娩是否能正常地进行，取决于以下几个因素：

◆ 产力，主要指分娩时子宫的收缩力和产妇向下屏气的力量。

◆ 产道，指胎宝宝分娩时的通道，主要取决于准妈妈骨盆的大小和形状。

◆ 胎儿状况，主要指胎儿在母体中的大小和胎位。

◆ 产妇心理，如果准妈妈生产前没有心理准备，分娩中多度恐慌，也有可能造成难产。

这四个因素中只要至少有一个出现异常，便会使分娩的进程受阻而很容易发生难产。

当然，难产和顺产也不是绝对的，在一定条件下可以互相转化。在分娩过程中顺产如果处理不好也可能变成难产，难产如果处理好了，也可能变成顺产。

胎教圣经

◎ 用餐时，最安全有效的胎教音乐：巴赫的《d小调管风琴托卡他与赋格曲》、《法国组曲》的第六首《波兰舞曲》《管弦乐组曲》；德沃夏克的《斯拉夫舞曲（作品e小调46之1、2）》。

发生难产的原因

发生难产的原因很多，主要是胎儿过大或位置不正、产妇的骨盆狭小。

◆ 胎儿本身造成的问题是难产的主要原因，最常见的情形是婴儿的头部太大，从超音波测量胎儿双顶径（BPD）可知头部大小。若BPD超过10厘米，生产是比较困难的；超过10.5厘米，阴道生产就几乎不可能。正常的生产胎位应为头位，才能顺利生产。因此胎位不正如臀位、横位等都会造成难产。不过，由于科技医学的发展，超音波的使用已普级化，胎位不正的问题都能在产前精确地掌握，而大幅降低了难产的发生率。

◆ 产妇的骨盆如果属于以下情况，也易造成难产：①扁平骨盆：骨盆入口前后径缩短，横径正常，多为儿童期患佝偻病的结果。②均小骨盆：骨盆形状正常，但各径线可较正常值缩短2厘米以上，因此，它的各个平面都有一定程度的缩小，多见于矮小妇女。③漏斗型骨盆：骨盆入口各径线尚正常，仅中段和出口径线狭小，骨盆壁向内倾斜，骨盆呈漏斗状。④畸形骨盆：骨盆变形，左右不对称，见于小儿麻痹后遗症、先天性畸形、长期缺钙、外伤以及脊柱与骨盆关节结核病等。

如何预防难产

分娩时久产不下，对母婴健康危害甚大。因此，要作好难产预防。如发现异常，应及时纠正和处理，是预防难产发生的重要措施。

◆ 最有效的方法是定期进行产检，及早发现不良因素。在妊娠晚期还要作骨盆的测量，以便使医生对母婴情况进行全面的了解。一般在预产期前两周左右，医生就要对产妇的分娩方式作出鉴定，并事先告知产妇本人，让其知道是可以自然分娩或需要试产，如果只能选择剖宫产也会告诉本人，以便临产妇作好思想和物质上的准备。难产的原因有时很明确，如比较明显的骨盆异常和胎位异常，在产前检查或临产时即可发现并得到及时处理。所以在怀孕过程中，孕妇一定要在指定的医院进行定期产前检查。在这些产前检查中，医生会对胎儿在宫内的生长情况进行监控，及时发现孕妇本身是否存在可能造成难产的因素，一旦发现有异常的趋势，就可以采取有效的措施进行纠正。

◆ 孕期营养要适当。孕妇在怀孕过程中要注意充分的营养，以保证宝宝健康生长。但要摒弃一些错误的饮食观念，避免在孕期吃得过多，又不运动，造成宝宝长得过胖，过胖儿可是导致难产的最大危险之一。

◆ 即将分娩的准妈妈，应该对分娩要有正确的认知；遭遇过难产的

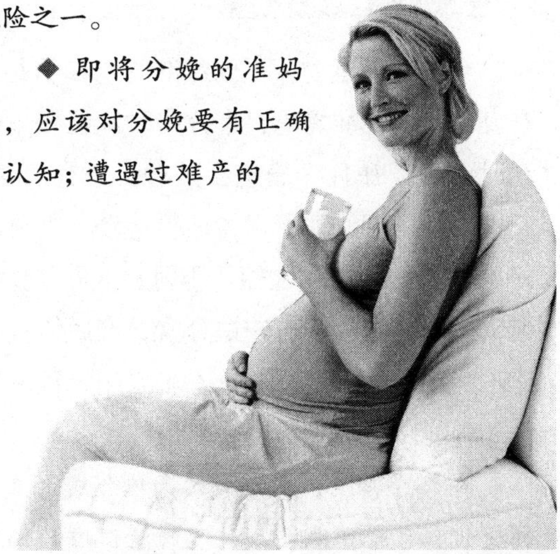

◎ 用餐时，最安全有效的胎教音乐：肖邦的《军队波兰舞曲》《离别曲》《雨点前奏曲》《即兴幻想曲》；莫扎特的《一首小夜曲》中的第四乐章《回旋曲》。

准妈妈也不要以为自己有经验而放松警惕，防止噩梦再次降临；家人也应当负起协助的责任，与医师一起帮助曾经有难产经验的妇女重建自信心。最后，准妈妈要以一个健康及平和的心态来面对怀孕、生产这自然且宝贵的人生经验，如此一来，怀孕与生产将不再会是一件可怕的事了。

总之，难产完全是可以预防的。

03 适量运动好处多

接近预产期的准妈妈，体重增加，身体负担很重，这时候运动一定要注意安全，本着对分娩有利的原则，千万不能过于疲劳。在运动时，控制运动强度很重要：脉搏不要超过 140 次 / 分，体温不要超过 38℃，时间以 30 ~ 40 分钟为宜。不要久站久坐或长时间走路。这个阶段运动的目的是舒展和活动筋骨，以稍慢的体操为主。

产前运动的六大理由

孕期适度运动，不仅对准妈妈和胎儿都有好处，而且准妈妈将来分娩时间会较不运动时缩短，并且疼痛也会减轻。研究表明：女性在怀孕期间如果保持适度运动，将可以使她们的分娩时间缩短 3 小时；怀孕时坚持运动的产妇，除了可较快分娩，产后恢复也比不运动的产妇要好些。不难看出，适度运动助分娩，好处多多。

◆ 怀孕期间，准妈妈的身体会发生很多的变化。有规律地运动，不仅能使准妈妈很快适应这些变化，而且可以帮助准妈妈为分娩过程作好准备。

◆ 运动强健肌肉、增强耐力、增加血液循环，帮助准妈妈应付身体承受的额外负担，使身体逐渐适应妊娠和分娩的需要。

◆ 适当的产前运动，有助于准妈妈松弛肌肉，减轻生产时的痛楚，使得生产过程更加顺利，更能预防怀孕期间出现的身体不适，例如抽筋、水肿和腰疼等。

◆ 适当的运动能促进准妈妈的消化、吸收功能，不仅可以给腹中的宝宝提供充足的营养，而且也为准妈妈补充了体力，以利分娩。

◆ 运动可以控制孕期体重，不至于使体重增加过多。孕期保持合适的体重，会使分娩更容易、更轻松，产后也可在短期内恢复。

◆ 孕期的适度运动会消耗母体多余的血糖，降低患糖尿病的危险，而且对宝宝的生长发育有良好的促进作用。

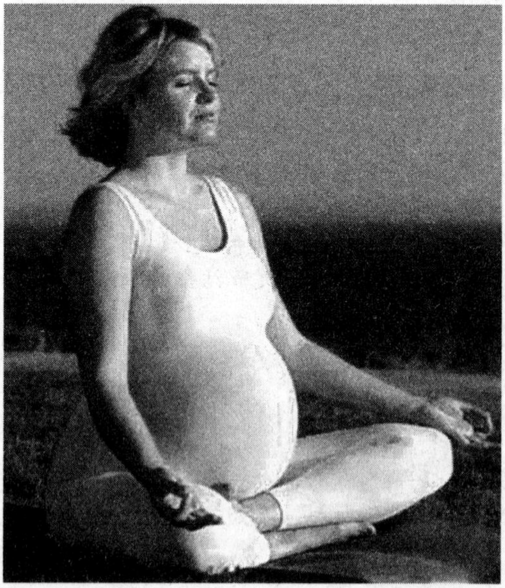

胎教圣经

◎ 睡觉时，最安全有效的胎教音乐：舒伯特的《摇篮曲》《圣母颂》《野玫瑰》；勃拉姆斯的《摇篮曲》；贝多芬的《致爱丽丝》《月光奏鸣曲》。

产前运动小方法

适量的产前运动可帮助产妇松弛肌肉和关节，减少生产时的疼痛及促使产程的顺利。准妈妈们可以按照下面的方法及步骤适量地进行产前运动，运动前请先排清小便。

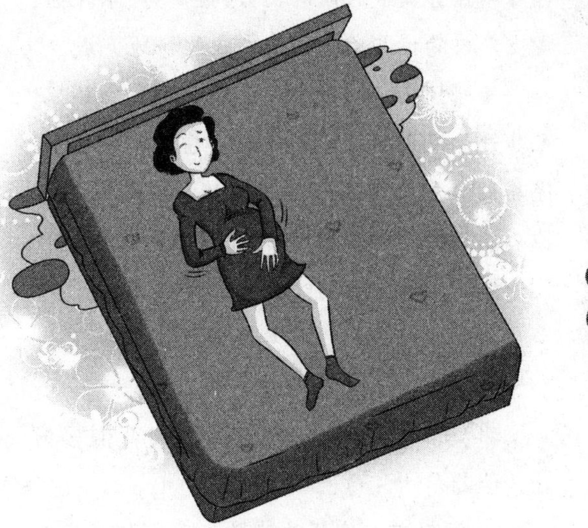

◆ 松弛身心：①仰卧，全身伸直，双手平放身旁，头及双膝下都放一个枕头，使双膝屈曲。②侧卧，单膝屈曲，中间放一个枕头。此两种方法宜在午睡或晚间睡觉前做，同时保持全身松弛，可使孕妇减低精神压力及肌肉的紧张。

◆ 腰腹运动：①仰卧，双手按腹部，双膝紧并合，双足分开。②用腹部吸气，然后呼气，并收紧腹部使腰部凹陷处向下压。③数五下然后放松。④重复动作10次。此动作可增强腹部肌肉及矫正盘骨向前倾的姿势。

◆ 腰背运动：①双手及双膝贴在地上。②头微向上仰，背向下压，呼气。③重复动作3～5次。此动作可松弛背部，防止酸痛，增强小腹、骨盆及背部的肌肉，可于怀孕5个月后开始练习。

◆ 腿部运动：①仰卧，双脚用两个枕头垫起。②脚趾及脚踝上下摆动，然后向左右打圈摆动。③重复动作10次。此动作可促进腿部血液循环，减少水肿及抽筋等情况发生。如有抽筋时，丈夫可替妻子伸展脚踝约10秒，有治疗抽筋之效；按摩小腿也会令小腿肌肉松弛。

◆ 腿内侧肌肉运动：①盘坐地上，脚底相对，吸气。②双手放在双膝上，然后慢慢将双膝向下按至大腿内侧肌肉拉紧，同时呼气。③注意会阴肌肉要放松，重复动作3次。此动作可舒缓腿内侧肌肉以适应生产时姿势的所需，使产程顺利。可于怀孕4个月后开始练习。

◆ 屈膝动作：①站立，两脚分开，手握稳妥的扶手，吸气。②慢慢呼气并屈膝至臀部贴到脚跟。③用脚力站起，重复动作5～10次。此动作能活动膝髋关节，以适应生产时的姿势。

◆ 胸肌练习：①坐起，双手互扣在胸前，吸气。②双手用力互压并同时呼气。③数10下，然后放松。④重复动作5～10次。此动作可锻炼胸肌，增强对乳房的承托力。

◆ 会阴肌肉运动：①仰卧，双手放在身旁，双膝屈起，双脚微微分开。②用腹部吸气，然后慢慢呼气，并同时收紧腹部、臀部及大腿的肌肉。③数5下，然后放松。④重复动作5～10次，每天可作多次练习。此动

◎ 睡觉时，最安全有效的胎教音乐：戈达尔的《约瑟兰的摇篮曲》；克莱斯勒的《摇篮曲》；德彪西的《月光》；夏农的《爱尔兰摇篮曲》；格什温的《夏日时光》。

作可增强骨盘底肌肉的托力、控制力、承托力，减少产前的抗拒力，使生产能轻松地完成。

◆ 散步运动：散步是一项很适宜准妈妈，尤其是孕晚期准妈妈的运动。它温和、安全，优美的自然景色又可解除心里对分娩的各种担心。散步可随时随地进行，但要保证空气较为清新，尽量远离嘈杂的人群和环境。

孕期运动注意事项

准妈妈在孕期进行适量运动有很多好处，但要有所注意：

◆ 运动前应向医生咨询，了解何种运动适合自己。

◆ 运动时应穿着宽松的服装，如果下水游泳，应穿专门为孕妇设计的游泳衣。

◆ 运动前和运动时要喝足够的水，运动中要注意多休息。

◆ 不要在太热或太潮湿的环境里活动。

◆ 运动前后一定要进行热身和放松活动，尤其要注意活动韧带部位。

◆ 孕晚期仍应避免仰卧姿势的运动，因为胎儿的重量会影响准妈妈的血液循环。

◆ 运动时如何从仰卧到站立有讲究：应先侧卧，然后用一只手的肘部和另一只手支撑身体，慢慢转成坐姿后再站起。

◆ 运动时注意测量脉搏。孕妇运动的强度应控制在每分钟脉搏150次以内。

◆ 千万不要从事过于剧烈的运动。准妈妈运动时应始终保持可以正常说话的状态，如果本人呼吸出现困难，胎儿就可能缺氧。

产前运动注意事项：①宜在怀孕期24周后至产前1个月期间进行。②保持心情轻松，忘却日间工作烦忧。③全身放松并穿着宽松衣服。④挑选在空气流通的地方做运动。⑤运动前先排清小便。⑥运动量以不感到疲劳为宜，微微出汗时就可停止。运动过程中如有不适，应及时向医生咨询。

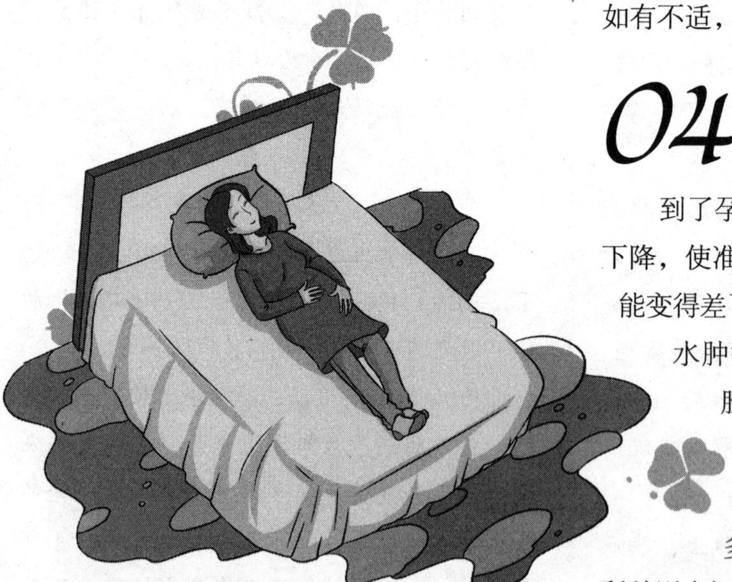

04 孕晚期疾病与检查

到了孕晚期，胎儿在腹中的位置在不断下降，使准妈妈感到下腹坠胀。消化功能可能变得差了，同时，还可能伴有便秘、尿频、水肿等症状。由于激素的关系，你的脸部可能会长出褐斑及雀斑，乳头周围、下腹部、外阴的颜色也会越来越深。值得庆幸的是，多数色素沉淀在产后会逐渐消失，所以别太担心。

◎ 准妈妈在烦躁的时候就听一听《自新大陆》来抚平心情。

孕晚期准妈妈常见不适症状

◆ 睡觉时应左侧卧。如果平卧，膨大的子宫压迫主动脉和下腔静脉两根血管，特别是柔软的静脉，易引起仰卧位低血压综合征，导致头部供血不足，人感觉难受且脸色苍白。

◆ 每天数好胎动。胎动是准妈妈把握和了解胎宝宝现状最好的信号。孕晚期准妈妈的并发症会对宝宝产生影响，引起死胎，往往是先无胎动再没有胎心，因此胎动对宝宝的存活有着很重要的意义。如果一发现没有胎动应立刻去医院，及时采取措施，以免胎死腹中的悲剧发生。

◆ 注意体重的控制。正常情况下，胎宝宝的生长有个曲线：28周后较快，38周左右逐渐减慢。准妈妈的饮食也应合理安排，保持体重一周增长0.5千克较妥当。宝宝出生时3～3.5千克是最合适了，越大越好养的观念是错误的，宝宝太大难以自然生产，只有开刀。

◆ 留意血压。孕晚期妊娠高血压疾病如子痫前期、子痫的发生率高，因此每次检查时，准妈妈宜仔细看自己的尿检报告，看是否有尿蛋白，同时向医生了解你的血压是否正常，随时监测，发现问题可及时采取措施。

◆ 当心早产。如果孕38周前，出现下述几种情况：阴道突然有水流出，且量较多，这大多是胎膜早破；阴道有出血，往往是低置胎盘或前置胎盘；子宫收缩（有规律的腹痛），这些常常是早产的信号，应及时去平时检查的产科医院，以免贻误时机，甚至造成终生遗憾。

◆ 频尿。宝宝大了，子宫压迫膀胱，小便频频。水不能不喝，只有勤跑厕所，可千万不能憋。穿上简便易穿脱的外裤（最好是运动裤或只有腰间松紧带的裤子），裤子口袋里随时准备有手纸，这样可以在尽量短的时间内“解决问题”。

◆ 脚抽筋。如果你有半夜被小腿抽筋惊醒的经历，教给你一个好办法：晚上临睡前，用毛巾热敷，一旦抽筋立即在地上站直，抽筋次数会大为减少，即使抽筋了也能马上缓解。

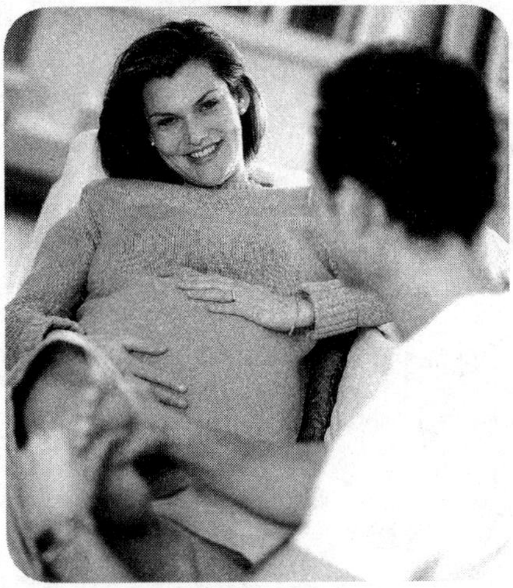

◆ 腰酸背痛。越到后期，肚子越大，腰酸背痛越加严重。简单护理方法：每天晚上睡前冲淋时，多花点时间用稍热的水冲背部，再用热毛巾敷；不提重物，如果要拿稍重的东西，蹲下去拿起来，决不弯腰提；坐着时尽量让背有个依靠；在不影响形象的情况下，托住肚子以减轻背部的承受力也不失一个好办法；避免体重增加过快则是根本减轻腰酸背痛的办法。

◎ 准妈妈在慵懒的时候听一听《杜鹃圆舞曲》，感受激情与清新。

◆ 气喘。孕晚期肚子较大，宝宝顶到横膈膜，减少了肺容积。动作快一点、走路稍急点，可能就会引起气急。应对办法：平时动作慢半拍，做事尽量提前，在不影响工作的前提下，尽可能地休息（能坐着的不站着），中午找一个安静的地方（会议室的沙发上）躺一会儿。当然，如果是贫血引起的气喘，可就没这么简单，应该补充铁剂。

◆ 胸口灼热。经常有胃酸泛起，怪难受的，这是孕晚期的正常现象。改善办法：不喝碳酸饮料和吃会刺激胃酸分泌的食物，多吃碱性食物如牛奶、苏打饼干等以中和胃酸。实在太难受，只有请产科医生配一些中和胃酸的药了。

孕晚期检查项目表

妊娠28～40周（8～10个月）为妊娠晚期，这期间35周前要每2周作1次产前检查，36周后每1周作1次产前检查。具体检查内容如下：

◆ 一般检查。了解病史（妊娠时间、不适症状、有无慢性疾病史、遗传史、早产、流产、宫外孕、胎盘早剥、前置胎盘史）；测血压，数脉搏、听心肺等；观察面容有无贫血；检查下肢有无水肿。

◆ 腹部检查。测量腹围、宫高，检查胎位、胎心、胎头是否入骨盆，估计胎儿大小。

◆ 骨盆测量。了解骨盆的大小，以准确估计能否自然分娩，是否需要剖宫产，以便医生及孕妇都能心中有数。

◆ 阴道检查。了解产道有无异常。

◆ 肛门检查。了解骨盆有无异常（包括坐骨棘、尾骨等）。

◆ 遗传学检查。对有遗传病家族史或有分娩死胎、畸胎史者，应行绒毛先导培养或抽羊水作染色体核型分析，以降低先天缺陷及遗传病儿的出生率。

◆ 实验室检查。血、尿、便常规，肝、肾功能，查尿中E3值或E/C比值，血HPL测定，乙肝五项、抗HCV检测，有关凝血功能检查。

◆ 心电图检查。以了解孕妇的心功能。

◆ 超声波检查。以帮助了解胎位，了解胎儿发育是否正常，必要时了解胎儿是男是女。前置胎盘也需用超声波诊断。

孕晚期产检项目

◆ 29～32周：第6次产检 / 下肢水肿 / 子痫前症的发生 / 预防早产。在孕期28周以后，医师要陆续为准妈妈检查是否有水肿现象。因为准妈妈的子宫此时已大到一定程度，有可能会压迫到静脉回流，所以，静脉回流不好的准妈妈，此阶段较易出现下肢水肿现象。准妈妈可将大拇指压在小腿胫骨处，当压下后，皮肤会明显地凹下去，而不会很快地恢复，即表示有水肿现象。此外，随着怀孕周数的增加，水肿现象会日益明显。准妈妈平时可穿着弹性袜，睡觉时将双脚抬高，并以左侧位躺。由于大部分的子痫前症会在孕期28周以后发生，医师通常依据准妈妈测量血压所得到的数值作为依据，如果测量结果发现准妈妈的血压偏高，又出现蛋白尿、

◎ 准妈妈在发脾气的时候听一听《田园》，在细腻的乐曲中享受宁静。

全身水肿等情况时，准妈妈须多加留意，以免有子痫前症的危险。所以，准妈妈在怀孕后期，针对血压、蛋白尿、尿糖所作的检查非常重要。另外，准妈妈在37周前，要特别预防早产的发生，如果阵痛超过30分钟以上且持续增加，又合并有阴道出血或出水现象时，一定要立即送医院检查。

◆ 33～35周：第7次产检／超声波检查／评估胎儿体重。从30周以后，准妈妈的产检是每2周检查1次。到了孕期34周时，建议准妈妈作一次详细的超声波检查，以评估胎儿当时的体重及发育状况（例如：罹患子痫前症的胎儿，看起来都会较为娇小），并预估胎儿至足月生产时的重量。一旦发现胎儿体重不足，准妈妈就应多补充一些营养素；若发现胎儿过重，准妈妈在饮食上就要稍加控制，以免日后需要剖宫生产，或在生产过程中出现胎儿难产情形。

◆ 36周：第8次产检／为生产事宜作准备／减少性生活次数／注意性爱姿势。从36周开始，准妈妈愈来愈接近生产日期，此时所作的产检，以每周检查1次为原则，并持续监视胎儿的状态。此阶段的准妈妈，可开始准备一些生产用的东西，以免生产当天太过匆忙，变得手忙脚乱。由于此时已属怀孕后期，为了避孕早产的发生，准妈妈宜减少性生活次数，并注意性爱姿势。

◆ 37周：第9次检查／注意胎动。由于胎动愈来愈频繁，准妈妈宜随时注意胎儿及自身的情况，以免胎儿提前出生。

◆ 38～40周：第10次产检／胎位固定／胎头下来／准备生产／考虑催生。从38周开始，胎位开始固定，胎头已经下来，并卡在骨盆腔内，此时准妈妈应有随时准备生产的心理。有的准妈妈到了42周以后仍没有生产迹象，就应考虑让医师使用缩宫素（催产素）。

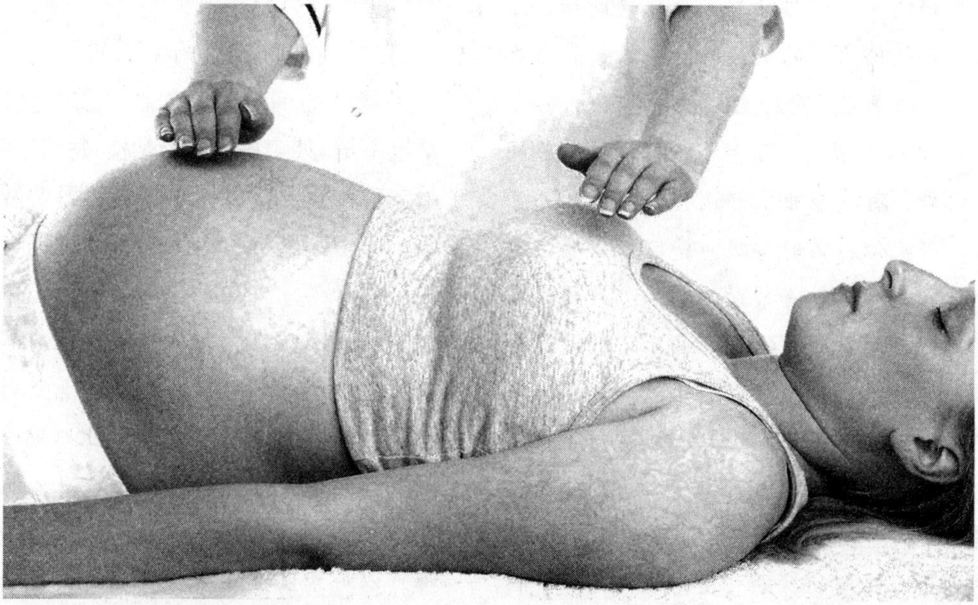

◎ 准妈妈在睡醒的时候听一听《维也纳森林的故事》，感受早晨的清新的气息。

05 孕晚期胎教功课

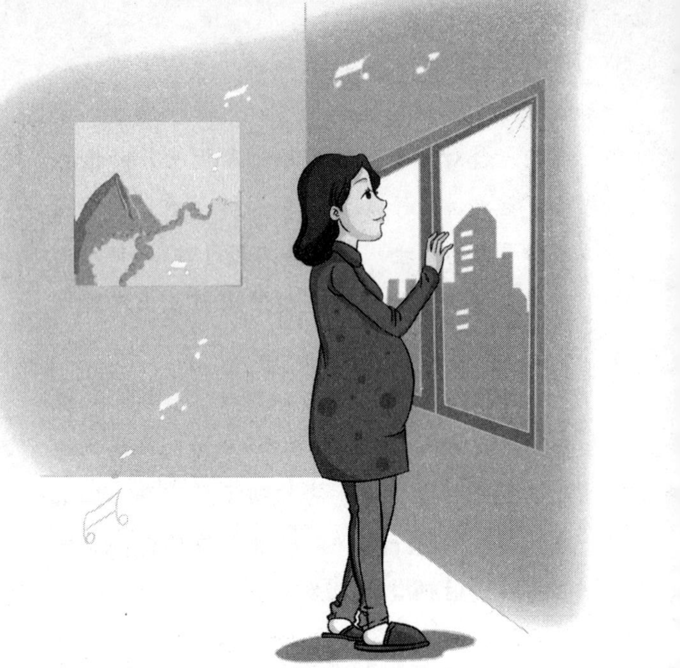

孕八月的胎教功课

到了这个阶段，胎宝宝大脑连接的回路更加发达，母体腹壁与子宫壁变得更薄，胎宝宝更容易听到外界的声音，对许多声音开始有所反应，也开始有意识存在。胎宝宝能记忆他每天听到的声音——母体的血液声、肠鸣音、妈妈说话的声音。

◆ 游戏胎教。准妈妈继续与胎宝宝玩踢肚游戏，当准妈妈轻拍肚皮两下，宝宝就会在拍的地方回踢两下。这样的互动，实在有趣！

◆ 阅读胎教。准妈妈可以选择简单、有韵律的童话故事书，甚至是自己编的故事内容讲给胎宝宝听。讲故事时，口气与音调应不紧不慢，也可以与准爸爸分角色朗读。多看些令人轻松愉悦的图文书，给准妈妈自身视觉以好的享受，对胎宝宝也是很好的陶冶。

◆ 音乐胎教。除了可以选择悦耳舒服的音乐之外，有些专业医师认为莫扎特的曲子因为比较类似母亲的心跳声，可以给胎宝宝安全感，是对胎教有帮助的音乐。只要是能让准妈妈感到舒服、愉快的音乐，就是适合准妈妈的胎教音乐。可以在每天起床后，开启轻柔的音乐，以愉悦的心情迎接新的一天。

◆ 芳香胎教。准妈妈也可以尝试一下芳香精油，稀释后涂抹于身上，搭配轻柔音乐，以达到全身舒缓的目的。值得注意的是，精油的选择应以茶树、洋甘菊等清淡香气的为主，尽量不要使用薄荷、茴香等呛鼻刺激的精油，以免胎宝宝有抵触情绪。

孕九月的胎教功课

对于胜利在望的孕程，准妈妈的内心有许多复杂的情绪——忐忑不安，坐也不是，站也不是。其实只要坚持孕检，每天关注胎动，胎宝宝肯定会平安无事，准妈妈要做的就是放松心情，继续每天的胎教，增进与胎宝宝的互动。

◆ 光照胎教。这个阶段如果准妈妈用强光照射腹部，胎宝宝会为了避免受到光线的刺激而将脸转到一旁，或闭上眼睛；若改为弱光，胎宝宝则会好奇地眨眨眼，还会将头部转向光源位置。只要是不太刺激的光线，都可以给予胎宝宝脑部适度的良性刺激。因

胎教圣经

◎ 准妈妈在跟小宝宝讲话的时候听一听《摇篮曲》，在乐曲声中与小宝宝说说话，把妈妈无尽的爱带给小宝宝。

此，准妈妈也可以利用晴朗的天气，外出散步时，穿梭在阳光与树荫中，让胎宝宝感受到光线强弱的对比。

◆ 图像卡片胎教。可以用小朋友识图认物的卡片教胎宝宝学习。

◆ 音乐胎教。给宝宝听音乐应是每天进行的内容，每天 5 分钟。舒缓、轻柔、旋律优美、温和、自然、有规律性、节奏和妈妈心跳相近的音乐或乐曲；大自然的河川、溪流声，虫鸣鸟叫声等都是不错的选择，具有安抚胎宝宝、调节昼夜规律的作用。

◆ 美学胎教。经常欣赏艺术作品可以提高人的感受力；准妈妈可以带着肚子里的小宝宝一同欣赏美丽的事物、艺术作品，在感受到美的同时，也在无形中传达给宝宝。

◆ 抚摸胎教。准妈妈时不时地用手轻轻抚摸胎宝宝或轻轻拍打胎宝宝，通过肚皮把积极的情绪传达给胎宝宝，形成触觉上的刺激，促进胎宝宝感觉神经和大脑的发育。

◆ 对话胎教。准爸爸和准妈妈每天都要跟肚子里的宝宝说说话，早上起床打招呼，不时地把看到的东西分享给宝宝等，这不仅是语言胎教的重点，也是建立亲子关系的关键。

宝宝胎教的 2 个黄金时段

胎儿大脑细胞分裂增殖有两个高峰期。第一个高峰期是怀孕的 2～3 个月，第二个高峰期是怀孕的 7～8 个月。这两个时期是对宝宝进行胎教的黄金时期。所以准妈妈在进行胎教时，一定要抓紧这两个胎教黄金时期。

第 1 个高峰期：声音刺激、触觉感应。

到了大脑发育的第一个高峰期，胎儿的听觉系统迅速发展，准妈妈要有意识地对胎儿进行相应的听觉训练，可以给胎儿播放优美抒情的乐曲、与宝宝聊天、讲故事等。此外，现阶段胎宝宝神经系统发育迅速，对触觉与力量付出很敏感。准妈妈可轻轻拍打和抚摸腹部，与胎宝宝在宫内的活动相呼应、相配合，使胎宝宝对此有所感觉；按时触摸或按摩准妈妈腹部，可以促进胎儿大脑功能的协调发育，尤其可以有助于孩子未来的动作灵活性与协调性。

第 2 个高峰期：保持好心情、良性感官刺激。

准妈妈的情绪可以通过内分泌的改变影响胎儿的发育，保持健康而愉快的心情是这一时期胎教的关键。除此之外，给予胎儿适当超前的良性感官刺激，是这一时期胎教的另一个内容。准妈妈可用轻柔的手法按摩下

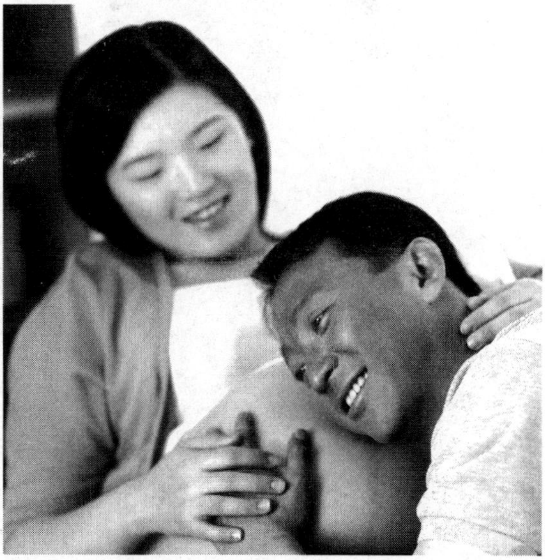

◎ 准妈妈在运动的时候听一听《拉德斯基进行曲》，激情澎湃中感受无限活力。

腹部，或在摇椅中轻轻摇动，通过羊水的震荡给予胎儿压、触觉的刺激，促进胎儿神经系统的发育。

良好的胎教对新生儿确实有许多好处，比如宝宝出生后不易哭闹、能较早与人交往、较早学会发音、理解语言、学会说话、提升情绪智商指数等。怀孕26周左右，胎儿的条件反射基本上已经形成。在此前后，科学地、适度地给予早期人为干预，在众多的良性信号刺激下，可以使胎儿各感觉器官功能发育得更加完善，同时还能起到发掘胎儿心理潜能的积极作用，为出生后的早期教育奠定下良好基础。

06 孕晚期注意事项

由于体形变化和运动不便，准妈妈心理上产生了一些变化，有许多准妈妈会产生一种兴奋与紧张的矛盾心理，从而导致情绪不稳定、精神压抑等心理问题，甚至会因心理作用而自感全身无力，即使一切情况正常也不愿活动。由于临近预产期，准妈妈对分娩的恐惧、焦虑或不安会加重，对分娩“谈虎色变”。所以，孕晚期应注意以下问题：

◆ **了解分娩原理及有关科学知识。克服分娩恐惧，最好的办法是让准妈妈自己了解**

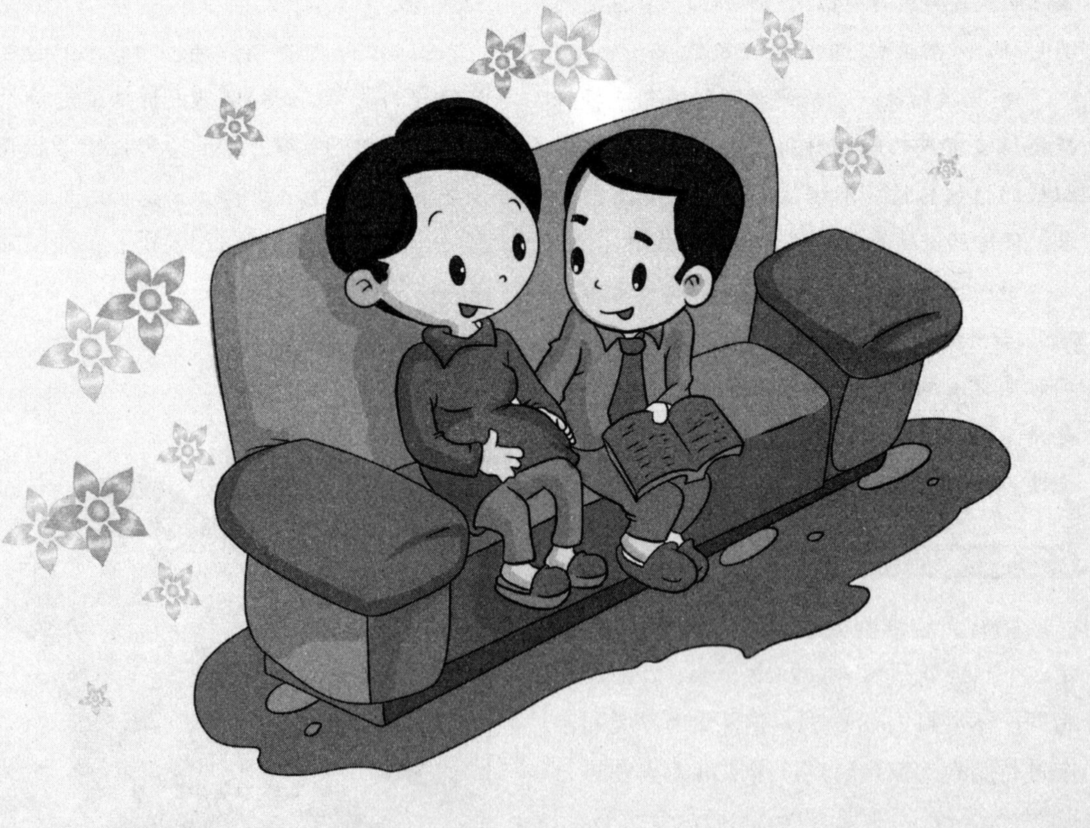

◎ 准妈妈在春天来临的时候听一听《春》，体验春意盎然的感受。

分娩的全过程以及可能出现的情况，对准妈妈进行分娩前的有关训练。许多地方的医院或有关机构均举办了孕妇学校，这对有效地减轻心理压力、解除思想负担以及作好孕期保健、及时发现并诊治各类异常情况等均大有帮助。

◆ 作好分娩准备。分娩的准备包括孕晚期的健康检查、心理上的准备和物质上的准备。一切准备的目的都是希望母婴平安，所以，准备的过程也是对准妈妈的安慰。如果准妈妈了解到家人及医生为自己做了大量的工作，并且对意外情况也有所考虑，那么，她的心中就应该有底了。孕晚期，特别是临近预产期时，准爸爸应多留在家中，使妻子心中有所依托。

◆ 身体没有意外情况时，不宜提早入院。毫无疑问，临产时身在医院，是最保险的办法。可是，提早入院等待时间太长也不一定就是好事。准妈妈应稳定情绪，保持心绪的平和，安心等待分娩时刻的到来。如果不是医生建议提前住院，最好不要提前入院等待。

◆ 临分娩前，感到有不规律的肚子痛，不要很在意。大约在分娩前一个月，宫缩就已经开始了，有些人刚开始时还没感觉，只有用手去摸腹部时，才会感受到宫缩。到了孕晚期，这种无效宫缩会经常出现，且频率越来越多。准妈妈不必服用药物，注意休息，不要刺激腹部，要时时注意保护自己的腹部，避免外界撞击，避免摔跤。如果腹痛严重，工作、生活受到影响，甚至会坐立不安，就一定需要去医院了。

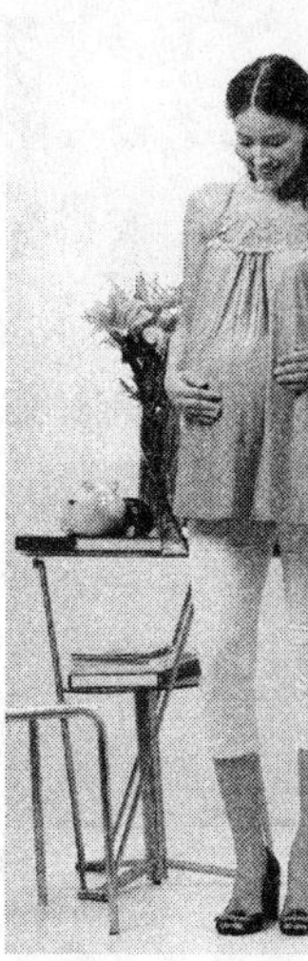

◆ 准妈妈应该保证每天1～2小时午休，总睡眠时间每天8～9小时。每天保证一定的运动量，这样可以帮助准妈妈正常分娩。

◆ 若出现下列情况，请马上去医院或请医生：①在没有发生宫缩的情况下，羊膜破裂，羊水流出。②阴道流出的是血，而非血样黏液。③宫缩稳定而持续地加剧；④产妇感觉胎儿活动减少。

◆ 孕晚期，要避免上夜班、长期站立、抬重物及颠簸较大的工作。在工作中，要注意劳逸结合，一旦感到劳累，应马上休息，并尽量争取时间睡个午觉。怀孕满38周的孕妇，就可以在家休息，一方面调整身体，避免早产；另一方面为临产作一些物质上的准备。

◆ 生活要有规律，稳定情绪，充满自信地度过这个时期，顺利分娩。

◆ 准妈妈进入孕晚期，由于活动减少，胃肠的蠕动也相对减少，食物残渣在肠内停留时间长，就会造成便秘，甚至引起痔疮。如果解大便的间隔比平时长很多，且大便很硬，很难解，腹部感觉很胀，甚至便血，这时就需要去医院。

◆ 大腹便便的你，走路时要保持平衡，注意安全，不要走起伏不平的路。不要穿高

阅读胎教

◎ 选两三首唐诗每天念给他听，两三首就可以了，不要太多，这样可以增强宝宝的记忆，特别推荐的是《静夜思》《春晓》《鹅》这三首。

跟鞋，一定要穿后跟低而平稳的便鞋，以避免因身体重心不稳而摔倒。

◆ 孕晚期，有些准妈妈在每餐吃完之后，就觉得胃部有烧灼感，尤其在晚上，胃灼热很难受，甚至影响睡眠。主要是因内分泌发生变化，胃酸反流，刺激食管下段黏膜而引起。此外，妊娠时巨大的子宫、胎儿对胃的压迫，使胃排空的速度减慢，胃液在胃内滞留时间较长，也容易使胃酸反流到食管下段。这种胃灼热在分娩后会自行消失，未经医生同意不要服用治疗消化不良的药物。平时应在轻松的环境中慢慢进食，每次避免吃得过饱。饭后适当散步。临睡前喝一杯热牛奶，也会有较好的效果。

◆ 避免在人多的地方出入。如必须外出一定要有人陪同，并选择安全的交通工具，尤其不要乘坐颠簸大、时间长的车子。在孕晚期不宜出远门，不要安排远途旅行。

◆ 孕晚期，有些准妈妈会感觉胃口大开；但是，也有不少准妈妈胃口变差，每次吃饭的量变得少了。胃口变差，并不是说胃肠道有什么毛病，而是因为到了孕晚期，由于子宫膨大，压迫了胃，使胃的容量变小，吃了一点就会有饱腹感觉。改变饮食习惯，以少吃多餐为原则，尽量减少在外用餐，控制你的食量。

◆ 准妈妈特别容易出汗，所以最好坚持每天用温水洗澡或擦身。要注意洗浴安全，洗澡时间不宜过长，水温不宜过高，保护好自己和胎儿。因为分泌物增多，所以每天要换内裤。

◆ 在孕期的最后6~8个星期，应避免性生活，以免造成羊膜破裂，引起胎儿早产。

◆ 如果你要长时间坐着工作，应该注意垫高双脚，穿舒服的衣服和鞋子。工作一段时间后，要适当休息，起来活动一下，或伸展一下你的四肢。要多喝水，有尿意时千万不要憋尿。尽量减轻工作上的压力，工作之余可以练习分娩呼吸法，让自己放松。

◆ 孕晚期的准妈妈还是可以从事不很重的家务活的。但是，一些需要体位变化（如爬高）、会压迫到子宫的动作，要尽量不做。做家务时，动作要轻柔、缓慢，不要太激烈。

◆ 从怀孕中期开始，你的脚和身体其他部分，就可能已经出现妊娠纹了。到了孕晚期，妊娠纹可能更加明显。在孕期进行适当锻炼，局部皮肤使用祛纹油进行适当的按摩，能促进局部血液循环，这些方法都有助于减少妊娠纹的产生。

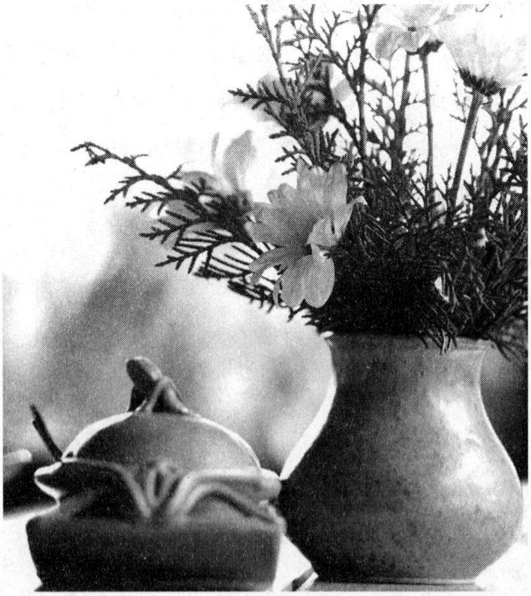

胎教圣经

◎ 每天听一小段英文材料，这可以令宝宝将来学习英语毫不费力！

专家问诊室 孕晚期问题答疑

01 孕晚期准妈妈该怎样合理补充营养

补充营养应根据整个孕期不同阶段对饮食与营养的需求特点而定，孕晚期是胎儿肌肉、骨骼、脂肪及大脑等发育与功能完善的时期，除增加上述营养外，还应增加蛋白质及钙、铁、锌等微量元素的摄入，并适当限制糖类及脂肪的摄入，以免造成准妈妈过重或胎儿偏大，增加难产机会。总之，准妈妈补充营养应根据自身素质、胎儿发育特点和经济状况综合分析，制订出切实可行的措施。

02 孕期阴道分泌物增多该怎么办呀

整个孕期，准妈妈由于激素的改变，阴道分泌物都比较多，这很正常，阴道分泌物可以阻止病原菌感染阴道和子宫，对准妈妈有保护作用。你可以自己准备专用的盆、浴巾和淡色的卫生垫，每天用温开水清洗外阴2～3次，保持局部清洁。但清洗时避免使用阴道除臭剂和有香料的肥皂。如果感到痒、疼痛、分泌物有颜色和气味，或者有宫颈糜烂、滴虫病或霉菌阴道炎时必须马上去看医生。最好在医生的指示下清洗阴道。

03 孕期进行B超检查对胎儿有害吗

现在许多准妈妈动不动就去作B超（即超声波）检查，以了解胎儿是否发育正常，或借此提前知晓胎儿的性别。但美国和瑞典的科学家最近都指出，B超有可能会影响胎儿的大脑和耳膜发育，对胎儿发育会有一定的影响。可见,B超不是做得越多越好，准妈妈应避免不必要的B超检查。

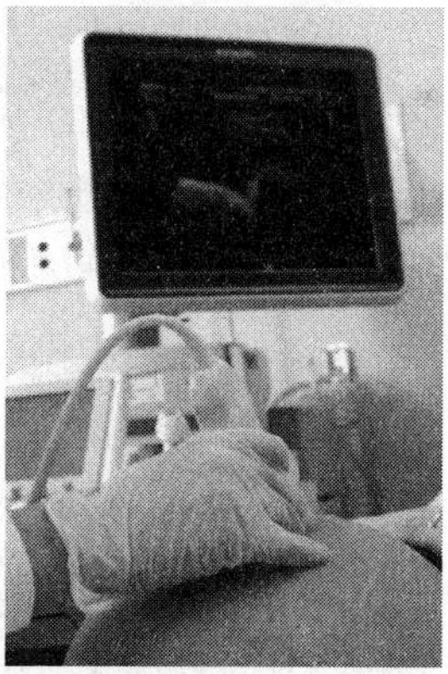

04 准妈妈为什么选择左侧卧位好

准妈妈采取左侧卧位，可减轻子宫的右旋转，有利于胎儿的生长发育。这是因为妊娠后子宫不同程度向右旋转，营养子宫的血

◎ 准妈妈或准爸爸要充满感情地朗读，同时使故事内容在自己的头脑里形成一个个具体的形象，以便更加具体地传递给胎儿。

管又同时受到牵拉。如果采取右侧卧位，势必会影响胎儿的氧气供应，很容易造成胎儿慢性缺氧。

05 我便秘了，多吃香蕉管用吗

孕期便秘是准妈妈常遇到的难题，由于孕激素增高，使你的肠道肌肉松弛而引发便秘。表现为排便次数较平时少，大便干而硬。预防的方法是：多吃含高纤维的食物并多喝水；每天早晨空腹喝一杯温开水；适当喝一些蜂蜜水；经常地运动；饭后服用铁剂并喝水。如果持续便秘就要去看医生，不要自己乱用轻泻剂。

很多人认为香蕉是润肠的，可缓解便秘症状。但其实这是个误区，只有熟透的香蕉才能有缓解便秘的功能，生的香蕉吃得太多反而会加重便秘。因为没有熟透的香蕉多含鞣酸，会起到阻碍消化的作用，抑制胃肠蠕动。另外，香蕉吃多了也容易引起准妈妈血糖升高，增加妊娠糖尿病的概率。缓解便秘，准妈妈应多吃蔬果杂粮，早晨定时排便，注意饮水技巧，每天坚持活动身体，保持身心愉快。

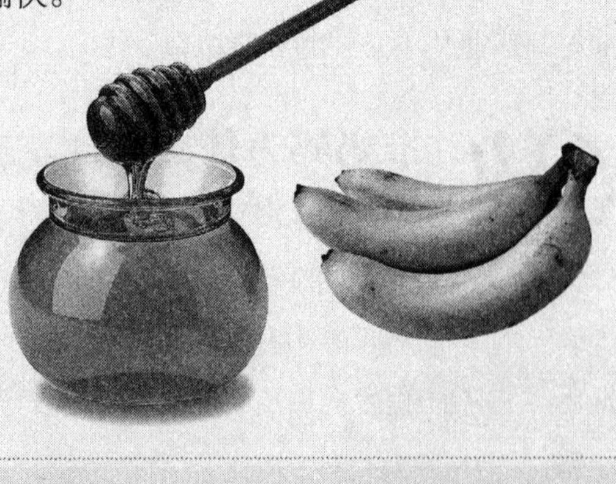

06 孕期夜间发生小腿抽筋了该怎么办

引起小腿抽筋的主要原因是缺钙。准妈妈久坐或由于受冷、受寒、疲劳过度也是发生下肢痉挛的一个原因。另外，妊娠后期子宫的增大，使下肢的血液循环运行不畅，也是导致小腿抽筋发生的原因。当小腿抽筋时，可先轻轻地由下向上地按摩小腿的后方（腿肚子），再按摩脚拇趾和整个腿，若再不缓解，则把脚放在温水盆内，同时热敷小腿，并扳动足部，一般都能使抽筋缓解。此外，应增加钙和维生素 B_1 的摄入。钙的摄入量每天不少于500毫克。牛奶、大豆制品、硬果类、芝麻、虾皮、蛋类、海产品等含钙丰富，应该多吃些。准妈妈还要多晒太阳。严重缺钙的准妈妈，需请医生诊治。平时不要长时间站立或坐着，应每隔1小时就活动一会儿，每天到户外散步半小时左右。同时要防止过度疲劳。平时注意养成正确的走路习惯，让后跟先着地；伸直小腿时，脚趾弯曲不朝前伸。

07 出现心慌和出虚汗是怎么回事

出现心慌和出虚汗是因为胎儿的生长发育，加之你的妊娠反应吃的食物又少，引起的低血糖反应。所以你要加强营养，不想吃也要吃，吐了再吃，这样才有利于胎儿的健康发育。再者，你身边要随时带有糖或点心，心慌出虚汗时吃一点就能缓解症状了。

胎教圣经

◎ 培养孩子的想象力、独创性以及进取精神，最好的教材莫过于幼儿画册。通过将画册每一页的幻想世界，用我们富于想象力的大脑放大后传递给胎儿，能够很好地促使胎儿的心灵健康成长。

08 孕晚期我的腰背为什么会非常疼痛

在孕晚期，部分准妈妈常会感到腰背疼，这是因为随着妊娠月份的增加，准妈妈的腹部逐渐突出，使身体的重心向前移。为了保持身体的平衡，在站立和行走时常采用双腿分开、上身后仰的姿势。这就使背部及腰部的肌肉常处在紧张的状态。此外，孕期脊柱、骨关节的韧带松弛，增大的子宫对腰背部神经的压迫，也是造成腰背疼痛的原因。

为了预防和减轻腰背疼痛，应在孕早期就坚持做散步等适当运动，以加强腰背部的柔韧度。另外还要注意保暖，睡硬床垫，穿轻便的低跟软鞋行走，还可对局部进行按摩。应注意避免拿重的东西、长时间保持某一姿势，或使腰背部受凉，这些均能加重疼痛症状。

09 孕期阴道为什么会反复感染

怀孕期间因为分泌物较多，加上准妈妈体力不佳，也可能使感染情况反复发生。依据感染的原因，经过适当治疗，很快就会恢复正常。如果没有好好治疗，而感染链球菌、淋菌或衣原体（披衣菌）时，会导致子宫颈发炎，可能造成子宫收缩引起早产。正常的阴道分泌物应无色、无味、无刺激，如果阴道分泌物出现奶酪状、泡沫状或脓状且颜色改变为乳白色或黄绿色、绿色、有怪味、外阴部瘙痒，就有可能是阴道感染，必须就医治疗。为此，准妈妈应多穿棉质、透气的内裤，必要时可一天多更换几次；内裤最好在太阳底下晾晒，避免真菌生长；生活作息规律，避免熬夜，或睡眠不足而使免疫力下降；不使用卫生护垫，若使用必须经常更换；减少摄取辛辣等刺激性强的食物。

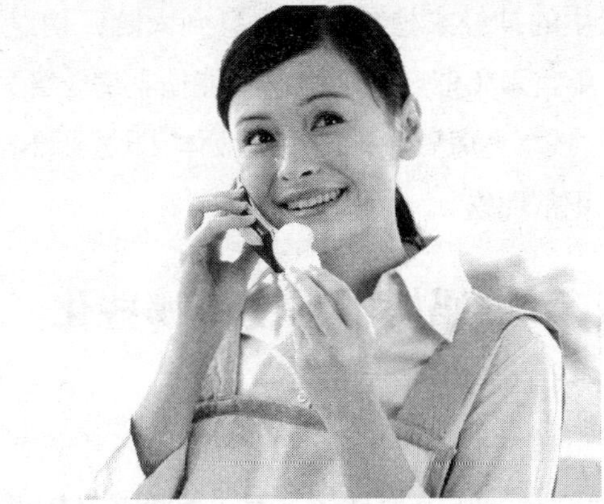

10 怀孕期间可以游泳或骑健身车吗

适当地进行运动，不但有助于产程的进行，更可以有效地缓解腰酸背痛、头痛、肩痛等不适症状，但是运动要有限度，不能过度让自己疲劳或是呼吸不顺。其中，游泳是很好且安全的运动，因为水可以减少地心引力，把准妈妈的身体撑起来；而骑健身车也是不错的选择，但要注意腰椎及膝盖的保护，时间不要超过 30 分钟，中间要有适当的休息及水分的补充。

11 按摩乳房后为什么有透明液体流出

怀孕期间，激素水平的变化为泌乳组织的泌乳作好了准备，而按摩乳房，乳头受刺激，

◎ 准爸爸妈妈外出时，最好顺便走进书店找一些色彩丰富、内容愉快、富于幻想、情节独特的，能唤起人幻想、幸福和希望的幼儿画册。《灰姑娘》《斑比小鹿》《唐伯大象》等就是很好的阅读教材。

乳头中的神经末梢会传递信息到大脑，使之产生缩宫素（催产素），缩宫素能使乳房泌乳，所以，按摩乳房后产生的透明液体，即是乳汁，这是正常现象。

12 准妈妈不宜使用哪些化妆品

爱美之心，人皆有之。化妆本来并非禁止之事，可是，当女性怀孕后，就要警惕某些化妆品中包含的有害化学成分。一般情况下，准妈妈不宜使用以下几种化妆品：

◆ 染发剂：不仅会引起皮肤癌，而且还会引起乳腺癌，导致胎儿畸形。

◆ 冷烫精：会加剧头发脱落，影响体内胎儿正常生长发育。

◆ 口红：容易导致一些有害物质侵入体内。此外，不少口红颜料采用酸性曙红，有研究发现它能损害遗传物质，引起胎儿畸变；部分化妆品含有铅、汞、砷、铜等对人体有害的元素或者相当惊人数量的细菌。因此，为了你和宝宝的健康，准妈妈在孕期最好还是少用口红甚至避免使用化妆品。

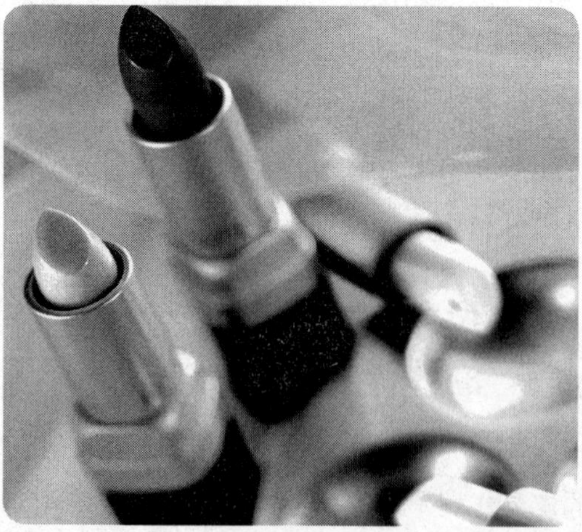

13 产前出血了该怎么办

产前出血主要是因为：

◆ 胎盘异常：前置胎盘、胎盘早期剥离最为常见。

◆ 子宫颈与阴道疾病：如子宫颈糜烂、子宫息肉或子宫颈癌。另外，阴道外伤或异物置入等，也会造成出血。

◆ 泌尿道感染造成的血尿。

◆ 血液科疾病，如凝血功能异常。

发生产前出血时，应尽快就医并找出出血原因。超声波可得知有无前置胎盘，如确定无前置胎盘，则应进一步确诊是否有子宫颈或阴道疾病。另外，尿液检查及凝血功能测试也可提供进一步资讯。某些特殊情况，比如胎盘早期剥离，如果具备剖宫产的条件，以尽快生产为宜。

14 准妈妈营养过剩有什么危害吗

怀孕期间，为了准妈妈和胎儿的身体健康，良好的营养是必不可少的。但凡事物极必反，孕期摄入太多的营养不但对母子健康不利，甚至有害。准妈妈过多摄入主食，使热量超标，导致准妈妈过胖、胎儿过大。准妈妈过胖可能引起孕期血糖过高、子痫前期、子痫，胎儿过大可导致难产。胎儿体重越重，难产发生率越高。由于营养过剩，体重超过4500克的巨大胎儿也时有出现。这些肥胖婴

胎教圣经

◎ 反映自然、动植物生态、科学进步的附有彩色插图和照片的书，以及有关世界上各民族风情或风景、陆海空交通工具等内容的书，都可以作为阅读的教材。

儿出世，由于身体脂肪细胞大量增殖，往往导致将来孩子发生肥胖、糖尿病、高血压等代谢性疾病。

判断是否营养过剩最方便、最常用的指标就是体重。怀孕期间每月称体重至少1次。在正常情况下，妊娠前3个月内，体重可增加1.1～1.5千克；3个月后，每周增加0.35～0.4千克，至足月妊娠时，体重比孕前增加10～12.5千克。如体重增加过快、肥胖过度，应及时调整饮食结构，去医院咨询。

15 准妈妈使用厨房应该注意什么

根据国内外有关研究表明，粉尘、有毒气体密度最大的地方，不是在工厂、街道，而是生活中天天都离不开的厨房里。因为煤气或液化气的成分均很复杂，燃烧后在空气中会产生多种对人体极为有害的气体，尤其对准妈妈的危害更是犹如雪上加霜。因为，其中放出的二氧化碳、二氧化硫、二氧化氮、一氧化碳等有害气体，要比室外空气中的浓

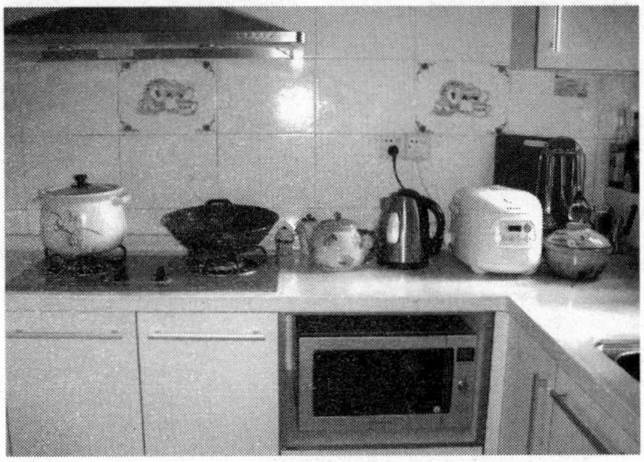

度高出好多倍，加之煎炒食物时产生的油烟，使得厨房被污染得更加严重。更为有害的是，在同时释放的粉尘和煤烟中，均含有强烈的致癌物——苯并芘。如果厨房通风不良，使这些有害气体的浓度更为升高。当准妈妈把这些大量有害气体吸入体内时，通过呼吸道便进入到血液之中，然后通过胎盘屏障进入到胎儿的组织和器官内，由此，使胎儿的正常生长发育受到干扰和影响。因此，准妈妈最好少入厨房，如果需要去，一定要尽量减少停留时间。可在厨房中安置排油烟机或排风扇，让厨房保持良好的通风，也可适当地多使用电炊具。

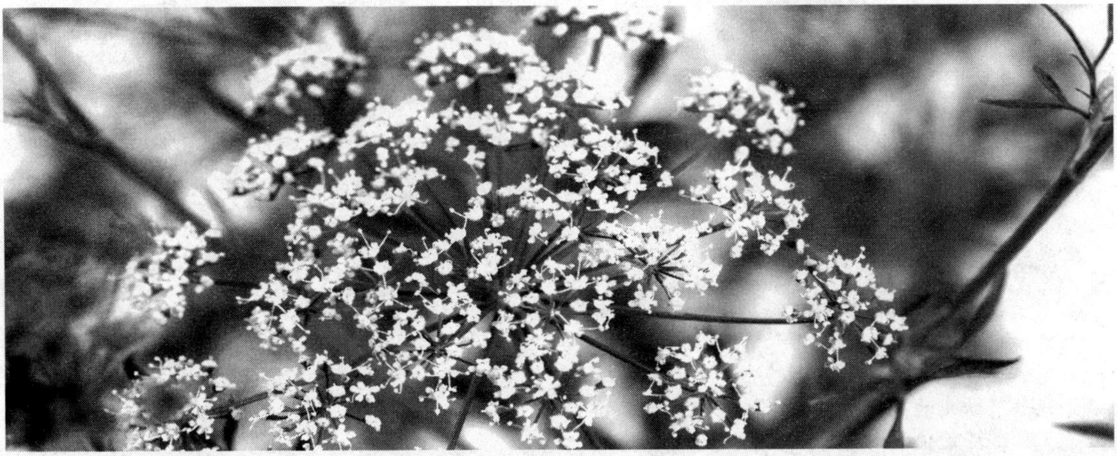

◎ 寻找阅读教材时要尽量避免只偏于某个方面，并从中选择出准妈妈喜欢的，而且内容和结构又都十分精练的作品。

一起来胎教吧

1 营养胎教

指根据妊娠早、中、晚三期胎儿发育的特点，合理摄取7种营养素（蛋白质、脂肪、碳水化合物、维生素、水、膳食纤维），促进胎儿健康生长发育。

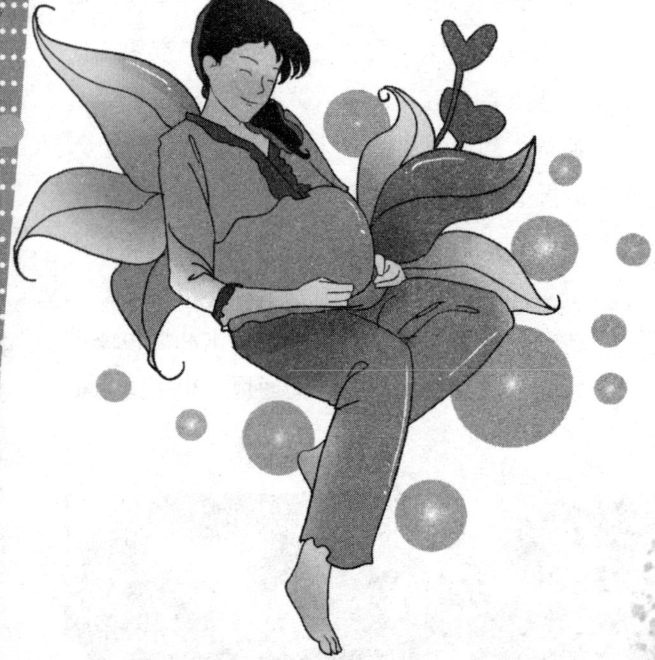

2 环境胎教

指对孕妇和胎儿所处的环境加以改善和调整，达到促进胎儿生长发育的目标。这个目标是通过改善不良环境，例如噪声、有害射线等来实现。

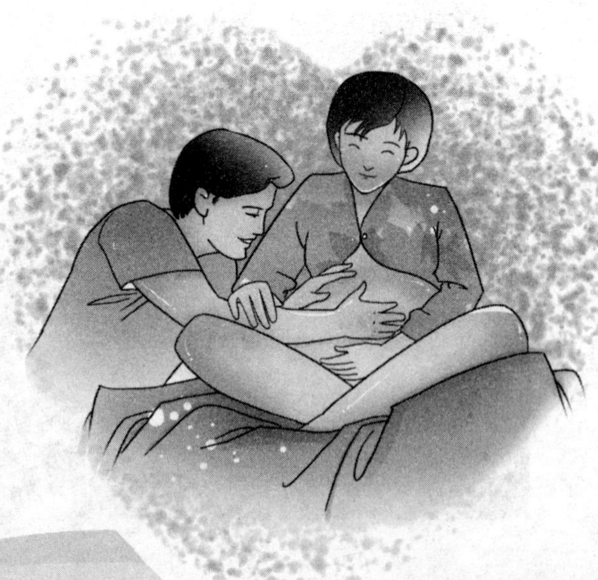

3 抚触胎教

通过准爸爸准妈妈轻轻拍抚肚皮或聆听肚皮里的声音等亲密动作，达到准爸爸、准妈妈和胎儿三方互动与情感交流。因为，准妈妈对胎儿的抚触，不仅能传达她对胎儿的关爱，还能使孕妇本身处在一种身心放松的状态，达到安抚胎儿与舒缓母亲情绪的双重功效。

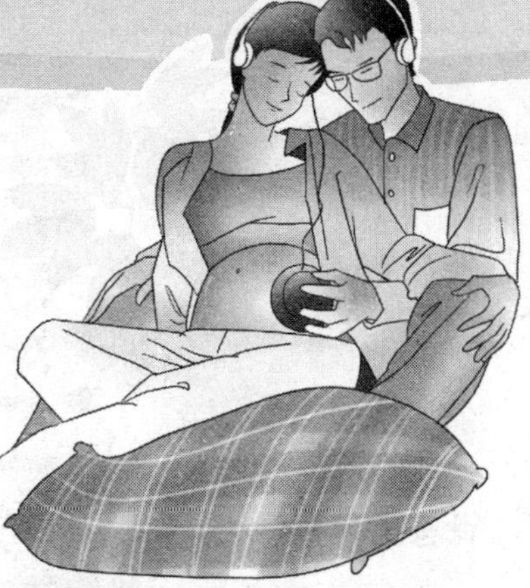

4 音乐胎教

音乐可以促进脑神经元的发展与沟通，不仅对胎儿有好处，孕妈妈也能在音乐中放松自己的情绪。但是对于音乐的选择应当舒缓轻柔，节奏过于强烈或声音过大对胎儿来说是不利的。

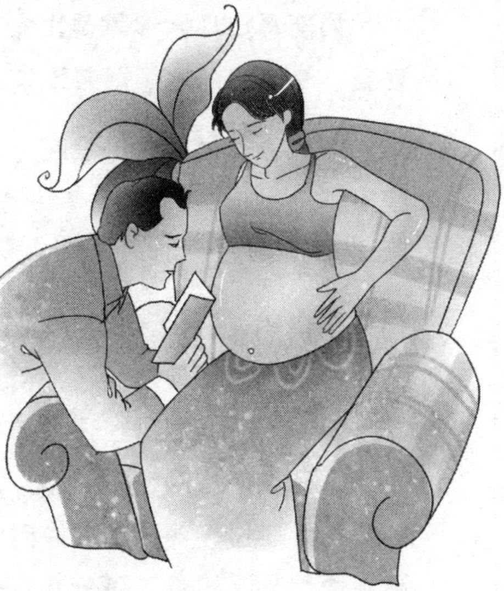

5 对话胎教

一般来说，五个月后，胎儿在母亲的肚子里已经会看、会听、会用肌肤感觉很多事物，虽然胎儿听不懂说话的内容，但是胎儿能够通过听觉来感受外界的声音和语调，感受来自父母的呼唤。对话胎教是一种非常有益的胎教手段，用语言来刺激胎儿对于其听觉器官、听觉中枢的发育非常有益。

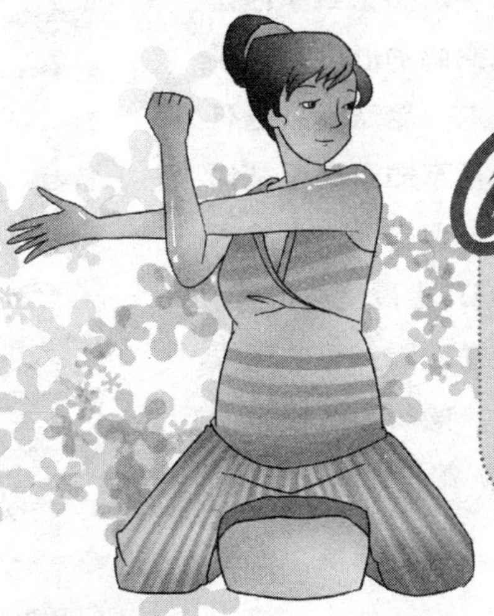

6 运动胎教

运动能使孕妈妈吸入更多的新鲜氧气，这样可以加速体内废物的排出，有效地缓解孕妇孕期的不良反应，这样可以让胎儿能够更加顺利地度过整个孕期。

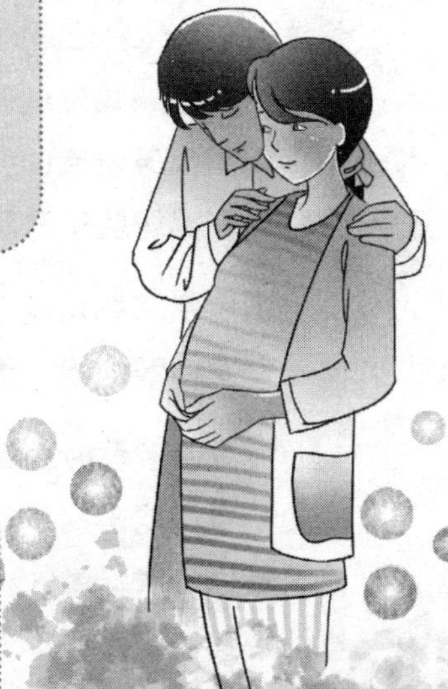

7 艺术胎教

艺术胎教是指孕妈妈注重美感熏染，通过欣赏美、追求美、把握美来提高美学修养，获得美的享受，使腹内的胎儿受到熏陶。“美”所包含的内容很广，如造型艺术的美、文学艺术的美、大自然的美等。

给宝宝的一封信

妈妈的宝宝：

可能再过几天你就要出生了，说真的，为了等这天，爸爸妈妈、外公外婆、爷爷奶奶等了很久很久，大家都迫切地想见到你。

你长得什么样，像谁呢？你在妈妈的子宫里过得怎么样，舒不舒服？快不快乐呢？

可是当这一天真正要来到的时候，妈妈突然舍不得了，舍不得你离开妈妈的身体。将近10个月了，270多天，妈妈和你分秒不离，无论做什么都带着你，带着你一起上街，带着你睡觉，带着你回家，带着你做一切的一切。当知道你已经在不知不觉中偷偷地在妈妈的子宫里安家，那份惊喜与幸福就一直陪伴着妈妈。第4个月的时候，妈妈第一次感觉到了你在妈妈的肚子里轻轻地动，像用你小小的手指在轻轻地挠妈妈的肚皮，似乎在轻柔地呼唤妈妈。每一天，妈妈都能够感觉到你在长大，胎动越来越有力气。慢慢地，你可以转动你小小的身体，虽然妈妈一直不知道哪里是你的小脑袋，哪里是小屁股，哪里是小胳膊，哪里是小腿，但是，你真的很活泼，总是喜欢在妈妈肚子里不停地动。尤其是晚上妈妈想要睡觉的时候，你就开始在妈妈的肚子里大闹天宫了，小胳膊小腿一个劲地踢，有的时候踢得妈妈龇牙咧嘴的，外婆说宝宝一定是个小调皮。哎，妈妈都已经习惯了宝宝在妈妈肚子里和妈妈玩了，真舍不得宝宝离开妈妈的子宫。

当宝宝和妈妈两个人的时候，妈妈就会跟宝宝说话。这个时候，宝宝总是安安静静地听，仿佛能够理解妈妈一样。

宝宝，亲爱的宝宝，妈妈最大的心愿就是希望你身心健康、品行端庄、心地善良，能辨别是非善恶，懂得感恩。在你成长的路上，爸爸妈妈会一直陪着你，教你做人，我们从来没有想过要让你如何成为有出息的人，但爸爸妈妈一定要让你成为正直、善良的人，懂得孝敬长辈，懂得感恩，懂得付出才会有收获。妈妈希望你能知道敢于承担责任是一种美德，很多事情不能随性而为，要自律、自重、自尊、自爱。

宝宝啊，你一定要懂得感恩。自从有了你，你的爸爸、爷爷和奶奶就全身心地来照顾妈妈。他们每天都很辛苦，要给妈妈做营养丰富的三餐；要陪妈妈一次又一次地去作产检；外婆还给你织了很多漂亮的小毛衣，外婆的视力不好，可每天晚上都在一针一针地给宝宝织，妈妈看着都心疼。还有奶奶，奶奶也是老花眼，可仍然亲手为你缝制了很多很多尿布。

孩子，你要记住，这一件件毛衣、一块块尿布，都融入了外婆和奶奶对你的爱，一针一线都是满满的恩情哪，你长大以后要一辈子铭记，要善待长辈，要孝敬父母。

再过几天，你就要出生了，现在妈妈的心情很激动，妈妈想在以后的日子里，用心和爱来记录你成长的点点滴滴，你未来的人生路，会有很多人一起陪着你慢慢地走！

我们大家都等着你平平安安地来到我们中间。为了你，妈妈受多少苦都无所谓，只要你好好的。大家期待你的到来就像盼望初升的太阳一样急切！希望你是个健康、聪明、漂亮的宝宝！亲亲！

孩子，请相信妈妈！

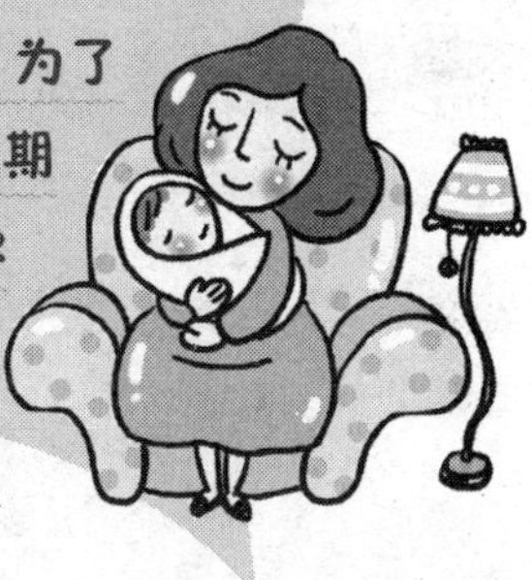

编者按语

恭喜你，准妈妈，苦难而又美妙的40周孕程你就要走完了，前方就是黎明，前方就是曙光，前方就是胜利……最重要的，前方就有你近280个日日夜夜所朝思暮想的宝宝。你坚强的意志和对宝宝倾注的全部的爱心，一定会修成正果的！有句话说得好："胜利往往产生于再坚持一点的努力当中！"别着急，再坚持一下。瞧，小家伙已经迫不及待地开始向你招手啦！

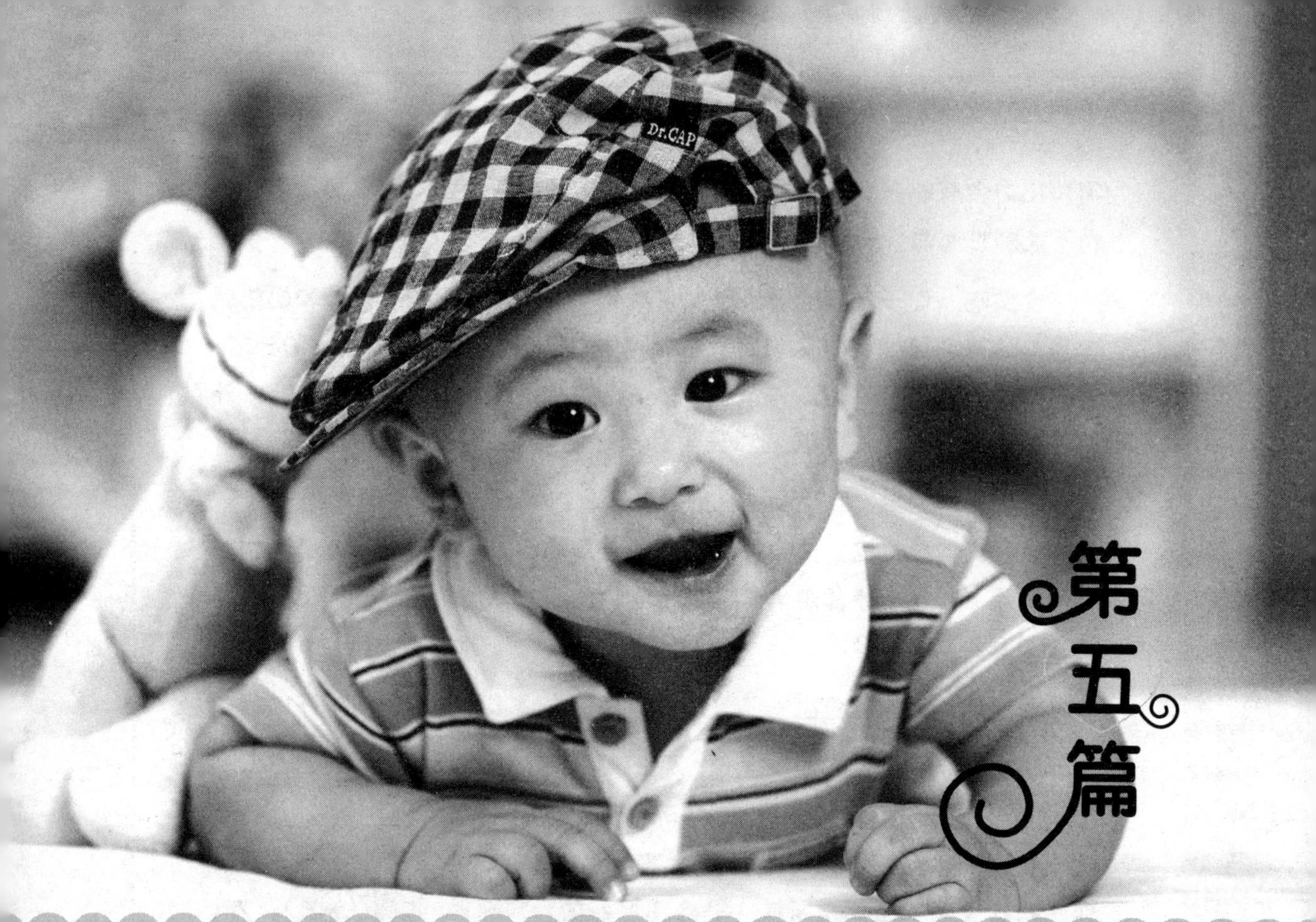

第五篇

产褥期

十月怀胎，一朝分娩！恭喜你，准妈妈，你已经顺利走完了40周的美妙孕程。现在，就是你喜获至宝的时候啦！不要以为迎接到宝宝的降生，你的任务便完成了，接下来你还有很多的工作要做呢，比如产褥期坐月子，就有很多的学问和讲究。你不但要注意自己和宝宝的营养与饮食，还要应对产后出现的疾病与恢复。好好护理宝宝，这可是明天的太阳，你们未来的希望哦！

★第十八章★ Chapter 18 ▸▸▸

分娩进行曲

怀孕40周已经被你轻松攻破，接下来你需要做的只有两项工作：迎接宝宝和培育宝宝。这段时间，你随时可能会分娩，因此你必须做好一切准备工作：了解分娩先兆、认识分娩过程、争取顺产、物质准备、远离焦虑。然后，你便进入了另一番天地——坐月子，可不要小看了它，这可是有很大的学问的，慢慢琢磨吧！

第一节 分娩前后

01 分娩有先兆

分娩开始前，常有一些先兆症状，称为“产兆”。所谓产兆就是孕妇即将生产的征兆，是指分娩发动前出现的一些预示孕妇不久将临产的症状。产兆主要有见红、不规律阵痛及胎儿（子宫）下降。当出现这些征兆时，就是向你发出宝宝快要出生的信号。

◆ 子宫底下降。初产妇到了临产前两周左右，如果这是你的第一次怀孕，在分娩开始前的几周内，你可能会体验到一种“胎儿下坠”的感觉，这是子宫底在下降，你会觉得骨盆部位的压迫感加重，上腹部轻松起来，

◎ 在选择的阅读教材中，准妈妈或准爸爸还要把感觉到的那些赏心悦目的色彩和独特的构思，用自己的语言讲给胎儿听。

呼吸会变得比前一阵子舒畅，胃部受压的不适感觉减轻了许多，饭量也会随之增加一些。

◆ 下腹部受迫。由于下降，分娩时即将先露出的部分，已经降到骨盆入口处，因此出现下腹部坠胀，让你感觉下腹部受到压迫，并且出现压迫膀胱的现象。这时你会感到腰酸腿痛，走路不方便，出现尿频。

◆ 见红。正常子宫颈的分泌物为黏稠的液体，平时在宫颈形成黏液栓，能防止细菌侵入子宫腔内，妊娠期这种分泌物更多，而且更黏稠。随着子宫规律地收缩，这种黏液栓随着分娩开始的宫缩而排出。由于子宫内口胎膜与宫壁的分离，会有少量出血。这种出血与子宫黏液栓混合，自阴道排出，称为见红。通常在分娩前一两天内，准妈妈会发觉出现见红现象，这是即将分娩比较可靠的征兆之一。而如果出血量大于平时的量，就应当考虑是否有异常情况，可能是胎盘早剥，需要立即到医院检查。

◆ 腹部阵痛。即将分娩，准妈妈的腹部会出现疼痛，一般持续30秒，间隔10分钟。以后疼痛时间逐渐延长，间隔时间缩短，称为规律阵痛。不规律阵痛又叫假临产，准妈妈在分娩前，由于子宫肌层的敏感性增强，出现不规律收缩，也是即将分娩的征兆之一。其特点是宫缩频率不一致，收缩持续时间不恒定，间歇时间长且不规律，宫缩强度不增强。

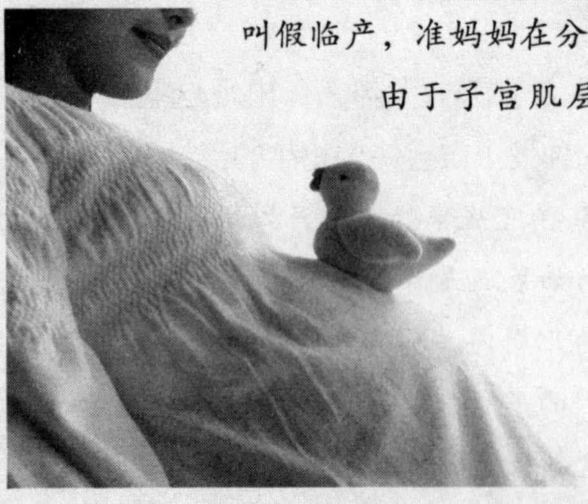

◆ 羊水破裂。阴道流出羊水，俗称“破水”。因为子宫强而有力的收缩，子宫腔内的压力逐渐增加，子宫口开大，胎儿头部下降，引起胎膜破裂，从阴道流出羊水，这时离胎儿降生已经不远了。在这种情况下，不论是大量涌出，还是少量渗出，你都要立即到医院就诊了。大部分孕妇在羊水破裂前，都会出现有规律的宫缩，但有些产妇却是先破水。当这种情况发生时，产程通常很快就会开始。如果在一定时间内你还没有开始宫缩的话，就需要被引产，因为没有了羊水囊的保护，你的宝宝受细菌感染的可能性会增加。

02 认识分娩过程

分娩的3个阶段

第一阶段是从子宫出现规律性的收缩开始，直到子宫口完全开大为止。随着宫缩越来越频繁，宫缩力量逐渐加强，子宫口逐渐开大，直到扩展到10厘米宽（子宫口开全），第一阶段便宣告结束了。这个阶段所占时间最长，初产妇需12～16小时。

这一阶段，宫口未开全，产妇用力是徒劳的，过早用力反而会使宫口肿胀、发紧，不易张开。此时，产妇应做到：

◆ 放松心情，驱除紧张。紧张情绪可以

◎ 在选择教材时，一定要注意画册中是否有暴力和使人恐怖的内容，如《汉森兄妹的故事》《白雪公主》《小红帽》等故事是应该避免的。

直接影响子宫收缩，而且会使食欲缺乏，引起疲劳、乏力，影响产程进展。

◆ 注意休息，适当活动。利用宫缩间隙休息、节省体力，切忌烦躁不安，消耗精力。如果胎膜未破，可以下床活动。

◆ 勤排小便。膨胀的膀胱有碍胎先露下降和子宫收缩。应在保证充分的水分摄入前提下，每 2 ～ 4 小时主动排尿 1 次。

◆ 多补充营养和水分。尽量吃些高热量的食物，如粥、牛奶、鸡蛋等；多饮汤水以保证有足够的精力来承担分娩重任。

◆ 采取最佳姿势：随着胎头的下降，准妈妈阵痛的部位也会有所改变，尽量找到感觉舒服的姿势，这样才能更好地放松。只要能使你感觉减轻阵痛，就是最佳姿势。

◆ 不要高声喊叫，发出声音本身没有什么不好的，但是如果持续地高声喊叫，就会打乱缓解阵痛的呼吸节奏，声音低一点是没问题的。

第二个阶段，宫口开全，胎儿随着宫缩逐渐下降，当胎先露部下降到骨盆底部压迫直肠时，产妇便不由自主地随着宫缩向下用力。子宫收缩变得又快又有力，这就称为临产阵缩，阵缩的作用是在挤压胎儿娩出。每当阵缩发生时，产妇应配合做屏气运动，闭住声门，使腹壁肌和膈肌都用力收缩，这将有助于分娩。经 1～2 小时，胎儿从完全开大的子宫口娩出。

这一阶段，宫口开全后，产妇要注意随着宫缩用力。当宫缩时，两手紧握床旁把手，先吸一口气憋住，接着向下用力。宫缩间隙，

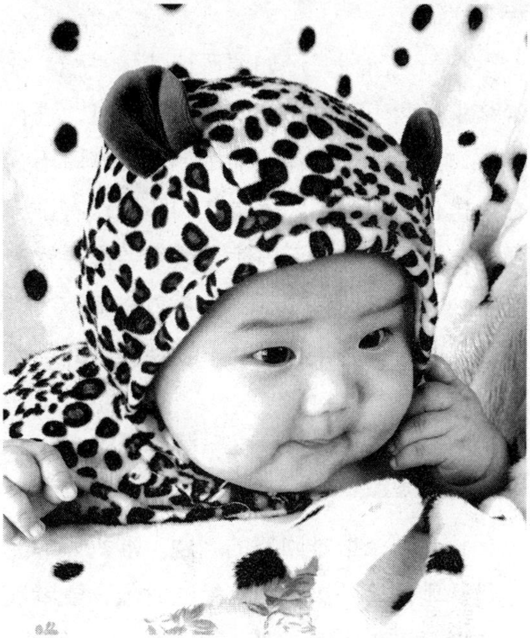

要休息、放松、喝点水，准备下次用力。当胎头即将娩出时，产妇要密切配合接生人员，不要再用力下屏，避免造成会阴严重裂伤。宫口打开到 7 厘米以上时，你可能感觉有便意。在宫口完全打开之前，如果过于用力，不仅子宫口会受到伤害，而且也会消耗大量的体力。不要让身体后仰，后仰只会加剧宫缩痛，蜷起身体来会更轻松。

第三阶段，胎儿生下后，胎盘及包绕胎儿的胎膜和子宫分开，随着子宫收缩而排出体外。这一阶段的收缩作用是把胎盘挤出体外，并使子宫壁的静脉窦和破损的血管压紧，以免流血过多。分娩过程完毕后，子宫乃逐渐缩小，但已不能恢复到妊娠前的状态。胎盘娩出时，只需接生者稍加压即可。如超过 30 分钟胎盘不下，则应听从医生的安排，由医生帮助娩出胎盘。胎盘娩出意味着整个产

◎ 即使同样一个故事，也会有不同的版本，准妈妈们应选择那些将残酷和恐怖的场面删节掉的版本。恐怖的内容会使没有丝毫心理防备的胎儿感到不必要的恐惧，会给他的健康发育带来不好的影响。

程全部结束。

在第三阶段，产妇要保持情绪平稳。分娩结束后两小时内，产妇应卧床休息，进食半流质饮食补充消耗的能量。一般产后不会马上排便，如果产妇感觉肛门坠胀，有排大便之感，要及时告诉医生，医生要排除软产道血肿的可能。如有头晕、眼花或胸闷等症状，也要及时告诉医生，以及早发现异常并给予处理。

正常产程是多久

这是一个很难回答的问题。准妈妈们通常是从她们第一次感到宫缩的时候，或者破水的时候，就开始计算产程时间了。但是，助产士和医生们则是从宫颈扩张到3～4厘米时，才开始计算产程，这被认为是产程活跃期的开始。而这个时候，你可能已经经历了几个小时的较为疼痛的宫缩了，你也可能整夜都没能入睡。第一个宝宝一般需要的时间会长一些。从宫颈开大3厘米开始，需要8～14小时，宝宝才能出生。已经生过宝宝的女性的产程通常会比第一次生产的女性短一些。当然，每个人的情况也不尽相同，有些人的产程较快，有些人的产程较慢，

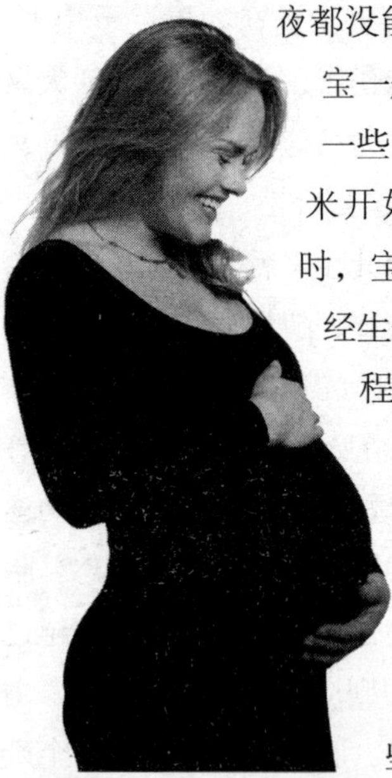

这是很自然的事情。

◆ 产程进展太快对你和宝宝来说未必是件好事情。实际上，产程过快，对身心消耗较大。不过，有时候产程特别慢，也会让准妈妈和宝宝都精疲力竭。如果你正处于产程的活跃期，但宫颈开大的速度没有达到每小时半厘米的话，助产士可能会告知医生，并商量采取什么措施，让你的产程加快些。这在医学上称为催产。有些医院是在宫颈开大没有达到每小时1厘米的速度时，建议人工催产。不过，每一个人的产程都是不同的，在考虑产程进展速度时，应该考虑到你的健康状况和个人选择。认为宫颈开大一定要达到某一速度是不合理的，而产程稳步地进展是非常重要的。

◆ 产程进展慢可能是因为准妈妈太紧张的缘故，害怕的感觉会影响生产激素发挥作用。有时候，在儿童期或成人期受到虐待的女性，不能让自己完全放松生出宝宝。她们害怕自己的性器官被拉伤和受损，产程中所经历的感觉一下子会把她们带回到以前受虐待时遭受的疼痛。产程慢的原因还可能包括宝宝的姿势、宫缩不是很有力、产妇的骨盆形状不是特别适合或内部体积不够大。但在一般情况下，产程缓慢是没有任何原因的。

如何才能加快产程

◆ 自然方法。如果助产士询问你是不是愿意让产程进展得快一点儿，不要急于回答，有问题的话先问问清楚。如果宝宝一切顺利，你的宫颈也在逐渐开大，即使速度很慢，你

胎教圣经

◎ 准妈妈应尽可能避免看描述神秘鬼怪、杀人推理、战争暴力的电视和电影片。准妈妈看了此类作品后会产生吃惊、恐怖、憎恨的心理，那么胎儿也会害怕，从而拒绝准妈妈传递的信息。

可能也想顺其自然。也许你会觉得要慢慢地来，与自己身体和宝宝保持一致，就可以了。也许你会觉得特别累，迫不及待地想尽快把宝宝生出来，可以首先尝试一些自然的方法，让产程加快。试试以下的方法，可以使宫缩更快地帮助宫颈开大：①直立。②经常变换姿势。③按需要进食进水。④放松心情。

◆ 点滴催产素。如果活动不能让你的产程加快，破水也没有起到什么效果，助产士就会通知医生了。医生可能会建议给你静脉滴注，让宫缩更有效。滴注的药物叫做缩宫素，其中含有人工合成的产程中激素——缩宫素（催产素）。点滴缩宫素的时候，医生会在你的腹部放置电子探头，或者把一种夹子放在宝宝头部，持续监护他的心跳。建议进行持续监护，是因为缩宫素可能会过度刺激你的子宫，让宫缩变得更强、更频繁，造成宝宝在宫内缺氧。一旦你开始滴注缩宫素了，你可能会需要用一些缓解疼痛的药物来应付人工引起的宫缩。

◆ 人工破水。助产士可能会建议采取人工破水的方法来加快产程。破水时，助产士会帮助你到产床上，把床的下部撤掉，这样你的臀部就刚好在床边。助产士会让你把两条腿蹬在床尾的脚蹬上，或者你也可以用双手扶着让自己的两条腿分开些。然后助产士会用一种长的塑料钩子（很像是编织用的钩针），把你宝宝周围的羊水囊划破，接着羊水就会流到事先放在床下的桶里。大多数准妈妈都觉得这个过程不是很舒服，但不是很疼。通常，操作完成后，她们会很高兴能够再站起来。在此之后，助产士会用胎心多普勒听诊仪或者借助于老式的胎心听诊器仔细检查宝宝的心跳，保证破水后没有让宝宝感到压力。如果在刚刚进入产程的时候破水，会让整个产程缩短1~2个小时（这只是针对一般情况而言，你不一定会这样）。破水后，你可能会感觉到宫缩更强烈了，准备好努力地运用呼吸和放松技巧吧。如果你需要更多的帮助，可以让助产士采取一些疼痛缓解的措施。

缓解产痛8种姿势

◆ 在子宫收缩间歇时产妇分开脚站立，双臂环抱住陪护者或丈夫的颈部，头部靠在其肩头，身体斜靠在其身上；陪护者或丈夫支撑产妇的身体，双手环绕住产妇的腰部，给产妇的背部下方进行轻柔的按摩。

◆ 在子宫收缩时产妇分开脚站立，产妇将自己的身体背靠在丈夫或陪护者的怀里，头部靠在其肩上，双手托住下腹部；陪护者或丈夫的双手环绕住产妇的腹部，在鼓励产妇的同时，不断地与其身体一起晃动或一起走动。

◆ 在床上或地板上放几个松软的垫子，产妇跪趴在垫子上。陪护者或丈夫在床的一边，用双手不断地抚摩产妇的后背，可以减轻产痛引起的腰背疼痛，使产妇感到舒适一些，特别是胎儿的面部朝向产妇腹部时。

◆ 找一把舒适柔软的座椅，产妇面向椅背而坐，胸腹部靠在有柔软靠垫的椅背上，头部放松地搭在其上；陪护者或丈夫在妻子身后，一条腿跪蹲下去，并不断地用手按压产

◎ 如果没有合适的教材，身边的很多事物都可以作为阅读的范本。如果你对植物了如指掌，你可以讲植物；对美术造诣较深的，可以介绍美术等。

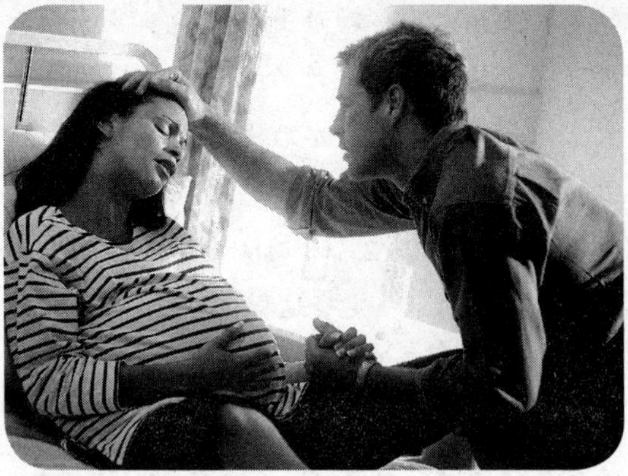

妇的腰部，这样可以使产妇缓解腰部的疼痛。

◆ 产妇趴伏在床上，双手着于床上的一个垫子上，使自己的臀部低于肩膀，并且将双腿分开一些，左右晃动臀部，有助于减轻产妇的腰背部疼痛。

◆ 丈夫或陪护者坐在床上或椅子上，产妇趴伏在其大腿上，双手环绕着抱着丈夫或陪护者的腰臀部，使其托着自己的身体，给予一些支持；丈夫或陪护者轻柔地上下抚摩产妇的腰背部。

◆ 在从第一产程向第二产程进入时，产妇可以在床上采取蹲坐的姿势，丈夫及其他陪护者分别站在床的两旁，产妇把自己的双臂搭靠在丈夫及其他陪护者的颈肩上，这种由别人支撑的趴跪姿势，可以使产妇感到舒服一些，而且胎儿的重力还可以促进骨盆扩张。

◆ 如果需要的话，在子宫收缩间歇，产妇可以采取直坐的姿势坐在床上，后背贴在有靠垫或枕头的床背上，双腿屈起，双手放松地放在膝头上。这样，可以使产妇的腹部及腰部得到一些放松，还可以将胎儿的头向子宫颈推进，让宫缩更为有效。

准妈妈分娩前禁忌

◆ 忌怕。很多准妈妈对分娩有恐惧感，害怕疼痛和危险，临产期越近，越是紧张。其实，这种害怕是完全没有必要的。现代医学发达，分娩的安全系数大大提高，分娩手术的成功率也近乎100%，一般不会出现意外。

◆ 忌累。临产前，工作量、活动量都应适当减少，应该养精蓄锐，准备全力以赴地进入临产过程。

◆ 忌粗。准妈妈在孕晚期，尤其是接近分娩时，切不可粗心大意。要避免长途旅行和单独外出，以免突然临盆，措手不及。

◆ 忌忧。临产前要精神振作，情绪饱满，摆脱一切外在因素的干扰，“轻装上阵”。尤其不应该顾虑即将诞生婴儿的性别，亲人也不应该给准妈妈施加无形的压力，免得给准妈妈带来沉重的心理，使分娩不顺。

◆ 忌急。预产期并非一定会分娩，提前10天，推后10天都是正常情况。准妈妈既不要着急，也不用担心，因为这样不但无济于事，反而伤了自己的身体，影响了胎儿的发育。

03 争取做到顺产

现今社会，准妈妈分娩采用最多的不外乎两种方法：顺产和剖宫产。很多专家医师和有经验的妈妈们都认为有条件的情况下最好选择顺产，这是为什么呢？这需要我们对顺产先要有一定的了解。

◎ 如果准妈妈擅长绘画和写文章，可以把自己的创作讲给胎儿听。

顺产有什么好处

顺产是一种分娩方式。顺产应该是在助产人员帮助下，采用新式助产法，产妇顺利生产，母亲和宝宝均健康，无并发症。剖宫产是一种手术，会给产妇带来损害。例如麻醉意外、术中或术后出血，手术中膀胱、输尿管、肠管的损伤，术后感染如腹膜炎、败血症等。剖宫产产后出血率较高，产褥感染率为阴道分娩的10~20倍，产妇死亡率为阴道产的5倍。之所以现在有很多的妈妈们选择了剖宫产，就是因为自然生产会造成产前阵痛和产后阴道松弛等缺点，会影响到日后的夫妻生活，因此有不少的妈妈都选择了剖宫产。

对宝宝来说也是顺产好。阴道分娩是一个自然的生理过程，在产程中，经过产道的挤压，胎儿呼吸道内的液体大部分排出，有利于出生后开始建立呼吸循环，而剖宫产的新生儿，呼吸道内往往有液体潴留，故发生窒息、呼吸系统合并症的概率更高。

总结起来，顺产的优点主要有以下几点：

◆ 产后恢复快。生产当天就可以下床走动。一般3~5天可以出院，花费较少。

◆ 产后可立即进食，可喂哺母乳。

◆ 仅有会阴部位伤口。

◆ 并发症少。

◆ 对婴儿来说，从产道出来肺功能得到锻炼，皮肤神经末梢经刺激得到按摩，其神经、感觉系统发育较好，整个身体各部分功能的发展也较好。

◆ 腹部恢复快，可很快恢复原来的平坦。

◆ 不会因为麻醉剂而使孩子的神经受到伤害。

影响顺产的相关因素

影响产程的因素主要有三点：

◆ 子宫收缩。子宫收缩的强度越好，生产进程就会越快，而收缩强度又是受准妈妈的年龄、肌肉张力和弹性、胎儿体重等多方面条件制约的。

◆ 骨盆大小。按照通常的观念，骨盆越大顺产的机会就越大。但是现实生活中，骨盆的大小不是决定因素，有时骨盆足够大也会出现分娩困难，有时骨盆不很大由于胎儿小，也会顺利分娩。

◆ 胎儿体重。新生儿的平均体重为2.8~3.5千克，在这个范围内分娩，产程会相对缩短，容易顺产；如果新生儿体重超过3.5千克，产妇的骨盆又不够大，则有可能发生难产的情况。

顺产的四个关键因素是：

◆ 产道。①骨产道：8~9厘米，椭圆形弯曲管道，中间还有两个坐骨棘，固定不变。②软产道：由子宫下段、子宫颈、阴道及盆底组织构成的弯曲管道，有脂肪。

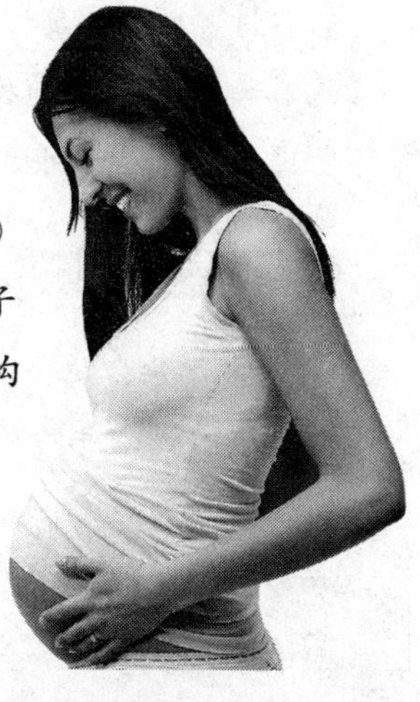

◆ 胎儿。足月的胎儿双顶径平均为91~93毫米，产妇骨

◎ 你还可以把杂志上的照片、插图剪下来，或者贴上有色彩的纸，拼成风景和人物图等，然后把它们串联成故事讲给胎儿听。

盆中最窄的一条经线宽度约为100毫米，胎位不正包括臀位、横位，还有头位不正。

◆ 产力。指子宫收缩力、腹肌收缩力、提肛肌收缩力。孕晚期会出现一些假性宫缩，一般为20～30秒，临产时，最长的也只有45秒到1分钟左右。宫缩时间过长，可能造成胎儿宫内缺氧。

◆ 心态。有非常关键的作用，生之前就应作好顺产或剖宫产的心理准备。

想顺产，需要注意以下5个方面：

◆ 女性生产年龄介于24～28岁。过大或过小都对胎儿和母体不好。

◆ 孕期合理营养，控制体重。如果不注意控制体重，营养补充过多、脂肪摄入过多就会造成腹中胎儿发育过大，分娩时无法顺利通过产道，只能依靠手术了。

◆ 多做运动。适当运动不但有利于控制孕期体重，还有助于顺产，它可以缩短产程，降低难产概率。

◆ 对顺产要有信心。对于打算顺产的准妈妈来说，要提前作好心理准备，保持稳定的心情，顺利地度过分娩，迎接宝宝的来临。

◆ 定时作产前检查。定期作产前检查便于医生早期发现问题，及早纠正和治疗。

7种方法增加顺产的概率

◆ 选择合适年龄分娩。年龄介于24～29岁，小于这个年龄段的准妈妈身体各部位组织发育不够成熟，尤其骨盆还没有完全固定成形，对母体和胎儿都不够好；年龄超过的高龄产妇由于骨盆的关节变硬，不易扩张，子宫的收缩力和阴道的伸张力也较差，以至于分娩时间延长，容易发生难产，这也是许多高龄产妇选择剖宫产的原因。

◆ 孕期体重的控制。通常在34周左右，医院都会给孕妇作骨盆测定，这个测定加上医生通过对腹部胎儿形状大小的触摸，以及胎儿体重的估算，就能判定准妈妈是否能顺利地进行自然分娩。如果医生认为宝宝的体重会超过4千克（医学上称为巨大儿），母亲的难产率会大大增加，一般就会建议产妇以剖宫产方式分娩。

◆ 适当的锻炼。孕期进行适当的锻炼不但有利于控制孕期体重，还有利于顺利分娩。孕期体操可缓解准妈妈的疲劳和压力，增强自然分娩的信心。

◆ 知识准备。准妈妈如果对生产一无所知的话，便会产生产前焦虑和恐惧。如果提

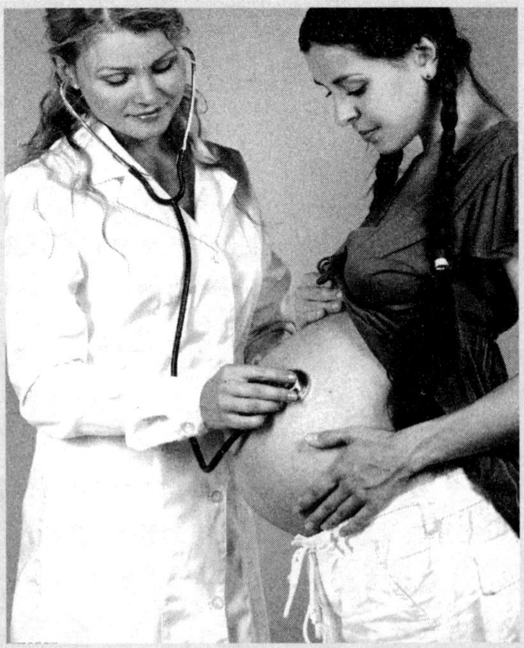

◎ 给胎儿进行胎教时一定要注意，要把感情倾注于故事情节中去。

前有所了解，那么焦虑与担心必然会减少。

◆ 矫正胎位。胎位是指胎儿在子宫内的位置与骨盆的关系。正常的胎位应该是胎头俯屈，枕骨在前，分娩时头部最先伸入骨盆，医学上称之为“头先露”，这种胎位分娩一般比较顺利。除此以外的其他胎位，就是属于胎位不正了，包括臀位、横位及复合先露等，需要矫正。

◆ 定期作产前检查。定期作产前检查便于医生早期发现问题，及早纠正和治疗。例如遇到胎位不正，在医生指导下可以采取膝胸卧位等方法矫正，从而不影响顺产。

几种顺产方式介绍

名称	介绍	备注
自然分娩	自然分娩是指自然地等待阵痛的到来，经历各个产程经阴道分娩的方式。中途为了不让胎儿陷入危险，有时候也会使用产钳和吸引术等医疗处理。产房安装监视装置、为了保证安全建立静脉通道等，都是保证自然分娩安全进行的手段	中国国内常用分娩方式
剖宫产	在不能通过产道分娩或者被判断为产道分娩危险性很高的情况下，采用将腹部切开，剖开子宫然后取出婴儿的一种分娩方法。从胎儿的大小或者母体的健康状态等来判断，有的在产前就已经计划好要进行的选择性剖宫产，或者是在分娩的过程中发生问题，估计对母子存在一定危险的情况下，而紧急进行的急症剖宫产	中国国内常用分娩方式
无痛分娩	无痛分娩是指在阵痛开始的时候进行镇痛，或者胎儿进入产道前进行麻醉等消除分娩时疼痛的分娩方法。这种分娩方式适用于对痛感过于恐惧，以及高血压、心脏病等身体不能承受过度压力的产妇。因为主要采用的是局部麻醉，产妇的意识还是清醒的，可以自行用力	
拉梅兹呼吸法	是一种重视产前呼吸法和辅助动作训练的方法，利用呼吸分散注意力，减轻分娩痛苦。	现在以呼吸法的形式被越来越多的产院采用
坐姿分娩	用坐着的姿势分娩，使用特殊的分娩台。采用坐着的姿势，腹部更容易用力，使分娩更容易进行，比躺着的姿势视野更加开阔，不安也会少一些。因为需要特别的分娩台，实际能够实施的医院比较少	中国应用很少
家庭分娩	是指在自己住惯了的家里，在家人的陪伴下分娩的方法。然而，怀孕过程没有问题是必要的条件，因此必须要好好地到产院进行孕期检查，还要借助助产师的帮助。分娩的准备都要靠自己来进行，因此必需的东西、房间等都要尽早准备。卫生方面、意外情况发生时的紧急应对方面也要注意	中国应用很少

◎ 无论给胎儿讲什么，都要把自己作为故事中的人物来讲，并尽可能地使用自己的语言，少借用别人的话或人云亦云。

顺产小提示

尽管顺产有很多好处，但是，也不是所有的女性都适合顺产，如果胎位异常、骨盆小，这些都可以事先通过B超测出。相对指征，如过期产（晚产儿）、巨大儿、胎位临时出现异常变化等。对于有这类明显指征的产妇，医生才会建议其选择剖宫产。出现下面这些情况的准妈妈最好放弃顺产，选择剖宫产：

◆ 胎儿过大，母亲的骨盆无法容纳胎头。

◆ 母亲骨盆狭窄或畸形。

◆ 分娩过程中，胎儿出现缺氧，短时间内无法通过阴道顺利分娩。

◆ 母亲患有严重的妊娠高血压疾病等疾病，无法承受自然分娩。

◆ 产妇高龄初产。

◆ 有多次流产史或不良产史的产妇。

分娩是一个正常、自然的过程，准妈妈们，请你们相信自然的力量和自己的潜力，坚定信心去体验一个母亲的完整经历。当你经历过这段历程后，你会为自己的坚强和勇敢感到骄傲！

04 作好产前准备

家庭准备

◆ 上医院的路线安排。准妈妈一家要做好路线勘探工作：家离医院有多远；乘什么交通工具去医院；在上下班时间交通拥挤时，

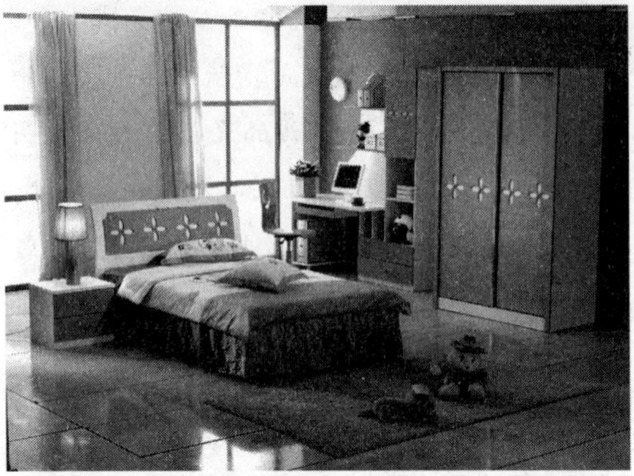

从家大约需多长时间到达医院；最好寻找到一条备用的路，以便当第一条路堵塞时能有另外一条路供选择，尽快到达医院。

◆ 清洁舒适的居住环境。在预产期前，应进行一次居室的大扫除，给产妇和新生宝宝布置一个清洁、舒适、安静的居住环境，尤其是夏天，要注意通风，防止产妇中暑。

◆ 必要的家庭安排。在分娩之前，准妈妈一家要将分娩前后的家事安排妥当，比如是否有人时刻守护在孕妇身边；分娩阶段，家人如何轮流前往医院照料产妇；孩子出生后是否请人帮助照顾孩子、料理家务；工作、请假的事是否安排好了；准爸爸应该让上司和同事知道你妻子的预产期。

宝宝准备

◆ 寝具：婴儿床、床垫、床单、枕头、棉被、毛毯、蚊帐、防湿尿垫。

◆ 浴具：浴盆、浴托、浴巾、中性肥皂或沐浴露、洗脸毛巾、棉球、爽身粉。

◆ 尿布：尿布2打以上，纸尿裤4～5包。

◆ 喂哺器皿：大奶瓶6～7只、小奶瓶

◎ 在给胎儿讲故事时，准妈妈必须对故事内容充分把握，理解了以后再讲给胎儿听。

2~3只、奶瓶消毒锅、奶瓶刷、吸乳器。

◆ 婴儿衣物：棉质内衣、上衣外衣、连体装、小手套、纱布手帕、鞋、袜子。

◆ 护理用品：温度计、棉花、酒精。

妈妈准备

◆ 盥洗用品：牙刷、牙膏、梳子、毛巾、脸盆、茶杯、拖鞋。

◆ 个人用品：换洗衣物、卫生巾、前扣式的睡衣或睡裙、舒适的喂奶乳罩、出院时妈妈和宝宝所需的衣服。

◆ 食品：水果汁、蜂蜜、葡萄糖，以备饥饿和产时接力用的巧克力。

◆ 入院绝不能忘记带的：身份证、母子健康手册、病历、住院押金、医疗保险卡、带秒针的表。

◆ 新生儿用具：纸尿裤、奶粉、成人纸尿裤或者夜用加长卫生巾、奶瓶两个、湿纸巾、奶瓶刷子、宝宝出院要穿的衣服。

宝宝衣食住用

◆ 衣：宝宝的衣服准备宜简单、方便、轻松、保暖性好和对皮肤没有刺激，衣料用质地柔软、吸水性强，对皮肤刺激性小，颜色浅淡的棉制品为好。按季节的不同，制成宽大、柔软、穿脱方便的单衣、夹衣和棉衣，以使冬暖夏凉，穿着舒服。衣服要适当宽大，便于穿脱，衣服上不宜钉扣子或揿钮，以防损伤皮肤。可在两侧系带子，不能捆绑过紧，不能影响胸廓的发育，裤子一般用松紧带束腰或是背带裤，各种衣裤都要准备2~3套，便于更换，以备使用。

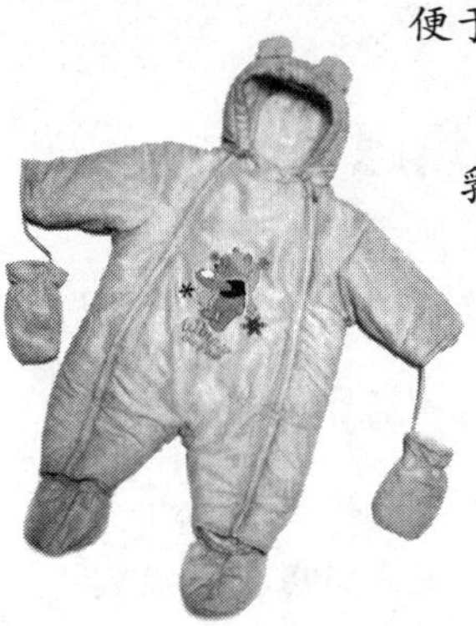

◆ 食：新生儿以食母乳最佳，但也要准备奶瓶、奶嘴、奶锅，以及洗刷和消毒用的奶瓶刷和蒸锅等。有条件的还要购鲜牛奶，以备母乳不足或者乳母有病时小儿食用。奶瓶买一般的玻璃奶瓶即可，便于蒸煮消毒。奶嘴要多备几个，一旦损坏可及时补充。另外，还要买点浓缩鱼肝油（维生素AD滴液）和钙粉，遵医嘱给新生儿添加。

◆ 住：新生儿最好住在向阳、保暖、噪声小、通气好的房间内。室内灯泡光线不宜太强，以免刺激孩子。婴儿床的选择应经济、实用、安全。小棉被、小夹被、小包布（1米见方）、小绒毯、小裤子各2~3套，以纯棉制品最好。新生儿的枕头不宜太高，可填充小米或蚕豆壳。

◆ 用：护肤用品要买婴儿香皂、婴儿浴液、婴儿润肤霜、松花粉（洗完屁股后扑用）、爽身粉（夏季备痱子粉）等。

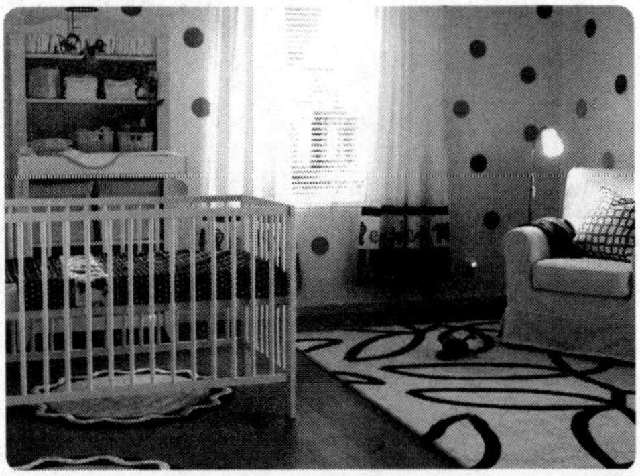

◎ 在给胎儿讲故事或阅读时，要尽量避免科学术语或生僻的词汇。如果只是照本宣科，那么，胎儿听到的都是些难理解的文字，就根本不明白说的是什么了。

05 远离产前焦虑

造成产前焦虑的原因

◆ 城市女性大多是初产妇，缺乏对生产的直接体验，从电视、报刊等媒体上又耳闻目睹了许多其他人生产的痛苦经历，考虑到自己也将经历此过程，心中不免焦虑。

◆ 怕孩子畸形。虽然作过多次检查，但检查毕竟是通过机器和各种化验，有些胎儿存在健康问题不能查出，产妇对此焦虑，怕生个不健康的宝宝。

◆ 对胎儿性别的忧虑。城市人对生男生女大多能正确看待。但在人的潜意识里仍有某种对胎儿性别的好恶，或家人对生男生女比较在意。不知胎儿性别，心中不免打鼓。

◆ 患有妊娠高血压疾病、妊娠合并心脏病等产前并发症的产妇，由于自身健康存在问题，同时也怕殃及胎儿，因此也易焦虑。

◆ 由于到孕晚期各种不适症状加重，如出现皮肤瘙痒、腹壁皮肤紧绷、水肿等不适，使心中烦躁，易焦虑。

◆ 由于行动不便，整日闭门在家，注意力集中到种种消极因素上，加重焦虑。

◆ 担心孩子出生后，自己的职业受到影响或家庭经济压力加大，而产生焦虑。

◆ 调研报告数据显示，知识层次越高，年龄越高的孕妇，患抑郁症的比例越高。产妇高龄化正是孕期妇女焦虑指数不断攀高的主要原因。而职业群体中的白领女性，在当

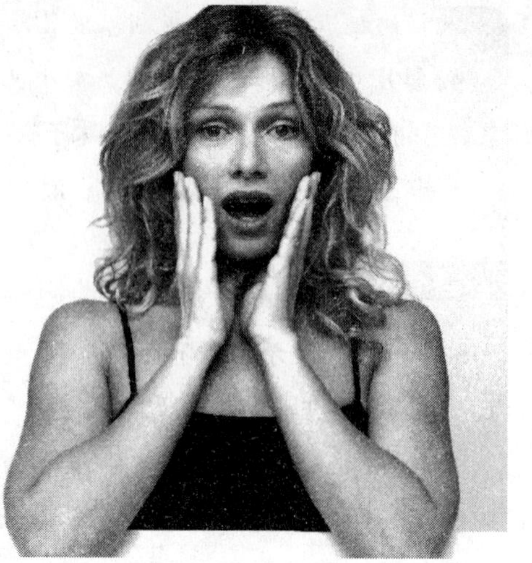

前工作、生活双重压力下，也逐渐成为孕期患抑郁症的主要人群。

产前焦虑有何危害

准妈妈产前焦虑会对母亲及胎儿造成直接的影响。主要危害有以下几个方面：

◆ 提高剖宫产和阴道助产的风险。据调查，产前严重焦虑的孕妇剖宫产及阴道助产比正常孕妇高出一倍。

◆ 严重焦虑的准妈妈常伴有恶性妊娠呕吐，并可导致早产、流产。

◆ 准妈妈的心理状态会直接影响到分娩过程和胎儿状况，如造成产程延长、新生儿窒息，产后易发生围生期并发症等。

◆ 焦虑还会使孕妇肾上腺素分泌增加，导致代谢性酸中毒引起胎儿宫内缺氧。还可引起自主神经紊乱，以致产时宫缩无力造成难产。

◆ 由于焦虑，得不到充分的休息和营养，生产时会造成滞产。

胎教圣经

◎ 如果是阅读一些科学介绍性的知识，准妈妈或准爸爸要先把这些语言转化成自己头脑中的形象，然后用易懂语言、柔和的声音讲给胎儿听，因为胎儿就是通过在你头脑中勾画的图像和充满爱的声音来学到知识的。

如何缓解产前焦虑

要消除产前的不良情绪，准妈妈自己要采取积极的态度，家人们也要付出更多的关心，一同战胜产前焦虑。

◆“抖掉包袱，轻装上阵”，准妈妈克服恐惧心理。准妈妈缺乏对分娩的直接体验，从电视、报刊等媒体上又耳闻目睹过其他人生产时的痛苦经历，因此心生畏惧。虽然作过多次检查，但准妈妈仍然害怕宝贝畸形，担心生出不健康的宝贝。畏惧的心理主要是准妈妈缺乏分娩知识，对分娩有不正确的认识。生育能力是女性与生俱来的能力，分娩也是正常的生理现象，绝大多数女性都能顺利自然地完成，如存在一些胎位不正、骨盆狭窄等问题，现代的医疗技术能够采取剖宫产方式，顺利地将婴儿取出，最大限度地保证母婴安全。“怀最好之希望，作最坏之打算。”生育本身就是存在风险的，在孕育宝贝之前，夫妻俩就应作好遇到各种困难的心理准备，并愿意为此负责。用一颗宽容的心来迎接宝贝。有很多畸形和先天性疾病都是可以治疗和纠正的，为此担心也解决不了任何问题。所以，用一颗宽容的心来迎接宝贝是你唯一正确的选择。

◆分散注意力。临近分娩体型的变化让很多准妈妈行动不便，但也不要整天闷在家里无所事事。你可以找些有意思的事来分散自己的注意力，如给宝宝编织小毛衣，为宝宝的卧室布置一下，唱唱歌作作胎教。

◆家人多给予关心和鼓励。在妊娠最后阶段，孕妇常表现为心理依赖性强，希望寻求保护，引起他人重视。这种反应并非娇气，而是一种正常的心理反应。孕妇可能会喋喋不休，这是宣泄不良情绪的合理渠道。此时丈夫要理解妻子情绪上的波动，耐心倾听妻子诉说，给予妻子精神上的鼓励和安慰，打消其心中顾虑，特别是在孩子的性别上不要给妻子施加压力。腹壁紧绷会给孕妇造成多种不适，丈夫可在晚间为妻子轻抚腹部，一方面是与尚未谋面的宝宝交流，另一方面又减轻了妻子的不适，使妻子依赖心理得到满足，焦虑情绪得到改善。准爸爸给妻子一个坚实的臂膀。在妊娠最后阶段，准妈妈常表现为心理依赖性强，希望寻求保护，引起丈夫重视。准妈妈的母亲、婆婆最好也能现身说法让准妈妈了解生产的全过程，做到心中有数。

◆多向过来人取些经。准妈妈应学习有关知识，增加对自身的了解，增强生育健康宝宝的自信心。与其在生产前担心这个担心那个，不如早在孕前就多学一些有关的知识，增加对自身的了解，吸收养育宝宝的知识，增强生育健康宝宝的自信心。平时也可以和那些已经当了妈妈的朋友们交流一下，讨教一些经验。有产前并发症的孕妇应积极治疗并发症，与医师保持密切关系，有问题及时请教，保持良好情绪。临产前做一些有利健康的活动，如编织、绘画、唱歌、散步等，不要闭门在家，把注意力集中到对未来的担忧上。

◎ 在讲故事时可以通过适时的调节语音声调使胎儿了解故事是怎样展开的，因为单调和毫无生气的声音是不可能唤起胎儿的感受性的。

第二节 学会坐月子

01 排除产后抑郁症

什么是产后抑郁症

产后抑郁症，是女性在经历怀孕、分娩、产后恢复以及哺乳新生儿等一系列生理过程后，由于生理和心理等因素造成的紧张、疑虑、内疚、恐惧等症状。极少数严重者甚至会出现绝望、离家出走、伤害孩子或自杀的想法和行为。

◆ 症状持续时间：产后抑郁症大多在6周内发病，产妇在半年内基本能够自行恢复，但严重的也可持续1～2年。如果在孩子出生后1年内没能得到有效治疗，有可能会持续七八年之久。

◆ 临床表现：①情绪低落、心情压抑、沮丧，行为表现为孤独、不愿见人或不明原因的悲伤，易焦虑、恐惧、易怒，到夜间尤其加重，甚至出现自杀想法。②自责、自罪，对周围的人充满敌意和戒心，与家人关系不协调。③反应迟钝、注意力不集中、思维能力减退、健忘、缺乏信心。④食欲缺乏、性欲减退、厌食、失眠或睡眠过度、疲倦或乏力，可能还伴有头痛、恶心、便秘等症状。不过，这些症状基本都是短暂性情感紊乱，产妇经过家人帮助和自我调养，可以较快走出抑郁阴影。

◆ 如果出现以下症状，则表示产妇已患有严重的抑郁症了，此时务必尽快向医生或专家寻求帮助，及早治疗，否则会很危险：①抑郁症状明显，已严重干扰产妇及其家庭的日常生活。②产妇感觉极度疲倦和严重失眠。③产妇感到失落、无助，甚至绝望，对自己和家庭失去兴趣。④产妇出现不打算照顾孩子甚至伤害孩子的冲动或想法。⑤产妇有自杀倾向。

◆ 有完美主义性格的女性或怀孕期间

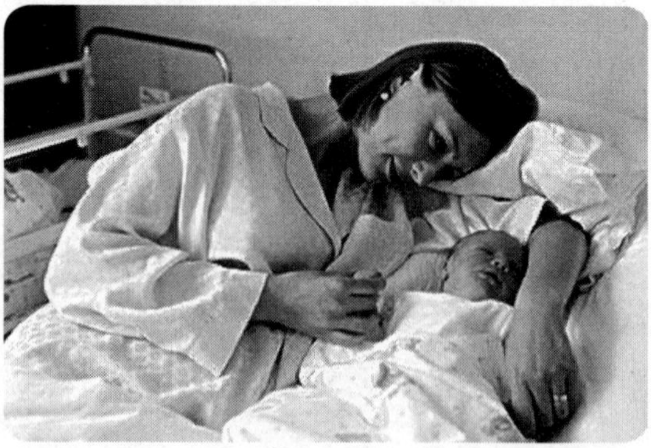

胎教圣经

◎ 当讲到欢乐的情景时就兴奋激动，用欢快明朗的声音；当讲到悲伤的场面时就难过，用低沉的声音；当讲到去冒险时，就用充满勇气的声调；当涉及科学知识内容时，就用严谨的语调，一字一句地读给胎儿听。

出现过较大情绪波动的女性容易患上产后抑郁症，这是因为完美主义的女性对当母亲的期望过高以至于无法实现，在遇到困难时又不愿意寻求帮助，她们在产后如果不能及时适应当新妈妈，便很有可能患抑郁症；准妈妈如果在怀孕期间有过较大的情绪波动，如亲朋去世、战争等都会使其容易患上产后抑郁症。

引发产后抑郁症的因素

引发产后抑郁症的因素很多，主要有以下几个方面：

◆ 遗传因素。有精神病家族史，尤其是家族抑郁症病史的产妇，产后抑郁症的发病率较高。研究显示，有1/3抑郁症病史的女性在产后会重患抑郁症。

◆ 孕期变故。怀孕期间的生活压力或负面事件的发生，如亲朋去世、搬家、胎儿致畸等大的变故，容易导致情绪较大波动，从而患产后抑郁症。

◆ 分娩前后。分娩时有创伤、出生婴儿的性别或体形不如意、经济负担过重、压力太大、过于劳累、缺少照顾等，都容易使产后患上抑郁症。此外，剖宫产分娩后，新妈妈不仅要照顾婴儿，还要照顾自己腹部上的切口，很容易发生睡眠问题，诱发抑郁情绪。

◆ 婚姻问题。准妈妈在怀孕和生产期间非常需要家人，尤其丈夫无微不至的关怀和细心呵护对准妈妈顺利度过孕期和走出产后抑郁很有帮助。如果准妈妈婚姻存在问题，夫妻关系紧张，家庭不和睦，加上准妈妈孕

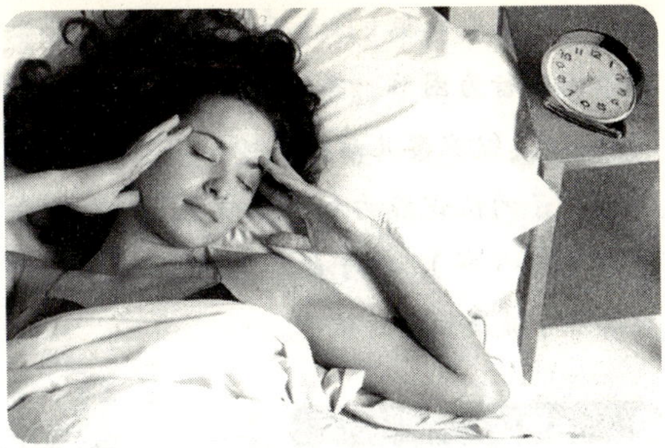

期和产后巨大的身体和心理方面的压力，很容易患上产后抑郁症。

◆ 自身状况。有身体疾病或残疾的产妇易发生产后抑郁，尤其是感染、发热时对产后抑郁的促发会有一定影响。产妇如果心理素质较差，不能很快排遣忧郁情绪，长期情绪低落，很容易患上产后抑郁症。

产后抑郁症有何影响

◆ 对产妇自身的影响。患产后抑郁症的母亲不愿抱婴儿或不能给婴儿有效的护理，缺乏关注和管理，母亲和孩子之间的交流变少。久而久之，母亲会产生厌恶孩子或害怕接触孩子的心理，有些母亲甚至会出现一些妄想，如妄想孩子患病、妄想孩子改变等。产后忧郁症对产妇自身的免疫系统也会产生影响，导致一些疾病发生，如头晕、失眠、焦虑、恐惧、盗汗、心脏神经症、反应迟钝、神经衰弱、免疫力减退等。产后抑郁症患者，如果症状较轻，适量服用一些维生素B_1和谷维素等，可以适当调节过来。

◆ 对孩子的影响。产后抑郁症对孩子的影响随着孩子的成长，在不同阶段会有所不

◎ 准妈妈要将语言和印象在自己的头脑中以鲜明的图画形式再现出来，这一工作只要每天坚持就必然会熟能生巧，并能提高向胎儿传授知识的能力。准妈妈最初做这项工作时，最好选择自己喜爱并熟悉的事物作为对象，这样要简单易行得多。

很有帮助。不过，新妈妈由于刚生完孩子，身体特别虚弱，而且还有可能会感觉头晕、乏力，因此必须要保证足够的休息时间，不可过于劳累，每次起床活动的时间最好不要超过半小时，等体力逐渐恢复时可以稍微延长一些，但还是以一两个小时内为好，避免长时间站立或坐姿导致腰酸、背痛、腿酸、膝踝关节的疼痛。

◆ 保持清洁。新妈妈虽然身体比较虚弱，但还是最好不要偷懒，经常清洗一下自己的头发和身子，以保持清洁，这样可以避免细菌感染而发炎。而且月子里新妈妈的会阴部分泌物也较多，又容易出汗，所以要勤换卫生巾和内衣裤，保持会阴部和肌肤的清洁。丈夫或家人应该多帮助新妈妈，丈夫帮新妈妈擦洗身子本身也是促进夫妻感情的一种方式。

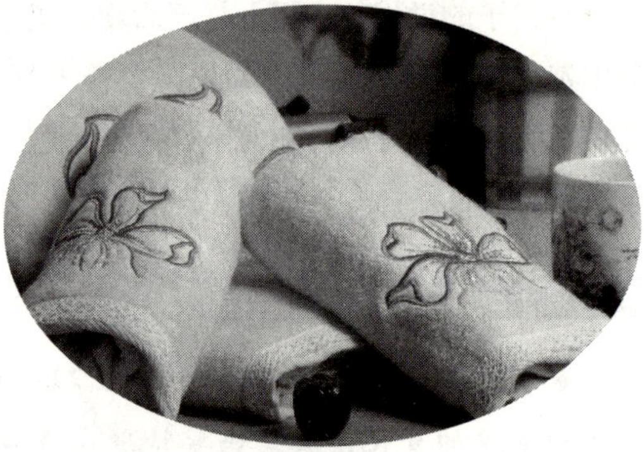

坐月子的注意事项

◆ 室内环境。新妈妈要保证居室内经常通风，室内温度不可太高，也不可忽高忽低。门窗紧闭，随时盖着厚被的做法是十分危险的，尤其是在夏季，极易造成新妈妈中暑。

◆ 乳房护理。新妈妈分娩后乳房充血膨胀明显，尽早哺乳有利于刺激乳汁的分泌，使以后的母乳喂养有个良好的开端；哺乳前后，新妈妈要十分注意保持双手和乳房的清洁卫生，防止发生乳腺感染和新生儿肠道感染。

◆ 两性生活。恶露未干净或产后42天以内，由于子宫内的创面尚未完全修复，所以要绝对禁止性生活。一时之欢，很容易造成产褥期感染，甚至造成慢性盆腔炎等不良后果。恶露干净较早的新妈妈，在恢复性生活时一定要采取可靠的避孕措施。

◆ 产妇补品。坐月子的料理应该加姜片同煮，因为生姜有温暖子宫、活络关节的作用。酒的作用是活血，有助于排恶露。若恶露已经干净，此时不宜再用酒烹调，否则可能导致子宫不收缩、淋漓不尽。人参补气止血，但刚生产完，正在排恶露，若服人参会使得恶露难以排出，导致血块淤滞子宫，引起腹痛，严重的还会有胎盘剥落不完全，引起大出血。因此，必须等到产后两三个星期，血块没有时，才能服用人参。

◆ 四季饮食。春、夏、秋、冬四季，由于温度差异较大，新妈妈的饮食必须有所调整，否则会有副作用发生。一般的月子饮食，性质温热，适用于冬季；春秋时节，生姜和酒都可稍稍减少；若是盛夏之际，不宜用酒烹调食物，但是姜片可以用，每次用2～3片。

◆ 认识恶露。产后，随着子宫内膜脱落，子宫分泌的黏液等也随之从阴道内流出，这就是恶露。正常的恶露有些血腥味，但不臭，总量为500～1000毫升。一般情况下，恶露

胎教圣经

营养胎教

◎ 孕期的饮食应本着丰富多样、适量的原则，粗细搭配。每日食谱应包含蛋白质、脂肪、糖类、维生素、无机盐、纤维等。

在产后3周左右就干净了。产后第一周为红色恶露，一周以后至半个月内为浆性恶露，半个月以后至三周以内为白色恶露。所以，你要学会观察自己的恶露情况，注意恶露的质与量、颜色与气味的变化，发现有问题时，要及早与医生联系解决。

◆ 夏季月子。适当饮用红糖水，补铁、利尿，但不宜饮用时间过长，最多不要超过10天；从流食慢慢过度到正常的饮食；少食多餐，不可贪吃，不要过多服用营养品；多喝一些温的白开水，避免冷饮和辛辣或容易胀气的食物；产后两周内避免大鱼大肉，大补特补；少食用生冷食物，水果可以榨成果汁后饮用。

◆ 月子时间。产后的月子其实就是指产后身体恢复的这一段时间。从医学上来讲，就是从宝宝出生和胎盘娩出之后，到身体各个器官恢复正常，一般是42天，6周左右身体就可以恢复好了。因此，月子时间没必要过长，但也最好不要过短，根据新妈妈的恢复状况适度安排即可。

◆ 刚生产完。分娩后数小时不要吃整个的鸡蛋，否则会很难消化，增加胃肠负担；根据身体状况，先喝些清淡的蔬菜汤，5天以后再喝全汤；产后8小时可以在床上坐一会儿。如分娩顺利，产后12小时可以下床、上厕所。产后24小时可以随意活动，但要避免长时间站立、久蹲或做重活，以防子宫脱垂。分娩后半小时内让婴儿吸吮乳头，这样可尽早建立催乳和排乳反射，促进乳汁分泌，还有利于子宫收缩。第一次哺乳时间以5～10分钟为宜。产后第一天可以每1～3小时哺乳一次，哺乳的时间和频率自由掌握。自然分娩的产妇，在分娩后4小时即可排尿。随时留意自己的情况，有问题及时找医生。产后要以静养为好，亲朋好友不要过早探望。

◆ 下奶秘诀。新妈妈要对自己有信心，相信自己可以胜任母乳喂养的工作；新妈妈应当保持每日喝牛奶的良好习惯，多吃新鲜蔬菜、水果；每次喂养时要保证两边乳房都让宝宝吮吸到，注意别让乳头受伤；奶水越少，越要增加宝宝吮吸的次数，喂得越多，奶水分泌得也就越多；及时补充水分，保证充足睡眠和休息时间；保持乐观良好的心情非常重要。

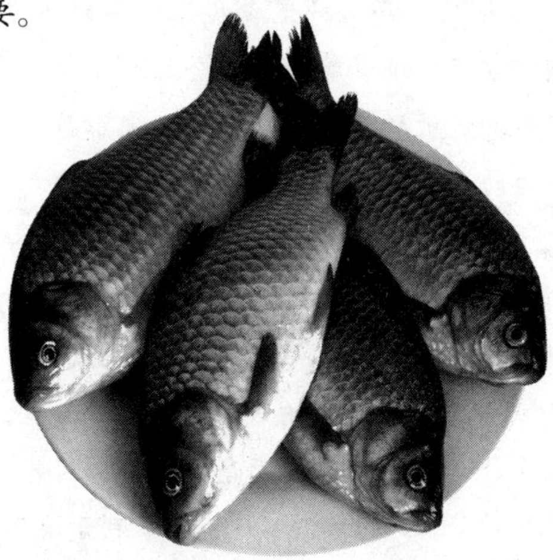

03 产妇饮食有讲究

营养与饮食原则

营养与饮食方面，由于新妈妈的个人体质各有差异，饮食需求也会有所不同，但要以全面和均衡为首要原则，适当地注意食物

◎ 发现自己怀孕后，就要不断发挥母爱，绝对不能喝自来水，要喝经过过滤的优质水，要摄取天然盐，不吃精致盐。

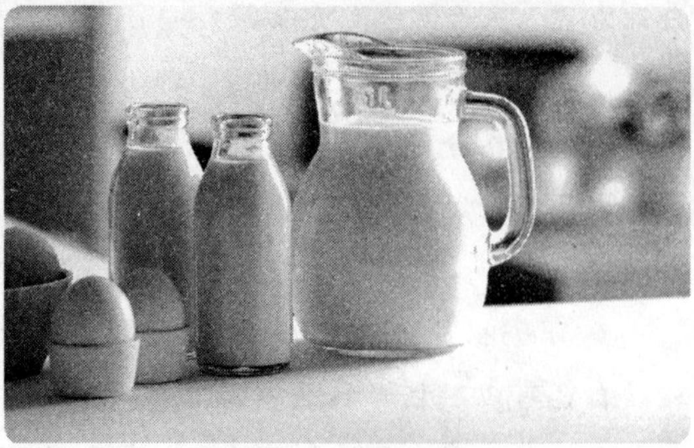

的精、杂、稀、软。

◆ 精：合理饮食不在于量多，而在于吃得精。如果你的奶水很多，可以较孕期适当多吃，但最好别超过1/5；如果奶水少或没奶水，则和孕前一样即可。

◆ 杂：产后补充食物品种最好多样化，这样才能保证营养均衡和全面。除了对身体无益和过敏的食物外，荤素搭配都行，没有忌口的话，合理即可。

◆ 稀：由于分泌乳汁和出汗较多，所以新妈妈产后对水的需求量增加。因此，饮食中水分最好多一点，可以多喝汤粥或牛奶等。

◆ 软：新妈妈的饭最好煮得软一些，少吃油炸、生冷或坚硬带壳的食物，因为这些食物对新妈妈的牙齿不好，且不利于消化。

产后营养补充也不能操之过急，在产后头3天内应以清淡易消化的食物为主，等到疲劳消除，食欲恢复正常以后再调整食谱，否则可能导致食欲缺乏而影响补充营养。

坐月子期间，哺喂母乳的妈妈除了兼顾自身营养外，也要顾及婴儿的健康。要保证母乳充沛，摄取充足的水分和高质量的蛋白质非常关键。建议新妈妈多摄取鱼、肉、豆、蛋、奶、动物肝脏，才能达要营养均衡，而且这些食物中都含有丰富的蛋白质，其中又以牛奶和鸡蛋最为适宜。至于水分，新妈妈最好多喝温开水，水果要尽量摄取性温的蔬果，如葡萄、橙子、草莓、苹果、香蕉、桂圆、荔枝等都是不错的选择。要保证新鲜，可以榨成果汁后再饮用，但必须禁止酒类和含有咖啡因的饮料，否则会影响宝宝的脑部发育和难以入眠。

产妇宜食用的水果

产妇吃水果对自身和孩子都有很大的好处，如苹果、草莓、樱桃等。但月子期间吃水果是有讲究的，不是想吃什么就能吃什么的。有些水果可以多吃，而有些水果最好少吃或者不吃。对于新妈妈来说，尽管没有一种水果是绝对禁忌的，但一旦食用不当，便有可能危及母子安全。因此，新妈妈最好还是忍忍口，吃些比较放心的水果。

◆ 苹果。苹果中含有多种维生素和无机盐、鞣酸和细纤维等，许多新妈妈怕胖，多吃苹果则可防止过度肥胖，而且对肠胃功能也有调节作用，可以适当改善便秘。苹果还具有美容效果。一箭三雕，也难怪它会备受新妈妈的青睐。

◆ 草莓。草莓中含有极丰富的维生素C，可预防感冒。其所含的果胶和有机酸可分解食物中的脂肪，促进食欲及加强肠胃蠕动，同时还能去除体内的重金属。但需要注意的是，草莓清洗起来较困难，小心农药残留。

◆ 柑橘。柑橘汁富含柠檬酸、氨基酸、

胎教圣经

◎ 当准妈妈看着某种食物的时候，有些胎儿拼命活动，告诉准妈妈自己想吃。当准妈妈问：想吃吗？并轻轻抚摩肚子时，胎儿就拼命踢，表示想吃。然后，准妈妈可以告诉胎儿：那和妈妈一起吃。之后准妈妈一边吃下食物，一边摸着肚子问：好吃吗？此时有的胎儿就会踢着回答妈妈。

糖类、脂肪、多种维生素、钙、磷、铁等营养成分。但柑橘性温味甘，补阳益气，食用过量容易引起上火，发生口腔炎、牙周炎、咽喉炎等，反于身体无补。每天食用最好控制在3个以内。

◆ 樱桃。所有水果中，樱桃所含的铁质特别丰富，几乎是苹果、橘子、梨的20倍，而且它还含有丰富的胡萝卜素、维生素B_1、维生素B_2、维生素C以及柠檬酸、钙、磷等营养成分，多食用可补血及帮助肠胃功能。常吃樱桃的准妈妈，生下的宝宝多拥有一张红润的健康面容。

◆ 葡萄。葡萄中富含铁、磷、钙、有机酸、卵磷脂、胡萝卜素及维生素B_1、维生素C等，新妈妈血色不足、血压偏低、循环不好，冬天手脚冰冷，多吃葡萄可帮助改善。葡萄还有安胎作用，而且能帮助胎儿发育。

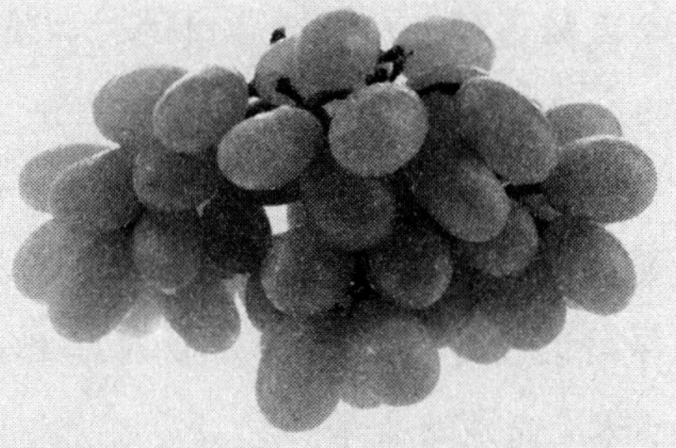

◆ 其他如秋梨、西柚、荔枝、桂圆、柿子、猕猴桃、香蕉、菠萝、石榴等，都可适量食用。新妈妈切记，"物极必反"。

产妇饮食禁忌

◆ 产后忌喝高脂肪的稠汤。高脂肪的稠汤不但容易影响产妇的食欲和体形，而且还会增加乳汁的脂肪含量，使新生儿不能耐受和吸收而引起腹泻。因此，产妇宜喝些有营养的荤汤和素汤，如鱼汤、蔬菜汤、面汤等，以满足母婴对各种营养素的需要。

◆ 产后忌立即节食。产后节食有伤身体，哺乳的产妇更不可节食。产后所增加的体重主要为水分和蛋白质，这些脂肪根本就不够用。因此，产妇需要做的是补充钙质丰富的食物，而非立即节食减肥。

◆ 产后忌久喝红糖水和刺激性饮料。适量的红糖水对产妇和婴儿都有好处。产妇精力、体力消耗很大，失血较多，产后婴儿哺乳，需要丰富的糖类和铁质。红糖既能补血，又能供应热量，是较好的补益佳品，但久喝对子宫复原不利。刺激性饮料，如浓茶、咖啡，会影响睡眠及肠胃功能，亦对产妇和新生儿不利。

◆ 产后忌吃辛辣温燥的食物。辛辣温燥的食物容易使产妇上火，出现口舌生疮、大便秘结或痔疮等症状。饮食宜清淡，以软饭、蛋汤等为主，不要吃过于油腻之物，特别应忌食大蒜、辣椒、茴香、酒、韭菜等辛辣温燥的食物。此外，生冷、坚硬的食品不利于脾胃和牙齿，酸涩的食品不利于恶露排出，过咸的食品会导致水肿，因此都不宜食用。

◆ 产后最好少吃偏冷性的果菜。水果如梨子、柠檬、柿子、杧果等，最好避免；少吃苦瓜、萝卜缨、枸杞菜、冬瓜、芹菜等寒凉菜。夏季坐月子时可吃些适宜消暑的饮食，如番茄、西瓜和水果可以适量食用，不用盲目忌口，以避免产褥中暑。

◆ 产后忌大补特补。分娩后为补充营养

◎ 能提高受孕概率的食物，红薯、土豆、柚子、李子、大枣、南瓜、菜花、芹菜和白菜则是最好的选择。

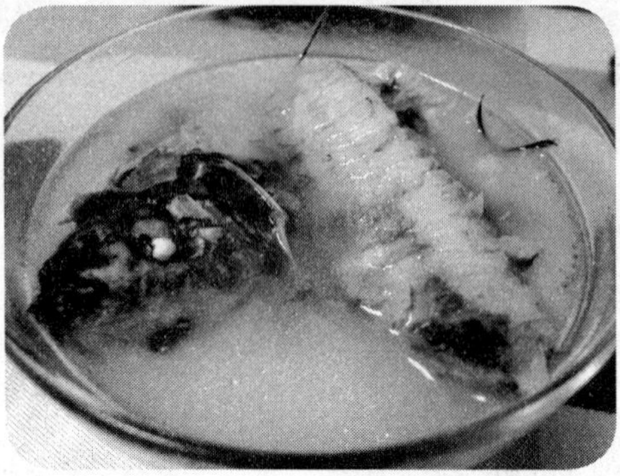

和有充足的奶水，一般都重视产后的饮食滋补。其实大补特补既浪费又有损健康。营养太丰富必然使奶水中的脂肪含量增多，不利于婴儿食用。而且滋补过量容易导致肥胖，使体内糖和脂肪代谢失调，引发各种疾病。

◆ 这些食物不宜混吃。鸡蛋与豆浆会降低蛋白质的吸收；牛奶与巧克力易发生腹泻；土豆烧牛肉会延长食物在胃中的滞留时间，造成胃肠不适；菠菜与豆腐易患结石症；萝卜与橘子易诱发甲状腺肿大。

04 产后疾病与恢复

分娩使得新妈妈各系统的解剖和生理变化很大，机体抵抗力也大为降低，尤其是子宫内壁在胎盘娩出后尚留有巨大的创面，极易感染疾病。此外，新妈妈还要辛勤哺育新生儿。因此，产妇在月子期间必须加强防病保健，及时驱走疾病，尽快恢复起来。

产后关节痛

◆ 原因：新妈妈在产后如过早、过多地从事家务劳动，或过久地抱养孩子，或接触冷水，都会使关节、肌腱和韧带因负担过重而引起手腕部及手指关节痛，且经久不愈。新妈妈在坐月子期间由于活动减少，致使足跟部的脂肪垫发生废用性退化而变得薄弱，当满月后下床活动时，足跟部脂肪垫的薄弱就使之对体重的支持和运动时震动的缓冲作用大为减弱，脂肪垫也会因此而产生充血、水肿等非特异性炎症，以至于造成足跟部的疼痛。

◆ 对策：①新妈妈在月子期间要注意休息，不要过多做家务。②避免过早接触冷水。③要减少手指和手腕的负担。④可以进行适量的运动，但切不可过于劳累。

产后生殖器官感染

◆ 原因：新妈妈在月子期间免疫力低下，加上阴道和子宫因分娩而造成的创伤还没愈合，细菌极易侵入；分娩后阴道外口有不同程度的充血、水肿，容易引起撕裂伤。新妈妈在月子期间如果轻易同房容易发生外阴炎、阴道炎、子宫内膜炎、盆腔炎、子宫出血、会阴部撕裂伤等，严重者还会引起败血症、失血性休克而危及生命。

◆ 对策：①新妈妈在月子期间应禁止性生活，平时要注意保持全身尤其是下身的清洁卫生。②产前要加强营养，注意休息，增强抵抗力。③当想大小便时应立即去排便，不要忍着也不要太用力，排便时，最好用一块清洁的卫生垫敷压在有缝线的部位。④产后2~6周内会有恶露，产妇要使用卫生护垫吸收流出的分泌物，并注意清洗外阴，不要

◎ 为了保证受精卵顺利着床，可以取20毫升生地的汁液，每天2～3次空腹服用。

用内置棉条，以免引起感染。

产后乳腺炎

◆ 原因：产后乳腺炎最常见于初产妇，可发生于哺乳期的任何时间。产生的原因可能基于以下几点：①乳汁排通不畅，淤积乳房内。②孕期忽视对乳头的保养，而使乳头皮肤表皮薄弱易损，引起细菌感染。③乳头发育不良（如乳头内陷），有碍哺乳的进行。④初产妇的乳汁中含有比较多的脱落上皮细胞，更容易引起乳管阻塞，使乳汁淤积加重，降低乳腺组织的活力，易发生乳腺炎。

◆ 对策：①孕前和孕期多擦洗乳头、乳晕，以保持乳房卫生，加强乳头的抵抗力。②产后早期按摩和吸乳是关键，产妇可用手指顺乳头方向轻轻按摩，加压揉推，使乳汁流向开口，尽量排空乳汁，勿使乳汁淤积，最好不使用吸奶器。③养成定时哺乳习惯，每次喂奶时间不宜过长，10～15 分钟为宜，若乳汁过多婴儿不能吸尽，应及时将乳汁挤空。④如发现乳头皲裂、破溃，应暂停哺乳，并可用鱼肝油间断性涂抹，待乳头恢复后再行哺乳，在此期间可将乳汁挤出喂育婴儿，防止乳汁淤积。⑤消除不良情绪，保持心情舒畅。如出现畏寒高热，乳房硬块、红肿，或伴有恶心、呕吐等症状，还应及时到当地医院就诊，以免病情恶化，延误治疗时机。

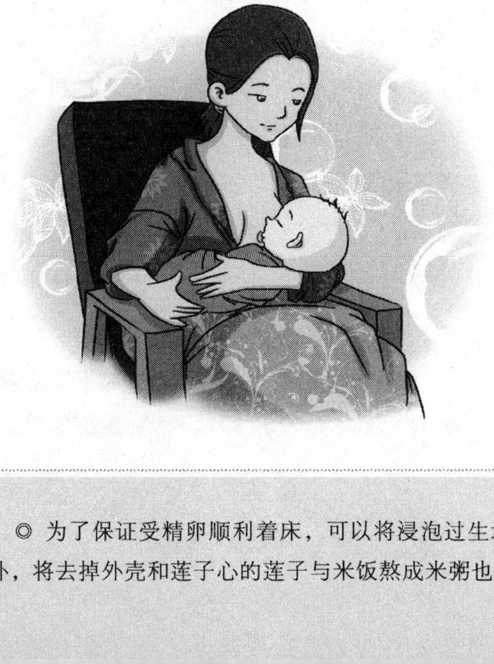

乳房综合征

◆ 原因：乳房综合征一般是指分娩后 3～6 天，产妇的乳汁从刚开始分泌到成熟分泌的过程中，由于哺乳没有顺利实现，乳房因此胀痛的现象。

◆ 对策：①解决乳房综合征，最好的治疗方法和预防措施是让孩子吸吮乳头，增加乳汁的吸吮量。如果乳房膨胀过大，孩子吸吮有困难的话，就先用吸奶器把一部分乳汁吸出，减缓乳房压力后再让孩子吸吮。②用清凉的毛巾或用毛巾包裹冰块进行冷敷，可以减轻肿痛，阻止细菌侵入引发炎症。

产后大出血

◆ 原因：胎儿娩出后 24 小时内出血量超过 500 毫升者为产后出血。引起产后出血的原因主要有子宫收缩乏力、胎盘因素、软产道裂伤和凝血功能障碍。

◆ 对策：产后出血是可以预防的。①分娩时要注意产妇水分和营养的补充，避免过度疲劳，正确使用腹压，正确引导胎儿顺利娩出，争取在产程中减少出血。②产后期要作好产前产时的监测，发现导致产后出血的高危因素，及时予以恰当的预防和治疗。

◎ 为了保证受精卵顺利着床，可以将浸泡过生地汁液的米熬成粥，具有补血降火的良好效果。另外，将去掉外壳和莲子心的莲子与米饭熬成米粥也具有同样的作用。

③对产妇要予以心理疏导和心理护理，使其以最佳心理接受分娩。④保健水平越低，产后出血的危险越高，因此，准妈妈应学会保护自己。

产后便秘

◆ 原因：产后便秘原因有多种，可能和孕前有关，也可能与孕期有关，也可能与分娩有关。①由于女性特殊的生理结构，使直肠的弯曲度增大，阴道肌肉薄弱致使排便腹压不够，排便慢，更易便秘。②日常生活习惯不良，如任意延迟排便、爱吃辣，使本来正常的排便反射遭到干扰，直肠对粪便压力刺激的敏感性降低，粪便滞留在直肠内，不能及时排便。③孕期肠蠕动减慢，加上子宫膨大压迫肠道，易导致便秘。④分娩中体力消耗大，产后体质虚弱或手术伤口使自己不能依靠腹压来协助排便，导致便秘。

◆ 对策：①可通过身体运动，促进肠蠕动，帮助恢复肌肉紧张度。②饮食要合理搭配，适当吃一些新鲜蔬菜瓜果，少吃辣椒等刺激的食物。③多喝汤水可以起到润滑肠道，促进排便的作用。④养成每日定时排便的习惯；⑤劳逸要结合，保证充足的休息。

产后宫缩痛

◆ 原因：产后腹部会发生像抽筋般的疼痛（尤其是给宝宝喂哺母乳的时候），这是子宫在收缩，为了使子宫能正常下降到骨盆内所引起的。宫缩大多数为生理现象，这种疼痛一般4~7天后会自然消失。如果频率在正常范围就没有问题，但次数太多，1小时以上也不见缓解，就要着手解决这一问题了。

◆ 对策：①不要走太多的路程和搬重物，持重物会导致腹部用力，很容易引起宫缩。②疲倦时躺下休息，保持安静。③精神疲劳和身体疲劳一样会导致各种问题的发生，压力积攒后也容易出现腹部变硬，最好能做到身心放松。④注意保暖，防止着凉。⑤家人多让产妇休息，帮助产妇按摩，若疼痛厉害的话也可通过止痛药来止痛。

产后恢复

◆ 居室环境。坐月子的环境与新妈妈的恢复有着密切的关系。如果房间杂乱无章、空气污浊、喧嚣吵闹，会使其身心受到很大影响。所以，建议新妈妈的房间最好能够安静、整洁、舒适，有利于妈妈身体的康复。坐月子的房子要适宜，居室需要保温舒适、阳光和坐向好、采光明暗适中、通风效果好，房间还要清洁消毒。

◆ 产妇保养。产后新妈妈要想保养好，选择内衣裤很重要。乳罩的罩杯最好是全罩杯，较薄有弹性的纯棉针织面料；罩扣在前面，或者是罩杯可打开的样式，这样有利婴儿哺乳；乳罩的肩带方向应垂直，而且要宽一些，这样不会因丰满的乳房造成肩部酸痛。至于内裤，由于产后的新妈妈体形的改变较大，所以每个人应根据自身的条件，选择高腰收腰束裤、提臀修腿束裤、平角内裤等，切不可束得过紧；内裤的质地应是有弹性的纯棉针织面；清洗时应用除菌消毒的香皂单独洗

◎ 苦菜有利于受精卵着床，也有强化心脏功能并安定情绪的作用。

涤，晾干后单独存放，不与其他衣服混合。

◆ 击退肥胖。生完小孩之后，有的妈妈发现自己越来越胖了，特别是下半身，简直丑死啦！别担心，多排便，适当进行一些运动或锻炼，注意劳逸结合。多向专业人士咨询，制订一个健康合理的减肥计划表，别偷懒。产后饮食应坚持均衡全面，注意重质别重量，多吃未必是好事。最后，保持乐观开朗的心态，积极调整自己的身心健康。你一定能够恢复到以前的完美身材的，相信自己吧！

05 新生儿护理知识

新生儿的护理要点

自母体娩出到出生后4周（28天）以内的婴儿叫做新生儿。新生儿期是人类死亡率最高的时期，因此，要特别注意对新生儿的护理。

◆ 注意居住环境。新生儿生活的房间应保证安静清洁、布置优雅、阳光充足、冷热适中、空气新鲜。

◆ 注意冷热护理。新生儿体温调节功能较差，因此，冬天要保暖，夏天要防暑降温，平时要根据气温的变化及时增减衣服，谨防感冒。

◆ 注意口腔护理。新生儿舌头表面有一层较厚的舌苔，轻易擦洗会把细嫩的口腔黏膜擦伤，病菌乘虚而入，易发生口腔炎甚至败血症。所以，最好不要给新生儿擦口腔。新生儿牙龈或上腭凸起一些白色小点，俗称“马牙子”。这是黏膜上皮细胞堆积成珠所致，可自行消退，无须处理，更不要用未消毒的针去挑马牙，以免引起口腔炎或牙龈炎。

◆ 注意皮肤护理。新生儿皮肤娇嫩，容易损伤，因而接触动作要轻柔，衣着要宽松，质地要柔软，不宜钉扣

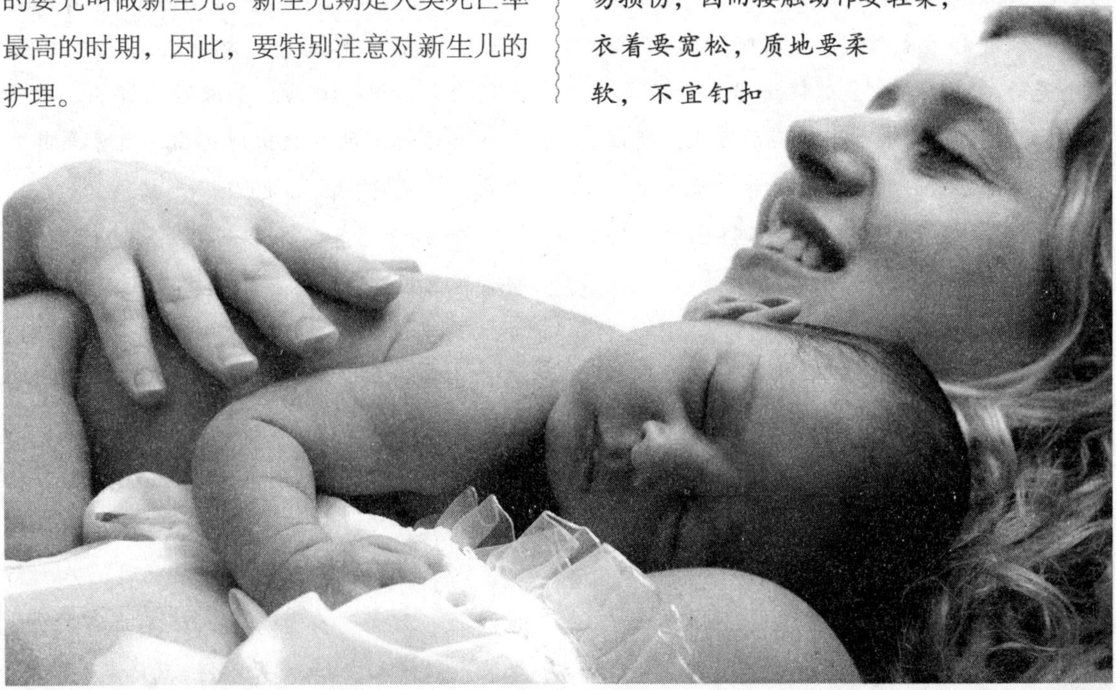

◎ 怀孕初期，母体的足厥阴经脉调控着胎儿的生长，并且与肝脏直接相关。所以准妈妈应吃一些强化肝脏功能的食品，如荠菜、韭菜、紫李、山梅以及肉枣茶和木瓜茶等。

子或用别针。要用温水擦洗皮肤皱褶处，每次大小便后清洗，并用毛巾擦干。

◆ 注意卫生护理。新生儿要常常洗澡，勤换尿布，注意清洁，保护皮肤。不要让很多人接触新生儿，否则很容易传染上疾病。患呼吸道疾病和皮肤病的病人，尤其不能接触婴儿，以免发生交叉感染。

◆ 注意睡觉护理。保证新生儿有充足的睡眠时间，经常变换新生儿的睡姿，以防止头颅变形。

新生儿的哺育

◆ 母乳喂养。母亲的乳汁是婴儿的最佳食品，母乳含丰富的蛋白质、脂肪、糖、钙、磷、维生素、激素及免疫抗体等，它们的比例适宜，易于宝宝消化吸收和增强机体抵抗力，还能促进智力发育。而且，母乳喂养卫生、简便、经济和节省时间。母乳喂养对母亲本身也是好处多多，它能够促进母体产后子宫收缩和恢复，并可减少乳腺癌的发生。所以，有条件的话，最好使用母乳喂养宝宝。

◆ 人工喂养。这是一种不得已的办法，只有在母亲生病不能喂奶或母乳缺乏时才采用。常用的代乳品有鲜牛奶、婴儿奶粉、米糊等。人工喂奶时应将婴儿抱起，头高些，托高瓶底使乳汁充满奶嘴，防止空气吸入造成腹胀与溢奶，并每天消毒奶瓶奶嘴一次。

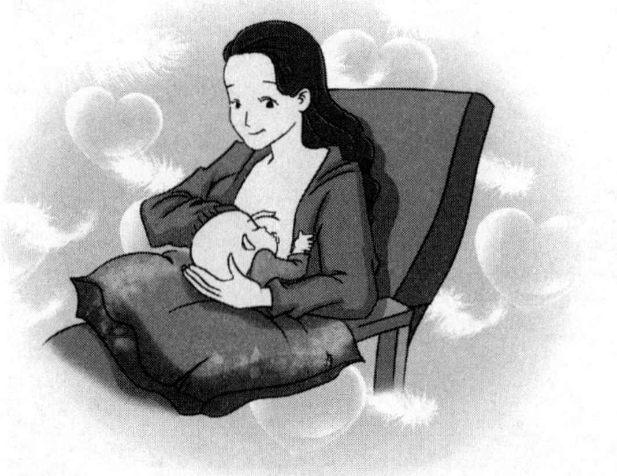

新生儿健康小提示

新生儿不会说话，也不会用其他方法表示身体的病痛。所以，做父母的只能通过细心观察宝宝的睡眠、哭声及大便等，来了解新生儿的健康状况。

◆ 睡眠不正常。新生儿除吃奶外，几乎整天都在睡眠。如果吃奶或换尿布时也不醒，或烦躁不入睡，则可能是有冷暖不当、饥饿、尿布湿了等情况存在，或是得了什么疾病，需及时纠正或诊治。

◆ 皮肤颜色变化。出生后3～4天的宝宝全身皮肤开始变黄，大多是生理性黄疸，一般会维持8～10天。如果时间过长，或面部及其他部位的皮肤出现苍白、青紫等异常现象，应及时找医生处理。

◆ 脐带脱落。脐带一般在5～7天脱落。脐带脱落后伤口要保持干净，包扎不宜太紧，并注意不让大小便污染。如果脐带脱落后，局部出现红肿、渗出，或渗出物有气味等，都应及时找医生治疗。

◆ 精神状态。婴儿如果出现烦躁、抽风、瘫痪、呻吟、哭闹不休、双目紧闭等现象，则属于一种病理表现，应及时治疗。新生儿哭声宏亮，有节奏感，这是正常的；如果哭声短促无力，或啼哭不停，或根本不啼哭，

胎教圣经

◎ 维生素B_2又被称做核黄素，缺乏这种营养成分，阴部和口部就容易发生溃烂。牛奶、蛋黄、鳗鱼、紫菜和扁桃都是含有大量维生素B_2的食物。紫李不仅仅在维生素B_2的含量上大大超过其他水果，就是维生素B_1、烟酰胺和本多酸的含量也毫不逊色。服用紫李可以有效预防便秘和贫血等症状。

都是不正常的。

◆ 大小便变化。婴儿出生后的最初1~2天，大便是黑色或墨绿色，这是正常的胎便，3~5天转黄。如果出生后1天内无大小便排出或3天后仍有黑便，说明不正常，须请医生治疗。如大便有性状、颜色、次数等方面的变化，可能是喂养不当造成的，也可能是消化系统或有其他疾病所致。

◆ 待宝宝满月后，最好到出生的医院或计生服务站、保建所进行定期检查，这对母亲及孩子都是非常有好处的。

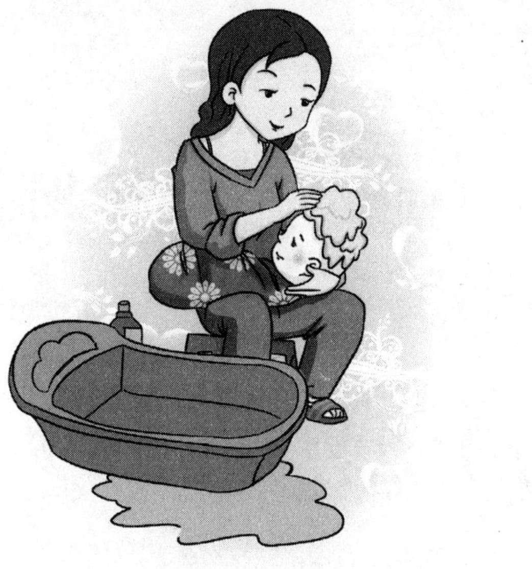

新生儿洗澡需注意

新生儿喜欢水，因为他在母亲的子宫内就是在温暖的羊水中漂浮着的。

◆ 洗澡的好处：洗澡可以消除宝宝身上的病菌、病毒，清洁皮肤。而且水的环境最有利于婴儿发育。常给孩子洗澡可加速皮肤血液循环，保护上皮细胞不受损害，调节机体各系统活动功能，促进小儿生长发育。

◆ 何时可以洗澡：宝宝出生后在适当的时候就可以开始洗澡，至于什么时间最适宜，则需要根据新生儿的生活能力及脐带是否脱落而定。如果新生儿生活能力良好，当体温恢复到36℃以上时就可以洗澡。

◆ 洗澡时的注意：在脐带没有脱落前不宜采取盆浴，待脐带脱落及胎脂消失后，可用盆洗澡。每天至少清洗一次。洗澡时应用无刺激性的肥皂，浴后用柔软毛巾吸干包好，洗澡前先要关好门窗，注意室温，最好在23℃以上。水温一般以37℃~40℃为宜。

新生儿的生长发育标准

项目	出生时	满月时
坐高	33厘米	男婴约37.9厘米；女婴约37.3厘米
身长	47~53厘米	男婴约57.0厘米；女婴约56.0厘米
头围	33~34厘米	男婴约38.4厘米；女婴约37.5厘米
胸围	约32厘米	男婴约37.8厘米；女婴约37.0厘米
体重	2.5~4.0千克	男婴约5.0千克；女婴约4.6千克

◎ 胎儿要形成自己的骨骼，母体正处于随时都可能缺钙的状况，要多选择含有丰富的钙质和维生素D的食品，如鸡蛋黄、鱼类和鱼肝油。

专家问诊室 产褥期常见问题答疑

01 分娩非常痛苦，我很害怕，怎么办

分娩固然痛苦，但没有你想象的那么可怕。只要作好身心准备，你一定能够顺利分娩的。

对待分娩疼痛，你要有积极的心态，不必害怕、焦虑。你可以进行自我暗示和自我安慰，如反复对自己说："我不感到痛，我很顺利，我每疼痛一次就是向目的地迈进一步，就可尽快见到宝贝。"此外，产前多去熟悉准备分娩医院的环境，多与医生交流，确定最适合自己的分娩方式，并根据情况让医生指导分娩应该作的准备，如进行呼吸法练习等。你也可以向医生询问无痛分娩、药物性镇痛等缓解产痛的分娩方式，也可选择导乐式分娩，或选择家庭式病房、丈夫陪产或坐式分娩等，引导产妇安全顺利地生出宝贝。再说了，40周的艰难都熬过来了，这几天的痛苦又算得了什么？

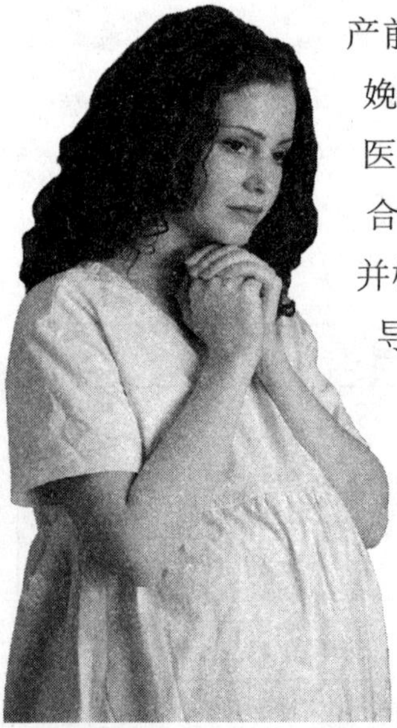

02 分娩时为什么要注意胎儿的位置

胎儿能否通过正常产道而娩出，除了产力、产道和胎儿大小与发育是否正常以外，还和胎儿的位置（即胎方位，临床俗称胎儿定位）有密切的关系，如果胎儿定位不好，产程中不能作适应性的变动，分娩就会发生难产。在占分娩总数95%以上的头先露中，只有枕前位是正常胎儿定位。因此，在整个产程中，应时刻注意胎儿先露部的定位，判断胎位是否正常，从而更好地预测胎儿能否顺产。

03 产后为什么会出汗特别多

女性在产后皮肤排泄功能比较旺盛，所以在分娩后头几天出汗特别多，尤其在饭后、活动后、睡觉时和初醒时更为明显。这是因

胎教圣经

◎ 准妈妈出现焦躁不安或皮肤变粗糙的现象，服用鱼肝油可以起到良好的改善效果。服用量每天在5克左右。

为产后要将妊娠期间体内聚集的大量水分通过皮肤出汗排出去，医学上称之为“褥汗”。这是产后身体恢复，进行自身调节的生理现象,属于正常现象。这种情况一般在产后1～3天较为明显，1周内就会自然好转，虽无须治疗,但产妇要注意护理,随时用干毛巾擦汗，勤洗澡，勤换内衣，注意个人卫生。产妇最好不要穿过多衣服，不要盖过厚被子。室温也不宜过高，冬春秋季在16℃～20℃，夏季在28℃以下为好。适当开窗通风，保持室内空气流通、新鲜，但要避免穿堂风。

04 产后出血正常吗

胎儿娩出后24小时内阴道流血量超过500毫升者，可以称为产后出血。这是产科常见的严重并发症，为产科危症之一，应特别重视。

引起产后出血的原因主要有以下几种：

◆ 精神过于紧张，导致子宫收缩力不好，是造成产后出血的主要原因。

◆ 胎盘滞留，包括胎盘剥落不全、胎盘粘连等，也是造成大出血的原因之一。

◆ 凝血功能障碍，产妇若患有血液病、重症肝炎，其后果也很严重，必须高度注意。为此，产妇必须作好产前检查，对有产后出血史，患有出血倾向疾病如血液病、肝炎等，以及有过多次刮宫史的产妇，应提前入院待产，查好血型，备好血，以防在分娩时发生万一。产后出血有时很难预先估计，所以做好保健工作很重要，如子宫收缩无力引起出血，应立即按摩子宫，促进子宫很快收缩，或压迫腹主动脉，以减轻出血量。

05 产后是否应忌生冷呀

是的，从医学的角度来说，产妇由于分娩消耗大量体力，分娩后体内激素水平大大下降，新生儿和胎盘的娩出，都会使得产妇代谢降低，体质大多从内热到虚寒。因此，中医主张产后宜温，过于生冷的食物不宜多吃，如冷饮、冷菜、凉拌菜等，从冰箱里拿出来的水果和菜最好温热过再吃。一些凉拌的菜未经高温消毒，新妈妈吃了容易引起胃肠炎等消化道疾病。一些寒性的水果等不宜多食，对于某些脾胃虚弱者，可能会引起拉肚子。当然，在夏季可以少量食用，但要注意量不宜多。

06 产后不能吃水果和蔬菜吗

不一定。有些人以产后宜温为由，认为蔬菜大多为凉性的，产后不吃或少吃，应多

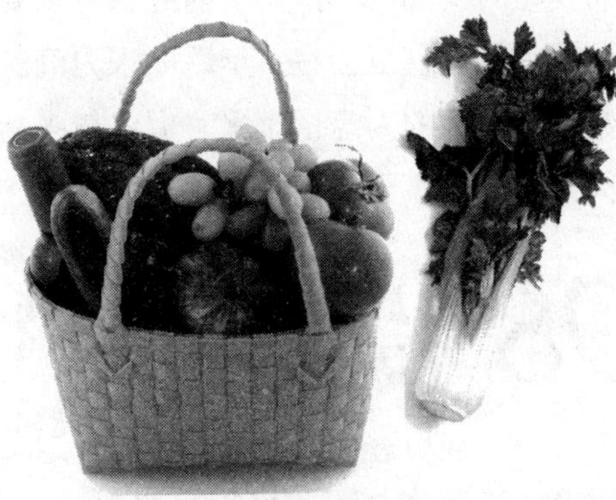

◎ 准妈妈要尽量选择新鲜的食物，各种食物的搭配也应该丰富一点。

吃荤菜、鸡蛋补充体力。其实，大多蔬菜只要经过适当的烧煮，性味不一定是寒性的。且蔬菜中有大量的维生素，对于新妈妈的精神恢复是大有好处的。蔬菜中的水分和纤维素，水果中的果胶对防止产后便秘也是有利的。所以产后仍应多吃蔬菜，适当地吃水果。在天气炎热的夏天，适量地吃水果还能防止中暑。但对于体质较虚的人来说，最好少吃苦瓜、萝卜缨、芹菜等过于凉性的菜。

07 产后多久月经才会来

女性在产后的月经恢复是一个自然的生理过程，恢复的时间早晚不同，早的可在满月后即来月经，晚的要到宝宝1岁后才能恢复。从医学角度来讲，根据子宫内膜的组织形态来推测，卵巢在产后33～42天即可排卵，产后6周左右也可观察到排卵过后的黄体存在。所以，没有喂奶的妈妈通常在产后6周左右便来月经。哺乳的产妇，在产后12周约有25%会恢复排卵与月经，大多数哺乳产妇通常要到18周才能完全恢复排卵功能。母乳喂哺婴儿的新妈妈，排卵及月经恢复则要迟缓一些，有的甚至会在1年后才来月经。大多数人第一次的月经量比平时月经量多，第二次月经就正常了，因此不必恐慌。

08 产后多久才能恢复性生活

女性在经历过生产之后，要有一定时期的修养，才能使身体逐步恢复到产前状态。如果过早进行性生活，会影响子宫的恢复，容易导致感染，引起阴道炎或盆腔炎、子宫内膜炎等妇科疾病。一般情况下，产后42天以后即可恢复性生活是比较安全的，对产妇的保健影响不大；为保险起见，建议在产后2个月以后再恢复性生活为宜；分娩后4周之内，绝对不可进行性生活。即使有些人分娩顺利，子宫恢复较快，体质又好，性生活也不可过早恢复。否则容易罹患盆腔疾病，有损健康，有产后生殖道感染或会阴伤口愈合不好的还应推迟性生活。产后性生活丈夫要体贴，第一次性生活时，丈夫动作不要过急、粗暴，采取合适的体位与姿势慢慢完成，每周性生活以1～2次为宜。从产后恢复性生活开始，不管月经是否来过，都应同时采取有效的避孕措施，切不可抱有侥幸心理。可口服避孕药，但喂奶者慎用。

09 妈妈胀奶了该怎么办呀

胀奶主要是因为妈妈在宝宝出生以后未能及时喂哺，或喂哺的间隔时间过长，或乳汁分泌过多导致宝宝吃不完，都会使乳汁无法被完全移出，乳腺管内乳汁淤积，使乳房变得肿胀和疼痛。此时乳房变硬，乳头不易含接，若妈妈因为怕痛而减少喂奶次数，则会进一步造成乳汁停流，加重胀奶。建议在宝宝出生半小时内开始喂哺母乳，注意喂哺次数，尽量控制在2～3小时1次，以移出乳汁，保证乳腺管通畅，预防胀奶。如果乳汁分泌过多，宝贝吃不了的话，最好使用吸奶

胎教圣经

◎ 少食多餐，不仅可以保证能量的均衡摄入，更好地控制体重，更重要的是能够帮助准妈妈保证血糖的平稳。

器把多余的奶吸空，这样既能解决妈妈胀奶，又能促进乳汁分泌。

10 为什么我的母乳会不足呢

母乳对于宝宝来说，是任何食物都不能比拟的最佳食品。一般情况下，女性在产后48小时内即可有奶水分泌，有些甚至在胎盘娩出后就有少量乳汁分泌出来。产后最初两周，妈妈的乳汁一般分泌较少，两周后乳汁量会逐渐增多。然而近年来乳汁缺乏的妈妈数量呈上升趋势，母乳不足给父母和宝宝带来很大的麻烦，因此需引起重视。

造成奶水不足的原因不外乎以下几点：妈妈营养不良、妈妈乳头内陷、妈妈信心不足、妈妈睡眠不足或压力过大、药物影响、过早添加配方奶或其他食品、喂奶时间过短、人工挤乳器损坏或不会使用、使用护乳头罩、一次只喂一边，等等。对此，妈妈们不必过于苦恼，因为大多原因是可以解决的。你需要做的便是加强营养，均衡饮食；减轻压力，保持良好情绪；按时睡眠，作息规律；合理安排喂奶时间，保证充足喂奶。

11 怎样的喂奶姿势才算正确

喂奶姿势是使整个喂奶过程愉快并且达到双方满意的关键，它能使你和宝宝都感觉舒适，也能帮你避免出现乳头疼痛的现象，还能使乳汁顺利流出，让宝宝的吸吮更加有效。所以，你要尽可能多地花一些时间来找到最适合你们的姿势，让宝宝能在正确的姿势下吃奶。通常情况下，要把宝宝朝自己的乳房方向移动，而不要将自己的乳房挪向宝宝。好的准备程序应该包括以下几个方面：

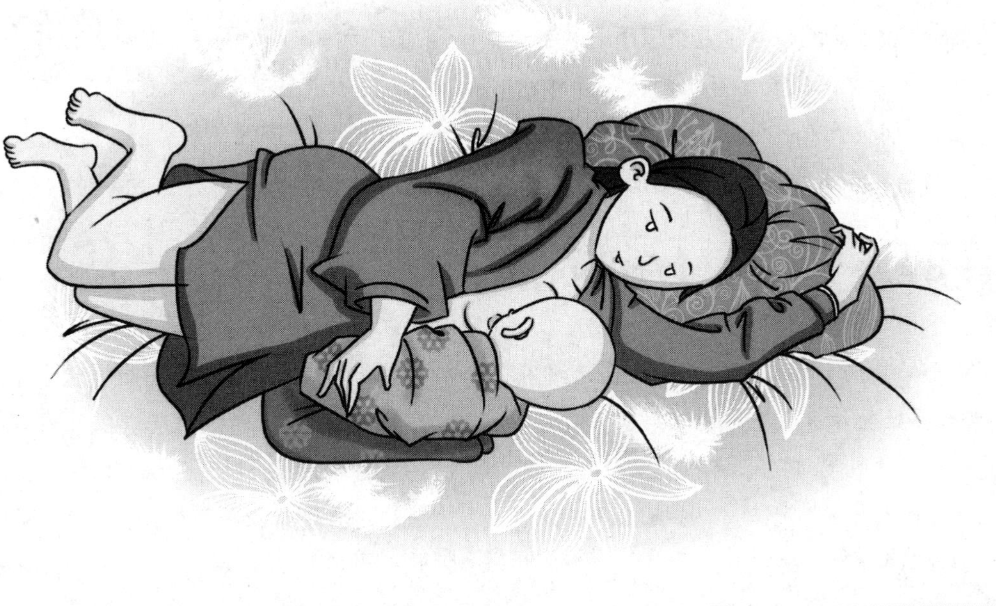

◎ 营养均衡的饮食还要吸收好才行，细细咀嚼是提高吸收率最好的方法。一口食物至少应该在嘴里咀嚼20下再吞咽，这样不仅有利于消化，而且还是控制体重的好办法。

◆ 让宝宝的下嘴唇包住你的乳头下部。

◆ 宝宝开始吸吮时，你如果感觉疼痛，说明喂奶姿势不对，这时你应把宝宝放下来，重新调整姿势，直到舒服为止。

◆ 最好提前多预备一些靠垫或枕头，让宝宝躺在上面。

◆ 调整好姿势以后，你可以用空闲的那只手托起自己的乳房，让宝宝吃奶，这一点在宝宝刚出生几天时非常重要，因为你的乳房会很饱满，而且很沉，以后喂奶会更容易一些。喂奶姿势除了传统的摇篮式抱法以外，还有以下几种：躺式喂奶法、足球式托法、侧卧式抱法、坐位抱法等，具体哪种最适合你，可以自己尝试以后选择。

12 产后不下奶该怎么办呀

大多数妈妈都能顺利下奶并哺乳孩子健康成长，但也有许多妈妈为不能下奶而苦恼。导致产后不能下奶的原因主要有以下几种：

◆ 妈妈营养不良或患有疾病，导致乳汁不足，乳汁质量较差。

◆ 妈妈乳腺发育不良，不能很好地分泌乳汁。

◆ 妈妈缺乏信心和热情，容易影响母乳喂养。

◆ 妈妈喂奶次数过少或宝宝吮吸时间不够，都会导致乳汁不足，影响下奶。

◆ 宝宝吮吸姿势不正确或宝宝口腔功能不良，也会干扰母乳喂养，影响乳汁分泌，导致妈妈不能顺利下奶。

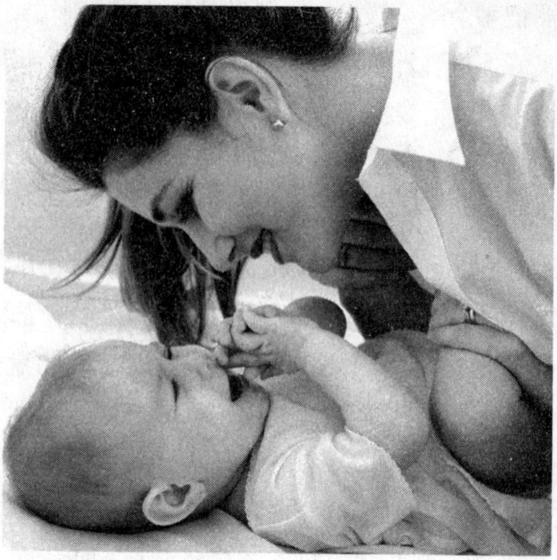

为此，妈妈们应坚持正确的哺乳方法，合理安排哺乳时间，每次哺乳尽量将乳汁吸尽，同时调整饮食，加强营养，放松心情，抱着自信乐观的心态去喂养宝宝。此外，妈妈的家人、朋友也应多给妈妈支持和照顾，排忧解难，争取顺利下奶，健康哺乳。

13 我来月经了，还能给宝宝喂奶吗

民间有这样的传说，认为哺乳期来了月经，母乳便没有营养，甚至对宝宝有毒，必须断奶。这种说法很不科学。正常情况下，产后 11 天至 4 个月母乳质量最好。当月经来潮时，哺乳妈妈的乳量一般会有所减少，乳汁中所含蛋白质及脂肪的质量也稍有变化，蛋白质的含量偏高些，脂肪的含量偏低些。这种乳汁有时会引起婴儿消化不良症状，但这是暂时的现象，待经期过后，便会恢复正常。因此，无论是否处在月经期，妈妈都无须停

胎教圣经

◎ 食物纤维、乳酸菌和水分能够有效防止便秘，把话梅和无花果混到酸奶中食用也能有效预防便秘。

止喂奶。

14 怎样呵护宝宝的睡眠

呵护宝宝睡眠，最好做到三个最佳，即：

◆ 最佳睡眠时间：足够的睡眠是保证新生儿及婴幼儿健康的先决条件之一。年龄越小睡眠时间越长，宝宝在出生后数日内每天睡眠时间可达 20 小时左右，即除哺乳时间外，基本上处于睡眠状态。

◆ 最佳睡眠姿势：正常情况下，大多数新生儿是采取仰卧姿势睡觉的，因为这种睡觉姿势可使全身肌肉放松，对新生儿的心脏、胃肠道和膀胱的压迫最少。但是，仰卧睡觉时因舌根部放松并向后下坠，会影响呼吸道通畅，此时应密切观察宝宝的睡眠情况。对于侧卧睡的宝宝，家长应适时调整左右方向，以免造成偏脸现象。不提倡新生宝宝俯卧位睡姿，因为容易发生意外窒息。

◆ 最佳睡眠环境：宝宝要在温暖舒适的地方睡觉，建议把宝宝放在摇篮或婴儿床里，床的两边要有保护栏。睡眠环境的温度以 24℃ ~ 25℃、湿度在 50% 左右为宜。夜间睡眠时光线不能太过强烈，尽量营造一个柔和、安静的环境。

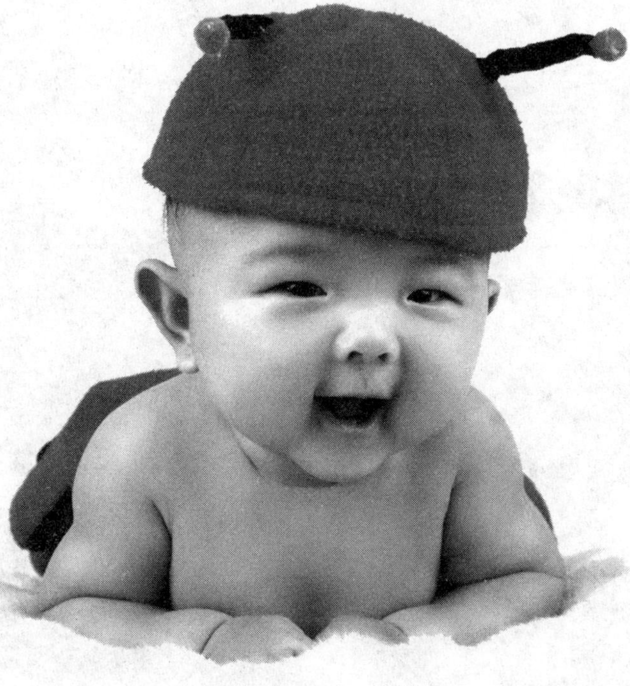

◎ 对于准妈妈容易缺乏的钙和铁，可以通过喝牛奶、吃小鱼、吃加钙的面粉、吃牛肉等补充。

宝宝哺乳用品清单

BAOBAOBURUYONGPINQINGDAN

- **240毫升大奶瓶**
  4~6个，3~4小时喂奶一次，用完即清洗、消毒
- **奶瓶消毒锅**
  1个,可依需要选购水煮式或蒸气式两种
- **120毫升小奶瓶**
  2个，喝开水、果汁用
- **备用奶嘴、奶瓶**
  各6个，每3个月更新一次
- **奶瓶嘴清洁剂**
  1瓶，专为清洗奶瓶、奶嘴的洗涤剂
- **温奶器**
  1个，可作短暂保温之用

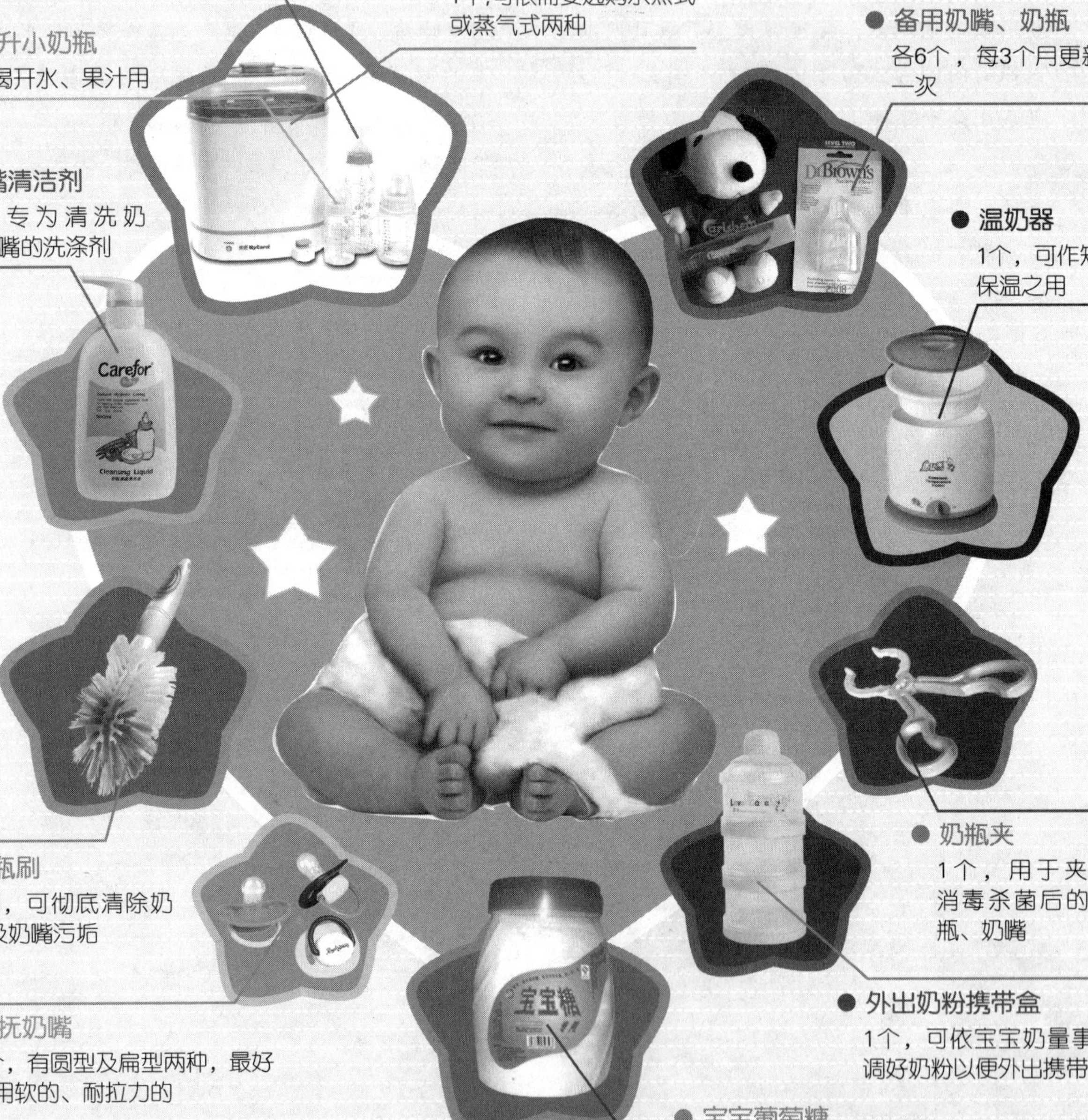

- **奶瓶夹**
  1个，用于夹起消毒杀菌后的奶瓶、奶嘴
- **奶瓶刷**
  1副，可彻底清除奶瓶及奶嘴污垢
- **外出奶粉携带盒**
  1个，可依宝宝奶量事先调好奶粉以便外出携带
- **安抚奶嘴**
  2个，有圆型及扁型两种，最好选用软的、耐拉力的
- **宝宝葡萄糖**
  1盒，补充血糖，增强抵抗力

宝宝医疗生活用品清单

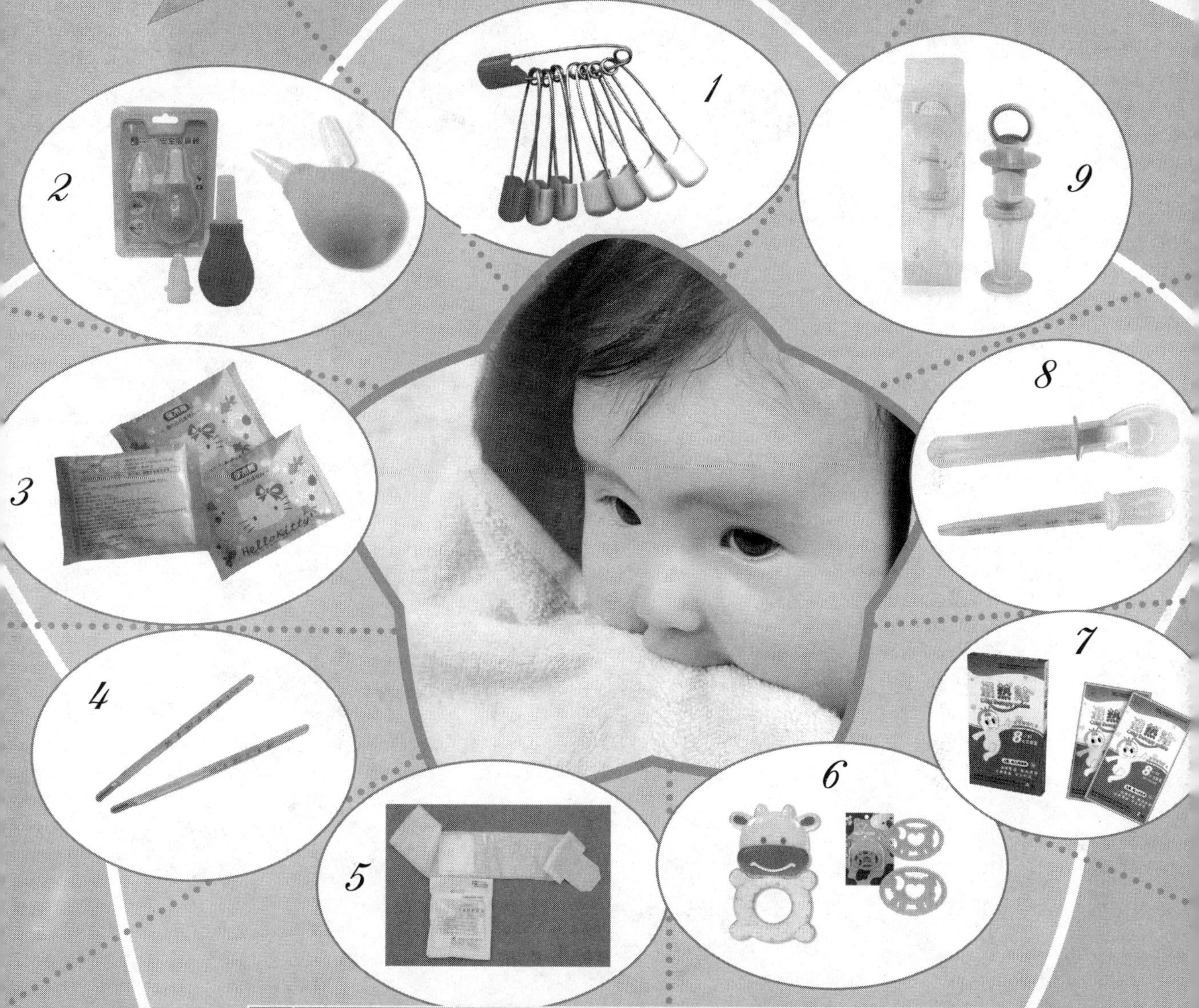

	用品名称	数 量	备 注
1	安全别针	4–6个	穿衣、盖被时固定用
2	吸涕器	1个	宝宝鼻内分泌物过多时使
3	冷敷袋	2个	在小宝宝发烧、暑热难眠、牙痛时使用
4	肛温计	1个	新生儿测量肛温用
5	脐带护理包	1包	清洁脐带，避免细菌感染
6	固齿器	2个	会降低宝宝长牙期的不适
7	退热贴	1–2包	适用于发热头痛、牙痛、运动后皮肤发热
8	喂药匙	1个	感冒时替宝宝喂药较方便
9	喂药器	1个	安全省事，宝宝生病喂药时使用

宝宝洗澡用品清单

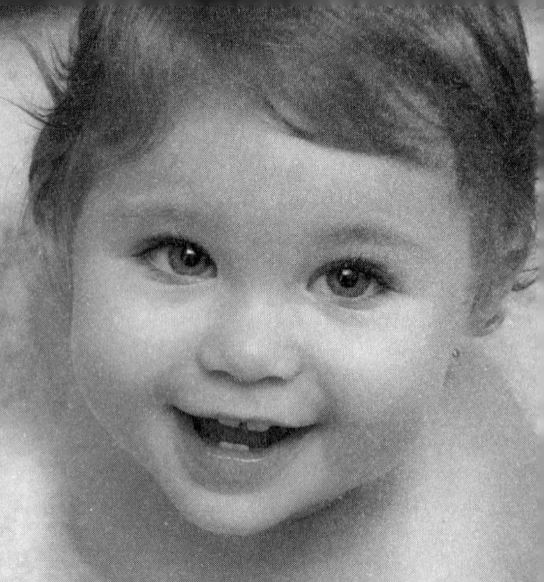

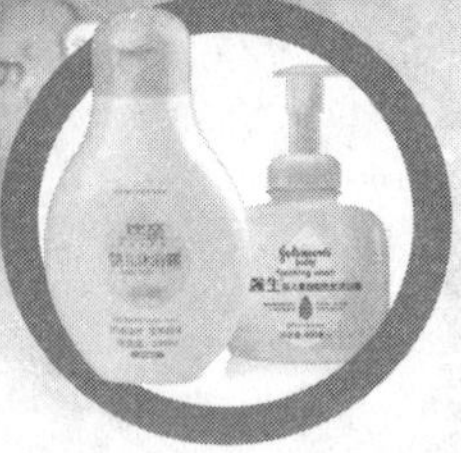

沐浴精

1瓶，应选温和无刺激性产品

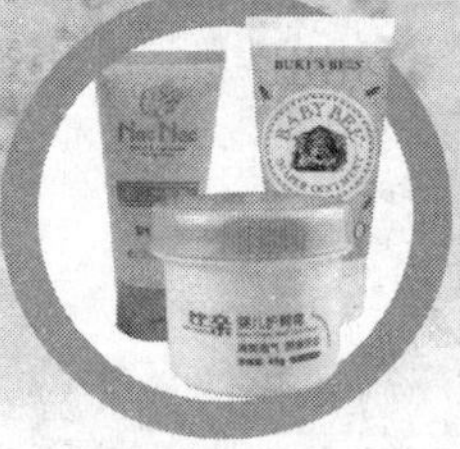

宝宝护肤膏

1瓶，宝宝有尿布疹或被虫叮咬时使用

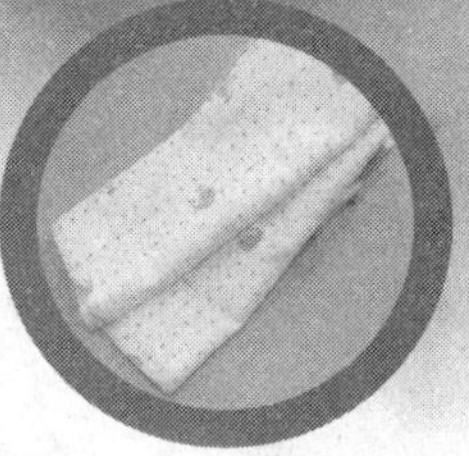

纱布澡巾

4条，采用纱布澡巾不易刮伤宝宝的肌肤，一般澡巾较粗糙

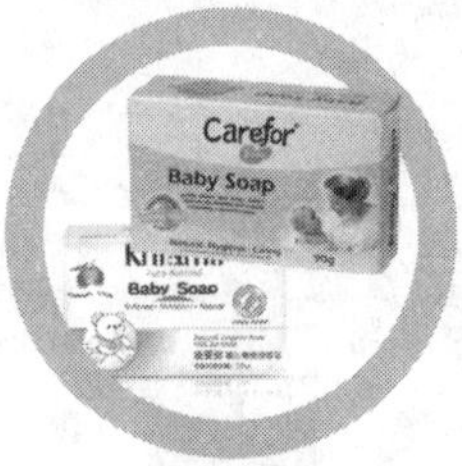

香皂

4块，宜用温和无刺激、品质优良的产品

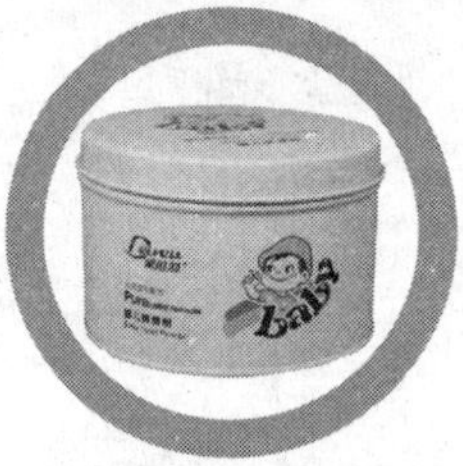

爽身粉

1罐，用于洗完澡换尿布后，可保持干爽舒适

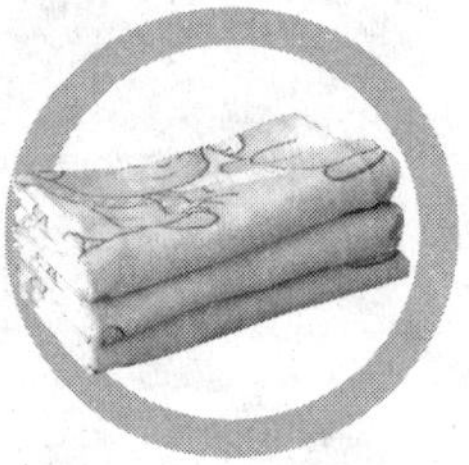

大浴巾

2条，纯棉质料，于宝宝浴后及时包裹保暖用

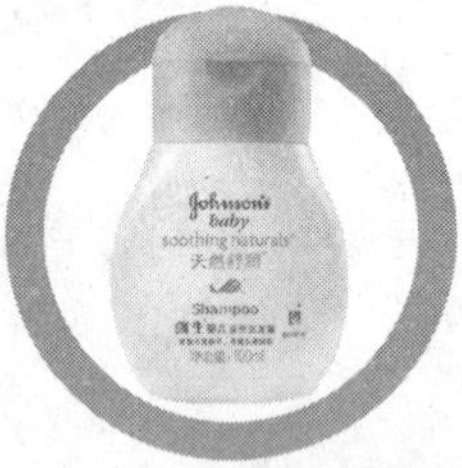

洗发精

1瓶，宜用无香料，温和不刺激产品

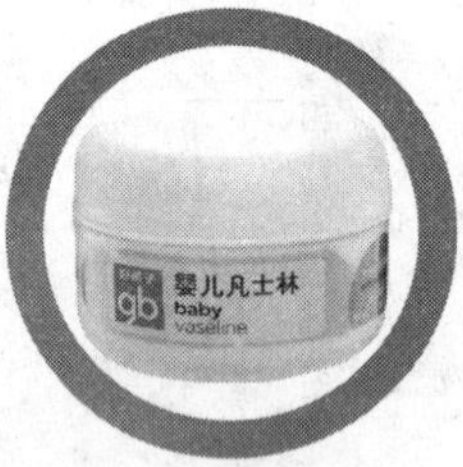

凡士林

1瓶，用于肛门润滑及臀部洁净

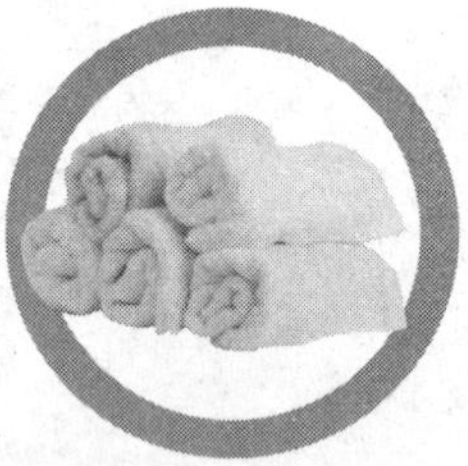

小毛巾

2条，洗脸或日常清洁擦拭用

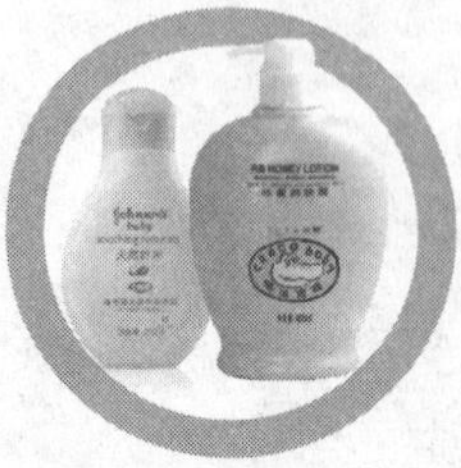

乳液

1瓶，可滋润皮肤，夏日洗完澡后使用

浴盆、小脸盆

各1个，最好采用宝宝专用澡盆，养成宝宝喜好洗澡的习惯

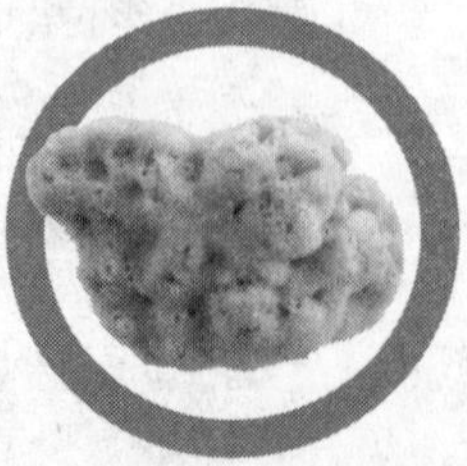

洗澡海棉

1个，海绵柔软不伤皮肤

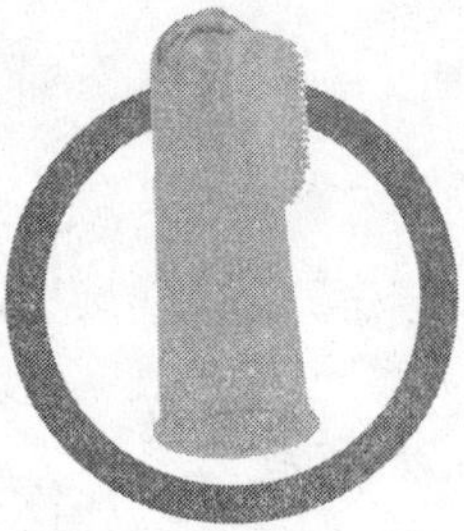

指套刷

1个，可消毒清除口腔奶垢

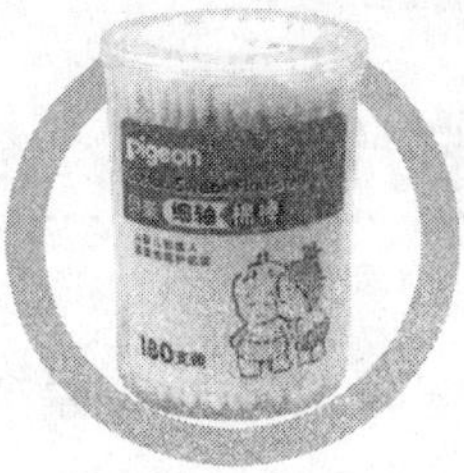

棉花棒

2盒，选用细头为宜，擦拭眼屎及鼻屎

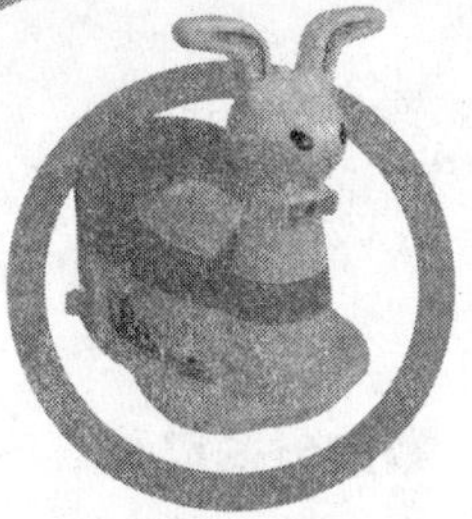

宝宝便器

1个，方便训练宝宝排便用

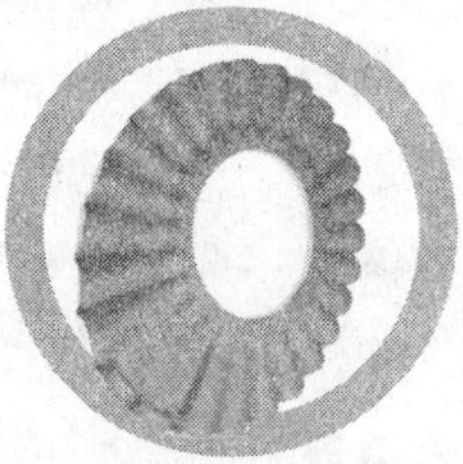

洗发浴帽

1个，防止水滴渗入宝宝眼睛和耳朵，让宝宝喜好洗头

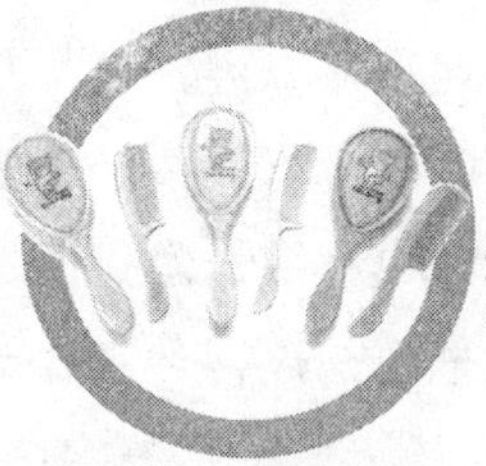

宝宝发梳组

1组，最好要选用质地良好的毛刷

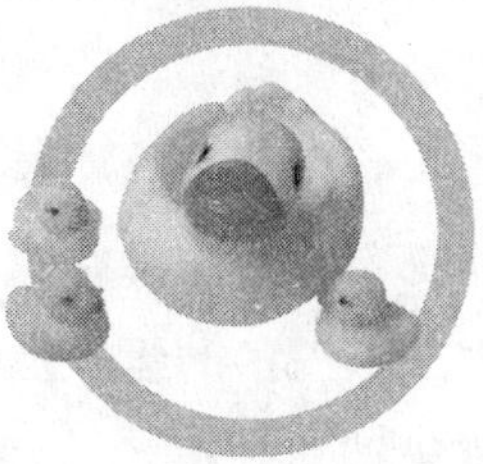

洗澡玩具(浮水性)

2~4个，刺激宝宝喜欢洗澡

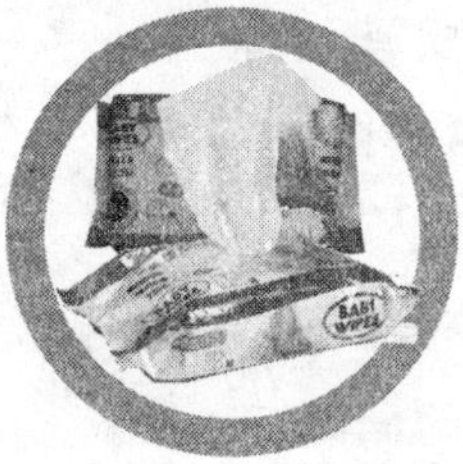

宝宝柔湿巾

2罐，于宝宝排泄后擦拭用

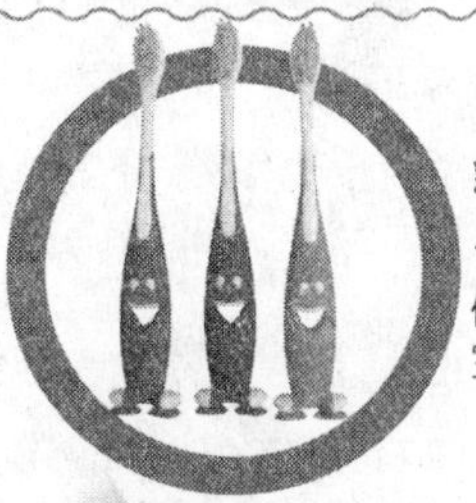

乳牙刷

1~2个，软毛不伤牙龈，清洁宝宝口腔

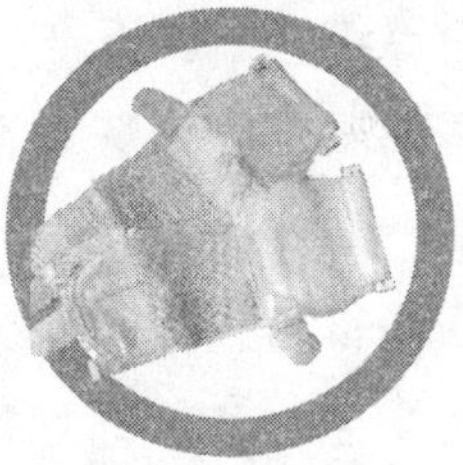

洗澡防滑垫或浴网

1个，可使妈妈为新生儿洗澡时更顺手，并让宝宝有安全感

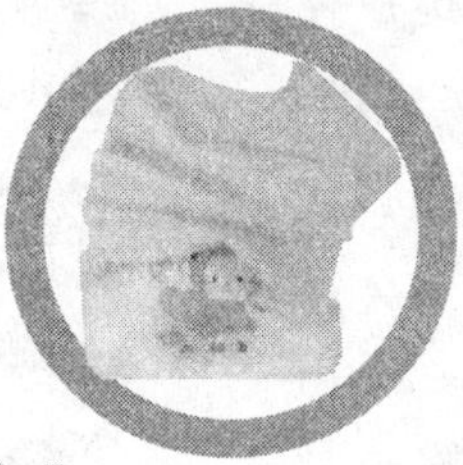

纱布手帕

1~6条，宝宝溢奶或流口水时擦拭用

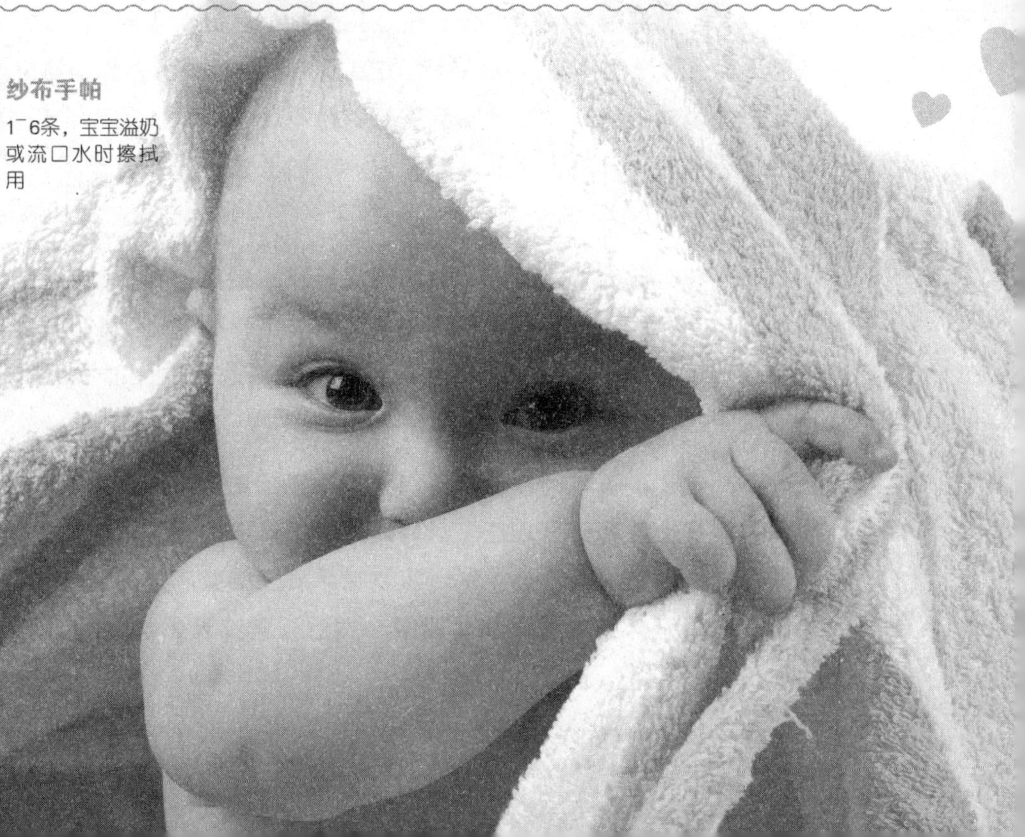

痛并快乐着的体验

我的分娩过程总的说来还是很顺利。还记得分娩的那一天是个大晴天，之前的几天一直在下雨，心情也受到了影响。那天一大早醒来，整个屋子都被阳光照耀着，心情也顿时亮了起来，一连几日的灰暗情绪也随之一扫而光，心里在暗暗期许说，这一定会是个好兆头。医生说让我多注意，很可能哪天宝宝就降临了，所以我一刻也不敢大意，密切关注着自己身体的变化。下午的时候，肚子开始疼起来了，疼得一次比一次厉害，而且非常地有规律，规律到让我感到非常神奇，每3～5分钟就会疼一次，疼得我坐也不是，站也不是。老公和婆婆见我这个样子，说不能在家了，要马上去医院候产。接着家人很速度地收拾好了早准备好的待产包，直奔医院。入院一切安顿好以后，医生过来检查，宫口只开了1.5厘米，安慰我不要担心和着急，再等等。我也只好安心在病房等待，整个白天宫缩都持续在3～5分钟一次，每次持续30秒左右。到了傍晚6点，持续疼痛的时间延长了，并且腰痛的厉害，老公一只手给我抚摸肚肚，另一只手贴心地放在我腰下面，他说这样能让我感受他的温暖，疼痛能缓解一些。他总是这样，在我最需要他的时候默默地给我支持，从不让我失望。因为实在太痛，我有点受不了，我开始止不住地流眼泪。这时医生进来看了一下情况，允许我进产房。

时间在一分一秒地过去，我的疼痛愈发的强烈，我真的感觉自己快要撑不住了，我抓着爱人的手，不停地说："我真的撑不了了，咱们剖宫产吧！"老公在边上也帮不上忙，只能一边不停地给我擦去额头上渗出来的汗珠，一边安慰我，要我坚持坚持再坚持。

不知过了多长时间，医生再次进来帮我检查宫口，我也不知道开了多少了，助产士要老公出去在外面等候，并把产床的床头摇高，护士要我把脚放在产床两边的架子上，然后叫我把手放在脚架两边的扶手上，助产士告诉我在没有宫缩的时候加紧吸氧，然后在宫缩开始的时候吸一口长气，在痛的时候两手拉着扶手，像拉大便一样用力。刚开始的时候，用不上力来，多试几次后就越来越顺了。助产护士开始表扬我，说我学得快（分娩前就一直在练习医生、护士介绍的拉梅兹呼吸法，当然学得快了），宝宝应该很快就可以出来了。我也开始来劲了，似乎阵痛也可以忍受了。这时候医生进来让老公在产房门口候着，我知道我很快就能见到宝宝了……

在经历了漫长的4个多小时后，忽然，我感觉"哗"一下，肚子瞬间瘪了下去，一股热流从我的体内冲了出来，过了一小会儿听见了婴儿的啼哭声，我知道我的宝宝出世了。我哭了，真的是幸福的泪水！助产护士要我先别休息还得继续用力，并用手按了按我的子宫，过了几分钟胎盘也出来了，护士为宝宝剪了脐带，把宝宝抱起来给我看，告诉我是个漂亮的小姑娘。我抬起头看了看宝宝，因为实在太累了也没有看得很清楚，当时望过去小家伙身体是肉红色的，小脚丫不停地踢打，估计是在那里发脾气呢。哎，亲爱的宝贝啊，你终于出来了，快累死妈妈了……

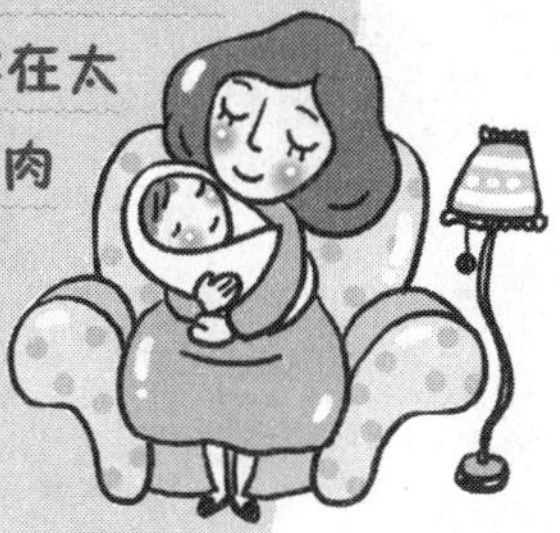

编者按语

快乐又幸福的妈妈，恭喜你成功去掉了前面的那个"准"字！人生就是这么奇妙，有时为了跨越这短短的一个字，却需要花费我们40周的漫长日夜。好在经历了怀孕的艰辛和分娩的痛苦之后，你得到了你日夜期盼的宝贵礼物——你的宝宝！就像你说的，在经历了分娩的痛苦之后，你才能更深刻地体会到母亲生养你的不易。人要有一颗感恩的心，感激生养了你的人，也感激你生养了的人，正是他们，才成就了你今天的幸福！祝福你……

《完美怀孕40周》

主编：华夏科学育婴研究中心

编委：秦文英　史高丽　高媛媛　李飞燕　孟薇薇

　　　程安平　徐意会　朱爱云　陈　桥　张　琴

责任编辑：吴建中

全书统筹：刘　娟

文字编辑：张晓华

专项外联：罗小凤

美术制作：王小玲

封面设计：衡文利

图片支持：北京精灵豆婴幼儿摄影机构

插画支持：西安秒动漫制作

饮食支持：北京世纪悦然生活

护理支持：北京信依母婴护理中心

早教支持：北京康佳早教咨询中心